HISTOIRE DE LA MÉDECINE

ET DES

DOCTRINES MÉDICALES

OUVRAGES DE L'AUTEUR

1° De la vie et de ses attributs dans leurs rapports avec la philosophie, l'histoire naturelle et la médecine. Paris, 1862, 1 vol. in-18.

2° Traité de pathologie générale et de séméiologie. Paris, 1857, avec planches, 1 vol. in-8 de 1060 pages.

3° Traité des signes de la mort et des moyens d'empêcher les enterrements précipités. Ouvrage couronné par l'Institut de France. Paris, 1849, 1 vol. in-12.

4° Hygiène de la première enfance, comprenant la manière d'élever les nouveau-nés, les règles de l'allaitement et du sevrage. Paris, 1862, 1 vol. in-12.

5° De l'état nerveux aigu et chronique, ou nervosisme, maladie confondue avec l'hypochondrie et l'hystérie. Paris, 1860, 1 vol. in-8.

6° Traité des maladies du nouveau-né, des enfants a la mamelle et de la seconde enfance. *Quatrième édition*. Paris, 1862, 1 vol. in-8 de 1024 pages, avec 46 planches intercalées dans le texte.

Paris. — Imprimerie de E. Martinet, rue Mignon, 2.

HISTOIRE DE LA MÉDECINE

ET DES

DOCTRINES MÉDICALES

LEÇONS

FAITES A L'ÉCOLE PRATIQUE DE LA FACULTÉ DE MÉDECINE

EN 1862, 1863 ET 1864

PAR

E. BOUCHUT

Professeur agrégé de la Faculté de médecine de Paris,
Médecin de l'hôpital des Enfants malades,
Membre de la Société anatomique et de la Société de biologie,
Membre de la Société médicale de Dresde, etc.
Chevalier de la Légion d'honneur.

PARIS

LIBRAIRIE GERMER BAILLIÈRE

17, RUE DE L'ÉCOLE-DE-MÉDECINE

Londres, Hipp. Baillière, 219, Regent street. | New-York. Baillière brothers, 440, Broadway.

MADRID, C. BAILLY-BAILLIÈRE, PLAZA DEL PRINCIPE ALFONSO, 16.

1864

A MES ÉLÈVES

Il n'y a pas de suffrages qui vaillent les vôtres, car ils donnent la gloire et la fortune, et pour les obtenir, il faut les mériter. Heureux de votre concours et de votre appui, je veux vous dédier ce livre, qui n'a été d'abord qu'une dissertation familière, destinée à combler une lacune de l'enseignement officiel, et qu'une main amie, l'une des vôtres, m'a aidé à réunir en volume. Veuillez en agréer l'hommage. Ce sera la forme sensible de ma reconnaissance pour la faveur dont vous entourez mon enseignement.

E. BOUCHUT.

15 octobre 1864.

PRÉFACE

Ce livre est destiné à consacrer le souvenir de mon enseignement d'*Histoire de la médecine et des doctrines médicales* à l'École pratique. Il résume la première partie de mon cours, et j'ai pensé que ceux dont les idées sympathisent avec les miennes, qui n'ont pas entendu mes leçons, ou, qui les ont écoutées sans fatigue, les liraient avec plaisir.

Je dois le dire immédiatement, je n'ai aucune prétention de faire l'histoire de la médecine d'après les procédés ordinaires de philologie, d'érudition et de chronologie généralement employés par les historiens qui font autorité dans la science. Loin de là, car si j'apprécie, comme ils le méritent, les travaux de ceux qu'une technologie savante place au premier rang des hellénistes ; si j'admire le travail ingrat de nos chronologies médicales, ou enfin si j'honore jusqu'aux commentaires des érudits qui se contredisent sans cesse, j'essayerai de faire autrement, et je suivrai une voie différente. Ma méthode sera celle de Bordeu, de

Dezeimeris et de Broussais. En fait d'histoire il n'y a de véritablement utile que celle des idées par lesquelles se conduisent les hommes. Celle-là, au moins, se laisse lire, car elle fait comprendre l'esprit et l'enchaînement des choses. En médecine surtout, l'histoire des variations de la pensée, c'est-à-dire des systèmes suivis d'âge en âge, me semble préférable, pour le médecin qui veut connaître la philosophie de la science, à l'énumération de dates incertaines et à l'histoire de la succession des hommes et de leurs œuvres. Énumérer les doctrines, indiquer leurs principes, les transformations qu'elles ont subies dans le cours des siècles, raconter la vie et les travaux des principaux doctrinaires, voilà le but de mon enseignement et de ce livre. Dans mon opinion, c'est là l'histoire philosophique de la médecine.

Il ne faut pas se le dissimuler, ce procédé historique renferme de dangereux écueils, et il exige des connaissances spéciales d'anatomie, de physiologie et de médecine pratique, que ne possèdent généralement pas les chronologistes, les philologues et les érudits. Il ne peut être employé ou compris que par les médecins, et il n'y a qu'un esprit bien nourri des connaissances médicales qui puisse apprécier convenablement les hommes et leurs doctrines, découvrir la pensée d'une époque ensevelie sous le nombre croissant des faits et comparer le présent à ce qui n'est plus. Je ne sais si j'ai préjugé de mes forces en commençant un travail de ce genre, mais j'ai pensé que ma position et mes études me donnaient l'autorité nécessaire pour ces recherches, et je les ai entreprises autant pour me rendre compte des anciennes traditions médicales que pour découvrir celles d'où relève *ma doctrine de la Vie et de la Nature de l'homme* (voy. chap. XIX, *du Vitalisme*).

Aux médecins donc plutôt qu'aux philologues s'adresse cet exposé des doctrines médicales. S'il en est encore parmi nous qui préfèrent l'histoire chronologique des événements de la science, je les prie de ne pas aller plus loin, mon enseignement ne pourrait leur plaire. Ils trouveront dans les traités d'histoire de la médecine de Leclerc, de Freind, d'Éloy, de Sprengel, de Renouard, etc., tout ce qu'ils désirent connaître. Ce livre, complément de mon *Traité de pathologie générale*, et pour lequel je réclame la bienveillance qui m'a été accordée par mes auditeurs de l'École pratique, ne contiendra que l'histoire des doctrines médicales et des doctrinaires. On y trouvera l'exposé du *mysticisme* et de la *theurgie médicale*, de la démonomanie, de la sorcellerie, du magnétisme, de l'homœopathie, de l'hypnotisme, des tables tournantes, etc., dont une partie a été publiée dans la *Revue des cours scientifiques*. Viendra ensuite l'exposé du *naturisme*, de ses principes, de ses transformations et *des œuvres des principaux naturistes*. C'est là que je placerai l'analyse critique d'Hippocrate, d'Athénée, de Galien, des principaux médecins arabes, de Paracelse, de van Helmont, de Stahl, de Bordeu, enfin de Barthez, à propos duquel j'ai cru pouvoir exposer *mes idées sur le vitalisme*. D. Leclerc, Éloy, Sprengel, Andral, Littré, Bordes, Pagès, Malgaigne, Renouard, etc., ont été mes auxiliaires, et si je n'ai pas suivi leur méthode historique, je dois leur rendre ici cet hommage que sans leurs recherches je n'eusse pu commencer les miennes.

Le seconde partie comprendra le *méthodisme*, auquel se rapportent les œuvres de Hémison, de Frédéric Hoffmann, de Cullen, de Brown et de Broussais; l'*anatomisme*, d'où proviennent la physiologie et la chirurgie moderne, l'anatomie normale ou pathologique et tous les moyens d'exploration, tels que la percussion, l'auscultation, le spéculum et l'ophthalmoscope, si utiles aux progrès de la science; l'*empirisme*, qui est l'abdication de l'esprit et l'avilissement de la raison, et enfin l'*éclectisme*, qui détruit tous les systèmes sans pouvoir rien édifier. Ces doctrines feront l'objet d'un prochain cours et d'une nouvelle publication.

INTRODUCTION

A L'HISTOIRE DES DOCTRINES MÉDICALES

La médecine a pour objet la connaissance de la nature de l'homme, le mécanisme de ses fonctions, leurs causes d'entretien et de désordre, l'observation des troubles qu'elles peuvent présenter, enfin la connaissance des moyens propres à prévenir ou à guérir les maladies. C'est la science de la santé. Elle étudie à la fois l'homme physique dans ses rapports avec les lois de la nature ou de l'organisation, et les phénomènes de l'homme moral et intelligent pour déterminer les lois de la pensée. Ainsi alliée à la philosophie, elle s'élève au-dessus de la contemplation des phénomènes de l'organisation, elle cherche à en découvrir le principe ou le mobile, et elle devient, par son but autant que par son étendue, la première et la plus noble de toutes les sciences.

Pour pratiquer convenablement la médecine, on doit l'aimer ; mais pour l'aimer il faut y croire et la bien connaître, non-seulement par l'observation des phénomènes morbides et de leurs lois, mais encore à l'aide des enseignements de l'histoire.

J'indiquerai plus loin les différentes doctrines médicales

qui ont occupé la scène du monde, l'antagonisme de ces doctrines, leurs luttes, leur triomphe ou leur abandon, enfin leurs rapports avec les principes philosophiques relatifs à l'origine et à la fin de l'homme. Ici, comme introduction à ces études historiques, je vais représenter en abrégé, siècle par siècle et presque année par année, le nom des hommes illustres offerts à notre admiration par les témoignages contemporains, de manière à faire une sorte d'almanach médical où chacun puisse d'un coup d'œil trouver dans le passé la place des principaux maîtres de la science. C'est un travail difficile, car si à l'origine de la science, tant que la médecine resta le patrimoine de la Grèce, de l'Égypte ou de Rome, on peut suivre la succession des hommes et des événements, il n'en est plus de même quand la civilisation triomphant de la barbarie, la médecine et les autres sciences prirent un rapide essor chez les différents peuples de l'Europe. D'abord l'histoire de la médecine fut celle d'une nation ; mais plus tard, à partir du moyen âge, elle devient celle de la civilisation des peuples, et il est difficile d'en indiquer les progrès, disséminés sur tant de points à la fois. Malgré cet embarras, je vais indiquer approximativement les origines de la science, ses temps fabuleux, et à partir d'Hippocrate, lorsqu'on commence à pouvoir préciser les dates de l'apparition d'un homme illustre, je commencerai mon abrégé de chronologie. Toutefois, il y a un tel désaccord entre les historiens sur les dates de cette première période, qu'il ne faut les considérer que comme des approximations assez incertaines.

Dès que l'on remonte dans l'histoire, on se trouve bientôt dans une nuit profonde où ne brillent que de faibles et intermittentes clartés. Comme l'origine de tous les grands événements du monde, la médecine se perd dans les temps les plus reculés, et la prétention des historiens qui veulent lui assigner une date et un berceau n'a d'égale que leur impuissance. Près de trente-sept siècles séparent le commencement du monde de la naissanee d'Hippocrate, qui fut en quelque sorte le légataire universel et l'héritier des précieuses découvertes faites avant lui, et dont les œuvres représentent le testament de toutes les générations médicales antérieures. Pendant ce temps la médecine fut pratiquée en Chine, dans l'Inde, en Égypte, en Grèce, partout enfin où les hommes se réunirent pour défendre et propager leur race en comblant les vides de la mort. Elle fut d'abord instinctive, mais elle devint rapidement la spécialité de l'empirisme par des vieillards, par des patriarches, enfin par les prêtres qui, se déclarant mandataires ou messagers du ciel, s'attribuèrent la connaissance des maux de l'humanité et la mission de les soulager ou de les guérir.

Pratiquée par tous ceux qui, ayant été malades, conseillaient à leurs semblables, souffrants comme eux, l'usage des remèdes qui leur avaient réussi ; par les gymnasiarques qui passaient aisément de l'hygiène à la médecine ; par les philosophes, c'est-à-dire par les hommes les plus instruits de leur temps, elle se réfugia dans les temples et dans les abris protégés de la divinité pour devenir presque exclusivement une prérogative sacerdotale.

Empirisme et *mysticisme*, tel est le double point de départ de la médecine dans les temps historiques les plus reculés, là où les témoignages manuscrits font presque entièrement défaut, et, où les légendes héroïques, mythologiques ou religieuses, remplacent l'impartialité de l'histoire. On pourra juger de ce que je dis par un simple coup d'œil sur les récits de D. Leclerc, de Sprengel, de Renouard, où se trouve exposée la médecine primitive de ces temps éloignés chez les différents peuples qui ont été les instruments de la civilisation. Égyptiens, Hébreux, Chinois, Grecs et Indous, partout le début est le même, et l'empirisme prélude à la théurgie et au mysticisme.

La médecine resta ainsi longtemps embarrassée dans les langes de la superstition et de l'empirisme ; mais après la guerre de Troie, durant un espace de sept cents ans, il semble qu'elle prenne bien lentement, mais définitivement, son essor dans la direction qui l'a conduite au point où elle est arrivée de nos jours. A mesure que s'étendait la civilisation, elle devint l'objet d'une culture spéciale de la part des philosophes et des prêtres : des temples consacrés à Esculape s'étaient élevés de toutes parts, d'abord à Titane, ville du Péloponèse, cinquante ans après la destruction du royaume de Priam ; puis en Grèce, en Asie, en Afrique et en Italie. Les plus célèbres furent ceux d'Épidaure en Péloponèse, de Pergame en Asie Mineure, celui de Cos et de Cyrène en Libye. En même temps que les philosophes approfondissaient les lois du monde en général dans une cosmogonie restée célèbre, les prêtres cumulaient avec la science l'étude des maladies et des moyens de s'en affranchir. Parménide, Empédocle, Alcméon, Gorgias, Acron, etc., devisaient sur la création, mais les prêtres exerçaient la médecine, rendaient leurs oracles dans les temples et jetaient les premières bases de l'enseignement clinique.

Tel était l'état de la science médicale à la IXe Olympiade, vers le XXXVIe siècle du monde. Alors toutes les connaissances de l'Assyrie, de la Libye, des Indes et de l'Égypte étaient rassemblées en Grèce, et elles étaient tombées au pouvoir d'un certain nombre de familles d'élite dont c'était en quelque sorte le privilége et la gloire.

Dans une de ces familles parut Hippocrate, deuxième du nom. Digne et illustre dépositaire du passé auquel il rend un sincère hommage, loin de rien réclamer à son profit, il établit lui-même l'antique origine de la science médicale. S'il n'est pas le créateur de la médecine comme on le dit généralement, il est, d'après le témoignage de Celse, le premier qui l'ait clairement enseignée, et c'est dans la collection de ses œuvres impérissables qu'on trouve les principaux éléments de la pratique médicale. Son nom personnifie toute une époque, et, il faut bien le dire, c'est l'une des plus glorieuses de notre histoire.

Pour bien comprendre l'histoire de la médecine et la succession des hommes et des choses, il faut se rappeler que toutes nos connaissances médicales nous viennent de la Grèce, où elles avaient été rassemblées par la civilisation, et que, portées de là en Égypte, à la suite des conquêtes d'Alexandre, elles sont venues à Rome sous les premiers empereurs pour retourner en Orient et revenir en Europe après les croisades. C'est alors que, disséminées en Italie, en Espagne, en France, en Angleterre et en Allemagne, elles se sont divisées, et, fructifiant différemment chez les différents peuples, elles ont engendré presque autant d'histoires médicales que de nationalités.

Il y a donc une médecine grecque personnifiée dans Hippocrate; une médecine égyptienne personnifiée par Hérophile et par Érasistrate; une médecine romaine avec Galien; une médecine orientale dite arabique, où se trouvent Rhazès et Avicenne; enfin une médecine italienne de renaissance, qui est le prélude de la médecine moderne illustrée par l'anatomie, la chirurgie, la chimie, la micrologie et tous les moyens d'exploration de la science actuelle. La médecine grecque, égyptienne et romaine constitue la *médecine antique*, à laquelle la barbarie du Bas-Empire et le moyen âge firent succéder la *médecine arabique*, enfin remplacée à l'époque de la renaissance des arts et des lettres par la *science moderne*, dont l'évolution incessante et progressive ne semble guère approcher de son terme.

CHRONOLOGIE MÉDICALE.

400 ans environ avant J. C. — HIPPOCRATE, né à Cos, parut dans cette école au moment du siècle de Périclès. C'est dans la collection de ses œuvres qu'on trouve les principaux éléments de la science médicale. C'est à lui que se rapporte le dogme de la *nature médicatrice*, et sous ce rapport il est le chef de l'*Ecole du naturisme*, également désignée sous le nom de *Dogmatisme*.

380 environ av. J. C. — THESSALUS et DRACO, fils d'Hippocrate, sont les auteurs de quelques-uns des livres qui se trouvent dans la Collection hippocratique. Le premier était appelé par Galien un homme admirable.

380 environ av. J. C. — POLYBE, gendre d'Hippocrate, est l'auteur de livres sur les *moyens de conserver la santé*, sur les *maladies*, sur la *nature de la semence*; on lui attribue le livre : *De la nature de l'enfant*, placé dans la Collection hippocratique.

PRODICUS, que d'autres appellent HÉRODICUS, et auquel on attribue l'invention de la *médecine onguentaire*.

380 environ av. J. C. — PLATON, né environ une quarantaine d'années après Hippocrate, plus célèbre par sa philosophie que par ses idées en médecine.

DENYS le père, *tyran de Syracuse*, faisait beaucoup de chirurgie.

NICOMACHUS, père d'Aristote et médecin du roi.

AMYNTAS, père de Philippe.

PÉRIANDER, poëte et médecin.

CRITOBULE, qui retira heureusement une flèche de l'œil du roi Philippe de Macédoine.

MÉNÉCRATE, médecin très-vaniteux, prétendant à la demi-divinité, et se faisant appeler *Jupiter-Ménécrate*.

360 av. J. C. — ARISTOTE, célèbre par son histoire des animaux, ses études d'anatomie et de botanique ; mort en 3623, à soixante-trois ans.

THÉOPHRASTE, célèbre par ses études de botanique et de physiologie.

354 av. J. C. — DIOCLÈS de Caryste, est le premier médecin qui ait fait du bruit après Hippocrate et ses fils. Les Athéniens l'appelaient le *second Hippocrate*. On lui doit un livre d'*anatomie*, des *sentences médicales* ; un livre sur les *maladies*, sur l'*hygiène*, sur les *maladies des femmes*, etc.

341 av. J. C. — PRAXAGORAS, né à Cos, fut le maître d'Hérophile.

CHRYSIPPE, médecin cnidien, contemporain de Praxagoras, proscrivait absolument les saignées et les purgatifs. Ce fut le maître d'Erasistrate.

307 av. J. C. — HÉROPHILE est un des fondateurs de l'école d'Alexandrie et de l'*anatomie*. Il est né à Chalcédoine, 344 ans avant l'ère chrétienne. Celse dit qu'il a disséqué des hommes vivants, d'après l'autorisation de Ptolémée, mais c'est une assertion qui manque de preuves.

Hérophile est le premier qui ait distingué les nerfs des tendons et qui ait fait connaître leurs fonctions. On lui doit une foule de découvertes anatomiques et physiologiques. Il a eu un grand nombre de disciples, dont on parlait encore 300 ans après la mort du maître. Ce sont : *Callimaque*, commentateur d'Hippocrate ; Callianiax, Bacchius, Mantias, Héraclite de Tarente, Chryserbe, Démétius d'Apulée, Zénon de Laodicée, Héraclite d'Eritrée, Faccas, Xeuxis, Aristomène, etc.

304 av. J. C. — ÉRASISTRATE est un autre fondateur de l'école d'Alexandrie et de l'anatomie. Il ne vint qu'après Hérophile. Ses travaux d'anatomie, de physiologie et de pathologie sont extrêmement remarquables. Il fit école à son tour, et parmi ses élèves on cite Hicesius, Xénophon, Apollonius de Memphis, Martial, Hermogènes, etc.

C'est à cette époque, dit Celse, que la médecine se partage en trois branches, la *diététique*, la *pharmaceutique* et la *chirurgique*, dont chacune fit dans la suite l'occupation de trois personnes différentes.

PHILOXÈNE, AMMONIUS d'Alexandrie, GORGIAS, HÉRON, APOLLONIUS, NILENS, NYMPHODORE, SOSTRATE, etc., furent d'illustres chirurgiens de cette époque, mais il n'est rien resté de leurs ouvrages.

279 av. J. C. — SÉRAPION d'Alexandrie, célèbre comme un des fondateurs de l'école empirique. Son principe était : *qu'il ne sert de rien de raisonner dans la médecine, et qu'il faut s'attacher uniquement à l'expérience*. Il ne fit que reprendre les doctrines d'Acron d'Agrigente.

290 av. J. C. — PHILINUS ou PHÉNINUS, de Cos disciple d'Hérophile, est également rangé parmi les empiriques.

APOLLONIUS, GLAUCIAS, HÉRACLITE de Tarente, DIONYSIUS, CRITON, MÉNODOTUS, THÉODAC, HÉRODOTE de Tarse,	Médecins empiriques renommés ayant vécu plus ou moins longtemps après Philinus.

210. av. J. C. — ARCHAGATUS est le premier médecin grec qui vint s'établir à Rome et y apporter les connaissances médicales de son pays. Cela fut d'autant plus utile, que la médecine y était fort négligée.

100 av. J. C. — ASCLÉPIADE de Bithynie vint à Rome environ cent ans après Archagatus. Les idées épicuriennes y étaient en grande faveur, et par ses connaissances philosophiques autant que par son talent de médecin, il acquit une grande réputation. C'est lui qui appliqua la théorie atomique de l'univers au corps humain, et qui introduisit l'*atomisme* en médecine. On doit le considérer comme le promoteur des doctrines solidistes et du *solidisme*.

63 av. J. C. — THÉMISON, élève d'Asclépiade, modifie un peu les doctrines de son maître, et ne voyant dans le corps que des solides garnis de pores plus ou moins ouverts pour le passage des atomes, il fit consister toutes les maladies dans un excès de *constriction* ou de *relâchement* des tissus. C'est là l'origine de l'école solidiste, mais Thémison, interrompu par la mort, n'eut pas le temps de développer ses idées, qui furent reprises par Thessalus, un de ses élèves.

ÈRE DE JÉSUS-CHRIST.

5 ap. J. C. — CELSE n'était peut-être pas médecin. Malgré cela, son livre est très-remarquable. C'est l'exposé impartial des doctrines du temps, et l'on y trouve une chirurgie très-bien exposée. Celse était un éclectique.

23. — PLINE, le second, dit l'Ancien, a vécu sous Vespasien. C'est l'auteur de l'*Histoire naturelle* dédiée à cet empereur.

ANTISTIUS, médecin de Jules César, et qui visita ses plaies après son assassinat.

MUSA ANTOINE, affranchi devenu médecin d'Auguste, qui pratiqua l'hydrothérapie à Rome avec un très-grand succès.

CARNELIUS,
VALGIUS,
EMILIUS MACER,
PHILOTAS, } Médecins du temps d'Auguste.

APULENIUS CELSUS, du temps d'Auguste, renommé parmi les empiriques.

ARRUNTIUS, CALPETANUS, RUBRIUS, ALBUTIUS, STERTINIUS, célèbres à la fin du règne d'Auguste, ou sous le règne de Tibère et de Caligula.

MÉNÉCRATE, empirique du temps de Tibère.

MASSES, sectateur de l'empirisme, cité par Ovide.

DAMOCRATE, empirique célèbre du temps de Néron par ses ouvrages sur les médicaments, écrits en vers iambiques.

APOLLONIUS ARCHISTRATOR.

CRITON.

AMPHILE.

33. — CHARMIS vécut sous Néron, très-célèbre par l'hydrothérapie.

41. — SCRIBONIUS LARGUS, empirique du temps de Claude, a écrit plusieurs ouvrages où se révèle une grande crédulité thérapeutique. Il a publié un livre sur les effets des bains ferrugineux.

HARPOCRATE, médecin iatralipte, c'est-à-dire oignant, vécut sous Trajan, en même temps que Pline.

ATRYLATUS,
TRYPHON,
CLÉOMÈNES,
ZÉNON,
CRATON,
ZOPYRUS,
PHILON,
ATHÉNODORUS,
NICIAS,
GLAUCUS,
} Médecins célèbres du règne de Trajan et d'Adrien, contemporains de Plutarque.

53. — ANDROMAQUE de Crète, empirique célèbre du temps de Néron. C'est l'inventeur de la *thériaque*, mot qui veut dire spécial aux bêtes sauvages et venimeuses. On considérait ce remède comme l'antidote de la morsure des animaux venimeux. C'est le plus ancien des médecins connus sous le nom d'*archiatres*.

XÉNOCRATE, empirique du temps de Néron, connu par ses remèdes qu'il composait pour provoquer l'amour, faire haïr une personne, faire avorter, faciliter la conception, etc. Il a été vivement critiqué par Galien.

54 ap. J. C. — THESSALUS de Tralle, en Lydie, vaniteux et peu considéré, s'appelait le *vainqueur des médecins*. Il fut très-décrié par Galien. On lui doit le développement des idées de Thémison et le succès de l'école naissante du *méthodisme*.

PHILOMÉNUS,
MOTION,
JULIEN,
} Autres sectateurs du méthodisme ayant vécu dans le siècle postérieur à celui de Thessalus.

CÆLIUS AURELIANUS (230 ap. J. C.) fut l'écrivain de la secte méthodique. C'est dans son ouvrage, qui est la traduction du grec en latin de celui de Soranus d'Ephèse, qu'il faut chercher les applications du méthodisme à la médecine, dans la description et le traitement des maladies. Nous en reparlerons plus loin.

LÉONIDÈS d'Alexandrie (122 ap. J. C.) et ARCHIGÈNES d'Apamée (97 ap. J. C.) furent des schismatiques du méthodisme, et comme ils assemblaient avec le méthodisme un peu d'empirisme ou de dogmatisme, ils furent appelés *épisynthétiques*, ce qui veut dire *entasser*. C'est de là qu'est venue la secte *éclectique* ou *choisissante*.

54. — CRINAS vécut sous Néron, il mêlait l'astrologie à la médecine.

54. — DIOSCORIDE (PEDANIUS), né en Cilicie, à Anazarbe, a vécu peu après Scribonius Largus, sous Néron et sous Vespasien. Il a écrit en grec un livre qu'on peut considérer comme la matière médicale de l'antiquité, et qui a été traduit en français. On y trouve la mention d'un grand nombre de substances appartenant aux trois règnes, avec les moyens de les conserver, et il renferme la description de la plupart des plantes connues à cette époque, ainsi que leurs propriétés et la mention des poisons et de leurs antidotes.

68 ap. J. C. — ATHÉNÉE, de Cilicie, vécut à Rome et chercha, au moment du méthodisme d'Asclépiade, de rappeler dans les esprits l'idée de l'existence d'un principe conservateur réglant les phénomènes de la santé et de la maladie. C'était le *pneuma*. Il fut le créateur du *pneumatisme*.

AGATHINUS (de Sparte), HÉRODOTE, MAGNUS, PHILIPPE, ARCHIGÈNE, ARÉTÉE,	Sectateurs du pneumatisme ayant vécu plus ou moins longtemps après Athénée.

81 ap. J. C. — ARÉTÉE fut l'écrivain de la secte pneumatique, mais dans son ouvrage très-remarquable il ne formule pas les principes de la doctrine. Il ne donne que la description des maladies, et s'il parle du pneuma, c'est d'une façon véritablement accessoire.

97. — RUFUS d'Ephèse est cité par Galien comme une illustration de l'époque de Trajan. On lui doit des livres de *matière médicale*, d'*anatomie* et de *pathologie*.

97. — CASSIUS (FÉLIX), très-vanté par Galien.

97 à **117**. — SORANUS d'Ephèse, très-honoré comme sectateur du méthodisme, a publié quelques ouvrages dont on ne connaît la substance que par ceux de Cælius Aurelianus.

117. — MOSCHION, disciple d'Asclépiade le Bithynien, a publié quelques livres sur l'embellissement du corps.

131. — GALIEN (Claude) de Pergame, le plus célèbre des médecins de l'antiquité après Hippocrate, vint de bonne heure se fixer à Rome, où il acquit une telle réputation qu'il fut bientôt le médecin et l'ami de Marc-Aurèle. Philosophe éminent, anatomiste remarquable et médecin consommé, ses œuvres, qui renferment la plupart des connaissances médicales du siècle, sont, à part un mysticisme thérapeutique fâcheux, la collection la plus précieuse où l'on puisse juger la médecine de cette époque. Ce fut un naturaliste ayant fait comprendre l'importance de l'étude des solides et des humeurs dans les phénomènes morbides.

136. — MARCELLUS de Seyde vécut à Rome sous Marc-Aurèle.

138. — JULIEN, méthodiste, contemporain de Galien, à Rome, très-maltraité par Galien, qui le surnomme le *diseur de bagatelles*.

222. — SERENUS SAMMONICUS vécut sous l'empire de Sévère et Caracalla, qui fit assassiner son fils. Il a beaucoup écrit et on lui doit la formule magique de l'ABRACADABRA, pour la guérison de la fièvre hémitritée.

230. — CÆLIUS AURELIANUS, médecin méthodiste, né à Sica, et venu un peu après Galien. Il a laissé plusieurs ouvrages qui ne sont que la reproduction des livres de Soranus.

330. — ANTYLLUS médecin souvent cité par Oribase, célèbre par on talent de chirurgien.

337. — ZÉNON de Chypre, maître d'Oribase.

360. — ORIBASE, né à Pergame, fut un personnage très-considéré, ami et médecin de l'empereur Julien l'Apostat. Il fut à la fois médecin et politique. Ses ouvrages sont des compilations, ou plutôt ne sont formés que d'extraits empruntés à tous les médecins remarquables de son temps.

364. — VINDICIANUS, méthodiste, appelé par saint Augustin le plus grand médecin de son siècle, se désignait lui-même par le titre de comte des archiatres de l'empereur Valentinien Ier.

379. — THEODORUS PRISCIANUS, disciple de Vindicianus, méthodiste comme lui, vécut sous l'empire de Gratien et de Valentinien II. Il a publié plusieurs ouvrages remplis de vaines déclamations sur le traitement de toutes les maladies. Déjà la médecine entre dans une voie de décadence.

379. — SEXTUS, surnommé l'EMPIRIQUE, vécut sous l'empire d'Antonin le Pieux. Il a laissé quelques ouvrages philosophiques très-remarqués.

379. — NÉMÉSIUS, médecin chrétien, devenu évêque d'Ernèse, a laissé un livre sur la nature de l'homme, une théorie du rôle de la bile, et on lui attribue la connaissance de la circulation.

379. — MARCEL, nommé l'EMPIRIQUE, de Bordeaux, vécut sous l'empire de Théodose et d'Arcadius. C'est un compilateur auquel on doit un livre de formules où l'empirisme se montre dans ce qu'il y a de plus dégradant pour l'esprit.

440. — PSYCHRESTUS, natif d'Alexandrie, médecin de Léon de Thrace, eut une grande réputation, et fut si estimé, qu'après sa mort on lui éleva des statues.

543. — AÉTIUS d'Amide a décrit quelques maladies nouvelles et s'est principalement occupé des médicaments externes, tels que des emplâtres et des cautères. Il se montra partisan des doctrines d'Hippocrate.

560. — ALEXANDRE de Tralles vécut sous l'empire de Justinien le Grand.

620. — PROTO-SPATHARIUS, anatomiste grec, ayant composé cinq livres relatifs à la structure du corps humain et des commentaires estimés sur les aphorismes d'Hippocrate.

622. — AARON, médecin natif d'Alexandrie, vécut sous l'empereur Héraclius.

634. — PAUL D'ÉGINE, partisan très-renommé d'Hippocrate, a laissé des livres de chirurgie fort importants.

640. — DESTRUCTION DE LA BIBLIOTHÈQUE D'ALEXANDRIE, par OMAR Ier.

702. — GEBER, chimiste habile, très-honoré de Paracelse.

775. — BACHTISHUA, médecin indien.

775. — MESUÉ (Jean), médecin persan, contemporain du calife Haroun-al-Raschid, a publié un grand nombre d'ouvrages importants.

820. — SÉRAPION (Jean), médecin très-renommé en matière médicale et en botanique.

860. — ALCHINDUS, médecin arabe s'étant beaucoup occupé de matière médicale.

880. — RHAZÈS, médecin arabe auquel on attribue la première description de la variole.

936. — NOMUS, médecin grec.

960. — FULBERT, évêque de Chartres et médecin enseignant la médecine.

972. — AVICENNE, médecin arabe, dont les ouvrages ont joui d'une grande réputation jusqu'aux XVe et XVIe siècles.

980. — ALI-ABBAS, médecin arabe très-renommé.

1034. — SIMÉON SETHI.

1054. — GARIOPONTUS.

1070. — CONSTANTIN L'AFRICAIN.

1100. — JEAN LE MILANAIS a rédigé, au nom du *Collége de Salerne*, un livre sur les *principes de cette école*.

1131. — PSELLUS.

1150. — NOTULA.

1180. — OBIZO, médecin de Louis VI dit le Gros.

1193. — ALBERT LE GRAND, né en Souabe, vint se faire recevoir docteur à Paris, et de là fut enseigner la médecine en Allemagne, où il se livra à l'étude de la chimie.

1193. — AVERRHOÈS de Cordoue, célèbre partisan d'Aristote et d'Hippocrate.

1206. — ROGER de Parme, l'un des directeurs de l'école de Salerne.

1214. — ROGER-BACON, cordelier anglais, très-célèbre en chimie, fut par les sectateurs d'Aristote persécuté et emprisonné comme magicien. Ce fut un physicien très-remarquable.

1235. — LULLE (Raimond), chimiste, le premier qui ait parlé de la pierre philosophale.

1248. — GILBERT l'*Anglais* a laissé un compendium de médecine très-estimé.

1250. — APONO (Pierre), médecin, élève de Paris et professant à Padoue, où on l'accusa de magie et d'athéisme. Il fut persécuté par l'inquisition et faillit plusieurs fois être condamné à mort.

1260. — BRUNUS, médecin-chirurgien, très-ami de Pétrarque et auquel on doit un traité de grande et de petite chirurgie.

1277. — THÉODORIC.

1283. — ACTUARIUS, médecin grec ayant pratiqué à Constantinople, a laissé des livres recommandables de thérapeutique et de médecine.

1285. — GORDON (Bernard), médecin français de Montpellier, connu par ses travaux de médecine et de pharmacie, très-zélé pour les doctrines des Arabes.

1285. — ARNAULD DE VILLENEUVE, après avoir voyagé à Paris et en Allemagne, devint un praticien de Montpellier. C'est le premier qui ait commencé à parler autrement que les Arabes et les Grecs du Bas-Empire. Il a laissé des livres très-estimés.

1295. — LANFRANC, médecin natif de Milan, vint en France, à Paris et à Lyon, où ses connaissances en chirurgie furent très-appréciées. Cependant il condamnait le trépan et la lithotomie.

1296. — SIMON DE GÈNES.

1304. — GUILLAUME DE BEAUFET.

1314. — GADDESDEN.

1315. — MUNDINUS ou MONDINI, célèbre professeur de Bologne, le premier qui revint à la dissection des cadavres humains, ce qui lui permit de faire un abrégé d'anatomie avec des gravures sur bois. C'est la renaissance de l'anatomie.

1319. — GARBO de Florence.

1344. — DONDUS AGGREGATOR, compilateur célèbre.

1363. — GUY DE CHAULIAC, restaurateur de la chirurgie française, médecin distingué auquel on doit une bonne description de la peste qui ravagea l'Europe au XIVe siècle. Il fit le trépan, l'empyème, la fistule à l'anus et la cataracte par abaissement.

XVe ET XVIe SIÈCLES.

Renaissance des sciences médicales.

Le mouvement de renaissance littéraire commencé en Italie après la prise de Constantinople par Mahomet II, en 1483, ne tarda pas à s'étendre dans toute l'Europe et à gagner les sciences, y compris la médecine. Quand les princes commencèrent à adoucir leurs mœurs belliqueuses et à laisser respirer leurs vassaux sans les exploiter d'une façon trop barbare, l'esprit humain, arrêté dans sa marche par la tyrannie des grands de la terre, reprit son essor, et l'on essaya de jeter les bases d'une nouvelle organisation sociale. Des universités et des colléges se créèrent partout, l'invention de la boussole vint faciliter les voyages, celle du télescope permit de reformer le système planétaire, avec le microscope on découvrit le monde invisible que la gravure sur cuivre permit de montrer à tous, enfin l'invention de l'imprimerie, en 1440, par Guttenberg, Fusth et Scheeffer, vint compléter, en les surpassant, toutes les importantes découvertes de ce siècle et donner à l'esprit humain une arme invincible contre le despotisme.

La médecine suivit ce mouvement de renaissance, et par l'anatomie ou la chimie autant que par l'étude des livres anciens dont les copies allaient se multiplier si rapidement, elle prit un remarquable essor.

Elle s'éloigna peu à peu de l'autel et devint laïque, le célibat cessant d'être obligatoire pour les médecins. Elle sut se rapprocher de la chirurgie qu'elle avait toujours tenue à distance comme indigne d'elle, et la multiplication des écoles ou facultés de médecine, l'ouverture des salles de dissection, la création d'hôpitaux et de dispensaires fit le reste. C'est dans ce siècle que parurent, comme autant de nouvelles maladies, la *coqueluche*, la *suette*, le *scorbut*, la *plique polonaise*, la *raphanie* et la *syphilis*.

1428. — NICOLAS LEONICENUS, professeur de Ferrare, à qui l'on doit la première traduction en latin des œuvres de Galien et des aphorismes d'Hippocrate.

1460. — THOMAS LINACRE, de Cantorbéry, étudia à Florence, et quand il revint en Angleterre on le nomma médecin d'Henri VIII. C'est le fondateur du Collége de Londres.

1472. — COPERNIC, médecin distingué, très-expert en mathématiques, et auquel on doit la connaissance du système planétaire actuel, développé ensuite par Galilée.

1478. — BRISSOT, médecin de la Faculté de Paris, qui fit revivre l'usage des saignées dans les phlegmasies, malgré l'opposition que souleva cette pratique entièrement oubliée.

1483. — FRACASTOR, renommé par ses études sur les symptômes et le traitement de la syphilis.

1483. — RABELAIS. D'abord moine, puis médecin de Montpellier, plus connu par ses satires contre les moines que par ses commentaires sur Hippocrate et sur Galien, d'ailleurs assez remarquables.

1487. — GOUTIER D'AUDERNACH, médecin de François Ier, a, dit-on, fait connaître le pancréas.

1493. — PARACELSE, né en Suisse, s'est rendu célèbre par les progrès qu'il fit faire à la chimie médicale. Il passe pour un mystique et pour un illuminé. Mais c'est en réalité le fondateur de la chimie moderne.

1497. — FERNEL, professeur de la Faculté de Paris, a joui d'une réputation qui ne s'est pas affaiblie, et on a de lui un grand nombre d'ouvrages très-importants à consulter.

1501. — MATTHIOLE, médecin dont les ouvrages de matière médicale sont justement estimés.

1511. — AMATUS LUSITANUS, né en Portugal, et ayant voyagé en Italie et en Grèce, où il vint se fixer.

1513. — MERCATUS.

1527. — DURET (LOUIS), de la Faculté de Paris, extrêmement instruit, surnommé l'Hippocrate de France, médecin d'Henri III, a laissé un commentaire sur les *Coaques*.

1528. — FOÈS. C'est le traducteur en latin des œuvres d'Hippocrate.

1553. — PROSPER ALPIN, né à Tharostica, près de Venise.

1530. — ARANTIUS, célèbre anatomiste de Bologne, a découvert plusieurs des muscles de la main et du bras. Il a laissé son nom aux tubercules des valvules sigmoïdes.

1536. — FÉLIX PLATER, né à Bâle, médecin distingué auquel on doit la première classification nosographique.

1538. — BAILLOU, médecin-naturiste très-distingué, a laissé d'importants ouvrages sur les épidémies.

1538. — JACQUES HOULIER.

1553. — PROSPER ALPIN, de Marastica, près de Venise, médecin distingué, fit d'excellentes recherches en botanique et en matière médicale.

1562. — JEAN RIOLAN, d'Amiens, médecin de la Faculté de Paris, très-célèbre par ses travaux et par la guerre de préséance qu'il fit aux chirurgiens.

1563. — CHARLES LEPOIS.

1564. — BOTAL, d'Asti, devint en France médecin de Charles IX et d'Henri III. Très-renommé par son ouvrage sur la cure des maladies par la saignée, dont il était le partisan fanatique.

1568. — FIORAVANTI, empirique célèbre par ses formules thérapeutiques secrètes.

1575. — ZACUTUS LUSITANUS, de Lisbonne, exilé en Hollande pour sa religion, fut un médecin très-célèbre. Il a laissé un livre sur le traitement de toutes les maladies.

1577. — JEAN RIOLAN, de Paris, fils du premier Riolan, fut un anatomiste et un chirurgien distingué. Il a eu à soutenir de vives polémiques avec ses contemporains.

1577. — VAN HELMONT, de Bruxelles, célèbre par sa théorie de la vie et par ses inventions thérapeutiques. Ce fut un médecin et un chimiste distingué.

1578. — HARVEY (GUILLAUME), de Folsktone, vint en France et en Italie apprendre l'anatomie et la médecine, et revint en Angleterre publier sa découverte de la grande circulation en 1628.

1581. — ASELLI (GASPARD), professeur d'anatomie à Pavie, fait connaître en 1622 sa découverte des vaisseaux lymphatiques.

1588. — LIBAVIUS, médecin chimiste très-distingué, est le premier qui ait, dit-on, parlé de la transfusion, qui ne fut faite que vingt ou quarante ans plus tard.

Sciences occultes et médecine cabalistique.

1486. — CORNEILLE AGRIPPA, mort en 1535 à l'hôpital de Grenoble.

1493. — PARACELSE. Déjà nommé.

1501. — JÉROME CARDAN, de Milan, médecin voué aux rêveries de l'astrologie et de la cabale. Il est mort en 1576.

Renaissance de l'anatomie et de la physiologie.

1315. — MONDINI, professeur de Bologne, ayant pu recommencer la dissection des cadavres humains pour vérifier et modifier l'anatomie de Galien. On lui doit un *Abrégé d'anatomie*, avec gravures sur bois.

1478. — SYLVIUS (DUBOIS) ou DE LE BOE, sectateur ardent des doctrines hippocratiques et des idées anatomiques de Galien. Sylvius fit beaucoup d'anatomie, disséqua beaucoup de cadavres humains et créa un enseignement libre qui excita la jalousie de l'école officielle, au point qu'il fut obligé de quitter la capitale pour aller à Montpellier, où quelques années plus tard Henri II le nomma professeur de chirurgie.

1509. — SERVET (MICHEL), né en Aragon. Servet est un élève de l'école de Paris sous Sylvius et sous Fernel. Il fut condamné au bûcher comme hérétique. Ce fut un médecin distingué et un anatomiste célèbre. On lui doit en partie la découverte de la circulation pulmonaire, ou petite circulation.

1514. — ANDRÉ VÉSALE, de Bruxelles, élève de Paris et de Montpellier, chirurgien militaire sous Charles-Quint, alla en Italie, où il fit de grands progrès en anatomie. On lui doit la préparation d'un squelette, ce qui n'avait pas été fait depuis longtemps. Devenu médecin de Charles-Quint, il aurait fait, dit-on, par erreur l'autopsie d'un homme vivant et aurait été chassé de la cour. J'ai démontré, dans mon livre *Sur les signes de la mort*, que cette accusation n'avait rien de fondé. A. Vésale est le créateur de l'anatomie moderne, et on lui doit un grand *Traité d'anatomie*.

1519. — CÉSALPIN (ANDRÉ), né en Toscane, anatomiste très-distingué, a fait connaître la circulation pulmonaire.

1523. — FALLOPE, anatomiste célèbre de Modène, disciple de Brassavola, fut aussi un chirurgien illustre. Il passe pour avoir découvert les trompes utérines, déjà connues cependant d'Hérophile. Il a modifié la paracentèse.

1537. — FABRICE D'ACQUAPENDENTE, anatomiste et chirurgien, élève de Fallope.

1537. — INGRASSIAS, anatomiste distingué.

1530. — COLOMBUS, de Crémone, disciple de Vésale, anatomiste auquel on doit la connaissance des caroncules du vagin, la description du médiastin et de la petite circulation.

1558. — B. EUSTACHE, de San-Severino, fut un anatomiste très-célèbre. On lui doit une bonne description du canal thoracique, de la valvule de la veine coronaire et du conduit de communication entre l'oreille et le pharynx.

Hygiène.

1518. — CORNARO, né à Venise, fut, sans être médecin, un hygiéniste qui a publié quelques opuscules célèbres sur la conservation de la santé par le régime. Il vécut faible et mourut centenaire, n'ayant d'autre nourriture que 12 onces d'aliments par jour (360 grammes) et 14 onces de boisson (420 grammes).

1529. — LAURENT JOUBERT, médecin célèbre, chancelier de Montpellier, consultant d'Henri III, qui a laissé un *Traité des eaux* et un livre remarquable encore lu avec intérêt : *Traité des erreurs populaires*.

1530. — MERCURIALI, né à Forli, dans la Romagne, fut un médecin très-distingué et renommé par les études qu'il fit sur la gymnastique des anciens, dans le but de la remettre en usage chez les modernes.

Accouchements.

1550. — GUILLEMEAU, d'Orléans, élève d'Ambroise Paré, chirurgien de Charles IX, publia quelques travaux relatifs aux accouchements. C'est à lui qu'on doit le conseil de terminer l'accouchement dans le cas d'hémorrhagie considérable, ou s'il y a des convulsions pendant le travail.

De la chirurgie.

Malgré les efforts et les travaux de Lanfranc et de Guy de Chauliac, la chirurgie était très-déconsidérée à la fin du xive siècle. Cela s'explique par l'ignorance où l'on était de l'anatomie, et l'on comprend que, vu l'impossibilité des recherches cadavériques chez l'homme, il n'y ait pas eu possibilité de faire des chirurgiens dignes de ce nom. La renaissance de l'anatomie au xve et au xvie siècle est le point de départ de la chirurgie moderne, et tous les anatomistes de ce temps furent des chirurgiens.

1415. — GERMAIN COLOT, sous Louis XI, est le premier des chirurgiens français qui ait osé faire l'extraction de la pierre dans la vessie. Ce fut sur un criminel que l'opération fut faite, et l'opération qui le délivra de ses maux fut la seule punition de son crime.

1477. — MAGGI, chirurgien de Bologne, devenu médecin de Jules III à Rome.

1503. — JEAN DE VIGO, de Gênes, vécut à Rome, où il pratiqua bon nombre d'opérations. Ce fut un chirurgien distingué.

1509. — AMBROISE PARÉ, de Laval, chirurgien de Charles IX, modifia entièrement le traitement des plaies d'armes à feu et répandit la pratique à peu près inconnue des ligatures d'artères.

1515. — La confrérie de Saint-Côme, où se trouvaient alors les chirurgiens, entre pour la première fois dans l'Université, et ses élèves sont reçus par la Faculté.

1556. — PIERRE FRANCO, de Turrières en Provence, fut un chirurgien très-distingué. Il inventa, dit-on, la taille hypogastrique.

1560. — G. FABRICE DE HILDEN, chirurgien distingué, signalé par la création d'un grand nombre d'instruments ingénieux et nouveaux.

XVIIe ET XVIIIe SIÈCLES.

De la médecine moderne.

Au xviie et au xviiie siècle, l'autorité d'Aristote et de Galien s'affaiblit de plus en plus par suite de l'émancipation des esprits, et on ne l'accepta plus que sous bénéfice d'inventaire après un contrôle sérieux et lorsqu'elle pouvait être confirmée par de nouvelles expériences. L'esprit des recherches devint peu à peu la philosophie des sciences, et la chimie commencée par André Lebavius et Bernard de Palissy, l'astronomie, la physiologie et la chirurgie prirent un rapide essor. Avec Galilée le monde connut le véritable mouvement de la terre sur elle-même et autour du soleil, la loi de la chute des corps et la pesanteur de l'air. Képler prépara Newton, et la découverte des lymphatiques en 1622, de la circulation en 1628, du canal thoracique en 1647, de l'irritabilité, de la structure des organes avec le microscope, de la percussion enfin donnèrent à la médecine une importance nouvelle.

C'est dans cette période que l'on institua les lazarets pour la destruction de la peste qui, de 1476 à 1649, avait régné seize fois à Marseille, qu'on imagina l'inoculation variolique préservative de la variole; la vaccine, qui parut en 1778 et dont le succès appartient davantage au XIXe siècle; l'application du mercure à la syphilis, du gaïac, du quinquina en 1639; de l'électricité et du galvanisme; de l'émétique, qui a eu tant de peine à se faire accepter; de l'ipécacuanha; de la digitale; de la belladone, etc.

Citons enfin la fondation de l'Académie royale de chirurgie en 1731, qui devait réunir aussitôt tant de célébrités chirurgicales et favoriser les progrès de cette science; l'invention du forceps par Chamberlayne, qui en fit un secret; sa réinvention par Palfyn; ses modifications par Smellie, et enfin la création de l'enseignement clinique en 1578 à Padoue par Boston et Addo; en 1714 par Boerhaave à Leyde; en 1715 par Lancisi à Rome; à Edimbourg, à Vienne, à Pavie et en France par Corvisart et Leroux.

Médecine.

1601. — GUY-PATIN, doyen de la Faculté de Paris, connu par le scandale de ses lettres injurieuses contre ses confrères et par ses erreurs sur différents sujets de médecine. Il fit une guerre acharnée à l'emploi de l'émétique, qu'il voulut faire proscrire par l'autorité supérieure. La plupart de ses anecdotes sont fausses, et l'esprit dont il les assaisonna ne saurait excuser cette manière de faire qui est une atteinte à la dignité médicale.

1609. — DIEMERBROECK, célèbre médecin d'Utrecht, reçu docteur à Angers et qui revint s'établir à Nimègue, où il eut occasion d'étudier et de décrire la peste meurtrière de 1636. Ce fut un brillant professeur d'anatomie et de médecine. Il mourut en 1674.

1613. — PERRAULT (CLAUDE), médecin distingué, connu par d'utiles publications et plus encore par son talent d'architecte. C'est à lui qu'on doit la colonnade du Louvre.

1618. — SENNERT (DANIEL), médecin distingué de l'Allemagne, né à Wittenberg, auquel on doit des livres très-appréciés.

1620. — BONET (THÉOPHILE), né à Genève, connu par la publication d'un *Sepulchretum d'anatomie pathologique*, que l'on peut considérer comme une des bases importantes de cette partie de nos connaissances médicales.

1620. — WEPFER, médecin et anatomiste distingué de l'Allemagne, né à Wittenberg. Il est le premier, dit-on, qui ait reconnu la structure glanduleuse du foie.

1622. — WILLIS (THOMAS), médecin anglais, renommé par ses travaux sur les maladies des nerfs.

1624. — SYDENHAM, médecin anglais, justement célèbre, dont les livres, traduits en français, doivent être lus de tout le monde. Ce fut un naturiste, à en juger par sa définition de la fièvre : « Un effort de la nature pour chasser les matières nuisibles renfermées dans le corps. »

1629. — RIVIÈRE (LAZARE), médecin distingué de Montpellier, dont on consulte encore les ouvrages avec fruit.

1631. — LOWER (RICHARD), médecin anglais, ami de Willis, qui répéta la transfusion du sang, et auquel on doit d'importantes recherches sur la structure du cœur.

1633. — RAMAZZINI, mort en 1714, fut professeur de médecine à Padoue. On lui doit le premier ouvrage sur les maladies des artisans.

1635. — CUREAU DE LA CHAMBRE, médecin de Louis XIII, renommé par ses ouvrages médico-philosophiques.

1638. — FAGON, médecin de Louis XIV, créateur du Jardin des plantes, a écrit sur les vertus du quinquina.

1644. — ZACCHIAS (PAUL), médecin célèbre de Rome, et auquel on doit un livre important de médecine légale.

1644. — ETTMULLER, médecin renommé de Leipzig, partisan de la chimiatrie, qui fut en même temps professeur d'anatomie et de chirurgie.

1650. — CHIRAC (PIERRE), médecin très-distingué de Montpellier, nous a laissé un *Traité des fièvres*.

1652. — PITCAIRN, d'Edimbourg, médecin célèbre par l'application qu'il fit des principes mécaniques à la médecine.

1652. — LECLERC (DANIEL), très-honorablement connu par son *Histoire de la médecine*.

1652. — MANGET, connu par sa publication renfermant tout ce qu'il y a d'intéressant à connaître dans la structure du corps humain.

1653. — PEYER, médecin de Schaffouse, auquel on doit la connaissance des glandes de l'intestin.

1653. — BRUNNER, médecin suisse, connu par ses travaux sur les glandes de l'intestin.

1653. — ALBINUS, médecin de Dessau en Allemagne, professeur à Francfort, connu par ses travaux de médecine.

1654. — LANCISI, médecin de Rome, partisan de Sylvius de Le Boë, connu par son mémoire sur les *morts subites* et sur les *effluves marécageux*.

1658. — TORTI, de Modène, connu par son livre sur les fièvres pernicieuses.

1658. — ANDRY, de Lyon, doyen célèbre de la Faculté de Paris, connu par ses recherches sur les *maladies vermineuses* et sur l'*orthopédie*.

1659. — CHICOYNEAU, doyen de la Faculté de Montpellier.

1660. — STAHL, célèbre médecin de Anspach, fondateur de l'*animisme*.

1660. — HOFFMANN (FRÉDÉRIC), de Hall, célèbre par ses publications médicales, et notamment par ses idées sur le spasme et l'atonie des tissus.

1661. — HELVÉTIUS (JEAN), connu par son importation de l'ipécacuanha dans la dysenterie.

1661. — HECQUET (PHILIPPE), médecin très-célèbre, grand partisan des émissions sanguines, auteur d'un livre important sur le *naturalisme des convulsions*, jusqu'alors attribuées à la possession du diable.

1666. — VALSALVA, célèbre médecin de Bologne, anatomiste distingué, connu par ses *Études sur l'oreille* et par ses *Recherches sur le traitement des maladies du cœur*.

1668. — BAGLIVI, médecin de Rome, ayant publié un bon livre de médecine pratique.

1668. — BOERHAAVE (HERMAN), célèbre médecin de Hollande, dont les nombreuses publications, et particulièrement les *Aphorismes*, sont dignes de toute considération. Mort en 1738.

1673. — MEAD (RICHARD), médecin anglais, dont les ouvrages sont encore estimés.

1674. — MORTON (RICHARD), connu par ses travaux sur la phthisie.

1675. — FREIND (JEAN), médecin anglais, connu par son *Histoire de la médecine*.

1682. — MORGAGNI, médecin de Bologne, qui a laissé un immortel *Traité d'anatomie pathologique*.

1684. — ASTRUC, médecin de Montpellier, connu par ses études sur les *maladies vénériennes*.

1685. — SOLANO, de Lucques, connu par ses travaux sur le pouls.

1700. — VAN SWIÉTEN, de Leyde, élève de Boerhaave, dont il se fit le commentateur. Il vint finir ses jours à Vienne.

1703. — LIEUTAUD, médecin et anatomiste à la fois, connu par son *Traité de médecine pratique*.

1704. — DE HAEN, médecin célèbre de Vienne, élève de Van Swieten.

1705. — GAUBIUS, médecin de Leyde, élève de Boerhaave, connu par ses *Institutions de médecine*.

1706. — ROSEN DE ROSENSTEIN, médecin suédois, connu par ses travaux sur les maladies de l'enfance.

1706. — SAUVAGES, professeur éminent de Montpellier, auquel on doit une remaquable *nosologie*.

1707. — PRINGLE, médecin anglais, connu par ses travaux sur les maladies des armées.

1709. — TRONCHIN, d'abord médecin à Leyde, puis à Paris, où son zèle pour l'inoculation de la variole lui fit une immense réputation.

1709. — DE LA METTRIE, médecin éminent, connu par ses œuvres médico-philosophiques, vivement critiquées comme entachées de matérialisme. Il est le traducteur de Boerhaave.

1711. — BOUVART, praticien très-renommé, professeur au Collége de France, et qui n'a rien laissé.

1712. — FOTHERGILL, médecin anglais, connu par ses travaux sur l'angine de poitrine.

1712. — CULLEN, médecin écossais, dont la doctrine sur le spasme et l'atonie a eu un légitime retentissement. On a de lui des *Éléments de médecine pratique* très-appréciés.

1712. — BOURGELAT, vétérinaire très-distingué.

1713. — COMBALUSIER, médecin connu par ses travaux sur la pneumatologie. Mort en 1763.

1714. — WHYTT (ROBERT), connu par ses travaux sur les *maladies des nerfs*.

1714. — ÉLOY, médecin de Mons, auquel on doit un bon *Dictionnaire historique de la médecine*.

1715. — UNDERWOOD, médecin de Londres, connu par ses travaux sur les *maladies des enfants*. Mort en 1795.

1716. — DAUBENTON, célèbre médecin, naturaliste, connu par ses recherches sur l'anatomie des animaux. Mort en 1799.

1722. — BRUHIER, médecin de Paris, connu par ses travaux sur l'incertitude de la mort.

1722. — AVENBRUGGER, médecin de Vienne, auquel on doit la découverte de la *percussion*. Mort en 1791.

1722. — CAMUS, de Paris, médecin philosophe, auquel on doit un livre intéressant sur la *médecine* de l'esprit. Mort en 1772.

1722. — BORDEU, médecin très-remarquable de Montpellier, connu par ses recherches sur le tissu muqueux et sur les *maladies chroniques*.

1723. — VENEL, célèbre médecin de Montpellier. Mort en 1777.

1726. — RŒDERER, professeur de Gœttingue, mort en 1763, auquel on doit des travaux importants sur les fièvres.

1727. — FOUQUET, un des plus célèbres médecins de Montpellier, auteur d'un remarquable mémoire sur la *sensibilité*. Mort en 1807.

1727. — VANDERMONDE, docteur régent de la Faculté de Paris, créateur d'un des premiers journaux de médecine.

1728. — ZIMMERMANN, célèbre médecin suisse, auquel on doit le *Traité de l'expérience et de la solitude*. Mort en 1795.

1728. — TISSOT, médecin de Lausanne, auquel on doit un livre remarquable sur les *maladies nerveuses*.

1729. — WERLHOFF, médecin très-distingué de Hanovre, mort en 1767, auquel on doit une bonne description du *purpura*.

1729. — SPALLANZANI, physiologiste et naturaliste de premier ordre.

1733. — MESMER, de Vienne, inventeur du magnétisme animal, mort en 1815.

1733. — QUARIN (JOSEPH), médecin de Vienne, auquel on doit d'importants travaux de pathologie. Mort en 1814.

1734. — CIRILLO, professeur à Naples, mort en 1799.

1734. — BARTHEZ (PAUL), médecin distingué de Montpellier, auquel on doit les *Éléments de la nature de l'homme* et la renaissance du vitalisme. Mort en 1806.

1735. — BORSIERI, médecin italien, auquel on doit un ouvrage important sous le titre d'*Institutions de médecine*. Mort en 1785.

1735. — BROWN (JEAN), médecin d'Édimbourg, élève de Cullen, connu par ses idées sur l'incitabilité et par sa doctrine pathologique des maladies sthéniques et asthéniques. C'est le méthodisme de Themison mis au goût du XVIIIe siècle.

1736. — MÉDICUS (CASIMIR), médecin de Heidelberg, connu par son livre sur les *maladies périodiques.*

1736. — LEPECQ DE LA CLOTURE, médecin à Rouen, connu par ses travaux sur les maladies épidémiques. Mort en 1804.

1738. — DUJARDIN (FRANÇOIS), connu par son histoire de la chirurgie. Mort en 1775.

1738. — PLENCK, célèbre médecin autrichien, mort en 1807 connu par sa préparation de mercure associé avec la gomme.

1742. — STOLL (MAXIMILIEN), médecin de Vienne, dont les ouvrages sont restés classiques.

1742. — ROUSSEL (PIERRE), médecin de Montpellier, auquel on doit le *Système philosophique et moral de la femme.* Mort en 1802.

1744. — PLOUCQUET, médecin de Wurtemberg, connu par ses travaux de docimasie pulmonaire.

1748. — SELLE, médecin allemand, qui a laissé une pyrétologie estimée.

1749. — JENNER, connu par sa découverte de la vaccine préservative de la variole en 1798. Mort en 1803.

1750. — GRIMAUD, célèbre médecin de Montpellier, connu par ses travaux sur les *fièvres* et son adhésion aux doctrines de Barthez.

1751. — JURINE, médecin distingué de Genève, connu par ses travaux sur l'angine de poitrine et sur le croup. Mort en 1819.

1752. — SÉNAC (JEAN), médecin de Paris, connu par son *Traité de la structure du cœur.*

1754. — HALLÉ, célèbre professeur d'hygiène de Paris, mort en 1822.

1755. — HAHNEMANN, médecin allemand, mystique au dernier degré, inventeur de l'homœopathie et de la thérapeutique à doses infinitésimales, dynamisées par les manœuvres du médecin. Mort en 1846.

1755. — CORVISART, professeur de clinique à Paris, connu par ses travaux sur les maladies du cœur. Mort en 1821.

1755. — PINEL, médecin professeur à la Faculté de Paris, célèbre par la publication de sa *Nosographie philosophique.* Mort en 1826.

1756. — TOURTELLE, célèbre professeur d'hygiène, et auquel on doit un *Abrégé d'histoire de la médecine.* Mort en 1803.

1757. — WILLAN (ROBERT), médecin anglais, très-célèbre par sa *Classification anatomique des maladies de la peau.* Mort en 1812.

1757. — CABANIS, célèbre médecin, connu par ses ouvrages médico-philosophiques et par la doctrine dans laquelle il fait dépendre le moral de l'organisation physique.

1763. — HILDENBRAND, célèbre médecin de Vienne, connu par ses travaux sur la peste. Mort en 1818.

1766. — SPRENGEL (KURTH), médecin allemand, dévoué à l'empirisme, et auteur d'une grande *Histoire de la médecine* très-estimée.

1768. — PORTAL (ANTOINE), célèbre médecin de Paris, connu par son *Histoire de l'anatomie* et par son *Traité des maladies du foie*.

1769. — CUVIER (GEORGES), médecin naturaliste, célèbre par ses travaux sur le règne animal et sur les fossiles. Mort en 1832.

1772. — BROUSSAIS (FRANÇOIS), médecin célèbre, dont les doctrines, imitées de Themison et de Brown, ont passionné toute une génération médicale. C'est le créateur de la doctrine de l'*irritation* et de la médecine dite physiologique. Mort en 1838.

1772. — LANDRÉ-BEAUVAIS, médecin, auteur d'une *Séméiologie* très-importante. Mort en 1840.

1772. — ESQUIROL, médecin, célèbre par ses recherches sur la folie. Mort en 1840.

1781. — LAENNEC, médecin, dont le nom est immortel par la découverte de l'*auscultation*, qui sera la caractéristique du XIXe siècle médical. Mort en 1826.

Chirurgie et accouchements.

1637. — MAURICEAU (FRANÇOIS), ancien prévôt de la communauté des chirurgiens de Saint-Côme, se livra en entier à la pratique des accouchements, et a laissé un ouvrage encore utile à consulter.

1649. — PALFIN (JEAN), anatomiste et chirurgien de Gand, auquel on doit d'utiles recherches pour les accouchements.

1649. — BIDLOO (GODEFROI), chirurgien célèbre d'Amsterdam.

1651. — JACQUES (frère), ermite, dont le nom était Beaulieu, chirurgien célèbre dans la manière de pratiquer la taille.

1654. — BELOSTE, chirurgien de Paris, pratiquant en Savoie ; on lui doit le retour aux opinions de Celse sur la trépanation des os cariés et la préparation des pilules mercurielles qui portent son nom.

1655. — LAMOTTE, chirurgien de Valogne, en Normandie, connu par ses travaux sur les accouchements.

1656. — SAVIARD, de Marole, chirurgien distingué.

1658. — LITTRE, chirurgien de Paris, célèbre par ses procédés d'anus contre nature.

1658. — MARESCHAL (GEORGES), célèbre chirurgien de Louis XIV.

1659. — RUFFIN, chirurgien de Paris, célèbre par ses succès en lithotomie.

1666. — COOPER (GUILLAUME), célèbre chirurgien de Londres, auquel on doit la suture du tendon d'Achille.

1667. — SAINT-YVES, chirurgien de Paris, connu par ses travaux sur les maladies des yeux.

1672. — DIONIS, chirurgien de Paris, ayant pratiqué les accouchements avec distinction.

1674. — PETIT (JEAN-LOUIS), célèbre chirurgien de Paris, dont les œuvres restent dignes d'être méditées avec fruit.

1675. — DESAULT, célèbre chirurgien de Paris, dont les principes font encore autorité.

1678. — LAPEYRONIE, de Montpellier, et ensuite à Paris, où il devint un des plus célèbres chirurgiens.

1683. — HEISTER, célèbre chirurgien de Francfort.

1685. — LEDRAN, chirurgien distingué de Paris, connu par ses études sur la *manière de tirer la pierre de la vessie.*

1686. — PUZOS, chirurgien accoucheur célèbre de Paris, connu par son *Traité d'accouchements.*

1688. — GARENGEOT, chirurgien célèbre de Paris.

1688. — CHESELDEN, chirurgien anglais.

1689. — COLOT (FRANÇOIS), chirurgien de Paris, célèbre par ses études sur la taille.

1694. — PLATNER, du royaume de Saxe, anatomiste et chirurgien.

1694. — QUESNAY (FRANÇOIS), célèbre chirurgien de Paris, dont les écrits sont très-respectés.

1697. — MORAND, célèbre chirurgien de Paris.

1698. — ANEL, célèbre chirurgien de Savoie, connu par ses recherches sur le traitement de la fistule lacrymale.

1700. — LE CAT, célèbre chirurgien de Rouen, a publié beaucoup de mémoires très-appréciés.

1703. — LEVRET, accoucheur célèbre.

1710. — SUE (JEAN), professeur à la Faculté de Paris, fut un anatomiste et un chirurgien très-distingué.

1713. — POTT (PERCIVAL), chirurgien anglais, connu par ses travaux sur les maladies des os, et surtout de la colonne vertébrale.

1715. — HEVIN, chirurgien de Paris, auquel on doit un bon *Traité de chirurgie*. Mort en 1789.

1721. — BRASDOR, chirurgien de Paris, mort en 1797, connu par son procédé de traitement des anévrysmes par une ligature entre le cœur et la tumeur.

1722. — CAMPER (PIERRE), professeur de médecine et de chirurgie à Groningue.

1723. — LOUIS (ANTOINE), secrétaire de l'Académie de chirurgie, auteur d'un grand nombre de travaux très-estimés.

1724. — TENON, célèbre chirurgien de Paris, mort en 1816.

1725. — POUTEAU, chirurgien distingué de Lyon, mort en 1775.

1726. — MORAND, célèbre chirurgien de Paris.

1728. — HUNTER (JOHN), anatomiste et chirurgien anglais de premier ordre, a fait une collection remarquable d'anatomie. On lui attribue un procédé de guérison de l'anévrysme poplité par la ligature de la fémorale, mais c'est l'application d'une idée d'Anel.

1730. — DEMOURS, célèbre par ses travaux sur les maladies des yeux et sur la cataracte.

1730. — BELLOC, chirurgien de Paris, connu par l'invention de quelques bons instruments, et surtout de la sonde à tamponner les narines.

1732. — SABATIER, célèbre chirurgien, mort en 1811. On lui doit d'importants travaux d'anatomie.

1736. — SIEBOLD, célèbre chirurgien, professeur à Wurtzbourg.

1739. — MOSCATI (PIERRE), chirurgien de Pavie, mort en 1828.

1740. — CALLISEN (HENRI), chirurgien célèbre de Copenhague, mort en 1824.

1740. — DESCHAMPS (JOSEPH), chirurgien de Paris, connu par ses travaux sur les ligatures artérielles. Mort en 1824.

1740. — LASSUS (Pierre), chirurgien, professeur de la Faculté de Paris, mort en 1807.

1740. — SAUCEROTTE (Nicolas), chirurgien distingué de Lunéville, dont les *Mélanges de chirurgie* sont assez appréciés.

1741. — RICHTER, célèbre chirurgien de Gœtingue.

1743. — CHOPART (François), célèbre chirurgien de Paris, renommé par des travaux encore appréciés.

1744. — DESAULT, célèbre anatomiste et chirurgien de Paris, mort en 1795.

1746. — BAUDELOCQUE (Jean-Louis) fut le grand accoucheur du XVIIIe siècle. Mort en 1810.

1754. — SMELLIE, célèbre accoucheur anglais, dont le forceps est très-estimé.

1754. — PERCY, célèbre chirurgien, connu par ses travaux sur l'emploi du feu en chirurgie. Mort en 1825.

1769. — LACHAPELLE (madame), très-célèbre par ses travaux sur les accouchements.

1771. — MAYGRIER, chirurgien très-renommé par ses travaux sur les accouchements. Mort en 1835.

1777. — DUPUYTREN, chirurgien célèbre par son enseignement, et qui n'a rien laissé dans la science. Mort en 1835.

Anatomie.

1601. — PLEMPIUS, professeur de l'Université de Louvain, connu par ses travaux d'anatomie. Ce fut un de ceux qui défendirent avec le plus de passion la découverte de la circulation du sang, après sa publication, en 1628.

1613. — HIGHMORE, médecin anglais auquel on doit quelques importants travaux d'anatomie. Il est mort en 1684.

1616. — BARTHOLIN, professeur d'anatomie de Copenhague.

1629 — MALPIGHI (Marcel), anatomiste de Bologne, ami de Borelli, très-habile dans l'art des injections et dans l'emploi du microscope. On lui doit la découverte des globules du sang et de leur progression dans les vaisseaux. Plus tard il découvrit la communication des artères et des veines. C'est à lui qu'il faut attribuer la connaissance de la structure celluleuse du poumon ainsi que de la structure des glandes.

1632. — LEUWENHOECK, né à Delft, anatomiste très-distingué dans l'emploi du microscope, démontra la circulation capillaire du sang et les phénomènes microscopiques de l'inflammation ; il fit connaître les spermatozoaires et leur rôle dans la formation des êtres.

1634. — GLISSON, anatomiste anglais auquel on doit une bonne description du rachitisme, une description de la membrane fibreuse du foie, et enfin celle de l'irritabilité des tissus.

1637. — SÉVERIN (Marc-Aurèle), anatomiste et chirurgien très-distingué de Naples.

1637. — SWAMMERDAM, anatomiste très-distingué d'Amsterdam, a fait de belles recherches sur l'anatomie des insectes.

1638. — RUYSCH, de la Haye, fut très-célèbre par son talent à pratiquer les injections et à enseigner l'anatomie.

1638. — STENON, anatomiste de Copenhague, auquel on doit de belles recherches sur les glandes salivaires.

1641. — DE GRAAF, anatomiste auquel on attribue l'invention de la seringue et, mieux que cela, la découverte des vésicules de l'ovaire où se trouve le germe humain.

1645. — MÉRY (JEAN), chirurgien très-distingué de Paris.

1647. — PECQUET (JEAN), jeune étudiant auquel on doit la découverte du canal thoracique.

1667. — BERNOUILLI, célèbre par ses études sur la contraction musculaire et sur les phénomènes physiques de la respiration. Il est le père de Daniel Bernouilli.

1669. — NUCK, célèbre anatomiste de Leyde.

1669. — WINSLOW, élève de Duverney, dont les études anatomiques sont restées célèbres et qui fut professeur au Jardin des plantes.

1678. — HALES, célèbre anatomiste connu par ses études sur la statique du corps humain et des végétaux.

1693. — FERREIN, professeur d'anatomie au Jardin du roi, fut en même temps un célèbre chirurgien..

1697. — MONRO, célèbre professeur d'anatomie à Édimbourg.

1699. — POUPART, anatomiste distingué.

1707. — BUFFON, le plus grand des naturalistes modernes et le premier des écrivains qui sut faire aimer l'histoire naturelle.

1708. — HALLER, le plus grand des physiologistes modernes, dont les œuvres ont été le point de départ de tous les travaux ultérieurs. On lui doit une foule d'expériences très-ingénieuses, et entre autres la découverte de l'irritabilité musculaire, qui a joué un très-grand rôle en pathologie, et qui n'est qu'une forme de l'irritabilité générale signalée par Glisson.

1710. — LIEBERKUHN, anatomiste de Leyde.

1717. — LAMURE, médecin et anatomiste distingué de Montpellier ; mort en 1767.

1718. — HUNTER (GUILLAUME), médecin anglais, anatomiste et physiologiste de premier ordre. Mort en 1783.

1720. — BONNET (CHARLES), de Genève, célèbre par ses remarquables travaux sur l'histoire naturelle et sur la philosophie.

1724. — MECKEL (JEAN), célèbre anatomiste de Berlin, auquel on doit de remarquables travaux sur le système nerveux. Mort en 1774.

1727. — ZINN, anatomiste célèbre par sa description de l'œil.

1730. — FONTANA, anatomiste et naturaliste connu par ses recherches sur le venin de la vipère. Mort en 1805.

1731. — DARWIN, célèbre physiologiste anglais.

1736. — LOBSTEIN (JEAN), anatomiste et chirurgien renommé de Strasbourg.

1739. — WRISBERG, anatomiste très-distingué de Gœttingue.

1746. — CHAUSSIER, célèbre professeur d'anatomie à Paris, mort en 1828, dont les travaux sont très-appréciés et qui a laissé une nomenclature célèbre.

1748. — VICQ D'AZYR, célèbre professeur d'anatomie au Jardin des plantes, également connu par ses éloges à la Société générale de médecine.

1752. — MASCAGNI, professeur d'anatomie, célèbre par ses travaux sur les lymphatiques.

1753. — GAVARD, anatomiste célèbre de Paris, dont l'ostéologie est un petit chef-d'œuvre. Mort en 1802.

1755. — SŒMMERING, anatomiste allemand, considéré comme le créateur de l'anatomie chirurgicale. Mort en 1830.

1756. — MECKEL (PHILIPPE), anatomiste de Gœttingue.

1758. — GALL, anatomiste allemand fixé à Paris, où il développa ses idées sur la conformation du cerveau, en créant la phrénologie, ou l'art de connaître le moral humain par la conformation du cerveau. Mort en 1828.

1771. — BICHAT (XAVIER), célèbre anatomiste, mort très-jeune, en 1802. C'est le créateur de l'*Anatomie générale*, et ce travail de génie a immortalisé son nom.

1771. — NYSTEN, anatomiste et physiologiste très-distingué.

1771. — ROSENMULLER, anatomiste allemand très-distingué.

1775. — SPURZHEIM, anatomiste disciple de Gall, connu par ses travaux sur le système nerveux. Mort en 1834.

1776. — TREVIRANUS, anatomiste et physiologiste de premier ordre.

Chimie et botanique.

1626. — BOYLE (ROBERT), physicien et chimiste très-renommé, avec lequel travailla notre Denis Papin. Sa réputation fut immense. On lui doit des expériences sur la *pesanteur* et l'*élasticité de l'air atmosphérique*.

1656. — TOURNEFORT, d'Aix, botaniste célèbre venu à Paris, et dont le système a joui d'une grande considération.

1700. — BERNOUILLI (DANIEL), un des plus célèbres physiciens du XVIIIe siècle.

1707. — LINNÉ, médecin suédois, dont les travaux de botanique ont acquis une impérissable renommée.

1724. — VOGEL, chimiste très-distingué d'Erfurth, professeur à Gœttingue. Mort en 1774.

1737. — PARMENTIER, chimiste et pharmacien, auquel on doit l'importation de la pomme de terre en 1773.

1737. — GALVANI, célèbre physicien de Bologne, connu par ses travaux sur l'électricité de contact. Mort en 1798.

1740. — MURRAY (JEAN), célèbre par ses travaux de matière médicale.

1743. — LAVOISIER, chimiste célèbre, guillotiné, par ordre du tribunal révolutionnaire, en 1794, pour cause politique. On lui doit la théorie chimique de la respiration et de la chaleur animale.

1748. — BERTHOLLET, célèbre chimiste, mort en 1822, auquel on doit la découverte de la composition de l'ammoniaque et la manière de blanchir les toiles par le chlore.

1750. — DESBOIS DE ROCHEFORT, médecin connu par ses travaux et son enseignement de botanique médiçale. Mort en 1805.

1755. — FOURCROY (ANTOINE), célèbre chimiste, auquel on doit les poudres fulminantes, la combustion du gaz hydrogène, et une innombrable quantité de travaux importants.

1755. — CHAPTAL, célèbre chimiste, auteur d'un important traité de chimie.

HISTOIRE

DE

LA MÉDECINE

ET DES

DOCTRINES MÉDICALES

PROLOGUE

IMPORTANCE D'UNE HISTOIRE PHILOSOPHIQUE DE LA MÉDECINE.

L'histoire est la mémoire des sciences. Celles qui n'ont pas encore ou qui n'ont plus d'histoire, sont à l'état d'enfance ou arrivées à cette période de décrépitude et de décadence qui sont l'indice d'une fin prochaine. C'est par l'histoire qu'on se souvient et qu'on retrace les exemples de ce qu'il est bon de reproduire et de ce qu'il faut savoir éviter. Pour les uns, c'est une *tradition;* pour les autres une *gloire* ou une *noblesse;* pour tous c'est l'*expérience.*

Par la *tradition* s'établit l'autorité des idées qui survivent à la destruction opérée par les découvertes et par les progrès de l'intelligence humaine.

L'histoire est une *gloire* pour ceux dont elle transmet les idées. Aussi est-ce avec juste raison que la Grèce moderne, quoique bien tombée, peut s'enorgueillir d'avoir été le berceau des connaissances humaines. De ce beau pays, en effet, nous sont venus les germes de la poésie, de la philosophie et de la médecine.

Elle a vu naître le plus grand de tous les médecins : celui dont les ouvrages renferment un premier aperçu de toutes les grandes vérités qui font encore aujourd'hui l'honneur de la science.

C'est près d'elle que Galien a vu le jour, et c'est pour s'être nourri de ses idées qu'il s'est élevé au rang que lui a assigné la postérité.

L'ancienne Égypte est célèbre par son école d'Alexandrie, où ont paru Hérophile et Érasistrate, ces immortels fondateurs de l'anatomie.

L'Angleterre, en surnommant Sydenham l'Hippocrate anglais, montre toute la gloire qu'elle attache à cet homme illustre.

L'Allemagne s'enorgueillit d'avoir vu naître Paracelse, Van Helmont, Boerhaave, Stoll, etc.

La France est fière de citer, entre beaucoup d'autres, Fernel, A. Paré, Boissier de Sauvages, Bordeu, Barthez, et surtout l'immortel Laennec, dont les ouvrages et la découverte de l'auscultation ont inauguré une ère nouvelle dans l'exploration des maladies de poitrine.

L'histoire enfin est pour tous l'*expérience*, car, lorsqu'un fait nouveau vient à se produire, on peut remonter à sa cause et apprécier ce qu'il a de vraiment original en fouillant les archives du passé.

Toute science a son histoire, ne fût-ce que celle de la veille, et c'est par elle que l'homme se dirige dans les voies de l'avenir. Tous, plus ou moins, nous interrogeons les souvenirs du passé et nous les cherchons même sans le vouloir.

La médecine n'échappe point à cette règle générale; ce n'est ni une bâtarde ni une enfant trouvée; elle a d'illustres parents, compte de glorieuses alliances, et il n'est pas une seule des parties dont elle se compose qui n'ait une histoire déjà très-ancienne. L'hygiène, l'anatomie, la chirurgie, la thérapeutique et la philosophie rentrent ainsi par leur histoire dans celle des peuples où elles ont pris naissance, et ainsi constituée dans son ensemble, tout médecin doit l'étudier s'il veut éviter les erreurs ou le plagiat du passé. Malheureusement d'importantes lacunes existent dans nos archives historiques. Les révolutions des empires et les différentes invasions barbares survenues à diverses époques ont détruit de précieux monuments qui nous auraient été, sans aucun doute, d'une grande utilité pour ce genre d'étude. Et sans les œuvres de Galien, échappées par miracle à la ruine de la bibliothèque d'Alexandrie, nous serions très-pauvres en documents historiques.

L'histoire de la médecine peut se faire de plusieurs manières et à différents points de vue qui ont tous leur importance. Elle peut être *chronologique*, *philologique* ou enfin *doctrinale*.

Dans tous les cas elle doit être impartiale, non pas que l'histoire doive s'abstenir de tout système et renoncer à toute opinion, comme le veut l'éclectique Sprengel. Ce qu'on doit lui demander, c'est l'impartialité de la vérité honnête, et un jugement motivé sur les opinions qu'elle a la mission de transmettre.

L'*histoire chronologique* a été faite par D. Leclerc, J. Freind, Sprengel, Tourtelle, Casté, Paul Renouard, et par M. Andral qui, dans son *Cours de pathologie générale*, a voulu inaugurer ce nouveau genre d'étude à la Faculté de médecine de Paris où il n'existe pas.

Mais si l'on se rend compte de l'aridité que doit présenter une simple énumération de faits avec leurs dates en regard comme dans un calendrier ; si l'on songe à la difficulté que présente l'histoire d'une science qui tient à tout; lorsqu'il s'agit de suivre ses progrès d'un peuple à un autre, de la Grèce éclipsée à Rome florissante, des Romains chez les Arabes, des Arabes dans les Gaules et dans les différentes contrées de l'Europe, au moment de la renaissance et dans les temps modernes, au XIXe siècle; de suivre, en un mot, d'année en année, les faits importants qui se sont produits jusqu'au point où nous en sommes, on reconnaît l'impossibilité d'une telle étude. Autant vaudrait faire l'histoire chronologique de la civilisation.

Et puis, quelle longueur dans l'exposition des faits! Être obligé de s'occuper d'hommes réputés grands à leur époque, et qui, plus tard, ont été classés par la postérité au rang d'hommes secondaires! Mentionner, par cela seuls qu'ils ont existé, une foule de faits stériles et inutiles à la science? Non! quelle que soit l'autorité qui s'attache à la chronologie historique, elle a des inconvénients que nous voulons essayer d'éviter. D'ailleurs, l'histoire chronologique est étroitement unie à la *philologie*, ce qui est un grave inconvénient pour le médecin.

Il est très-important, sans doute, de pouvoir lire les anciens médecins dans leurs textes grecs, mais, en raison des interpolations et des suppressions faites dans les manuscrits, des fautes d'orthographe et d'accentuation, faites par les copistes, cette recherche, excellente dans un livre, entraîne à des discussions et à des commentaires interminables, dignes de l'Académie des inscriptions, mais fastidieuses dans un cours adressé à des élèves et à des médecins. D'ailleurs cette manière de procéder offre les plus grandes incertitudes relativement au but qu'on se propose d'atteindre. Les traducteurs et les commentateurs se combattent par des interprétations contraires, et cela se comprend facilement, si l'on songe que beaucoup de livres originaux sont détruits, qu'il faut remonter à des transcriptions plus ou moins exactes, à des traductions de latin en français et de grec en latin, enfin à la foule des commentaires qui obscurcissent souvent les questions plutôt qu'ils ne les éclairent. De tout cela résulte un embarras considérable, et, comme on va le voir, il devient quelquefois difficile d'attribuer à un homme ce qui lui appartient réellement.

Ainsi, pour ne citer que les œuvres d'Hippocrate, il y a parmi elles un livre très-remarquable, ayant pour titre : DE L'ANCIENNE MÉDECINE, que M. Littré, en sa qualité de philologue, prétend attribuer à cet auteur, tandis que M. Malgaigne et d'autres philologues s'y opposent, en déclarant qu'il date d'une époque antérieure. Lequel de ces savants faut-il croire et quelle opinion devons-nous choisir? Je vais vous citer un autre exemple. Il y a dans LE SERMENT la phrase suivante : Οὐ δώσω δὲ οὐδὲ φάρμακον οὐδενὶ αἰτηθεὶς θανάσιμον (*Je ne donnerai pas de poison à personne*).

Le mot poison est la traduction du mot grec φάρμακον, que les uns ont traduit par *poison*, les autres par *remède;* de là deux sens différents, vis-à-vis desquels le lecteur reste embarrassé sans pouvoir choisir entre ces deux traductions.

Il résulte de tout cela que le médecin ne pouvant pas faire une étude spéciale de philologie, doit accepter les textes les plus autorisés, pris dans les livres les plus recommandables. Tant pis si, pour des détails qui ne touchent pas au fond même des doctrines, il est obligé d'en croire les autres sur parole. Dans tous les cas, se tromper avec les hellénistes les plus justement considérés, avec des philologues tels que M. Littré ou M. Daremberg, c'est se tromper en bonne compagnie. En résumé, remonter dans les siècles passés pour y étudier les différentes doctrines et les transformations qu'elles ont subies pour entrer au fond de ces doctrines et s'attacher à leur idée fondamentale sans se préoccuper de leur auteur, voilà le véritable point de vue de l'histoire; c'est là la philosophie de la science.

Cette manière d'envisager l'histoire permet d'ajouter à l'*histoire des doctrines*, celle des *doctrinaires* et de la *littérature médicale*.

C'est ainsi que Broussais et Dezeimeris ont compris l'histoire de notre science : le premier, dans son *Examen des doctrines médicales;* l'autre, dans ses lettres sur l'*Histoire de la médecine*. C'est aussi de cette manière que je me propose de l'étudier.

Mais avant d'aborder l'étude particulière de chaque doctrine, il n'est peut-être pas inutile de jeter un coup d'œil rapide sur leur ensemble pour les classer d'après leurs principes philosophiques, de façon à en former un tableau qui, au premier abord, présente à l'esprit leur évolution depuis l'antiquité jusqu'à nos jours.

Si l'on considère attentivement toutes les doctrines médicales qui ont tour à tour occupé les esprits, on ne tarde pas à voir qu'on peut toutes les ramener à six groupes principaux qui, ayant pris racine dans l'antiquité, ont fourni le germe de toutes les doctrines modernes.

1° En première ligne se trouve le *mysticisme* ou la *théurgie*, doctrine de tous les temps et de tous les lieux, et d'après laquelle les dieux ou les esprits et les puissances occultes sont considérés comme cause de la maladie ou de la santé. On peut rapprocher de cette doctrine le fétichisme médical, la thaumaturgie, le supernaturalisme, la magie, la sorcellerie, la démonologie, le magnétisme, l'homœopathie, etc.

2° Vient ensuite le *naturisme*, qui admet chez l'homme un principe, la *nature*, laquelle régit la matière, s'oppose à l'invasion des maladies et lutte contre celles-ci lorsqu'elles ont envahi l'organisme. C'est la doctrine d'Hippocrate, également connue sous le nom de *dogmatisme*. Par la suite elle a changé plusieurs fois de nom, et après s'être appelée *pneumatisme* avec Athénée de Cilicie, *archéisme* avec Van Helmont, *animisme* avec Stahl, elle a, en subissant quelques modifications, pris le nom de *vitalisme*, auquel s'attache le nom de Barthez.

3° Une troisième doctrine, aussi ancienne que la théurgie, qui est en opposition directe avec le naturisme, c'est l'*empirisme*. Elle a pour fondateur Philinus de Cos et Serapion qui, fatigués des vaines discussions spéculatives, prétendirent qu'il fallait, en laissant de côté tout raisonnement, s'en tenir exclusivement à l'observation et à l'expérience, pour en faire les seules bases de la médecine.

4° Une autre doctrine qui a rendu les plus grands services à la science, et qui l'a fait sortir du chaos des abstractions inutiles, c'est l'*anatomisme*. Quand l'ordre d'idées sur lequel repose cette doctrine n'est pas considéré comme l'unique base de la science et que l'étude du corps sain ou malade ne vient qu'à son rang dans la recherche des maladies, l'anatomisme mérite la plus sérieuse attention. Hérophile et Erasistrate en ont jeté les fondements que devait consolider Galien, et qui plus tard devaient être l'appui du grand édifice anatomique de Mondini, de Vésale, d'Harvey, d'Aselli, d'Eustache, etc. C'est l'anatomisme qui, par ses transformations, est le point de départ de tout le *solidisme*, de la *chimiatrie* de Sylvius de le Boé, de l'*anatomie pathologique* de Bonnet, de Morgagni, de Cruveilhier, de Lebert, de Ch. Robin, de Wirchow, etc., de la *physiologie* de Harvey, de Haller, de Magendie, de Flourens, de Cl. Bernard, de Longet, etc., de l'iatro-mécanique de Boerhaave ; de l'*organographie*, à laquelle nous devons la percussion, l'auscultation, le spéculum, l'ophthalmoscope, le laryngoscope, etc., et l'emploi de tous les procédés physiques d'exploration indispensables au diagnostic ; enfin de l'*organicisme*, qui utilise toutes ces données pour en faire un seul et grand corps de doctrine.

5° La cinquième doctrine qui ait pris naissance dans l'antiquité est le *méthodisme*. Son auteur, Asclépiade de Bithynie, ne vit dans l'homme qu'un être purement passif dont les tissus sont formés par un lacis de pores à travers lesquels circulent des corpuscules, ou atomes, et du *relâchement* ou du *resserrement* de ces pores, il fit naître les maladies. Quelques années plus tard, Thémison, à Rome, reprit ces idées, dont il fit un corps de doctrine, et de même qu'Asclépiade, il déduisit la maladie du *strictum* ou du *laxum* des tissus, faisant obstacle à l'exercice régulier des fonctions.

Cette théorie, bien vite oubliée, a cependant reparu dans les temps modernes, mais sous d'autres noms; le *spasme* et l'*atonie* avec Frédéric Hoffmann et Cullen; l'*état sthénique et asthénique* avec Brown; le *stimulus* avec Rasori; l'*irritation* avec Broussais, etc.

6° Enfin la sixième doctrine que nous a léguée l'antiquité, est l'*éclectisme* dont on attribue la fondation à Agathinus de Sparte. Ce n'est pas, à proprement parler, une doctrine, car elle se contente de prendre dans toutes les autres ce qui lui paraît admissible; aussi, agissant sans principes, n'ayant pas de lois, elle ne peut former un tout homogène et devient un véritable autocratisme individuel. Mais si ce n'est pas là ce qu'on peut appeler une doctrine philosophique, c'est un excellent moyen de démolition; aussi a-t-on vu Broussais être anéanti sous les coups de l'éclectisme.

Telles sont, en résumé, les principales doctrines qui, tout à tour, ont régné avec plus ou moins de gloire, et qui, tour à tour, sont tombées pour se relever plus tard sous des noms nouveaux, mais en réalité avec les mêmes idées fondamentales. C'est du reste ce qu'il sera facile de voir en reprenant une à une chacune de ces doctrines et les étudiant dans toutes leurs phases.

Remontant donc dans cette étude aux premières époques, je vais commencer par analyser le mysticisme médical et la théurgie qui, avec l'empirisme, se retrouvent partout et toujours à l'origine de notre science.

LIVRE PREMIER

DU MYSTICISME MÉDICAL ET DE LA THÉURGIE

SOMMAIRE. — Importance d'une histoire philosophique de la médecine. — Des doctrines médicales : 1° Du mysticisme médical et de la théurgie. — Leur raison d'être dans l'humanité. — Mysticisme médical chez les sauvages, — chez les Chaldéens, les Perses et les Égyptiens. — Du mysticisme et de la théurgie dans la Grèce. — De la médecine dans les temples grecs. — De la théurgie médicale dans la Rome païenne. — De la théurgie, de la démonomanie et de la sorcellerie dans les Gaules et au moyen âge. — Du magnétisme animal. — Gassner, Mesmer et Cagliostro. — De l'homœopathie. — Du somnambulisme artificiel. — De l'hypnotisme. — Du mysticisme médical en Amérique chez les Peaux rouges du XIXe siècle. — De la démonomanie en Savoie, en 1862. — De l'origine démoniaque attribuée aux maladies nerveuses et mentales. — Du mysticisme et de la théurgie dans leurs rapports avec l'étiologie et la thérapeutique. — Des songes. — De l'imagination. — De l'imitation dans ses rapports avec la production et la guérison des maladies. — Conclusions.

Qu'est-ce que le mysticisme médical

Qu'est-ce que la théurgie ?

C'est la croyance à l'intervention des dieux ou des esprits, des démons et des qualités occultes de la matière, dans la production et la guérison des maladies. Cette doctrine, essentiellement primitive, universelle, s'est amoindrie, il est vrai, par les progrès de la science ; mais elle est toujours vivante, et conserve encore, au milieu de nous, quelques représentants célèbres.

Elle est en rapport constant avec la cosmogonie, l'état peu avancé des civilisations, la théocratie et l'amour du merveilleux.

Les rapports les plus intimes rapprochent la théurgie

du système adopté par les philosophes, dans l'explication de l'univers, c'est-à-dire de la cosmogonie. Dès qu'il découvre que la matière est asservie à la puissance de l'éternel et invisible esprit qui a créé l'univers, soit qu'il en multiplie les dieux à l'infini, comme dans les cosmogonies anciennes, soit qu'il arrive à l'idée d'un Dieu unique, l'homme, éprouvé par le malheur, tourmenté par la crainte ou la superstition, ne tarde pas à se jeter dans les écarts du mysticisme. Il attribue à la divinité une incessante action sur les choses de la terre, même les plus infimes, et, l'associant même à ses plus mauvaises passions, il lui fait jouer un rôle dans tous les phénomènes de sa vie matérielle et morale. Le temps, les saisons, la vie, la santé, la fortune, les maladies et la mort, il attribue tout aux divinités, à ses bons ou mauvais génies ou, plus tard, à ses démons. Quelle différence avec la pensée des philosophes tels que Leucippe et Démocrite, dont la cosmogonie consiste à envisager le monde, la nature vivante et l'homme comme le résultat des propriétés éternelles et naturelles de la matière, dont les atomes invisibles se réunissent selon leur affinité particulière pour constituer cette immense harmonie du ciel qu'on appelle l'univers.

C'est surtout dans l'enfance des peuples et chez les nations peu civilisées ou encore sauvages, mais ayant le sentiment de la divinité, que la théurgie est en honneur comme doctrine médicale, soit dans la production des maladies, soit dans leur guérison. Colère des dieux et châtiment de l'homme coupable, action des génies malfaisants qui font le mal par instinct, intervention du diable, tel est le fond de cette pathogénie mystique qui se détruit peu à peu à mesure que la science et la civilisation, dans leurs progrès, touchent au terme de leur entier développement.

Bien qu'il soit évident que la théurgie ait pu se développer et fleurir chez les peuples libres, à demi sauvages, en monarchie ou en république, témoin le mysticisme médical des peuples de l'Inde, de l'Égypte, de la Grèce et de la république romaine, il est cependant certain, qu'elle est surtout en honneur chez les peuples gouvernés par les prêtres ou dans les monarchies théocratiques. La science des Chaldéens a été le privilége des *mages* qui, seuls, connaissaient l'astrologie et attribuaient aux astres et aux étoiles une influence particulière sur la vie, sur la santé et sur les maladies. Eux seuls étaient instruits des progrès de la science dont ils avaient le dépôt sacré, et leurs actes, tenant du prodige, étant toujours accomplis au nom des astres et des dieux, prirent le nom de *magie*.

Partout, dans l'antiquité, c'est au nom de la religion, et dans les temples, que les prêtres ont accompli leurs miracles de santé. De nos jours encore, c'est par la foi religieuse et au moyen du respect des choses saintes, que s'exercent une foule de pratiques morales destinées au soulagement et à la guérison des maladies. La foi produira toujours des miracles, en raison de l'influence de ce sentiment sur l'organisation ; mais il est rare de voir une foi profane atteindre les proportions d'enthousiasme de la foi religieuse, et ce sera toujours cette dernière qui sera le principal appui du mysticisme médical.

Foi religieuse sincère et soumission aveugle à la théocratie, crédulité profane, telles ont été et telles seront les bases de la théurgie et du mysticisme.

La théurgie place l'homme sous l'influence des astres, des dieux incarnés dans les animaux ou dans les êtres de la nature ; sous l'influence des démons ; dans des fluides imaginaires émanés de la terre ou de l'homme ; dans des propriétés occultes et illusoires de la nature.

Crédulité, superstition, telle est l'étiologie de cette doctrine. En effet, croire que quelque chose qui n'est pas en nous produit la maladie, mène fatalement au mysticisme thérapeutique le plus étrange.

De là l'intervention des prêtres dans les temples antiques, des mages, des magiciens, des astrologues, des devins, des oracles, des pythonisses, des sybilles, des sorciers, des thaumaturges, des magnétiseurs, des pèlerins et des pèlerinages aux lieux profanes et sacrés, des religieuses, des amulettes, des somnambules, des homœopathes, des hydrologues, des charlatans et des imposteurs de toute nature.

Si la théurgie n'eût eu d'autres bases que le mensonge et la crédulité, l'expérience en eût promptement fait justice; il n'y aurait pas à en parler; mais de même que la magie et toutes les pratiques capables de créer des phénomènes en apparence surnaturels, elle a eu pour instruments les opérations peu connues ou ignorées de la sensibilité organique ou *impressibilité* (sixième sens), capables d'agir sur l'organisation pour produire ou guérir un certain nombre de maux.

De même que l'état moral produit des maladies, de même il produit des guérisons, et c'est faute d'avoir suffisamment étudié les rapports du moral sur le physique et du physique sur le moral, que les faits merveilleux de la théurgie et de la magie ont été rapportés à un surnaturalisme qui n'existe pas dans les choses physiques de la vie habituelle.

A côté de la magie ordinaire qui doit aboutir à la physique et à la chimie modernes, il y a une magie pathologique, pour employer le langage de M. A. Maury (*De la magie dans l'antiquité*, page 228), qui devait conduire au magnétisme animal et à l'étude scientifique de la folie; et si des charlatans, des imposteurs, ont exploité la crédulité publique par des phénomènes morbides qu'ils faisaient naître et disparaître à volonté, il y a d'éminents philosophes, de saints prêtres et des savants honorables, qui, dans une foi sincère et désintéressée, ont signalé les mêmes phénomènes et les mêmes merveilles. Tout n'est donc pas mensonge dans le merveilleux des prodiges qui ont été observés depuis l'antiquité jusqu'à notre époque, et qui s'opèrent encore tous les jours sous nos yeux. L'erreur n'a été que dans l'interprétation, et c'est à une fausse théorie et aux écarts de la raison, qu'il faut s'en prendre, plutôt qu'à la réalité des faits qui, pour la plupart, sont incontestables. Si l'on eût observé sans prévention, les choses eussent été bien différentes; mais est-il possible de demander à l'homme de faire taire ses préventions? Quoi qu'il en soit, les faits sont vrais. Pourquoi sont-ils vrais? C'est à nous de le dire. Ils sont la conséquence de la *religiosité*, de l'*imagination* et de l'*état moral* sur la sensibilité organique et sur l'organisation. Ils se perpétuent par la même influence et au moyen de l'*imitation*.

J'aurai donc : 1° à exposer les faits qui servent de base à la théurgie, au mysticisme médical, à la magie pathogénique et thérapeutique, et 2° je prouverai, par l'étude de l'homme sain et malade, l'influence de la religiosité, de l'imagination et de l'imitation sur la production des maladies, tant du système nerveux que des autres organes.

La religiosité est l'attribut distinctif de l'homme. Linné a dit: «Le minéral croît; — le végétal croît et vit; — l'animal croît, vit et sent; — l'homme *croît*, *vit*, *sent*, *et pense :* moi j'ajouterai : *théologue* et *moralise*.

Quant à l'imagination et à l'imitation, leurs effets sont connus, mais ils ne sont pas assez étudiés, et c'est par ces sentiments humains qu'on doit comprendre tout ce qui est relatif à la théurgie et au mysticisme médical.

La théurgie a été, est et sera, parce qu'elle a sa raison d'être dans l'esprit et dans la nature de l'homme.

En voici des preuves dans l'histoire de l'humanité.

CHAPITRE PREMIER.

DU MYSTICISME MÉDICAL, DE LA THÉURGIE ET DE LA MAGIE DANS L'ANTIQUITÉ.

§ Ier. — DU MYSTICISME MÉDICAL CHEZ LES SAUVAGES.

Dans l'enfance des peuples, l'homme est le jouet d'un naturalisme superstitieux et d'un fétichisme dans lequel tous les phénomènes de la nature, tous les êtres de la création, deviennent des objets d'adoration. Partout il explique les phénomènes qui l'environnent, par des esprits personnels conçus à son image, séparés de ces objets ou confondus avec eux. Telle a été la croyance qui servit de base au polythéisme des Chinois, des Égyptiens, des Grecs, des Latins, et qu'on retrouve chez toutes les peuplades sauvages.

Le brahmanisme des Indous, le boudhisme des Tartares, l'islamisme des Arabes, des Persans et des Africains, le judaïsme des descendants dispersés des Hébreux, etc., sont remplis de pratiques en rapport avec le fétichisme que ces religions ont remplacé.

Comme les autres phénomènes de la nature, la maladie fut attribuée à une influence surnaturelle, et c'est alors que la magie prit naissance. Elle eut surtout pour objet de conjurer les esprits malfaisants et de guérir les maux faits par eux. Ayant déterminé la demeure des mauvais esprits, on répétait des incantations en touchant des amulettes, et l'on s'adressait à ceux qui croyait-on avaient le pouvoir de les chasser. Suivant les lieux et selon les peuples, le nom de l'amulette change, mais l'idée reste la même; ce sont des *grigris* chez les nègres, des *mariris* chez les Caraïbes, des *sacs à médecine* chez d'autres, et les prêtres sont seuls chargés de consacrer toutes les amulettes.

Ces prêtres cumulent les fonctions de devin, de prophète, d'exorciste, de thaumaturge et de médecin. Parfois ce sont des femmes. Tous ont une grande autorité, et ils sont très-redoutés, tant on a peur de leur puissance surnaturelle. Partout il en est de même; le nom et la forme des choses changent, mais le principe est immuable et ne changera jamais ; il est éternel.

§ II. — Du mysticisme médical chez les Chaldéens, les Perses, les Égyptiens.

Dans le berceau de la civilisation, voisin des bords du Tigre et de l'Euphrate, dans les empires de Ninive et de Babylone, les Assyriens créèrent la plus ancienne cosmogonie connue. La sérénité du ciel les disposait aux observations astronomiques, et ils virent dans les astres autant de divinités douées d'influences bienfaisantes ou malfaisantes, réellement constatées déjà pour le soleil et pour la lune. — Les Kaldins ou Chaldéens, descendus des montagnes du Kurdistan à Babylone, finirent par constituer une caste savante sacerdotale, et ils s'occupèrent de la contemplation du firmament, de façon à découvrir quelques lois qui régissent le monde céleste. Leurs temples étaient aussi des observatoires, ce dont on a la preuve par la tour de Babylone.

La science des Chaldéens, qui devint plus tard, chez les Grecs, l'astrologie, se composait de physique, de chimie, de médecine, de magie, de théologie et d'astronomie. Babylone avait déjà ses sorciers aussi bien que ses devins et ses astrologues. D'après Diodore de Sicile (voyez Guignaut, *Religions de l'antiquité*, t. II, part. II, p. 895), les Chaldéens et les Assyriens plaçaient, à la tête des dieux, le soleil et la lune, dont ils avaient noté le cours et les positions respectives, par rapport aux constellations du Zodiaque.

Ce Zodiaque, imaginé par eux, était l'ensemble des douze demeures dans lesquelles le soleil entrait successivement dans l'année. Chacun des signes dépendait d'un dieu qui avait son influence sur le mois correspondant, et chaque mois, divisé en trois, formait trois décans sur chacun desquels régnait une étoile nommée le *dieu conseiller*. Cela faisait en tout trente-six dieux décadaires, dont une moitié veillait les choses supérieures à la terre, et l'autre celle du sol. Le soleil, la lune et les cinq planètes, portant le nom de dieux interprètes, occupaient le rang le plus élevé dans la hiérarchie divine, et leur cours régulier indiquait la succession des événements.

On consultait le rapport des planètes — désignées par les noms de *Bel* (Jupiter), *Mérodoch* (Mars), *Hebo* (Mercure), *Sin* (la lune), *Mylitta* (Vénus) — aux constellations zodiacales (appelées *maîtres des dieux*). Et de telle ou telle conjonction céleste au moment de la naissance d'un homme, les Chaldéens tiraient des prédictions que plus tard les Grecs ont appelé des *horoscopes*. Les Chaldéens supposaient une relation étroite entre chacune des planètes et les phénomènes météorologiques, de là à l'influence bienfaisante ou malfaisante sur la nature, aux prédictions, à l'interprétation des songes et aux pratiques superstitieuses, il n'y avait qu'un pas et il fut vite franchi.

C'est plus tard, après la destruction de l'empire de Babylone, lorsque la religion des Perses entre dans les pays qu'arrose l'Euphrate, que la science des Chaldéens se dénature entre les mains des prêtres du *mazdéisme*. Sous l'influence aussi des *vedas*, livres sacrés de l'Inde, la croyance de ces peuples devient un peu plus spiritualiste. La notion d'esprits célestes ou d'êtres intelligents mais cachés se substitue à l'adoration des forces et des objets de la nature. Le soleil et les astres ne sont plus regardés que comme les manifestations de puissances intelligentes et matérielles. L'idée de Dieu unique se dégage et on l'appelle *ormudz* (sage vivant), en même temps la cause du mal est attribuée à *Ahriman* ou le *malintentionné*. Autour de ces deux divinités les Perses en plaçaient une foule d'autres comme assesseurs : les Amschaspands (saints immortels), personnification des formes solaires, les Izeds, personnification des phénomènes naturels, et les ferouers, génies des forces vivantes de la nature. Les serviteurs d'Ahriman étaient les Dews, esprits pervers qui aidaient ce dieu dans l'œuvre du mal, mais ce dieu devait toujours succomber.

Avec ces idées, les Perses s'occupèrent de s'assurer la protection des génies, et de conjurer l'influence des Dews. De là des prières, des pratiques et des cérémonies, dont les prêtres ou mages étaient les instruments, et de là le nom de magie.

Dans leur liturgie, ils employaient beaucoup le *Hom*, plante sacrée, réputée magique par les Grecs, et qui était le symbole de la nourriture céleste. Le *Hom* éloigne la mort, donne la santé, la vie, la beauté, chasse les mauvais esprits et conduit au ciel. C'est une divinité cachée sous une apparence sensible, se laissant manger de ses adorateurs pour entretenir dans leur cœur la pureté et la vertu.

En Égypte, la religion avait des caractères un peu différents que dans l'Assyrie. On y adorait les animaux comme des incarnations d'autant de divinités. Mais ici l'évocation prétendait contraindre le dieu d'obéir aux désirs des fidèles et de manifester sa présence à leurs yeux, tandis que les Perses n'évoquaient seulement que des esprits.

Chez eux l'astrologie était fort cultivée, et ses principes

étaient consignés dans le livre du dieu *Thoth*, identifié par les Grecs avec *Hermès*.

Ainsi s'explique l'action qu'ils attribuaient aux astres sur les différentes parties du corps. Le soleil ou le dieu Ra agissait sur la tête, Cinubis sur le nez et les lèvres, Hathor sur les yeux, Selk sur les dents, Moon sur la chevelure, Rieth sur les genoux, Phtha sur les pieds, etc. Et quand telle partie du corps était affectée, on invoquait pour la guérison la divinité à laquelle en était confiée la garde (Al. Maury, *loc. cit.*, p. 45). Dans ce même livre se trouve aussi les préceptes sacrés de la religion et de la médecine. Mais si l'on compare les connaissances de cette époque avec les principes et les lois qui sont exposés dans le livre de Thoth, on est tenté de douter de son existence à cette époque, et il semble plus rationnel d'admettre qu'il est l'œuvre d'une époque postérieure.

Quoi qu'il en soit, voici comment s'exprime M. Houdart : « Afin que le lecteur juge, dit-il, de l'immensité des connaissances des savants de l'ancienne Égypte, je vais mettre sous les yeux le titre des quarante-deux volumes du recueil hermétique. Les deux premiers contenaient, l'un des hymnes aux dieux, l'autre les devoirs des rois. Les quatre suivants traitaient de l'ordre des étoiles errantes, de la lumière, du lever et du coucher du soleil et de la lune. Dans dix autres on donnait la clef des hiéroglyphes, la description du Nil, des ornements sacrés, des lieux saints; puis on y enseignait l'astronomie, la cosmographie, la géographie et la topographie de l'Égypte. Dix autres volumes concernaient le choix des victimes, le culte divin, les cérémonies de la religion, les fêtes, les pompes publiques, etc.

Un pareil nombre de volumes, qui étaient appelés sacrés, était consacré aux lois, aux dieux et à toute la discipline des prêtres. Enfin les six derniers regardaient la médecine.

Nous laissons au lecteur le soin de déduire toutes les conséquences d'une pareille encyclopédie; mais ce que nous ferons remarquer, c'est que les six volumes qui regardaient la médecine renfermaient un corps de doctrine complet et des mieux ordonnés. Le premier traitait de l'anatomie; le second, des maladies; le troisième, des instruments; le quatrième, des médicaments; le cinquième, des maladies des yeux; et le dernier, des maladies des femmes.

Assurément on ne peut nier que cette distribution ne fût très-méthodique. On donnait d'abord la description du corps humain, montrant par là qu'il fallait commencer par les connaissances du sujet sur lequel on devait opérer; ensuite on passait à l'étude des maladies, puis à celle des médicaments et des instruments nécessaires pour les guérir; et comme les affections des yeux et les maladies des femmes sont en très-grand nombre et qu'elles demandent une attention particulière, on avait soin de les examiner à part et d'en faire une étude spéciale. N'est-ce pas là un corps de doctrine médicale aussi complet que bien ordonné? (Houdart, *Etudes historiques et critiques sur la vie et la doctrine d'Hippocrate, et sur l'état de la médecine avant lui*, p. 135.)

§ III. — Du mysticisme et de la théurgie chez les Grecs.

Le courant des connaissances humaines, qui, dès les premiers temps, s'est fait jour en Perse, en Chaldée, en Égypte, ne tarda pas à s'étendre en Grèce.

Déjà, à l'époque de la guerre de Troie, on voit combien est grande l'influence des dieux; il ne surgit pas d'événement qui ne leur soit attribué, on les invoque pour remporter la victoire, on les supplie de mettre fin aux calamités publiques; et de même qu'on suppose que c'est grâce à l'intervention des dieux que la flotte ou l'armée ennemie est arrêtée dans sa marche, de même admet-on que c'est par leur influence que la santé s'altère, et que la guérison des maladies s'opère. Aussi que de prières, que de sacrifices, pour rendre les dieux favorables à l'accomplissement d'une expédition ou au rétablissement de la santé !

En Grèce, le culte était rempli des pratiques superstitieuses de la magie des premiers âges. Des prêtres, des devins, faisaient les cérémonies du temple, préparaient les charmes et les sacrifices. On avait recours à eux contre la fascination, pour évoquer les dieux, guérir les maladies, cicatriser les plaies; ils charmaient les serpents, conjuraient les vents et pouvaient, croyait-on, changer les hommes en animaux, témoin la fable de Médée et celle de Circé qui, au moyen d'un breuvage, changea les compagnons d'Ulysse en loups, en ours, etc. Tout cela nous prouve jusqu'à quel point peut en arriver la crédulité humaine. Néanmoins, jusqu'alors la théurgie n'avait pas existé en Grèce à l'état de doctrine, ce ne fut que quelques années après la prise de Troie, qu'elle prit un corps et commença à s'exercer dans les temples consacrés aux dieux de la médecine.

1° De la médecine dans les temples grecs.

Le premier temple à Esculape fut élevé à Titane, dans le Péloponèse, cinquante ans après la prise de Troie, et il s'en éleva une foule d'autres en Grèce, puis en Asie, en Afrique et en Italie. Les plus célèbres furent ceux d'Epidaure dans le Péloponèse, celui de Pergame en Asie Mineure, celui de Cos et celui de Cyrée en Libye.

Dans le temple d'Epidaure existait une statue du dieu de la médecine, assis sur son trône, un bâton dans une main, et sous l'autre la tête d'un serpent. Un chien reposait à ses pieds. Des prêtres étaient attachés à son culte, et comme, d'après M. Malgaigne, les plus célèbres appartenaient à la famille d'un Asclépiade, le nom leur en est resté dans l'histoire, qui les appelle tous des Asclépiades, faisant ainsi d'un nom propre une désignation générale. Ils formaient une caste obéissant à des engagements secrets, notamment de n'instruire des choses saintes que des élus admis à cette connaissance qu'après les épreuves de l'initiation.

Ces temples étaient situés dans des lieux agréables, près de sources thermales ou de cours d'eau, entourés de jardins, pour que les malades pussent se distraire, et la foi qui les attirait, non moins que les cures merveilleuses dont ils étaient témoins, favorisait la révolution organique susceptible de les guérir.

Les prêtres conseillaient des remèdes appropriés à chaque maladie, des vomitifs, des purgations, des bains de mer, des frictions, des eaux minérales, et au besoin pratiquaient la saignée. Mais avant d'en arriver là, il fallait que les malades fussent préparés par l'abstinence, le jeûne, les prières, les offrandes, les sacrifices, et quelquefois par la retraite d'une ou de plusieurs nuits dans l'intérieur du temple. Des serpents inoffensifs, élevés par les prêtres, se promenaient sur l'autel ou étaient dans leurs mains, et remplissaient de terreur l'âme des profanes. Puis, le dieu se faisait entendre mystérieusement, et une voix cachée expliquait les songes et rendait, sous forme d'oracle, les arrêts de sa thérapeutique.

Ainsi excitée par la terreur et la foi, l'imagination des pauvres malades venait en aide à la nature, réagissait sur l'organisme souffrant, et quelques-uns se trouvaient immédiatement guéris, tandis que d'autres devaient attendre plus longtemps le réel effet des remèdes.

Ceux qui étaient guéris s'en retournaient heureux, bénissant le ciel de sa clémence, et laissant des témoignages de leur gratitude. Ceux qui n'avaient pu être soulagés partaient encore avec l'espérance de l'avenir, remplis de la crainte de n'avoir pas fait assez pour satisfaire la colère divine, ils se purifiaient de nouveau, et faisant un second pèlerinage, ils redoublaient de libéralité.

En outre de la pratique, les prêtres enseignaient les adeptes, faisaient école à Rhodes, antérieurement à Hippocrate ; à Gnide, où parurent les *Sentences gnidiennes*, et à Cos. Dans tous ces temples on suivait l'usage importé d'Égypte, qui consistait à suspendre aux murs des *tables votives*, avec le nom du malade et de la maladie, avec le traitement mis en usage.

Plusieurs de ces tables ont été retrouvées, et l'on peut voir, par l'extrait suivant, comment se pratiquait la science : « Julien rejetait le sang par la bouche et paraissait perdu sans ressources.

« L'oracle lui ordonna de prendre, sur l'autel, des graines de pin et d'en manger, avec du miel, pendant trois jours ; il le fit et fut guéri. Ayant donc remercié Dieu, il s'en alla. »

Cependant il y avait déjà des esprits sceptiques qui, raillant la puissance du ciel, méprisaient les actes de ses ministres, et sortaient du saint lieu la colère dans l'âme et le blasphème sur les lèvres.

On en peut juger par le discours suivant qu'Aristophane place dans la bouche d'un personnage de comédie : « Le sacrificateur du temple d'Esculape, après avoir éteint toutes les lumières, nous dit de dormir, ajoutant que, si quelqu'un entendait le signal de l'arrivée du dieu, il ne bougeât en aucune manière. En conséquence, nous nous tînmes tous couchés sans faire de bruit.

» Pour moi, je ne pouvais trouver le sommeil, parce

que l'odeur d'un pot plein d'un excellent potage, qu'une vieille tenait assez près de moi, me chatouillait furieusement l'odorat. Souhaitant donc passionnément me glisser jusqu'à lui, je levai doucement la tête, et je vis le sacristain qui enlevait les gâteaux et les figues de dessus la table sacrée, et qui, faisant le tour des autels, l'un après l'autre, mettait dans un sac tout ce qu'il trouvait, je crus qu'il y avait beaucoup de mérite à suivre son exemple, et je me levai pour aller quérir le pot de la vieille. »

Comme on le voit, dès cette époque reculée, l'esprit de scepticisme et d'incrédulité existait à un très-haut degré, et se traduisait en ridiculisant les cérémonies et les choses sacrées; mais ce n'est pas tout. Déjà se glissait également la fourberie au milieu de ces pratiques médicales, et les devins avaient quelquefois recours aux plus singulières ruses pour conserver leur pouvoir sur la foule imbécile. En voici la preuve dans la manière dont se pratiquait la *lécanomancie* ou divination par le moyen des bassins.

Les magiciens, dans une chambre close, peinte en bleu, plaçaient à terre un bassin plein d'eau réfléchissant le bleu du plafond. Dans ce plancher est une ouverture cachée, et le bassin de pierre a un fond en verre, au-dessous de la chambre est une pièce secrète où sont les compères déguisés en dieux, en démons, et quand le magicien les fait voir au fond du bassin, la dupe effrayée ajoute entière confiance à tout ce qu'on lui annonce.

Dans d'autres circonstances ils faisaient paraître le démon dans la flamme; pour cela ils dessinaient sur le mur la figure à évoquer, qu'on enduisait secrètement d'une composition d'asphalte et de bitume, et, au moment de l'évocation, on approchait une lampe du mur de façon à mettre le feu aux matières inflammables.

Ailleurs, pour faire voltiger Hécate sous la forme d'un

feu aérien, un compère, caché dans la chambre obscure, attendait la fin de l'évocation magique, et lâchait un milan ou un hibou, auquel était attaché de l'étoupe enflammée. Aussitôt la dupe, prévenue d'avoir à se prosterner lors de l'apparition du feu, devait se cacher la face contre terre jusqu'à ce que le magicien lui ordonnât de se lever, ce qu'il ne faisait qu'après avoir repris l'oiseau et lorsque le feu était éteint.

Ainsi, le mensonge, la fraude et l'imposture avaient déjà leurs adeptes qui exploitaient, comme aujourd'hui, la crédulité humaine; et, de même que ceux qui agissaient avec la plus entière bonne foi, ces médicastres éhontés cherchaient à frapper l'imagination pour s'emparer d'elle; et souvent, les uns et les autres arrivaient au même résultat c'est-à-dire à la guérison des maladies.

Déjà cependant aussi la médecine semble vouloir sortir du rôle que lui faisaient le mysticisme et la théurgie. Environ deux cents ou trois cents ans avant Jésus-Christ, on voit, sous l'impulsion des idées philosophiques de Thalès, de Pythagore, de Démocrite et de leurs disciples, la médecine se séparer peu à peu de la religion, et son enseignement devenir plus séculier. Les sentences gnidiennes et les œuvres des Asclépiades sont les premiers monuments de la science, qui parurent aux yeux du public. On y trouve bien encore quelques vestiges et quelques traces de théurgie médicale, mais un nouveau courant d'idées s'est fait jour, et il va bientôt entraîner l'esprit humain dans une nouvelle voie, celle de l'observation et de l'expérience.

§ IV. — Du mysticisme et de la théurgie dans la Rome païenne.

De la Grèce, où elle fut d'abord si florissante, la théurgie médicale ne tarda pas à s'étendre à Rome, en Asie, en Afrique, en Espagne et dans les Gaules. Partout elle se manifesta avec les mêmes caractères que dans la Grèce. Elle avait pour but la pénétration de l'avenir et la guérison des maladies. C'est environ deux cents ans avant Jésus-Christ qu'elle s'introduisit à Rome; et là elle fut pratiquée par les prêtres, les astrologues, les devins et les fabricants de charmes, de philtres et d'enchantements.

Au temps des Étrusques, c'étaient les aruspices qui, en examinant les entrailles des victimes, prédisaient les événements futurs. Plus tard, ce furent les augures romains qui se chargeaient de l'inspection et de l'interprétation du vol des oiseaux.

Néanmoins la théurgie n'eut pas à Rome le même éclat que dans la Grèce. Elle se dissipa vite au souffle de la science médicale sérieuse importée de chez les Grecs, et elle resta l'œuvre d'obscurs adeptes.

§ V. — Du mysticisme et de la théurgie dans les Gaules au moyen age et jusque dans les temps modernes.

Dans les Gaules, la théurgie eut pour représentants les druides, qui eux aussi s'attribuaient le pouvoir de commander aux esprits et d'opérer des cures merveilleuses.

C'est alors qu'on vit se produire cette grande révolution morale qui opéra des changements si profonds dans les idées de cette époque. Le christianisme venait de naître et s'étendait avec rapidité, renversant les faux dieux, leurs temples et toutes les pratiques qui s'y faisaient; il avait établi le culte d'un Dieu unique et engagé la lutte au nom de la foi contre les superstitions païennes.

En son nom les évêques combattent la magie, poursuivent la divination et défendent la sorcellerie.

Les empereurs chrétiens publient des décrets d'après lesquels on punit de peines très-sévères quiconque prétend connaître l'avenir, ou être en communication avec les esprits. Mais rien ne peut déraciner cet instinct du merveilleux, qui a tant d'empire sur l'esprit de l'homme et qui sut envahir jusqu'au christianisme lui-même, d'où l'on ne pourra jamais l'expulser. Les chrétiens, en effet, changèrent l'objet du culte, mais ils ne surent pas en bannir l'idolâtrie. Ils établirent, en l'honneur des saints, les mêmes rites païens, les mêmes fêtes par lesquelles on avait célébré les antiques divinités.

Et de même que les saints sont substitués aux dieux du paganisme, de même le démon, cet éternel esprit du mal, remplace les mauvais génies. La magie païenne des dieux de l'Olympe est remplacée par la magie diabolique. L'Église en combattait les excès, mais au fond elle croyait à l'influence démoniaque. Les sorciers, les magiciens, les astrologues étaient, selon la nouvelle foi, sous l'empire du démon dont ils étaient les agents, et en les poursuivant c'était le diable qu'elle croyait terrasser.

Malheureusement l'ignorance, l'ardeur de la foi, le fanatisme et l'esprit de prosélytisme prenant des proportions de plus en plus grandes, on en arriva à employer la terreur et la torture pour combattre l'influence imaginaire du démon, à qui l'on attribuait, sous le nom de possession, la plupart des délires et des maladies nerveuses observés chez l'homme. C'est à ce point que, si un malheureux malade dans son délire venait à prononcer le nom d'un autre homme, celui-ci pouvait être immédiatement emprisonné et accusé d'avoir jeté un maléfice sur son prochain. La chose était grave, car on l'interrogeait pour lui faire avouer ses communications avec le diable. Naturellement l'infortuné niait tout, mais on le mettait à la question et on lui arrachait des aveux qu'il ne faisait que pour se soustraire aux tortures les plus affreuses. C'était peine inutile, car aussitôt les aveux obtenus, on dressait un bûcher sur lequel on brûlait le prétendu sorcier.

La guerre fut terrible, car en passant ainsi de l'exorcisme simple à la torture et ensuite au bûcher, l'Église voulut anéantir ce qu'il n'était pas en son pouvoir de vaincre. Ainsi périrent dans les flammes des milliers d'individus qui n'étaient autres que des malades, tels qu'on en voit tous les jours, et qu'un traitement rationnel aurait pu guérir.

La croyance aux sorcières et à leurs sortiléges était si générale au moyen âge, que laïques et religieux à la fois se mettaient à les poursuivre pour les détruire au moyen des plus grands supplices, comme si la société avait en face d'elle de ces grands coupables qui ne méritent aucune pitié. On sait quel a été le sort de Jeanne d'Arc, accusée de possession et de sorcellerie. Mais ce qu'on ignore, c'est que le supplice de la pucelle d'Orléans sembla faire naître une épidémie d'héroïnes. Deux jeunes filles des environs de Paris se déclarèrent inspirées de Dieu pour continuer sa mission. Elles furent jetées en prison, l'une se rétracta heureusement pour elle et obtint la liberté; mais l'autre ayant persisté dans ses déclarations fut condamnée à périr par le feu.

En 1436, à peine les cendres de Jeanne d'Arc avaient-elles eu le temps de refroidir, que dans le pays de Vaud on signale une épidémie de lycanthropie, où des hommes se croient changés en loup, mangent de la chair humaine et dévorent même leurs propres enfants. Des centaines d'individus avouent ce crime imaginaire aujourd'hui connu sous le nom de *folie;* on les croit possédés du démon et ils sont brûlés.

En 1459 surgit en Artois une autre épidémie de possession démoniaque. Ce sont des femmes qui prétendent et avouent qu'elles ont la nuit un commerce intime avec le diable. Pour les guérir on les envoie aussi au bûcher.

Des faits semblables se produisent à Cologne, à Mayence, à Trèves, à Salzbourg, et partout les flammes sont le remède apporté contre cette prétendue anthropophagie, qui n'est qu'une illusion sensoriale provoquée par la folie. Dans ces villes, quarante-cinq femmes furent brûlées en un an, les unes pour avoir dit qu'elles avaient mangé des enfants, les autres parce qu'elles avaient avoué avoir un commerce intime avec le diable. On observa les mêmes choses à Constance et à Raweinsburg, où, en cinq ans, quarante-huit sorcières furent brûlées.

Un peu plus tard, en 1491, c'est dans le couvent de Cambrai que règne la possession démoniaque; ici, ce sont les *tempestières*; elles provoquaient des orages avec le concours du diable, et l'on vit même une femme s'accuser d'avoir soulevé une tempête en soufflant sur un verre d'eau.

Tous ces faits se renouvelèrent durant le XVIe siècle. Mais c'est surtout en Espagne que le nombre des malades et par conséquent des victimes fut considérable. Des milliers de pauvres malades, considérés comme sorciers, sous l'influence occulte du démon, furent brûlés vifs.

Dans la première moitié du XVIIe siècle, ces supplices continuaient encore, et, chose douloureuse à dire, en 1620, l'immortel Kepler eut à défendre deux fois sa mère accusée de magie. Devant les juges, Kepler dit qu'il croyait aux sorciers, mais il déclarait sa mère innocente.

Ainsi, on le voit, c'est la démonomanie, aujourd'hui considérée comme une forme d'aliénation mentale, qui allume tous ces bûchers. Un individu est soupçonné d'avoir des relations avec le diable, on l'emprisonne, on lui fait avouer des crimes imaginaires et on l'envoie au supplice. On a peine à croire jusqu'à quel point l'esprit humain est susceptible de s'égarer. Mais si l'on veut prendre la peine de lire la *Magie* de Bodin, on y verra consignés les faits les plus extraordinaires qui se puissent imaginer en fait d'hallucinations étranges et d'illusions sensoriales variées.

Au reste, pour donner une idée de la démonomanie à cette époque, voici comment le conseiller Delancre résume les actes des démonolâtres : « Ils ont trouvé moyen de ravir les femmes d'entre les bras de leurs époux, et faisant force et violence à ce saint et sacré lien de mariage, ils ont adultéré et joui d'elles en présence de leurs maris, lesquels, comme statues et spectateurs immobiles et déshonorés, voyaient ravir leur honneur sans pouvoir y mettre ordre : la femme, muette, ensevelie dans un silence forcé, invoquant en vain le secours du mari, et l'appelant inutilement à son aide, lui-même contraint de subir sa honte à yeux ouverts et à bras croisés.

» Danser indécemment, festiner ordement, s'accoupler diaboliquement, blasphémer scandaleusement, se venger insidieusement, courir après tous les désirs horribles, sales et dénaturés brutalement, tenir les crapauds et vipères, les lézards et toutes sortes de poisons précieusement, aimer un bouc puant ardemment, le caresser amoureusement. » (*Tableau de l'inconstance au moyen âge*, p. 13.)

Ainsi, voilà de malheureuses nymphomanes qu'on cherche d'abord à exorciser simplement, mais qui bientôt montent sur le bûcher après avoir avoué elles-mêmes leurs crimes. Aujourd'hui elles seraient simplement envoyées à la Salpêtrière, dans des salles spéciales, et traitées comme de véritables aliénées.

Mais, ce qui paraît surprenant, c'est de voir se reproduire ces événements jusqu'à une époque très-rapprochée de nous. Ainsi, sous Louis XIV, alors que Voltaire et Bayle se révoltaient contre la continuation de tels supplices, des magistrats de Rouen osèrent encore, en plein parlement, réclamer le sang des sorciers et demander qu'on rallumât les bûchers. Est-il rien de plus significatif de la part d'esprits éclairés, et comment ne pas voir dans ces funestes aberrations la preuve de cette crédulité inhérente à l'esprit humain et dont j'ai parlé précédemment? — Ces faits se produisaient cependant à une époque et dans un pays où le *Tartuffe* et le *Misanthrope* avaient paru sur la scène !

A ce moment, néanmoins, la démonomanie commence à disparaître et à changer de forme, pour faire place à d'autres manifestations, cette fois plus innocentes du mysticisme médical et de la crédulité publique. Les *jansénistes* et les *molinistes* étaient aux prises; ceux-ci ayant fait des guérisons miraculeuses sur lesquelles l'attention publique s'était fixée, les jansénistes voulurent les imiter.

Jacques II, mort en exil à Saint-Germain, avait, dit-on, reçu du ciel le don d'opérer des miracles. Comme ses prédécesseurs et comme les rois de France, il guérissait les scrofuleux en les touchant du doigt. C'était sa distraction à Saint-Germain. En outre, dit Salgues (*Erreurs et préjugés du* XVIIIe *siècle*, t. I), il faisait marcher les boiteux, dégourdissait la jambe des goutteux, redressait les louches, faisait parler les bègues et les muets. Pour répondre à ces guérisons extraordinaires, on répandit le bruit que monseigneur de Vialart, janséniste, avait, pendant sa vie, rendu la vue à des aveugles par sa bénédiction. Et comme il était enterré à Châlons-sur-Marne, on vit aussitôt une foule de malades accourir dans cette ville, espérant trouver la santé en visitant le tombeau du saint. Mais comme la ville de Châlons était assez éloignée de Paris, les moyens de transport difficiles, on devait songer à opérer des miracles dans la capitale même de la France.

L'occasion se présenta bientôt. Un diacre janséniste,

nommé Pâris, connu par sa grande piété, vint à mourir et fut inhumé au cimetière de Saint-Médard. Sa dépouille fut considérée comme ayant la puissance d'accomplir des guérisons miraculeuses. Tout aussitôt quelques malades furent envoyés près de son tombeau, et là, dans le cimetière, la nuit, on les fit coucher sur la sépulture. Chacun devine la terreur et la foi qui s'emparèrent de l'esprit de ces pauvres malades. Leur effroi se traduisit bientôt par des convulsions, et quelques-uns revinrent guéris. C'était ce qu'on appelle si faussement un miracle. Le bruit s'en répandit aussitôt, et, au bout de quelques jours, on venait en pèlerinage au tombeau du diacre Pâris. Les aveugles y venaient chercher la lumière, les muets la parole, les paralytiques le mouvement; ils eussent été aux eaux, à la tombe de Mahomet ou de sainte Geneviève, etc., qu'ils y auraient trouvé la guérison aussi bien qu'au cimetière de Saint-Médard. La condition de ces merveilles, c'est que les malades aient la foi. La foi! tout est là dans ce genre de merveilles. Avec elle s'opéreront toujours des miracles de la nature de ceux dont il est question ici.

C'est aussi vers cette époque qu'on vit paraître dans le même lieu l'*épidémie des flagellants*. Là, des femmes nerveuses qui venaient demander à ce tombeau la guérison de maux peut-être imaginaires, tombaient tout à coup dans un état d'insensibilité parfaite; elles se roulaient par terre; on leur mettait une planche sur le corps, et plusieurs hommes marchaient dessus, sans qu'elles éprouvassent la moindre douleur; bien plus, on ajoute qu'elles éprouvaient une certaine jouissance à être torturées de cette manière, et lorsqu'on les frappaient à coups de barre de fer, elles criaient avec force : « Continuez, frères, continuez ! »

Est-il rien de plus singulier et de plus étrange que cette théurgie? Cependant ces faits sont exacts, et il importe au médecin de les connaître pour les apprécier comme ils le méritent sans y apporter un scepticisme trop absolu.

Le bruit qui se fit autour de ces prétendus miracles, et le scandale de ces pratiques, où l'érotisme prenait une si grande part, furent tels, que la police, obligée d'intervenir, se mit en devoir d'arrêter les débordements de ces imaginations délirantes et de fermer le cimetière.

Tout le monde connaît la fameuse inscription :

De par le roi, défense à Dieu
De faire miracle en ce lieu.

Placé sur la porte du cimetière Saint-Médard, cet arrêt suffit pour mettre fin aux pèlerinages, aux convulsions, aux flagellations et aux miracles qui, pendant plusieurs années, servirent à la propagation du jansénisme.

D'un autre côté, l'influence des idées philosophiques émises par Voltaire et Bayle commençait à se faire sentir. Le clergé comprenait combien ces erreurs compromettaient la religion et l'engageaient dans une voie funeste. Les sciences faisaient de grands progrès. Tout, en un mot, contribuait à faire disparaître le mysticisme qui avait allumé les bûchers et produit les miracles médicaux.

Newton venait de découvrir l'attraction et la gravitation ; le magnétisme terrestre entrait dans la science. C'est au moment où ces belles découvertes illustraient une époque, qu'on vit en Allemagne deux hommes : un prêtre, *Gassner*, et un médecin, *Mesmer*, originaires de la Souabe, qui crurent, en 1774, avoir trouvé dans le magnétisme animal la panacée de tous les maux de l'humanité.

Gassner, orné de son étole, pratiquait avec les formules ordinaires du rite chrétien, un véritable exorcisme sur les malades ayant la foi dans l'esprit et le diable dans le corps, et il abandonnait aux médecins les maladies auxquelles, après quelques opérations probatoires, il reconnaissait que l'esprit malin était étranger. C'était une application de la théurgie.

Mesmer croyait également aux esprits, non plus à ces esprits funestes qui s'emparent du corps des malades et qu'on doit expulser, mais à des esprits de vie et de salut qu'on peut appeler au moyen de pratiques attrayantes et de douces caresses. *Esprit du monde*, *âme de l'univers*, *aimant*, *fluide universel*, etc., tels étaient les noms du nouvel agent capable de guérir *immédiatement les maladies de nerfs* et *médiatement toutes les autres*. C'était le *magnétisme animal*.

§ VI. — Magnétisme animal. Gasner, Mesmer et Cagliostro.

Après avoir pratiqué quelque temps en Autriche, Gassner fut exilé dans un couvent, et Mesmer, auquel on avait interdit ses pratiques, vint à Paris. C'était en 1778. Il descendit à la place Vendôme et guérit quelques malades. Du bruit se fit autour de son nom. A Paris, c'en est assez, et l'hôtel des frères Bonnet, où il était descendu, ne désemplissait pas. La robe, l'armée, la finance, la noblesse fournissaient sa clientèle; mais, chose importante à remarquer, les femmes étaient ses malades de prédilection.

Par son esprit, son élégance et sa beauté, Mesmer fascinait ses clientes. Il se mettait en rapport avec elles en les faisant asseoir en face de lui, le dos au nord, pied contre pied, genou contre genou. Portant alors doucement les deux pouces sur les plexus nerveux qui sont au creux de l'estomac, il mettait les doigts sur les hypochondres en les promenant pour effleurer les hypochondres sans bouger le pouce. C'étaient les *passes préliminaires*.

Mesmer en augmentait peu à peu l'efficacité par la pénétration de son regard et par l'harmonie d'une musique suave. Alors, se produisait du froid, chez d'autres de la chaleur et de la douleur, et, d'après le siége du mal, les passes devaient aller sur la partie malade. Il fallait que le toucheur eût une main placée sur le côté opposé à celui où l'autre main agissait pour enlever, injecter le fluide vivifiant qu'il développait avec l'autre.

Si la maladie était générale, on l'attaquait par des passes plus larges qui couvraient le corps de la tête aux pieds, jusqu'à ce que le malade, saturé de fluide, se pâmât de douleur ou de plaisir.

Alors les attouchements n'étaient plus nécessaires, et à distance, au moyen d'une baguette de fer ou de verre en pointe mousse, Mesmer injectait le fluide dont il se disait rempli. Bientôt la scène s'animait, des éclats de rire, des hoquets, des cris de douleur se faisaient entendre et l'on observait des pamoisons et des crises convulsives que l'on charmait au piano ou à l'*harmonica*, instrument que Mesmer avait importé d'Allemagne. Les malades reprenaient peu à peu leurs sens, mais à peine guéries la plupart demandaient à être replongées dans leur état primitif de somnolence, de bien-être et de langueur. Elles éprouvaient un attrait invisible pour le magnétiseur, et il leur était impossible, disaient-elles, de ne pas l'aimer.

De tout ce monde accouru à la place Vendôme, hommes et femmes, un quart seulement ressentait l'action de Mesmer, et les trois quarts y restaient insensibles. Mais qu'importe? celles que les passes magnétiques avaient charmées, et différentes cures heureuses chez des sujets nerveux, suffirent à faire la réputation du magnétiseur, en attendant que la persécution des corps savants et la vogue des gens du monde fissent le reste de sa fortune. C'est alors que Mesmer inventa son *baquet*.

Ne pouvant plus magnétiser chacun en particulier, il faisait des groupes de dix à quinze, auquel il administrait collectivement son fluide. On se réunissait avec des amis; chacun voulait y aller et l'on disait : Serez-vous des nôtres ce soir, *j'ai mon baquet.*

C'était une véritable épidémie, et voici comment se passaient les choses : Dans une cuve à demi remplie d'eau, se trouvait au fond : du verre pilé, de la limaille de fer et un lit de bouteilles remplies d'eau à goulots convergents, tandis qu'au-dessus il y avait un nouveau lit de bouteilles à goulots divergents. Le tout était couvert d'une table percée de trous, par où sortaient des baguettes de fer ou de verre coudées que chacun devait prendre, regarder et appliquer au siége du mal. On entourait la table en tenant les tiges de verre, une corde enlaçait d'un pli chaque malade pour faire communiquer le fluide de l'un à l'autre, et bientôt arrivaient l'ennui, le malaise, les frissons, les sueurs, le sommeil, les crises de rire ou les pertes de connaissance. C'étaient mille attitudes aussi diverses que grotesques et pénibles.

Mesmer, en habit lilas, avec jabot de malines, présidait à tout avec une assurance parfaite, aidant l'action de ses regards et de ses gestes, au son de l'harmonica et en touchant chacun de sa baguette ou de ses doigts. Si la crise convulsive avait lieu, Mesmer emportait la malade dans ses bras, le plus souvent c'était une femme, dans la salle des crises, soigneusement matelassée. Il les délaçait et les laissait se débattre dans ce sanctuaire, où personne ne devait entrer que lui. . . . .

. . . .

Je n'ai pas à vous en dire davantage, pour ne poin compromettre la gravité de cet enseignement. Mais ce qu'il faut remarquer, c'est qu'il y a dans ces transformations du mysticisme, passant de la théurgie à la démonologie, de la démonologie à la magie et à la sorcellerie, de la sorcellerie au magnétisme animal, au somnambulisme et à l'homœopathie, quelque chose qui afflige profondément l'esprit humain et qui montre jusqu'à quel point peut aller sa crédulité.

Un peu plus tard, en 1785, le marquis de Puységur découvrit le *somnambulisme artificiel*, qui devait à son tour captiver l'opinion.

Mesmer abandonné, mais n'ayant pas encore quitté la France, n'avait produit que des crises; mais voici de simples passes produisant le sommeil et remplaçant le fameux baquet. Dans ce sommeil, les facultés du magnétisé étant exaltées, le rendent docile à la volonté du magnétiseur. Le nombre des adeptes va bientôt grossissant, et M. de Puységur, imitant Mesmer, qui avait magnétisé un arbre sur le boulevard du Temple, magnétise l'arbre de la place de Buzancy, auquel il communique ainsi les plus merveilleuses propriétés. L'engouement fut à son comble; tout le monde veut toucher l'arbre, on l'entoure de cordes, dont on donne les bouts aux malades, qui font la chaîne, et reçoivent ainsi la bienheureuse influence du fluide renfermé sous son écorce. On obtint ainsi soixante-deux guérisons dans l'espace de deux mois. L'engouement devint universel, et l'on ne vit bientôt de tous côtés que des arbres magnétisés opérant des guérisons miraculeuses.

C'est alors qu'apparut le célèbre Cagliostro, qui remplaça les passes par de simples attouchements, produisant des effets semblables. Mais outre cela, ce nouveau magicien possédait un élixir de longue vie, et s'était fait le chef d'une nouvelle secte de franc-maçonnerie égyptienne. En peu de temps il arriva à avoir de nombreux adeptes dans la haute classe de la société. Les femmes elles-mêmes voulurent être initiées aux mystères de la nouvelle franc-maçonnerie, et il faut lire le récit des scènes impudiques qui avaient lieu dans ces initiations, pour apprendre ce que peut inspirer la folie humaine et où peut conduire le mysticisme médical.

Cagliostro opéra quelques cures parmi les grands personnages de l'époque, notamment celle du prince de Soubise, ce qui lui attira une très-grande célébrité et la plus fructueuse clientèle.

Il était jeune, beau et généreux, ce qui ne gâte jamais rien; il avait un regard fascinateur, et son influence sur les femmes était prodigieuse. Les carrosses envahissaient la rue Saint-Claude où il habitait, et sa personne excitait un tel enthousiasme, que son buste fut taillé en marbre, et au-dessous on lisait cet hommage poétique :

De l'ami des humains reconnaissez les traits.
Tous ses jours sont marqués par de nouveaux bienfaits.
Il prolonge la vie, il secourt l'indigence ;
Le plaisir d'être utile est seul sa récompense.

Ce qu'il y a de curieux dans toutes ces manifestations du mysticisme médical, c'est de voir la plus ridicule crédulité régner toujours, non pas dans la classe pauvre, ignorante, et par cela même facile à tromper; mais parmi les nobles, les riches et les lettrés, qui sont à la tête d'un pays et qui aspirent à la réputation d'esprits distingués.

§ VII. — Homœopathie.

VIII. Homœopathie. — Au moment où les merveilles du magnétisme animal préoccupaient encore les esprits, lorsqu'on commençait à peine à se désabuser des supercheries de Mesmer et de Cagliostro, à l'aurore du somnambulisme, parut, en 1790, une nouvelle transformation du mysticisme médical. Dans cette nouvelle superstition, l'auteur crut devoir accorder à des propriétés occultes et fantastiques de la matière magnétisée des vertus thérapeutiques d'autant plus fortes qu'on emploie moins de substance, et que l'intention de l'expérimentateur est plus formelle. Ce mysticisme est celui d'Hahnemann, c'est l'*homœopathie*.

Il y a, dans cette folie allemande, deux choses à considérer : la doctrine et la thérapeutique. — Par sa doctrine *Similia similibus curantur*, empruntée à Paracelse, qui l'avait prise à l'antique médecine de Galien, l'homœopathie a une prétention philosophique élevée, et elle serait discutable dans l'erreur de son absolutisme ; mais, par le surnaturel de sa thérapeutique, elle sort des domaines de la science, et rentre dans ceux de la superstition médicale. Il n'y aurait même pas à en parler si elle n'avait conquis le suffrage de gens que leur intelligence devrait le plus mettre à l'abri d'une pareille mystification. En effet, ce n'est pas dans les classes pauvres ou ignorantes de la société qu'elle trouve des adeptes : ses clients et ses patrons sont justement des personnes riches, éclairées, des ministres, des officiers supérieurs, des lettrés, des femmes nerveuses du plus haut monde, des gens qui, souvent, se vantent de leur incrédulité, des *esprits forts*, ne croyant, ni aux miracles, ni au surnaturel, traitant assez mal les choses de la religion, et les considérant comme les restes d'une superstition destinée à s'éteindre. Ces personnes d'élite ne croient pas au surnaturel, mais elles croient, avec l'homœopathie, qu'un novemdécillionième de silice ou de charbon végétal, trituré d'une certaine façon, a des propriétés thérapeutiques plus puissantes qu'un caillou ou qu'un gros morceau de braise.

De toutes les inconséquences de l'esprit humain, c'est là, à mon sens au moins, une des plus fortes qu'il ait jamais été donné à l'histoire de faire connaître.

Pour Hahnemann, il n'y a pas de maladies, il n'y a que des malades et des symptômes ; il est inutile de faire un diagnostic, et il faut noter avec le plus grand soin tous les phénomènes que présente le patient, pour appliquer les remèdes propres à combattre chacun de ces accidents. Peu importent la pneumonie, la pleurésie ou la fièvre typhoïde, ce diagnostic local ne sert à rien ; ce qu'il faut rechercher, c'est ce qu'éprouve celui qui souffre, constater un mal de tête, le siége de la douleur, son caractère, l'heure de son retour ; constater la soif, reconnaître la couleur des crachats ; en un mot, faire ce qu'on appelle la médecine des symptômes.

Un malade vomit, par exemple, il faut combattre le vomissement. Mais ce phénomène morbide se présente dans des affections souvent bien différentes ; n'importe, on combat le vomissement.

C'est ainsi qu'un homme éminent, occupant, il y a quelques années, un poste élevé dans le gouvernement de son pays, a payé de la vie sa foi dans l'homœopathie. Cet illustre personnage, atteint de hernie étranglée, se mit tout à coup à vomir de la bile, puis des matières jaunes liquides ; il fit appeler un médecin homœopathe, qui administra des globules contre le vomissement. Mais ces infiniment petits ne produisaient pas de soulagement, et, dans un état désespéré, le malade fit appeler un chirurgien. A peine celui-ci eut-il examiné les matières rendues, qu'il devina la nature du mal, et, portant son examen sur l'abdomen, il découvrit une hernie étranglée. Malheureusement l'étranglement avait duré trop longtemps, et le mal était arrivé à un point où toute opération était inutile. La mort fut la conséquence de cette erreur.

De plus, pour l'homœopathie il y a deux choses dans les remèdes : l'*effet primitif* et l'*effet secondaire*, celui-ci étant l'opposé du premier ; il s'ensuit que si l'on veut combattre un symptôme, il faut employer des agents dont l'effet primitif soit semblable au symptôme existant, pour produire l'effet secondaire, qui est la guérison. Ainsi la quinine ne guérit la fièvre que parce qu'elle provoque, dit Hahnemann, un mouvement fébrile primitif, suivi d'un effet inverse d'apyrexie. — Un bain chaud est suivi de froid; le froid est suivi de chaleur, et les substances qui apaisent commencent par exciter : exemple, l'opium et l'alcool. C'est en vertu de ce principe que, ne voulant pas combattre un symptôme donné par des agents qui, physiologiquement, produisent un effet contraire, dans la crainte que la réaction de cet effet ne soit suivie de la réapparition du symptôme primitif, c'est-à-dire de l'augmentation du mal, il ordonne de choisir un remède produisant primitivement l'effet semblable au symptôme existant. C'est, pour lui, le meilleur moyen d'en déterminer la guérison. *Similia similibus curantur.*

Mais voici où commence l'incroyable folie du système. On ne doit agir qu'avec des doses très-faibles de médicament, car l'*action de la substance employée est en raison inverse de sa quantité*. Là est le principe thérapeutique fondamental de la doctrine. En effet, dans cette posologie infinitésimale, le point de départ est un grain dans une quantité centuple de sucre de lait, de sorte que chaque grain de poudre renferme un centième de grain de la substance (0,01). C'est ce qu'on appelle une *première atténuation*. A une *deuxième atténuation*, ce centième de grain mêlé à cent grains d'excipient donne, pour chaque grain, un dix-millième (0,0001). De même pour la *troisième atténuation*, et alors un grain de la substance représente la millionième partie de ce qui a été divisé (0,000001).

Hahnemann est allé ainsi jusqu'à la *trentième atténuation ;* c'est-à-dire à la proportion d'un novemdécillionième, soit une fraction ayant pour numérateur l'unité et pour dénominateur 59 zéros (0,0000000000000000

000000000000000000000000000000000000000000000001). Un homœopathe de Saint-Pétersbourg, le docteur Korsakoff, est allé encore plus loin, et il a poussé la réduction des doses jusqu'à la *cent cinquantième atténuation*, c'est-à-dire à une fraction ayant, pour dénominateur 3000 zéros. Lorsqu'il s'agit de substances liquides, la préparation est la même, mais porte un nom différent, celui de *dilution*, et les doses médicamenteuses sont ainsi réduites jusqu'à la trentième dilution.

Pourquoi ces atténuations et ces dilutions? C'est pour *dynamiser* le médicament, et les triturations ou les dilutions successives, faites d'une certaine manière, n'ont d'autre but que d'accroître la force du remède, qui est d'autant plus actif, qu'il est plus *dilué* ou plus *atténué*.

Ainsi la dilution trentième de la bryone est infiniment plus active que la première, et, bien qu'elle n'en renferme que la novemdécillionième partie, ses effets sont d'une énergie excessive, en rapport inverse avec la proportion décroissante de la substance.

C'est, comme on le voit, la magnétisation du médicament, semblable au magnétisme des arbres par le marquis de Puységur, des tables par les spirits, ou des carafes d'eau par les somnambules, que l'on considère comme pouvant donner à la substance employée les plus merveilleuses propriétés curatives. Quelle folie! Est-il possible de pousser plus loin la crédulité, la superstition, ou, ce qui est plus pénible à dire, la supercherie ; car il est impossible qu'un homme encore doué de sens commun ait pu croire à de pareilles dérogations aux lois de la nature.

Mais, dira-t-on, cela guérit? Oui, cela est quelquefois vrai. En effet, on peut ainsi guérir ceux qui, ayant une maladie aiguë, que dissipe tout naturellement la nature, aidée de la diète et du repos, n'ont besoin de prendre aucun remède. Cela guérit encore ceux qui croient à l'action miraculeuse des remèdes préparés par les soins d'une mystérieuse doctrine, car ici l'imagination excitée imprime à l'organisme un mouvement intime, de nature à dissiper certaines douleurs ou à guérir quelques névroses.

C'est ici un effet analogue à celui que produisent les incubations dans les temples, les charmes, les amulettes, certaines eaux minérales et la conviction d'une guérison prochaine. C'est l'analogue d'une purgation produite par une boulette de mie de pain, ou un chiffon de papier réputé devoir produire une action purgative.

Tout repose ici sur la crédulité de celui qu'on soigne, et l'incrédule ne tire aucun avantage de cette médication. Comment de rien pourrait-on produire quelque chose? Et, en effet, les maladies chroniques qu'une dose infinitésimale ne guérit pas cèdent bien à une dose convenable du médicament approprié.

L'homœopathie ne peut guérir que les maux qui se guérissent par les seuls efforts de la nature, ou les affections nerveuses que calme et dissipe l'influence de l'imagination et de la volonté.

Je n'insisterai pas davantage sur cette aberration, qui fait la honte de notre époque médicale, et dont la vogue n'est pas près de cesser. Elle marche de compagnie avec le *somnambulisme artificiel*, qui lui dispute le suffrage des gens du monde, et par lequel on opère, disent les crédules, de si grandes merveilles thérapeutiques, avec les *médiums* et les *spirits*, qui prédisent l'avenir, et avec les *tables tournantes*, dont les oracles servent encore de guide médical à une foule de personnes.

Somnambulisme artificiel. — Spiritisme, médiums.

Depuis la découverte du somnambulisme artificiel, en 1785, par M. de Puységur, c'est-à-dire du sommeil nerveux avec exaltation des sens, produit par les passes du magnétisme animal, les thaumaturges, les médicastres, les magnétiseurs et les charlatans se sont emparés du phénomène pour créer une pratique médicale assez lucrative.

La prétention du somnambulisme artificiel est, comme on le sait, de créer une sorte de *seconde vue*, de divination de l'avenir, de vue à distances éloignées, de transposition des sens, et, au moyen de ces dispositions surnaturelles, de prédire les événements, de voir dans la pensée d'autrui, de le suivre dans ses actions, dans les contrées les plus lointaines, de distinguer la conformation normale ou pathologique des organes d'un malade, de dire sans aucune étude la cause des maladies et leur remède, enfin de voir par le dos ou par les talons, sans le secours des yeux ; d'entendre avec les oreilles bien closes, de sentir des odeurs ou des saveurs qui n'existent pas, qui ne frappent point le goût ni l'odorat, et cela uniquement par l'influence de la volonté des magnétiseurs, etc. Dans cette médecine, les amis d'un malade portent à la somnambule une mèche de cheveux, une chemise, un gilet de flanelle ou quelque chose de la personne qui consulte, et dans son sommeil la devineresse dit le mal et indique le remède.

C'est le plus souvent un remède insignifiant, car la police ne permettrait pas autre chose, les médicaments actifs ne pouvant être délivrés que par ordonnance de médecin.

Dans quelques cas les somnambules vont à domicile, mais les choses se passent là comme chez elles, et, après avoir touché le malade des mains, elles font une insignifiante prescription, généralement composée d'infusions végétales et d'applications extérieures sédatives.

De nos jours l'action mystérieuse occulte et fantastique de la matière sur l'homme se révèle par d'autres pratiques inspirées du même sentiment et des mêmes superstitions.

Il y a des êtres qu'il n'est plus nécessaire de magnétiser pour endormir et qui ont une telle exaltation cérébrale, qu'à leur volonté, pour ainsi dire, ils peuvent se mettre dans l'état de sommeil nerveux et du somnambulisme. Ici le magnétiseur n'est pas nécessaire ; ce sont les *médiums*. Ces êtres faibles, impressionnables et excitables au dernier degré, s'endorment quand il leur plaît, et, pendant ce sommeil, causent d'une façon singulière, pour amuser les oisifs de nos salons et les esprits crédules de la haute société. Ils prédisent l'avenir, indiquent la retraite des voleurs et des objets volés, distinguent les maladies et en font connaître les remèdes. Ce sont des magnétisés, moins les magnétiseurs, et il faut toute la crédulité du monde pour que leurs sottises obtiennent des auditeurs. Du reste, ils savent trouver le moyen de maintenir cette crédulité dans l'esprit de leurs spectateurs. Lorsqu'un médium fait son entrée dans un salon, il commence par examiner toutes les physionomies, et s'il en trouve de peu sympathiques, il a soin de les faire éloigner; alors, ne conservant que des croyants, il se place dans une demi-obscurité, et peut en toute assurance se livrer à ses jongleries qui sont acceptées sans contestations.

Ailleurs ce sont les *tables tournantes* animées par des esprits invisibles, disant l'âge de celui qui les interroge, lui indiquant l'avenir, l'époque de sa mort, la nature de ses maladies et jusqu'aux remèdes à employer. Ces *esprits frappeurs* que les *spirits* (c'est le nom que prennent aujourd'hui ceux qui croient aux manifestations des esprits) consultent et dont ils expliquent les oracles, tant sous le double rapport de la santé et de la maladie, que sous celui des intérêts ordinaires de l'existence.

Jamais peut-être l'esprit de crédulité n'est allé aussi loin depuis l'avénement du christianisme et la renaissance des lettres. On se croirait aux beaux jours d'un enfant séduit par les contes de fées, ou aux absurdes féeries du théâtre contemporain; mais en réalité ce sont les idées de la civilisation naissante, de la barbarie et de l'ignorance qu'on essaye d'introduire de nouveau parmi nous.

§ VIII. — Réaction contre le mysticisme. Découverte de l'hypnotisme.

Heureusement pour notre époque, le sentiment du merveilleux et le goût du surnaturel qui servent de base à ce mysticisme médical et à ce charlatanisme ne sont le partage que d'un petit nombre de personnes qui, pour la plupart, n'osent avouer leur participation à ces erreurs.

Tout ce qui pense avec maturité s'élève contre le progrès de ces superstitions religieuses ou médicales. La science est là d'ailleurs pour donner aujourd'hui l'explication de ces phénomènes réputés surnaturels, produits par des esprits ou par des influences occultes, démoniaques ; et l'imagination ou l'innervation troublées, c'est-à-dire l'état nerveux des sujets surexcité par des influences toutes naturelles, sont la cause de ces phénomènes considérés comme la manifestation d'influences occultes ou spirites.

La science a aujourd'hui établi par l'organe de M. Chevreul, de M. Schiff, de M. Babinet, etc., comment se fait la rotation de la baguette divinatoire des sources et des mines ; comment s'accomplit le mouvement des tables tournantes ou du pendule explorateur tenu à un fil entre les doigts ; comment se font des visions du miroir magique, le bruit des esprits frappeurs, etc. Elle a montré, après le P. Kircher, par les travaux de M. Braid, la raison du sommeil somnambulique, de l'extase, de l'exaltation des sens et de l'insensibilité qui s'observent dans le magnétisme animal et qu'on produit sans magnétisme.

Cette dernière découverte est la plus importante et constitue l'*hypnotisme*. On la doit à M. Braid, de Manchester. En 1841, ce médecin vit qu'il suffisait de regarder à une distance de quelques centimètres du nez, pendant vingt ou trente minutes, très-fixement un corps brillant, pour s'endormir, devenir insensible, cataleptique, et pouvoir subir des opérations sans douleur.

C'était le sommeil magnétique produit sans magnétisme, uniquement sous l'influence d'un léger strabisme et de la fixité des yeux sur un objet rapproché; en d'autres termes, c'était le sommeil provoqué par action réflexe à l'occasion de la souffrance oculaire.

Dans ce fait se trouve l'explication d'une partie des merveilles du fluide magnétique, et celui qui s'endort les genoux contre les genoux de celui qui le magnétise et lui passe les mains à fleur de peau en lui regardant de près dans les yeux, s'endort par hypnotisme sans intervention d'un prétendu fluide animal.

La preuve, c'est que dans les Indes, le docteur Esdaile, longtemps avant que Braid ait publié ses recherches, endort ses malades sans les magnétiser, et en plaçant derrière eux, au-dessus de leur tête, lorsqu'ils sont couchés, la tête de son domestique nègre, qu'ils doivent regarder assez longtemps.

Dans un ouvrage publié à Londres en 1852 (*Sur la clairvoyance naturelle et mesmérique, avec l'application du mesmérisme à la pratique de la chirurgie et de la médecine*), le docteur Esdaile faisait connaître les résultats de deux cent soixante et une opérations très-diverses, exécutées sans douleur pour le patient, par un procédé qui n'est évidemment autre chose que le sommeil nerveux. Parmi ces opérations figurent deux cents ablations de tumeurs provenant de la maladie si commune dans les Indes, et que l'on désigne sous le nom d'*elephantiasis*. On sait que les tumeurs dites éléphantiasiques atteignent parfois des dimensions énormes ; le poids des tumeurs enlevées par le docteur Esdaile, sous l'influence de ce qu'il appelle l'*état mesmérique*, variait depuis dix jusqu'à cent livres. Une commission, nommée par le gouvernement du Bengale, ayant révoqué ces faits en doute, M. Esdaile répéta ses opérations devant les commissaires, dans un hôpital mis à sa disposition par le gouvernement. Or, voici en quoi consistait le procédé suivi par M. Esdaile pour rendre ses malades insensibles à la douleur de l'opération.

Le patient étant couché sur un lit assez bas, dans une chambre un peu obscure, un individu quelconque du service, le plus souvent un serviteur nègre, se place debout à la tête du lit et s'incline en avant, jusqu'à ce que son visage soit placé immédiatement au-dessus du visage du malade. Il demeure dans cette attitude fixe pendant un quart d'heure ou une demi-heure, en faisant, par intervalles, avec les mains, des passes sur la tête ou sur la poitrine.

Le patient finit par tomber ainsi dans un état de catalepsie et d'insensibilité qui permet de pratiquer sur lui, sans douleur, les opérations les plus longues. M. Esdaile se servait aussi, pour arriver au même résultat, de ce qu'il nommait le *procédé européen*, qui consistait dans l'emploi des passes et manipulations diverses qui sont propres à nos magnétiseurs. L'auteur ajoute que ce dernier procédé réussit surtout chez les Européens, tandis que le premier s'applique mieux aux indigènes.

Quand on considère que le visage du nègre indien, qui fait fonction de *mesmériste*, se tient incliné et immobile un long espace de temps au-dessus du visage du patient, ses yeux étant fixés sur les yeux du malade, il devient évident que l'état physiologique provoqué par ce moyen de fascination n'est autre chose que le sommeil nerveux.

Un autre fait que l'on peut invoquer à propos du même sujet, c'est celui que présentent les moines du mont Athos, qui se jettent dans de longues extases cataleptiques, prolongées par eux à volonté, en se regardant fixement l'ombilic. On ne peut attribuer qu'au sommeil nerveux l'état extatique provoqué chez ces moines par cette singulière contemplation.

«Les fakirs des grandes Indes tombent en catalepsie en se regardant pendant un quart d'heure le bout du nez. Au bout de ce temps, une flamme bleuâtre semble leur apparaître, dit-on, à l'extrémité du nez, et bientôt la catalepsie se manifeste. C'est évidemment grâce au sommeil nerveux, que les fakirs indiens peuvent conserver pendant un temps si considérable ces attitudes et ces poses extraordinaires qui leur attirent le respect et l'admiration de la multitude. » (L. Figuier, *Histoire du merveilleux*, t. III, p. 371.)

Mais voici qui est encore plus curieux, et qui se rapproche encore davantage de l'hypnotisme : « Dans une lettre adressée du Caire, au mois de février 1860, au rédacteur de la *Gazette médicale de Paris*, par le docteur Rossi, médecin du prince Halem-pacha, on trouve des détails précis sur les procédés que les sorciers d'Égypte emploient pour obtenir le sommeil accompagné d'insensibilité : « Dans cette contrée des traditions, écrit M. le docteur Rossi, dans ce pays où ce qu'on fait aujourd'hui s'y fait déjà depuis quarante siècles, se trouve une classe de personnes qui font leur profession du *mandeb*. Les effets qu'ils produisent, méprisés jusqu'à ce jour par le mot banal de charlatanisme, sont les mêmes que M. Braid a annoncés dernièrement. Bien plus, comme vous l'aviez pressenti par inductions scientifiques, dans leurs mains l'hypnotisme n'est que le premier anneau de la chaîne phénoménale qui se clôt par les phénomènes du somnambulisme magnétique.

» Voici comment ils opèrent :

» Ils font usage généralement d'une assiette de faïence et parfaitement blanche. C'est l'objet lumineux de M. Braid. Dans le centre de cette assiette ils dessinent, avec une plume et de l'encre, deux triangles croisés l'un dans l'autre, et remplissent le vide de ladite figure géométrique par des mots cabalistiques : c'est probablement pour concentrer le regard sur un point limité. Puis, pour augmenter la lucidité de la surface de l'assiette, ils y versent un peu d'huile.

» Ils choisissent en général un jeune sujet pour leurs expériences, et ils lui ordonnent de fixer le regard au centre du double triangle croisé. Quatre ou cinq minutes après, voici les effets qui se produisent. Le sujet commence à voir un point noir au milieu de l'assiette; ce point noir grandit; quelques instants après, change de forme, se transforme en différentes apparitions qui voltigent devant les yeux. Arrivé à ce point d'hallucination, le sujet acquiert souvent une lucidité somnambulique aussi extraordinaire que celle des magnétisés.

» Il y a pourtant des *cheks* (ceux qui produisent ces phénomènes sont vénérés comme cheks) qui, plus simples dans leurs apparats, sans recourir aux figures géométriques et aux mots cabalistiques, font tout bonnement de l'hypnotisme et du somnambulisme à la manière de M. Braid, en faisant fixer le regard du sujet dans une boule de cristal; et comme ils n'ont pas un Charrière pour leur confectionner quelque joli appareil, ils emploient une de ces boules qui servent, dans certaines maisons, de lampes en y mettant de l'huile. » (L. Figuier, *Histoire du merveilleux*, t. III, p. 373.)

Pareil phénomène s'obtient chez les coqs, dont on tient le bec par terre à l'extrémité d'une ligne blanche qu'ils sont obligés de regarder pendant longtemps. Ces animaux perdent bientôt connaissance, deviennent insensibles, et on peut les manier ou les tourner comme on veut.

Si le sommeil, la catalepsie, l'extase et l'insensibilité ne se produisent pas chez tous ceux qu'on soumet à l'expérience, ils se produisent, dans la moitié des cas, surtout chez les sujets nerveux, et particulièrement chez les femmes, comme dans le magnétisme animal. Cela suffit pour montrer l'analogie des phénomènes et presque leur identité. J'ajouterai qu'il n'en faut pas plus pour démontrer que le fluide magnétique n'existe pas; que les merveilles de Mesmer, de Cagliostro, de M. de Puységur et de tous les magnétiseurs, que celles des tables tournantes, des médiums et des spiritistes sont des phénomènes vrais, quoique souvent mélangés de simulation, et que dans leur réalité ils n'ont rien que de naturel et d'explicable par les troubles du système nerveux.

La sympathie et les actions réflexes, telles sont les causes du sommeil cataleptique, anesthésique et extatique observé chez les démoniaques, chez les somnambules, chez les malades et chez les fous.

Quoi que fassent les spiritistes et les esprits amoureux de la superstition, enclins à voir le surnaturel et des prodiges là où un examen plus attentif fait découvrir l'exercice des forces ordinaires, si admirables, de la nature et de l'organisation, le merveilleux s'en va, et n'a plus d'asile que dans les âmes faibles et chez les peuples sauvages ou encore au début de la civilisation.

En effet, ce qui s'est passé, il y a deux mille ans, et ce qu'on a vu au moyen âge, se reproduit encore aujourd'hui de la même manière. La démonologie existe dans la Savoie du XIXe siècle, et nous retrouvons actuellement les prodiges de la théurgie antique chez les peuplades sauvages de l'Amérique, où la civilisation n'a point encore pénétré.

§ IX. — Du mysticisme médical chez les Peaux Rouges du XIXe siècle.

Chez les Indiens de l'Amérique, la médecine ne se sépare point de la religion. Elle consiste à prier, à chanter, à danser et à fumer pour la guérison des malades. D'après l'abbé Domenech (voy. *Gazette hebdomadaire*, 1862, n°s 26 et 28), qui, en 1862, a publié le récit de son voyage dans les déserts du nouveau monde, la médecine et la religion, filles du ciel, émanées du sein du grand esprit, ont été données aux hommes par *Monabodzo*, et s'exercent dans des temples, qui ne sont autre chose que de véritables cabanes, aussi appelées *loges de médecine*.

Chez les Pawnies, la loge de médecine est consacrée au culte d'un oiseau symbolique, fétiche représentant de l'étoile du matin, et qu'il faut invoquer dans les occasions importantes. Cet oiseau, ou plutôt ce fétiche est une sorte de boîte contenant des plantes aromatiques, dont le parfum est agréable au grand esprit, et qui possèdent le pouvoir de fermer les blessures, de soulager les maux. On le désigne sous le nom de *sac à médecine*. Indépendamment de ceux qui sont l'objet d'un culte public dans les loges, il en est d'autres que chacun porte avec soi en guise d'amulettes ou de talismans. On ne les a pas sans initiation, et celui qui perd le sien devient un objet de mépris. Pour se réhabiliter, il faut en prendre un autre sur le corps d'un ennemi tué de sa main.

Comme le sac à médecine ne préserve pas toujours de la blessure ni des maladies, il y a des *hommes méde-*

cines qui se chargent du soin de les guérir. Ces hommes médecines sont des sortes de prêtres, de médecins, de magiciens, de sorciers, qui en même temps expliquent les augures et prédisent l'avenir. Ils pratiquent des pénitences très-rigoureuses, se mutilent, possèdent et vendent des charmes, et président à toutes les cérémonies religieuses; ils dirigent les danses, les chants et même font tomber l'eau du ciel.

Les épreuves d'admission à ce titre sont très-difficiles, et chez les Dacotas elles sont extrêmement barbares. Le candidat, auquel on a fait sur la poitrine deux incisions dans lesquelles on passe des brochettes de bois, est attaché par ces brochettes à une corde fixée à une perche de 8 à 10 mètres, et on le suspend un peu au-dessus du sol, les pieds touchant à peine la terre, depuis le lever jusqu'au coucher du soleil. Pendant tout ce temps, il tient son sac à médecine à la main, regarde le soleil et reçoit les cadeaux, tels que, hache, fusil, pipe, mocassins, qui sont mis à terre, et qu'il prend à la fin du jour, quand on le décroche. On les admire d'autant plus, qu'ils ont montré beaucoup de courage et de sang-froid. Quant à leurs connaissances, elles sont à peu près nulles, et ils ne savent qu'un peu d'anatomie apprise en disséquant des animaux. Quant à leur pathologie, elle se résume dans cet aphorisme : « La cause des maladies est due à l'esprit d'un animal malfaisant qui s'introduit dans le corps de l'homme. »

Pour visiter les malades ils ont un costume particulier, fait avec une peau d'ours jaune, qui les couvre presque entièrement. Ils s'attachent autour du cou, de la ceinture et des bras, une foule d'animaux empaillés et de serpents à sonnettes, crapauds, chauves-souris, chouettes, canards, etc. Dans leurs mains se trouvent le *tambour à médecine* et la *lance magique,* bâton à l'extrémité duquel sont suspendues des dépouilles de rats, de lézards et de couleuvres.

Si la maladie est légère, ils emploient les infusions et les décoctions de plantes, le sassafras, par exemple, contre la pleurésie. Ils purgent avec l'euphorbe et l'huile de ricin. Ils emploient les douches, les frictions, et quelquefois la saignée, qui est faite avec un couteau ou un silex aigu. Dans quelques cas ils ont recours à des passes qui ressemblent beaucoup à celles du magnétisme.

Quand le cas est grave, le médecin se livre à des gambades, des sauts, des contorsions et des cris, en tournant autour du malade ou en le faisant tourner lui-même. *C'est la danse de la médecine.*

D'autres fois la danse est remplacée par des chants lugubres, que les assistants accompagnent au son du tambour. Ensuite le malade est étendu sur le dos, massé, frictionné, et l'on écrase sa poitrine pour faire sortir le mal par la bouche. C'est une espèce d'exorcisme pour chasser l'esprit malfaisant qui est dans le corps du malade et qui est la cause de tout le mal.

CHAPITRE II.

ORIGINE DÉMONIAQUE ATTRIBUÉE AUX MALADIES NERVEUSES ET MENTALES.

Ce n'est pas, ainsi qu'on est généralement disposé à le croire, le christianisme qui a imaginé l'influence démoniaque ou la présence du démon, pour expliquer les mauvaises actions de l'homme et la production de ses maux ou de ses infirmités. Non. C'est là une idée aussi ancienne que la civilisation.

En raison de leur cosmogonie, qui multipliait les esprits et les dieux à l'infini, les anciens furent conduits à expliquer les maladies et la mort par l'influence surnaturelle de leurs divinités irritées. Sous ce rapport, les dieux de l'Olympe et ceux de l'enfer avaient un pouvoir égal. La mort était le coup porté par un être invisible; les épidémies étaient le résultat de la vengeance des dieux; et comme dans la guerre on avait vu les dieux répandre autour d'eux la désolation et la mort, les maladies nerveuses, mentales et convulsives, étaient attribuées à des êtres invisibles introduits dans le corps : de là l'idée de la *possession* et de l'influence des *esprits infernaux* ou des *démons* sur l'homme. Pythagore pensait que les maladies qui attaquent l'homme et les animaux étaient dues à des démons répandus dans l'air (Diogène Laerce, VIII, I, § 32). C'était alors la croyance générale.

D'après la plupart des philosophes grecs, chaque homme avait son démon particulier personnifiant son individualité morale; et si le démon était en fureur, il en résultait une sorte de folie, état des *démoniaques* ou des *possédés de dieu*. Les dieux ou les démons, tels étaient les principes des désordres intellectuels et des autres troubles locaux de l'organisation.

Aussi chassait-on déjà les démons par des purifications, des sacrifices et certaines formules sacramentelles, des ablutions et des fumigations. Une fois guéri, le malade consacrait une offrande aux dieux (*Hipp.*, Littré, VIII, p. 468).

Bien que ces croyances fussent très-générales en Grèce, elles n'étaient pas universelles. Déjà Hippocrate, à propos de l'épilepsie, appelée le *mal sacré*, déclare que cette maladie, comme toutes les autres, n'a pas un caractère surnaturel. Plutarque, tout en admettant l'inspiration des fous, dit qu'il n'y a que les enfants, les vieilles femmes et les gens d'esprit faible qui croient être obsédés par un méchant démon (Plut., Dion., § 2). Plotin, en possession de notions plus justes sur la physique que beaucoup de sages de son temps, comprit tout ce qu'il y avait de chimérique dans l'idée de la possession, et l'un des chapitres de ses *Ennéades*, dirigé contre les gnostiques, a pour but de les réfuter. Il n'est pas inutile de rappeler ici ses paroles, elles achèveront de mettre en lumière la manière dont les anciens se représentaient l'introduction des démons dans le corps de l'homme. « Ils se glorifient encore, écrit le philosophe néo-platonicien, de chasser les maladies. Si c'était par la tempérance, par une vie bien réglée, comme les sages, ils auraient une prétention raisonnable; mais ils affirment que les maladies sont des démons, qu'ils peuvent les chasser par leurs paroles, et ils s'en vantent, afin de passer pour des hommes vénérables auprès du vulgaire, toujours porté à admirer la puissance de la magie. Ils ne sauraient persuader à des hommes raisonnables que nos maladies n'ont pas de causes appréciables, comme la fatigue, la plénitude, la vacuité, la corruption, en un mot, une altération qui a un principe intérieur ou extérieur. On le voit par la nature même des remèdes. Souvent on chasse la maladie en dégageant les intestins ou en donnant une potion; souvent aussi on a recours à la diète et à une saignée. Est-ce parce que le démon a faim ou parce que la potion le fait dépérir? Quand une personne est guérie immédiatement, le démon reste ou sort. S'il reste, comment sa présence n'empêche-t-elle pas la guérison? S'il sort, pourquoi? Que lui est-il arrivé? Est-ce qu'il était nourri par la maladie? En ce cas, la maladie était autre chose que le démon. S'il entre sans qu'il y ait de cause de maladie, pourquoi celui dans le corps duquel il pénètre n'est-il pas toujours malade? S'il entre dans un corps quand il y a déjà une cause naturelle de maladie, en quoi contribue-t-il à cette maladie? Cette cause suffit pour produire la fièvre. Il est ridicule d'admettre que la maladie ait une cause, et que, dès que cette cause agit, il y ait un démon tout prêt à venir la seconder. » (A. Maury, *Magie*, p. 271.)

La doctrine de la possession avait également cours en Égypte, et parmi beaucoup de preuves, on peut citer celle que fournit une thèse égyptienne de la bibliothèque impériale de Paris, relative à une princesse vivant au XIIIe siècle avant Jésus-Christ, et guérie de sa possession par l'opération du dieu Khons :

« Le pharaon Rhamsès Méri-Amoun s'était transporté jusque dans la Mésopotamie pour recevoir les tributs des princes soumis à son empire. Parmi eux, se trouvait le chef de Bakhtan; celui-ci profita de la circonstance pour présenter sa fille au pharaon. Sa beauté attira les regards du monarque, qui la choisit pour épouse, et la ramena en Égypte, où elle reçut le nom de Néférou-Ra, c'est-à-dire beauté du soleil. Cette princesse avait une jeune sœur, Bint-Reschit, qui était atteinte d'un mal terrible. Le chef de Bakhtan envoya consulter sur l'état de la pauvre enfant ces médecins égyptiens dont l'antiquité a vanté la science profonde. Le pharaon, auquel le prince d'Asie avait adressé un messager, choisit un membre du collége sacré, qui consentit à aller au pays de Bakhtan. C'était Thot-Em-Hevi; il trouva Bint-Reschit obsédée par un esprit.

» Le délire était si persistant, que ses efforts furent vains pour expulser le démon. Le chef de Bakhtan eut alors la pensée de recourir à quelque divinité. Il dépêcha un nouveau message à son royal gendre pour connaître le dieu à implorer.

» Rhamsès consulta le dieu Khons, surnommé *dieu tranquille dans sa perfection* ; il le supplia de tourner sa face vers Khons, le conseiller de Thèbes, le grand dieu qui chasse les rebelles, afin de lui communiquer sa vertu divine, et pour qu'il pût guérir la fille du prince de Bakhtan. »

Sans doute qu'il est ici question d'une image du même dieu Khons, adoré à Thèbes sous un attribut particulier, et qui, invoqué comme un pur esprit, recevait le nom de *tranquille dans sa perfection* , car la prière du pharaon ayant été exaucée, le texte égyptien nous dit que Khons communiqua par quatre fois sa vertu divine à l'idole révérée de Thèbes, laquelle fut envoyée en grande pompe au pays de Bakhtan, et placée dans une de ces chapelles portatives usitées en Egypte, et que les Grecs appelaient *naos*, suivie de barques sacrées portatives ou *baris*, et d'une nombreuse escorte. « Le chef de Bakhtan se prosterna respectueusement à l'arrivée de l'idole, en l'invoquant; elle fut portée à la demeure de Bin-Reschit, qui se trouva aussitôt guérie, et par reconnaissance, son père fit célébrer en l'honneur du dieu de Thèbes une fête solennelle, sur le conseil même de l'esprit dont la princesse était possédée, car le démon s'avoua lui-même vaincu. On fit, pour l'apaiser, une riche offrande à l'esprit, sur l'ordre du prophète qu'inspirait le dieu. Khons ordonna au démon de partir et d'aller où il voudrait. Saisi d'une vive dévotion pour une divinité puissante, le chef de Bakhtan retint près de quatre années l'idole bienfaisante.

» Mais, sur l'avis d'un songe dans lequel il avait vu Khons sortir de son *naos* sous la figure d'un épervier d'or, et s'élever au ciel dans la direction de l'Égypte, il consentit qu'on la ramenât dans sa patrie. La précieuse idole fut renvoyée à Thèbes, dans son temple, avec une nombreuse escorte et accompagnée de riches présents. » (A. Maury, *Magie*, p. 274).

Les Assyriens et les Perses partageaient les mêmes idées. A Ceylan, au Tibet, en Chine, il en était de même, et ces idées sont encore aujourd'hui en faveur.

Il y a peu de peuples, écrit le missionnaire Huc (*Voyage au Tibet*, t. II, p. 140), qui soient plus crédules que les Chinois en matière de revenants et d'exorcismes.

La moindre altération de la santé, le plus simple mal de tête, sont regardés comme un effet de l'influence démoniaque. C'est chez eux que les Tao-ssé (Stanislas Julien, *Récompenses et peines*) prétendent avoir le don de chasser les Tchoug-snée du corps des personnes possédées.

Partout, chez tous les peuples sauvages ou peu civilisés, chez les Mongols, les Samoyèdes, les Kirghises, les Tchouvaches, les tribus indiennes de l'Amérique, les Patagons; en Océanie, en Australie, à la Caroline; chez les peuples noirs d'Éthiopie et d'Abyssinie, chez les musulmans et les Arabes, a existé ou existe encore la même superstition (A. Maury, *De la magie*, p. 277). Partout aussi ce sont les prières, les exorcismes, les incantations, les fumigations, les amulettes, les corrections, la musique, etc., qui sont mis en œuvre pour guérir les démoniaques.

Disparition de la possession.

Au milieu de cette superstition prolongée qui attribue toutes les maladies nerveuses et mentales à l'obsession démoniaque, on voit çà et là quelques médecins lutter de tout leur pouvoir contre cette idée, imitant en cela l'exemple d'Hippocrate. Ainsi, pour faire évacuer les démons qui agitent les malades, dit Celse (lib. III, c. XVIII), il faut les mettre au pain et à l'eau, et leur donner des coups de bâton.

Au IVe siècle, Posidonius niait la réalité de la possession, et disait qu'il n'y a pas de démons qui tourmentent les hommes, mais que les démoniaques sont simplement des malades (Philastorge, *Histoire ecclésiastique*, VIII, X).

Plus tard les Pères de l'Église se joignent aux médecins, et déclarent que la possession n'est qu'une maladie naturelle. Mais, malgré ce secours, les vieilles croyances démonologiques triomphaient des suggestions éclairées de la philosophie et de la médecine. On commença à admettre, avec P. Zachias, médecin du pape Innocent X, que les possédés étaient des mélancoliques dont la maladie attirait le démon, et auquel elle servait d'instrument, mais que dans beaucoup de cas, des gens extravagants, des femmes mal réglées qu'on tenait pour possédées, n'avaient aucune communication avec l'esprit malin.

Cette opinion mixte et intermédiaire a longtemps régné. Ce fut celle de Sennert, de Frédéric Hoffmann au XVIIe siècle, mais elle fut vivement combattue par un grand nombre de médecins.

Guainerius de Pavie, en 1440, niait déjà toute espèce de possession (Friedreich, *op. cit.*, p. 103), et plus tard Poponat affirmait que puisque des purgations ou un autre traitement médical faisait cesser la possession, il n'y avait pas d'influence du démon, et que les phénomènes démoniaques devaient être simplement des maladies (*De incantatione*, p. 155, Basil., 1556). Ce fut l'opinion de Montaigne, de Charron, de Cyrano de Bergerac, de Bonet, de Riolan, qui manifesta son opinion à l'occasion du procès d'Urbain Grandier.

En lisant les ouvrages de Salomon Semler (*Commentatio de demoniacis quorum in Novo Testamento fit mentio*, Halx, 1770-1779, in-4°), de Gruner, de Farmer, de Lindinger (*Médecine des Hébreux*), de Domb (*Theologumenæ*, Heidelberg, 1806, p. 333), on voit le point de départ de la réforme introduite dans les doctrines de la possession, doctrines qui furent adoptées par les théologiens. Ainsi l'abbé Bergier (*Dictionnaire de théologie*), au mot ESPRIT, déclare que le nom d'*esprit mauvais* a été donné dans l'Écriture à des maladies simplement inconnues et regardées comme incurables.

Un trappiste, le père Debreyne, à la fois médecin et

théologien, pense de même (*Essais de théologie morale*, chap. IV, p. 356) ; et faisant ses réserves sur les possessions rapportées dans l'Ancien Testament qui sont articles *de foi*, il déclare que les autres possédés ne sont que des malades ou des charlatans.

CHAPITRE III.

DU MYSTICISME ET DE LA THÉURGIE DANS LEURS RAPPORTS AVEC L'ÉTIOLOGIE ET AVEC LA THÉRAPEUTIQUE.

Si, par l'apparition d'une maladie interne ou à l'occasion d'une épidémie, chacun, lorsque régnait le mysticisme médical, se croyait puni par les divinités outragées ou sous le coup d'une attaque des génies du mal, démons ou esprits infernaux, on essayait de recouvrer la santé en se rendant les dieux favorables par des prières, des offrandes, des sacrifices, etc. Mais il arriva que ces prières ne furent pas entendues des dieux, ce qui donna l'idée de les faire implorer par les hommes renommés par leur sagesse et leurs vertus. Ceux-ci formèrent des adeptes, et devinrent ainsi les intermédiaires entre la Divinité et les hommes ; ils s'attribuèrent, en outre, la mission d'expliquer les songes.

Malade, victime de la colère des dieux ou des esprits infernaux, l'homme croyait que le rêve cachait un avertissement ou une menace pour l'avenir, et, soit qu'il ait eu naturellement son rêve ou que les prêtres l'eussent provoqué par des narcotiques, il attendait des ministres des dieux l'oracle qui devait le guérir ou le condamner à d'éternelles souffrances.

Chez tous les peuples primitifs, les songes ont été considérés comme des symptômes, et c'est de la théurgie ancienne que l'idée a passé en médecine, sans y rester, car la science moderne n'ajoute plus qu'une très-médiocre importance à ce phénomène.

§ Ier. — Des songes.

Toute l'antiquité, dit M. Renouard (*Histoire de la médecine*, t. I, p. 90), a eu foi dans les songes, et chacun pensait que la Divinité usait de ce moyen pour se mettre en rapport avec les mortels. Les prêtres y croyaient comme les philosophes ou comme les esprits les plus vulgaires, et ils voyaient là, outre la manifestation des volontés du ciel, des indications qu'ils ont exagérées, mais qui ont une certaine importance.

Le livre des songes qui se trouve dans la collection hippocratique sans être d'Hippocrate, en est la preuve.

On pensait alors que, pendant le sommeil, l'âme, n'étant point distraite par les besoins du corps, qui partage son activité, pouvait avoir une pénétration plus grande, qu'elle voyait les choses de l'état physiologique et pathologique, qu'elle entendait celles qui sont du ressort de l'ouïe, qu'elle touchait, marchait, s'affligeait et s'irritait. De là l'idée d'ajouter foi aux songes, le soin de les expliquer, pour reconnaître ceux que les dieux envoient pour annoncer d'avance les biens et les maux dont sont menacés les villes et les particuliers; de là, enfin, la nécessité de recourir à la prière, aux sacrifices ou au régime, pour se défendre et échapper au danger en implorant la clémence du ciel.

C'est ainsi qu'on étudiait les rêves naturels ; ou bien on les faisait naître par des impressions provoquées dans la veille, par les lieux, les sensations, les vapeurs, substances et pommades narcotiques.

C'était souvent dans des grottes ténébreuses, des antres profonds remplis de vapeurs d'acide carbonique, d'hydrogène sulfuré, que l'on allait consulter les oracles. On y ajoutait l'influence d'un jeûne prolongé. Tout cela constituait ce qu'on appelait l'*incubation*.

Les malades avaient des visions représentant les divinités médicales, preuve évidente de la divinité des oracles, corroborée par les guérisons miraculeuses qu'on y voyait se réaliser. De là les pèlerinages aux temples d'Esculape, d'Isis, de Sérapis, qui se montraient quelquefois en songe à leurs adorateurs. On venait dormir dans le temple pour voir en songe le dieu qui devait vous guérir. « Ceux qui vont consulter en songe la déesse Isis, dit Diodore de Sicile (I, 25), recouvrent la santé contre toute attente. »

Plusieurs, dont la guérison était regardée par les médecins comme désespérée, à cause de la difficulté du traitement de la maladie, ont été sauvés de la sorte; et d'autres qui étaient privés tout à fait de l'usage de la vue ou de quelque autre partie du corps, en se réfugiant, pour ainsi dire, dans les bras de la déesse, furent rendus à la jouissance de leurs facultés (A. Maury, p. 237). Des inscriptions font foi de ces guérisons, et l'on en retrouve de pareilles en l'honneur d'Esculape et de Sérapis.

En Égypte, en Grèce, partout se faisait l'incubation, et l'on allait à d'immenses distances implorer les faveurs des dieux, soit de ceux que je viens de citer, soit des dieux Sotères, soit de la déesse Ino à Thalames, ou Demithée dans la Chersonèse.

En arrivant au temps d'Hippocrate, on peut voir, par le passage suivant, extrait de la collection hippocratique, toute l'importance qu'on ajoutait aux songes à cette époque :

« Voir les morts purs et vêtus de blanc est favorable, ainsi que recevoir d'eux quelque chose de pur ; car cela dénote la santé du corps et la salubrité de ce qui y est introduit. En effet, c'est des morts que viennent les nourritures, les croissances et les semences ; or, que cela entre pur dans le corps, c'est une idée de santé.

» Voir le contraire, c'est-à-dire les morts nus ou vêtus de noir, ou non purs, ou recevant quelque chose, ou emportant quelque chose de la maison, est défavorable ; car c'est annonce de maladie : ce qui entre impur dans le corps est nuisible. Il faut déterger par les courses au cerceau et les promenades, par le vomissement, et, à la suite, par une nourriture molle et légère qu'on accroîtra graduellement.

» Voir dans le sommeil des corps de forme étrange et être saisi de frayeur, indique une plénitude d'aliments inaccoutumés, une sécrétion, un flux bilieux et une maladie dangereuse. Dans ce cas on vomira, après quoi on suivra une progression graduelle pendant cinq jours par des aliments aussi légers que possible, qui ne seront ni abondants, ni âcres, ni desséchants, ni échauffants ; quant aux exercices, on usera surtout des exercices naturels, si ce n'est des promenades après le dîner. On prendra des bains chauds ; on se reposera ; on se gardera du soleil et du froid. Si pendant le sommeil on croit prendre la nourriture ou la boisson habituelle, cela dénote le besoin d'aliments et l'appétit de l'âme : des viandes dont on rêve les plus fortes indiquent l'excès de besoin ; des viandes plus faibles indiquent un besoin moindre. Manger en rêve est bon comme manger en réalité. Il ne convient donc pas de diminuer les aliments ; car ce signe témoigne qu'il y a grand besoin de nourriture. La signification est la même quand on s'imagine, en dormant, manger des pains où entrent du fromage et du miel. Boire de l'eau limpide est bon signe ; tout le reste est nuisible. Tous les objets habituels que l'on croit voir indiquent le désir de l'âme. Tout ce que l'on fait effrayé indique l'arrêt du sang par la sécheresse; il convient alors de refroidir et d'humecter le corps.

» Toutes les fois que l'on se bat, que l'on est piqué ou enchaîné par un autre, cela indique qu'il s'est fait dans le corps une sécrétion contrariant le mouvement circulatoire; il convient de vomir, d'atténuer et de se promener, d'user d'aliments légers, de vomir, et après le vomissement de se nourrir par progression, pendant cinq jours. S'égarer ou monter péniblement a la même signification. Passages de rivières, hoplites, ennemis, monstres à forme étrange, tout cela indique maladie ou délire. Il convient d'user d'aliments légers, mous, en petite quantité, de vomir, et après d'accroître doucement la nourriture pendant cinq jours. Exercices naturels et beaucoup, si ce n'est après le dîner; bains chauds; repas; se garder du froid, du soleil. En suivant les indications que j'ai tracées, on demeurera en santé pendant sa vie. Et par moi a été découvert le régime autant qu'un homme peut découvrir avec l'aide des dieux. » (Hippocrate, *Du régime*, livre IV, ou *Des songes*, traduction de Littré, t. VI, p. 661.)

Tout ce livre des songes repose sur l'idée que le rêve est l'indice de la bienveillance ou de la menace des dieux, qui donnent la santé ou la maladie. Et si ce n'est plus la pensée des médecins, c'est encore, à peu de choses près, celle d'un grand nombre de personnes de notre temps. Dans l'envoi des rêves, Dieu est remplacé par la providence, le destin ou le hasard. Mais c'est toujours un phénomène réputé surnaturel dans lequel on cherche à trouver une signification.

Quand on avait, par l'incubation dans un temple (ce qui est de nos jours remplacé par les pèlerinages ou par les neuvaines) et par la prière accompagnée d'offrandes, interrogé les dieux par l'intermédiaire des prêtres et cherché à se les rendre favorables, il n'y avait plus qu'à attendre la voix de l'oracle.

Des pénitences, des sacrifices et des offrandes, accompagnés de prescriptions hygiéniques et médicamenteuses, étaient ordonnés aux malades, et quelques-uns se trouvaient guéris. Plus tard, la sorcellerie, la superstition et le charlatanisme aidant, vinrent les philtres, les charmes, les amulettes, les talismans, les arcanes, les eaux minérales, la musique, les attouchements, les corrections, etc. Alors, ce furent des grimoires, des paroles magiques, des exorcismes, la torture et le bûcher.

Quand, ainsi que cela s'observe souvent, l'épilepsie ou la folie venait à se transmettre par imitation, par une sorte de contagion morale, on supposait que le démon passait du corps des possédés dans celui des nouveaux malades. C'est de la sorte qu'on tenta de guérir le malheureux roi Charles VI, tenu pour possédé.

Juvénal des Ursins nous apprend qu'un prêtre, nommé Yves Gilemme, et trois autres personnes, accomplirent de vains efforts pour faire passer le démon dont était tourmenté le monarque dans le corps de douze hommes qu'on avait cru devoir enchaîner, par mesure de précaution. N'ayant pu y réussir, les exorcistes alléguèrent pour excuse que ces hommes s'étaient couverts du signe de la croix. D'autres moyens n'eurent pas plus d'effet, et chacun sait qu'on en fut réduit à user pour Charles VI d'un remède moins chrétien, celui d'Odette de Champdivers (A. Maury).

Il y eut aussi des saints qui avaient la vertu de guérir la possession. On institua des pèlerinages en leur honneur, et là l'acte de foi était associé à des pratiques médicales, telles que le jeûne et les purgations. On y entendait de la musique d'église. Ce moyen était ce qu'on recherchait au pèlerinage de saint Guy pour obtenir la guérison de la chorée.

La rage était guérie par l'attouchement de l'étole de saint Hubert, *aidée d'une forte cautérisation*.

Des immersions froides étaient ordonnées aux pèlerins atteints d'aliénation mentale et de folie.

Enfin, de nos jours, dans l'homœopathie, ce sont des vertus miraculeuses de la matière, et son énergie en raison inverse de sa quantité, c'est-à-dire de véritables propriétés occultes, qui sont considérées par quelques mystiques comme devant guérir toutes les maladies.

Ce n'est pas assez d'avoir fait connaître toutes les pratiques de la théurgie, de la démonomanie et du mysticisme médical, depuis les temps les plus reculés de l'histoire jusqu'au temps où nous vivons.

Leur persistance est un fait qui ne saurait exister sans cause, et dès qu'on y réfléchit, on voit qu'il y a ici un élément moral à découvrir, d nt l'existence explique pourquoi les doctrines théurgiques et les causes occultes ont pris une si profonde racine dans la pensée de l'homme, pourquoi elles trouvent et trouveront toujours de nombreux disciples.

Dans cet assemblage de choses sacrées et profanes, respectables ou ridicules, innocentes ou cruelles, honorables ou déshonnêtes, dont le tableau constitue en quelque sorte l'histoire du merveilleux et du surnaturel en médecine, l'esprit humain trouve une leçon dont il doit savoir tirer parti.

Pour mon compte, je me reprocherais de passer sous silence cet enseignement de l'histoire, et je veux m'en servir pour démontrer les rapports de ce mysticisme avec la civilisation, avec la politique, avec les croyances religieuses, et plus encore, avec ces facultés personnelles de l'homme qu'on appelle la religiosité et l'imagination.

Je l'ai déjà dit, la magie des Chaldéens et des Égyptiens, la théurgie de la Grèce et de Rome, la théurgie chrétienne, la démonomanie et la sorcellerie du moyen âge, les puissances occultes du magnétisme, le somnambulisme médical, l'homœopathie, le spiritisme moderne, etc., représentent, avec le polythéisme antique, le christianisme devenu superstitieux, et la physique moderne, l'influence multiple de la théocratie, de la superstition païenne, du mysticisme scientifique, de l'ignorance populaire et de la science.

Mais la théocratie n'est possible, et le mysticisme religieux ou profane ne peuvent exister que par suite de cette disposition innée qu'on appelle l'*imagination*, et qui, en tous lieux, chez tous les peuples, est partout la source des créations poétiques. La forme et l'objet du merveilleux varient, mais non le merveilleux; et, en médecine, si la théocratie favorise le développement de la théurgie et de la démonomanie, le merveilleux se retrouve sous forme de sorcellerie, de magie ou de magnétisme, dans les gouvernements libres de quelques républiques, ou chez ceux qui, en dehors des influences religieuses ou sceptiques, n'en croient pas moins aux esprits et aux propriétés occultes de la matière, ainsi qu'à leur influence sur la santé.

A côté des premiers mages et des prêtres médecins, il y a le magicien, l'oracle, le sorcier, le devin, le somnambule, le magnétiseur, avec cette différence que la foi pure et désintéressée des premiers disparaît chez les autres, et est remplacée par le plus avide et le plus effronté charlatanisme. Partout c'est l'imagination et l'amour du merveilleux qui font les frais du culte et qui servent de base à la doctrine : sans elle, point de prosélytisme, point d'adeptes et point de succès; par elle, au contraire, des fervents sectaires et des miracles pour entraîner la conviction des incrédules.

Qu'est-ce donc que l'imagination? Quels sont ses rapports avec la religiosité innée de l'homme? Comment peut-elle servir de base à certaines pratiques médicales? Quelle est donc son influence sur la santé et la guérison des maladies? Je vais le dire, et c'est là l'enseignement que fournit au médecin l'histoire de la théurgie et du mysticisme médical.

§ II. — De l'imagination.

L'imagination (de *imago*, image) est cette admirable faculté de l'esprit humain en vertu de laquelle l'homme *découvre dans sa pensée des images particulières, étrangères aux sensations présentes*.

L'animal raisonne, l'homme seul peut imaginer. Ce sont, chez les uns, des images coordonnées, réelles, comme elles le sont dans la nature ; chez les autres, des images abstraites; ailleurs, enfin, des images bizarres et sans ordre, comme dans le délire et dans les songes. Mais partout c'est une réminiscence ou une création de l'esprit. Chose singulière, c'est par cette faculté que se révèlent à la fois le génie et la folie. Par elle, se soutient l'espérance, cette grande consolation des malheureux; et sans elle, on peut dire sans rien exagérer, la vie n'est que la plus amère des déceptions. C'est elle qui dirige les premières pensées de l'enfant dans ses jeux, qui crée les plus nobles passions de l'homme, et qui, en même temps qu'elle lui ouvre la porte des maladies, lui fournit aussi le plus surprenant des moyens de guérison.

L'imagination, qui varie avec l'âge, est très-vive dans l'enfance. C'est à ce point que les anciens Grecs supposaient que les regards d'une personne étrangère avaient le funeste pouvoir de faire maigrir et dépérir les enfants à la mamelle, et qu'ils soustrayaient ceux-ci à l'*œil de l'envie* et à l'haleine des personnes qu'ils supposaient capables de les infecter. Ils essayaient même de prévenir ces dangers en mettant au cou des enfants une balle d'or ou d'argent pour attirer les regards et les détourner de la figure. (Virey, IMAGINATION, p. 24, *Dictionnaire des sciences médicales.*)

Sa vivacité est différente selon le sexe, selon le climat et selon le régime. Tout le monde sait que dans les pays de l'Orient, où règne une température élevée, où la nourriture est peu abondante et où le jeûne est facile, l'imagination s'exalte au plus haut degré, favorise les extases poétiques et engendre ces illusions sensoriales dont l'histoire nous conserve le souvenir.

L'imagination a un pouvoir immense, non-seulement sur la conservation de la santé, mais encore sur l'apparition des maladies et sur leur guérison. Charron l'a dit (*De la sagesse*, XVIII) : « L'imagination est une puissante chose... Ses effets sont merveilleux et étranges... ; elle fait perdre le sens, la cognoissance, le jugement, fait devenir fol et insensé..., fait deviner les choses secrètes et à venir, et cause les enthousiasmes, les prédictions et merveilleuses intentions, et ravit en extase, réellement tue et fait mourir. Bref, c'est d'elle que viennent la plupart des choses que le vulgaire appelle *miracles, visions, enchantemens*. Ce n'est pas le diable, ni l'esprit, comme il le pense, mais c'est l'effet de l'imagination, ou de celle de l'agent qui fait de telles choses, ou du patient et spectateur qui peut voir ce qu'il ne voit pas. »

On sait, en effet, que la frayeur des épidémies dispose tout particulièrement à l'apparition du mal ceux qui en redoutent vivement les atteintes, et que les médecins ne traversent si impunément les contagions que parce qu'ils n'en ont pas peur. L'appréhension d'une maladie la fait quelquefois apparaître par suite des effets de la concentration de la pensée sur l'organe qu'on suppose malade et qui ne l'est pas encore.

De cette disposition d'esprit résulte, dans cet organe, un afflux de sang suivi de la maladie analogue ou semblable à celle qu'on redoutait. C'est ainsi que les étudiants en médecine, qui craignent une maladie de cœur ou une carie vertébrale, ont des palpitations fort incommodes ou un notable affaiblissement des membres inférieurs, avec des fourmillements paraplégiques.

On cite le fait d'un Esquimau qui, ayant perdu sa femme, éprouva un si ferme désir d'allaiter son enfant, que du lait se forma dans ses mamelles et qu'il essaya de nourrir au sein (*Revue Britannique*, 4e série, t. XVI, p. 52). Ce fait, qu'il ne faut accepter qu'avec réserve, a été réellement observé chez la femme encore vierge. Il a été plusieurs fois constaté chez des jeunes filles qui ont essayé de se substituer à une mère qui venait de mourir. En donnant leur sein vide, la succion de l'enfant y faisait venir du lait.

Le mysticisme religieux produit des phénomènes analogues, sinon semblables, et parmi eux, les plus étranges sont ceux qui sont connus sous le nom de *stigmatisations*.

L'exemple le plus frappant est celui de saint François d'Assise. « Ce religieux était arrivé à la fin de sa carrière, après avoir vu réussir tous ses projets. Il avait obtenu du pape Honorius III la confirmation de l'ordre fondé par lui, pour les deux sexes; il avait inauguré une règle nouvelle, qui était regardée comme la conception la plus parfaite qu'on eût jamais eue de la vie monastique. Satisfait d'une tâche si glorieuse, il s'était démis du généralat entre les mains de Pierre de Catane, pour ne plus songer qu'à son salut. Il se retira, en conséquence, dans une solitude de l'Apennin, entre l'Arno et le Tibre, non loin de Camaldoli et de Vallombrosa, et fixa sa retraite sur une montagne appelée l'Alverne, que lui avait abandonnée le propriétaire, un seigneur du pays, nommé Orlando Cataneo : là, dégagé de tous les devoirs et de toutes les préoccupations de la vie pratique, il se livrait sans mesure aux rigueurs de l'ascétisme le plus sévère et méditait incessamment en Dieu.

Des extases s'emparaient de temps à autre de son esprit, et le rendaient de plus en plus indifférent aux objets de la terre. Les macérations, les abstinences, se succédaient chez lui sans relâche. Parmi les carêmes surérogatoires qu'il s'était imposés, se trouvaient les quarante jours qui séparent la fête de l'Assomption de celle de Saint-Michel. Exténué par le jeûne et s'abîmant une fois dans les élans de la prière la plus ardente, il crut entendre Dieu qui lui ordonnait d'ouvrir l'Évangile, afin que ses yeux pussent y lire ce qui serait le plus agréable à son créateur. Frappé de cet avertissement divin, saint François remercia Dieu dans une nouvelle prière qui dépassait encore en ferveur celles auxquelles il se livrait depuis le commencement de ce carême. « Ouvre-moi le livre sacré », dit-il au frère Léon, qui l'avait suivi dans sa retraite. Trois fois cette épreuve fut faite, et trois fois le volume s'ouvrit à la passion de Jésus-Christ. Le saint crut reconnaître là un ordre de pousser son imitation de la vie du Sauveur plus loin qu'il ne l'avait encore fait. Sans doute, il avait imposé silence à la chair par la mortification, et crucifié son esprit et ses désirs, mais il n'avait point encore soumis son corps au supplice de la passion, et c'était le supplice que Dieu lui prescrivait en lui montrant du doigt le récit de l'Évangile.

Après cette épreuve, le solitaire n'eut plus qu'une pensée : le crucifiement de son divin Maître. Il en passa et repassa en esprit les douloureuses phases, exaltant davantage son imagination à chaque oraison. En même temps qu'il exténuait son corps par un jeûne prolongé, il travailla à évoquer en lui le tableau émouvant du Sauveur sur la croix.

Dans ses visions, il était tellement absorbé par la contemplation du Dieu souffrant, qu'il perdait conscience de lui-même, et se trouvait transporté dans un monde surhumain. Le jour de l'Exaltation de la croix, se livrant plus encore que de coutume, en raison de la solennité, à une de ces contemplations extatiques, il crut voir un séraphin ayant six ailes ardentes et lumineuses descendre rapidement de la voûte des cieux et s'approcher de lui. L'esprit évangélique soutenait entre ses ailes la figure d'un homme, les pieds et les mains attachés à une croix. Lorsque le saint assistait à ce spectacle miraculeux avec une onction et un étonnement profonds, la vision s'évanouissait tout à coup. Mais le pieux anachorète en avait ressenti un contre-coup étrange, et toute son économie était demeurée profondément troublée. Il éprouva surtout aux pieds et aux mains des sensations douloureuses qui firent bientôt place à des ulcérations, à des espèces de plaies qu'il considéra comme les stigmates de la passion du Christ.

Ce miracle eut un immense retentissement. Rien n'était plus fait pour frapper des imaginations avides du merveilleux, et fortifier la vénération profonde que ce saint personnage excitait par ses travaux et ses vertus. Le pape proclama les stigmates de saint François un don miraculeux de la grâce, et les chrétiens tinrent le prodige pour une démonstration péremptoire du mystère de la Rédemption, à raison surtout de cette circonstance que les stigmates avaient été imprimés au saint jour de l'Exaltation de la croix.

L'allégresse que causa le miracle fut surtout grande chez les franciscains. C'était le triomphe de leur ordre; ce prodige donnait une preuve éclatante de l'amour infini de Jésus-Christ pour leur fondateur, puisqu'il l'avait choisi pour offrir sur la terre une image visible de sa divinité. Il y eut donc désormais pour les religieux mendiants deux passions, celle de Jésus-Christ et celle de saint François. On vit un gardien des cordeliers de Reims, le père Lanfranc, faire inscrire au fronton de son couvent : *Deo homini et beato Francisco, utrique crucifixo :*

« A l'homme-Dieu et à saint François, tous deux crucifiés. » (Maury, *Magie*, p. 349.)

D'autres moines, Philippe d'Acqueria, Benoît de Reggio, Charles de Saeta; Dodo, de l'ordre des Prémontrés; Angèle del Paz, de Perpignan; Nicolas de Ravenne, sainte Catherine de Sienne, etc., eurent le même avantage, et rêvant sans cesse aux souffrances de la passion, en virent les stigmates se montrer sur leur corps. Une fois répandue, la nouvelle de ces stigmatisations en fit paraître d'autres dans les cloîtres du xve siècle. Mais des variations se produisirent. Sainte Catherine de Raconisio et quelques autres eurent sur le front les stigmates de la couronne d'épines. D'autres éprouvèrent les douleurs de la flagellation et en conservèrent les marques, complétant ainsi dans leurs extases toutes les douloureuses circonstances de la passion. Ce fut une véritable épidémie, et pendant près d'un siècle on ne parlait que de semblables miracles. Ils se reproduisirent jusqu'au siècle dernier.

Des phénomènes semblables à ceux de la stigmatisation ont été obtenus en d'autres circonstances. Ainsi on a vu des individus s'imaginer en rêves recevoir des blessures, des coups, être frappés de maladies, et avoir au réveil, ou quelques jours après, les stigmates de ces contusions sur les parties qu'ils supposaient atteintes, ou les symptômes de la maladie rêvée. L'histoire nous apprend que les solitaires de la Thébaïde et quelques visionnaires faisaient voir sur leur peau les marques rougeâtres laissées par le fouet du démon ou de l'ange qui les avait châtiés. On sait aussi que les malades lutinés dans le sommeil par le succube montrent sur le corps des taches violacées que les auteurs de démonologie ont appelées *sugillationes*, stigmates qui, dans les procès de sorcellerie, servaient à établir le fait de la pression démoniaque.

Burdach dit qu'on a vu une tache bleue sur le corps

d'un homme qui venait de rêver avoir reçu une contusion.

Le docteur Marmisse, de Bordeaux, rapportait, dans l'*Union médicale* de 1862, le fait curieux que voici : Une dame, souffrante déjà depuis quelque temps, eut besoin d'être saignée. Sa femme de chambre, qui lui était très-attachée et qui la soignait très-assidûment, assista à cette petite opération ; elle en ressentit une émotion si profonde, qu'au moment où le praticien enfonçait sa lancette dans le bras de la malade, la servante éprouva au pli du coude le sentiment d'une piqûre, et vit, peu de temps après, apparaître une petite plaie dans cet endroit.

Le docteur Elliotson a recueilli un assez grand nombre de faits, dans lesquels l'attention concentrée sur une partie du corps y a fait naître de la douleur. Ainsi, les hystériques, dont les fonctions périodiques sont supprimées, ont souvent des hémorrhagies par les divers organes sur lesquels elles portent leur attention.

Un travail matériel dans l'économie peut donc s'opérer sous l'influence des préoccupations de l'âme, et, selon le degré de cette influence, la chair en garde les traces apparentes. Ces faits sont de la plus haute importance, et ils justifient parfaitement la croyance populaire sur le rapport des pensées de la femme enceinte et les taches qui se produisent quelquefois sur le corps de l'enfant.

Si la pensée agit sur la matière, elle agit encore plus sur la sensation ; de là les hallucinations de la vue, de l'ouïe, de l'odorat des extatiques dans leurs rapports avec Dieu, les sensations du toucher qui leur fait croire qu'elles sont enlevées de terre, et les ravissements qu'elles éprouvent de leur commerce avec Jésus-Christ. Cette influence de l'imagination sur la vitalité des organes, sur leurs fonctions et sur les sensations, est telle, qu'on a vu le trouble de cette faculté être suivi d'une mort immédiate. En voici un exemple. En 1784, dans un rapport de Bailly sur le magnétisme, ce philosophe attribue les crises nerveuses magnétiques à l'imagination. A ce sujet, il rapporte l'anecdote suivante. En 1750, à Copenhague, voulant éprouver les effets de l'imagination sur le corps, quelques médecins obtinrent qu'un criminel, condamné au supplice de la roue, périrait par un moyen plus doux, tel que l'hémorrhagie. Après l'avoir conduit, les yeux bandés, dans la pièce où il devait mourir, on piqua le patient aux bras et aux jambes et l'on simula un bruit d'écoulement de liquide. Bientôt le condamné fut pris de syncopes, de sueurs froides, de convulsions, et il mourut au bout de deux heures et demie... Or, il n'y avait pas eu de saignée ; de simples piqûres, sans hémorrhagie, avaient été faites aux bras et aux jambes, et l'eau s'écoulant de quatre robinets ouverts simulait le bruit du sang tombant dans un vase. La mort de ce malheureux fut donc l'effet des troubles de son imagination. (L. Figuier, *Histoire du merveilleux*, t. III, p. 341.)

Les maux enfantés par les troubles de l'imagination ne sont rien en comparaison des bienfaits qu'elle procure; ses guérisons sont innombrables, et là où elle ne peut guérir, elle apporte du moins le bonheur, la joie et la douce espérance d'une amélioration prochaine.

Contentement passe richesse, dit avec raison le proverbe, et cela est bien vrai, car il suffit souvent d'avoir confiance en celui qui peut guérir, pour être soulagé ou guéri. En médecine, comme ailleurs, la foi est une force dont la puissance est sans limites et fait des miracles. Les incubations dans les temples, les paroles magiques, les charmes, les grimoires, les philtres, les arcanes, les talismans, les nombres, les amulettes, les terreurs morales, les attouchements royaux, ceux d'un prêtre, d'un oracle ou d'un médecin, en sont la preuve ; et les malades qui croient fermement à ces influences sont, dans beaucoup de cas, bien près d'être guéris.

Profanes ou sacrés, tous les pèlerinages et toutes les pratiques du mysticisme médical produisirent des merveilles.

C'est ainsi que le simple toucher du roi guérissait les scrofuleux; que les exorcismes faisaient disparaître les attaques convulsives chez les malheureux qui en étaient atteints.

C'est pour la même raison que la main d'un mort appliquée sur des écrouelles les a fait guérir (van Helmont et Bayle) ; que Pyrrhus, roi des Épirotes, avec son pied, obtenait des guérisons miraculeuses (Tacite).

Hertwig (*Obs. medic.*) rapporte qu'un médecin ayant donné à un paysan une ordonnance écrite pour avoir une purgation, lui dit : *Vous prendrez cela.* Notre homme, rentré chez lui, se met au lit, avale le papier, qui le purge fortement, et peu après il revient dire au médecin que sa purgation l'a guéri.

Des guérisons ont même été obtenues par le simulacre des exorcismes.

Une prétendue possédée faisait beaucoup de dupes au temps d'Henri III. Amenée devant l'évêque d'Amiens, celui-ci ordonna à un laïque de se vêtir d'habits sacerdotaux, et de feindre de l'exorciser sur les Évangiles ; mais on lut en place les épîtres de Cicéron. Ce diable, qui ne se doutait pas de la ruse et ne connaissait pas le latin, s'agita avec violence, comme s'il eût déjà ressenti les tourments de l'enfer. Le voilà donc conjuré par l'incrédule Cicéron, comme par les plus saints apôtres.

Les pèlerinages produisirent aussi des merveilles, et cela dans toutes les religions. Ainsi, à Cachemire, on conserve précieusement trois poils de la barbe de Mahomet qui accomplissent des cures miraculeuses chez les nombreux pèlerins qui viennent chaque année implorer la relique du grand prophète.

Moi-même, qui n'ai guère de prétention à passer pour sorcier, ni pour un envoyé céleste ou pour un prophète, j'ai fait des miracles, et il m'est arrivé de guérir des malades qui ont eu l'immense avantage d'avoir en moi une confiance illimitée.

En 1849, lorsque j'étais chef de clinique à l'Hôtel-Dieu, on m'apporta une petite fille de onze ans, nommée Louise Parquin, qu'une frayeur excessive, causée par une tentative de viol, avait rendue muette et paralytique des quatre membres. Cette enfant venait de la province. Pendant deux mois, tout avait été mis en œuvre par les médecins de la localité et des environs, mais tout était resté infructueux. Désespéré, le père voulut amener son enfant à Paris. Celle-ci, qui n'entendait parler de la grande ville, de ses grands médecins et de l'Hôtel-Dieu que d'une façon pompeuse, pour elle plus saisissante en raison de son âge, arriva pleine de foi à l'Hôtel-Dieu pour y chercher la guérison. Le soir, je la vis muette et paralytique, et fâché de trouver une infirme dans un hôpital, je ne fis aucune prescription. Elle était encore dans le même état le lendemain matin. J'ajournai tout traitement. Dans la journée, elle commença à parler; le jour d'après, elle commençait à remuer les jambes; et le troisième jour, elle marchait dans les salles, complétement guérie : sa foi l'avait sauvée. Une impression morale vive, de nature différente, lui avait, à quelques mois de distance, enlevé et rendu l'usage de la langue et des membres.

J'ai vu une fille hystérique et frappée depuis quelques mois d'une paralysie des membres inférieurs qui avait résisté à tout traitement. On lui annonça qu'on allait la guérir par la cautérisation du dos avec le fer rouge. Au jour fixé, assise nue devant le brasier où chauffaient les fers, on prit un *cautère froid* dont on se servit pour toucher la colonne vertébrale. Aussitôt la jeune fille, qui n'avait rien vu, pousse des cris de douleur comme si on l'avait brûlée, et, faisant des efforts pour échapper à cette cautérisation imaginaire, se lève, se sauve comme si elle avait le feu dans les reins.

A ces récits je veux en joindre un autre, non moins curieux, et dans lequel un simple effort d'imagination, l'espérance de guérir, a fait le miracle de la disparition subite d'une paralysie.

On le trouve dans la *Revue britannique* et dans le charmant livre du baron Feuchtersleben (*Hygiène de l'âme*, 1854, p. 33).

Un médecin anglais, le docteur Beddoës, croyait que l'oxyde nitreux était un spécifique certain contre la paralysie. Davy, Coleridge et lui se déterminèrent à tenter une expérience sur un paralytique de bonne maison, abandonné par les médecins. Le patient ne fut point averti du traitement auquel on allait le soumettre. Davy commença par placer sous la langue de ce malade un petit thermomètre de poche, dont il se servait dans ces occasions pour connaître le degré de chaleur du sang, degré que l'oxyde nitreux devait augmenter. A peine le paralytique eut-il senti le thermomètre entre ses dents, qu'il fut persuadé que la cure s'opérait et que l'instrument merveilleux qui devait le guérir n'était autre que le thermomètre : « Ah ! s'écria-t-il, je me sens mieux. » Davy adressa un regard expressif à Beddoës et à Coleridge. Au lieu du spécifique, on se contenta du thermomètre, qui, pendant quinze jours consécutifs, fut placé avec toute la solennité convenable sous la langue de ce pauvre homme, dont les membres se délièrent, et dont la santé renaquit, dont la cure fut complète, et auquel on ne fit subir aucun autre traitement. Si Davy n'eût pas entouré d'un certain mystère son expérience, s'il avait négligé la partie dramatique de son art, s'il avait dit au patient : Voici un thermomètre qui doit servir à tel usage, le malade serait resté paralytique, et le traitement par l'oxyde nitreux aurait peut-être entraîné la mort.

§ III. — De l'imitation dans ses rapports avec la production et la guérison des maladies.

A l'influence de l'imagination qui crée les maladies et qui les fait disparaître, il faut, pour bien comprendre tout ce qui est relatif à l'histoire de la théurgie et du mysticisme médical, et des qualités thérapeutiques occultes accordées à la matière, tenir compte d'une autre disposition de l'esprit, qui exerce une action tout aussi réelle tant sur la production des maladies que sur leur propagation et sur leur guérison : je veux parler de l'*imitation*. On ne tient pas, en toute chose, à faire comme son voisin, mais un sentiment irrésistible y pousse l'individu, et, en bien comme en mal, chacun, plus ou moins, fait instinctivement ce qu'il voit faire. L'imagination n'y est pour rien, et la pensée subjuguée impose aux organes la reproduction involontaire des actes accomplis par un autre. Comme l'imagination, l'imitation est la source d'un grand nombre de maladies, surtout des névroses convulsives et mentales, mais il faut dire aussi qu'elle peut être l'instrument de leur guérison.

« La vue des angoisses d'aultrui m'angoisse matériellement, et a mon sentiment souvent usurpé le sentiment d'un tiers; un tousseur continuel irrite mon poulmon et mon gosier. » (Montaigne.)

C'est dans l'humanité l'histoire de Panurge et de ses moutons : « Panurge, sans aultre chose dire, jecte en pleine mer son mouton criant et bellant. Tous les aultres moutons, criant et bellant en pareille intonation, commencerent soy jecter et saulter en mer après à la file. La foule estoyt à qui premier y saulteroyt après leur compaignon. Possible n'estoyt des les en guarder. Comme vous scavez estre du mouton le naturel toujours suivre le premier quelque part qu'il aille. » (F. Rabelais, *Pantagruel*, liv. IV, chap. VIII.)

L'imitation produit toutes les névroses, et à ce titre il n'est pas surprenant qu'elle ait produit les épidémies de folie suicide, de convulsions, de démonomanie, de lycanthropie, etc., dont l'histoire a gardé le souvenir.

Ce n'est pas seulement de nos jours qu'on a constaté l'influence de l'imitation sur la production et la guérison des maladies.

En effet, deux cents ans avant la guerre de Troie, on vit les filles de Prœtus en proie à des attaques d'hystérie, qui erraient à travers les campagnes, se croyant changées en génisses; bientôt, la maladie se propageant, ce fut une véritable épidémie de lycanthropie parmi les femmes d'Argos. Le berger Mélampe parvint à guérir les filles du roi. Ayant remarqué que ses chèvres se purgeaient en mangeant de l'ellébore, il eut l'idée d'en faire prendre à ses malades.

Ensuite, pensant qu'une grande fatigue musculaire ne ferait que compléter la cure, il les fit poursuivre à outrance par de jeunes garçons.

Il obtint ainsi une guérison complète, et bientôt l'épidémie cessa d'elle-même. Prœtus, en récompense d'un si grand service, voulut lui donner une de ses filles en mariage, mais Mélampe n'accepta qu'à la condition que son frère aurait la même faveur et qu'il épouserait une des Prœtides.

Nous trouvons dans Plutarque le récit d'une épidémie de suicide qui régnait chez les filles de Milet.

Elles avaient adopté un lieu spécial où chaque jour un grand nombre d'entre elles venaient se pendre. Pour arrêter cette triste monomanie, il ne fallut rien moins qu'un édit de la république qui ordonnait d'exposer à nu, en public et la corde au cou, le corps des filles qui se seraient pendues. Les magistrats, en frappant l'imagination populaire de terreur par l'idée d'une profanation, réussirent ainsi à arrêter les suicides qui dépeuplaient leur ville.

A une époque beaucoup plus rapprochée de la nôtre, on a vu un fait du même genre se produire à Lyon ; de nombreuses jeunes filles se précipitèrent dans le Rhône, choisissant toujours le même lieu pour leur suicide.

Un autre fait analogue a existé en Artois. Une jeune fille s'étant noyée dans une mare, celle-ci devint bientôt un lieu de prédilection que choisirent plusieurs jeunes filles qui recherchaient la mort avec une sorte d'avidité.

Dernièrement, il y eut, à la maison de détention de la Roquette, une épidémie de suicide parmi les jeunes détenus. Un enfant, anéanti par la dureté de la discipline, eut l'idée de mettre fin à ses jours; il parvint à s'échapper de son cachot et se précipita du haut d'un pont. Peu de jours après, on constata un nouveau suicide dans le même endroit, puis un autre, jusqu'à ce qu'enfin on prît des mesures pour mettre fin à cette sorte de monomanie.

Tout le monde connaît l'histoire de cette fameuse guérite qu'on fut obligé de brûler; car depuis qu'un soldat s'y était brûlé la cervelle, plusieurs de ceux qui y montèrent la garde suivirent ce funeste exemple.

Il en est de même de cette porte des Invalides, où un grand nombre de vétérans mirent fin à leurs jours depuis que l'un d'entre eux s'y était pendu. On ne put arrêter cette folie suicide qu'en détruisant la porte.

De tous ces faits où l'imitation joue un si grand rôle, on peut rapprocher ceux qui se passaient au moyen âge. L'histoire du vampirisme et de la lycanthropie en offre des exemples curieux.

On voyait des hommes errer dans les forêts, se prétendant changés en loup, ou s'accuser de sucer le sang des enfants et de manger de la chair humaine.

Tous les faits que je viens d'indiquer se sont souvent reproduits, mais il en est de moins connus et qui n'en sont pas moins intéressants.

Il en est un qui, observé pendant la bataille de Lützen, a été l'objet d'un curieux conflit entre l'autorité de Larrey et l'omnipotence de Napoléon Ier.

Le lendemain de la victoire, dans le compte rendu du chirurgien en chef Larrey, l'empereur s'aperçut que beaucoup de jeunes soldats, parmi les nouvelles recrues, avaient à la main des blessures qui n'étaient pas ordinaires et qu'il crut n'être pas le résultat du combat. Suspectant là des mutilations volontaires, épidémiques et contagieuses, accomplies dans le but d'échapper au service militaire; encouragé d'ailleurs dans cette funeste pensée, par quelques-uns de ses généraux, il entre en colère, et, pour arrêter le mal à ses débuts par une vigoureuse intimidation, il ordonne de décimer les blessés en fusillant ceux que désignerait le sort. Aussi humain que courageux dans la circonstance, Larrey veut persuader à l'empereur qu'il se trompe, et il insiste avec une telle vigueur, que l'empereur le congédie presque en disgrâce en lui demandant un rapport pour le lendemain.

Larrey se retire et fait le rapport exigé. Il revient alors, sûr de lui-même, certain de faire cesser le mal que veut atteindre l'empereur, sans recourir à aucune violente extrémité. Il attribue à la maladresse et à l'inexpérience des armes ce que l'empereur croyait être un lâche effet de la préméditation, et il réussit à sauver la vie de ses semblables en honorant glorieusement la sienne.

Le même phénomène de mutilation volontaire s'est reproduit de nos jours en Afrique. Un soldat s'étant fait sauter l'index, il est bientôt imité par un grand nombre de ses camarades. On fut obligé de disperser le régiment. Mais le bruit de ces mutilations s'étant répandu, on les vit, pendant quelque temps, se reproduire dans divers endroits.

C'est à l'imitation qu'on doit rapporter aussi tous les phénomènes de convulsions qu'on a observés à Saint-Guy, dans les Cévennes, sur le tombeau du diacre Pâris, etc., de même que ceux qui se passaient autour du baquet de Mesmer.

J'ai publié l'année dernière plusieurs faits de convulsions, dont la cause doit certainement être attribuée à l'imitation. En voici, du reste, quelques-uns que je reproduis ici :

Au mois de juin 1848, à l'époque de nos discordes civiles, lorsque tant d'ouvriers sans ouvrage étaient dans le besoin, le gouvernement provisoire eut l'idée de créer des ateliers nationaux de femmes, où l'on pourrait faire fabriquer les chemises de la troupe moyennant un modique salaire quotidien. Plusieurs ateliers furent ouverts : l'un d'eux fut installé au bout de la rue de Grenelle, dans le vaste manége de M. Hope.

Quatre cents femmes furent installées dans ce manége, dont la quantité d'air fut mesurée et fixée à 5000 mètres cubes, ce qui donnait environ 12 mètres cubes par ouvrière. De vastes fenêtres pratiquées dans la partie supérieure, près du toit, répandaient à profusion l'air et la lumière dans cette vaste enceinte.

La durée du travail était de dix heures, avec un repos de deux heures dans la matinée et un repos semblable après midi. Ce n'était pas là une règle bien pénible, et l'occupation n'était guère fatigante, ni exercée dans de mauvaises conditions de salubrité.

Malgré cela, au bout de quinze jours, on vint annoncer à la mairie que des accidents sérieux, alarmants pour la population, se manifestaient sur le personnel de l'atelier national du manége Hope.

Une des ouvrières perdit tout à coup connaissance, elle pâlit et eut des convulsions toniques et cloniques dans les membres, avec serrement des mâchoires. A l'autre bout du manége, une seconde ouvrière, qui n'avait pas vu la première, éprouva des accidents à peu près semblables; puis ce fut une troisième, successivement d'autres encore, prises çà et là dans cette immense assemblée; si bien qu'en deux heures il y eut trente de ces femmes, jeunes ou âgées, qu'on fut obligé d'emporter loin du manége. On allait les étendre en plein air, sur l'esplanade des Invalides, alors couverte de gazon; et malgré l'ardeur du soleil et une atmosphère étouffante, sous l'influence d'un peu d'eau fraîche, tous ces accidents nerveux cessèrent en vingt ou trente minutes, d'après ce qui me fut raconté.

Le lendemain, les malades de la veille revinrent à l'atelier pour reprendre leur travail. Au bout de quelques heures, l'une d'elles fut de nouveau surprise par une perte de connaissance avec convulsions générales. Il y en eut une seconde, puis une troisième, et les mêmes phénomènes nerveux, à quelques nuances près, se montrèrent sur quarante-cinq personnes, qui furent portées à l'air et couchées sur le gazon de l'esplanade. De ce nombre, il y en eut beaucoup qui avaient été malades le jour précédent, mais l'affection nerveuse avait évidemment fait de nouvelles victimes.

Le troisième jour, mêmes accidents sur quarante ouvrières, et la population de ces quartiers ne put assister sans murmure à ce spectacle quotidien d'ouvrières accumulées dans un vaste atelier de travail, et qui présentaient ainsi des accidents de syncope convulsive, pouvant, par la crainte de la mort, effrayer ceux qui ne sont pas familiarisés avec les malades. Ignorance ou malveillance, on entendit accuser le gouvernement provisoire de vouloir se débarrasser de ceux qu'il ne voulait pas avoir à nourrir; des menaces de vengeance se firent entendre et arrivèrent jusqu'à la mairie. Elle était alors dirigée par deux confrères, MM. Dujardin-Beaumetz et Des Étangs, qui me donnèrent mission d'étudier ces accidents, pour en faire connaître les causes dans un rapport à M. le préfet de police. C'est ce que je fis aussitôt; mais je revins pour observer la suite des événements et prendre des notes précises sur les faits que j'avais signalés.

Je ne vis les malades qu'au troisième jour, lorsque cent quinze d'entre elles avaient déjà été affectées. Plusieurs avaient eu peu de chose. Au moment de ma visite, quelques-unes avaient repris l'usage des sens et ne ressentaient plus rien de leur attaque. Quinze étaient encore à peu près sans connaissance, étendues sur le gazon, au milieu d'une foule immense que ce spectacle avait profondément émue et passionnée. Toutes avaient le visage naturel; quelques-unes étaient roides, immobiles, les yeux fermés, avec rigidité des membres, insensibles au bruit, aux odeurs, à la piqûre d'une épingle et le pouls très-ralenti. D'autres avaient des soubresauts du tronc, des secousses musculaires dans les membres, le même ralentissement du pouls et la même insensibilité des organes des sens. Je n'en ai pas vu qui eussent de vraies convulsions, ni les spasmes cyniques de certains cas d'hystérie; aucune n'eut de pleurs ni de suffocation véritable. Et quand, après avoir repris leurs sens, elles purent me raconter leurs sensations, elles me dirent qu'elles avaient été prises d'étouffement avec fourmillements des membres, de vertiges avec besoin d'air, crainte d'une mort prochaine, et alors qu'elles étaient tombées sans connaissance dans l'état convulsif que je viens de décrire.

Quelques-unes de ces femmes étaient antérieurement sujettes à des pertes de connaissance ou à des attaques d'hystérie, mais il y en eut un grand nombre, et j'ai le regret de n'avoir pu les compter, qui furent prises pour la première fois de ces accidents nerveux.

Ne trouvant rien dans le manége qui pût expliquer ces accidents; aucune mauvaise odeur, pas de chaleur excessive, le sol étant fréquemment arrosé; pas d'insuffisance d'air, puisqu'il y avait 12 mètres d'air par personne en plein jour; pas d'accumulation d'acide carbonique, puisqu'une allumette brûlait à peu de distance de la terre, je pensai :

1° Que les accidents nerveux observés sur les ouvrières du manége Hope étaient des syncopes convulsives, probablement de nature hystérique;

2° Qu'ils étaient le résultat d'une contagion nerveuse;

3° Qu'il fallait renvoyer les ouvrières malades pour empêcher la propagation du mal à d'autres personnes;

4° Qu'il fallait faire ventiler le manége au moyen d'ouvertures pratiquées dans le bas de la muraille.

Ces conclusions furent adoptées, et la peur du renvoi de l'atelier, l'absence de tout principe contagieux hystérique, ou la ventilation plus complète, firent immédiatement cesser la manifestation des syncopes convulsives.

Des faits du même genre se sont produits en 1861, à l'église de Montmartre, le jour de la première communion, et les syncopes convulsives contractées ainsi sous l'influence d'une émotion morale ont été, pour une enfant, le point de départ d'une épilepsie fort grave. Ce récit a son importance, comme on va en juger.

Le 9 juin 1861, les enfants de la paroisse de Montmartre étaient rassemblés pour la retraite de la première communion, qui devait avoir lieu le jeudi suivant, 13 du même mois. Il y avait dans l'église cent cinquante garçons et à peu près cent cinquante filles, ce qui pouvait faire cinq cents personnes avec les assistants.

Dès le premier jour, le sanctuaire n'étant pas encombré

et nul exercice de piété n'ayant encore surexcité l'imagination des enfants, trois filles furent prises de perte de connaissance et de mouvements convulsifs généraux qui durèrent quelques instants. C'était une syncope convulsive. Il en fut de même aux offices du lendemain, 10, le matin et le soir. Le jour d'après, 11, les mêmes accidents se reproduisirent sur trois ou quatre autres jeunes filles; le mercredi 12, les convulsions apparurent encore sur quelques jeunes filles. Les ecclésiastiques, craignant alors de trop exalter l'imagination de ces enfants, prièrent le prédicateur, jusque-là toujours réservé, de ne pas se laisser aller à aucun entraînement de paroles capables d'exciter la terreur; il n'y eut là, par conséquent, aucune de ces intimidations morales auxquelles on a l'habitude de se livrer pour inspirer l'horreur du vice en montrant les vengeances du ciel prêtes à punir le pécheur. Malgré ces précautions, le 13, jour de la première communion, au milieu d'une assistance nombreuse, évaluée à trois mille personnes, par une chaleur excessive, bien que toutes les fenêtres fussent ouvertes, douze ou treize jeunes filles furent prises de convulsions avec perte de connaissance; on fut obligé de les emporter hors de l'église. Prises çà et là dans l'assemblée sans se voir les unes les autres, elles poussaient un cri, tombaient en syncope, et se tordaient sur le sol. Chez quelques enfants, l'attaque dura peu; mais il en est d'autres chez lesquelles la perte de connaissance dura une heure et demie, avec les apparences les plus graves.

Aux offices du soir, une vingtaine d'enfants furent prises comme le matin, avec les mêmes symptômes, durant de quelques minutes à une heure. On remarqua aussi que plusieurs de ces enfants étaient prises pour la deuxième ou troisième fois.

On amena à l'hôpital Sainte-Eugénie une de ces enfants, et dans mes salles j'ai pu l'observer avec soin.

Elle était prise, trois ou quatre fois par jour, de céphalalgie, de vertige, de strabisme, suivis de syncope convulsive. Elle tombait n'importe où elle se trouvait, en se frappant avec violence sur le sol et en se faisant de très-fortes contusions. Le visage était rouge, la bouche tordue, écumeuse; il y avait du strabisme, et quelquefois l'enfant se mordait profondément la langue.

Elle se débattait avec violence et se roulait comme une possédée, sans connaissance, insensible au bruit et à la douleur; ses membres roidis se dressaient et s'abaissaient avec violence, puis au bout de dix minutes les accidents se calmaient pour reparaître avec la même force ou cesser définitivement.

Alors l'enfant revenait un peu à elle, restait abasourdie, étonnée et comme endormie pendant une heure. Les yeux troublés ne voyaient que du feu, et, à la fin de chaque attaque, elle disait voir quelque temps devant elle un grand crucifix rouge. Il ne lui restait qu'un peu d'insensibilité aux avant-bras et aux mains.

A l'exception de ces accidents, elle mangeait bien et paraissait en très-bonne santé.

Ces attaques convulsives épileptiformes ont duré près de deux mois et ont été guéries par des *lavements de chloroforme* administrés trois fois par jour.

On pourrait multiplier indéfiniment les exemples de névroses dues à l'imitation. Cela est inutile; mais disons, pour compléter le sujet, qu'il est aussi un grand nombre de phénomènes organiques qui sont sous l'influence de l'imagination.

Beaucoup de gens ne peuvent voir *vomir* devant eux sans avoir des nausées ou sans vomir; c'est ce qui arrive fréquemment à l'occasion du mal de mer dans les traversées pénibles. La *toux de coqueluche* est, comme sa cause, contagieuse au même degré, et j'ai vu plusieurs fois, dans mes salles de l'hôpital des Enfants malades, des enfants atteints de coqueluche tousser en même temps, dès que l'un d'eux avait donné le signal. Ce n'est cependant pas là une imitation vaniteuse, semblable à celle qui engendre un certain nombre de névroses mentales.

On ne peut voir *bâiller* quelqu'un sans bâiller soi-même. Le *rire* amène le rire.

On a vu le *hoquet* se reproduire par contagion, et, en 1698, à la Nouvelle-France, dans l'hôpital de Villamané, une fille entrée avec le hoquet et les convulsions transmit son mal, au bout de trois jours, à quatre autres filles affectées de maladies différentes.

Des cris, des *miaulements* se transmettent enfin de la même manière. On en verra la preuve dans le récit suivant.

« M. Nicolle a connu une maison religieuse où se sont produits des faits remarquables.

» C'était une communauté très-nombreuse de filles, lesquelles se trouvaient saisies, tous les jours, à la même heure, d'un accès de vapeurs, le plus singulier et pour sa nature et pour son universalité, car tout le couvent y tombait à la fois; on y entendait un miaulement général par toute la maison, qui durait pendant plusieurs heures, au grand scandale de la religion et du voisinage, qui entendait miauler toutes ces filles. On ne trouva pas de meilleur moyen, plus prompt ni plus efficace, pour arrêter ces imaginations blessées, qu'en les frappant d'une impression qui les retînt toutes et toutes à la fois. Ce fut de leur faire signifier, par ordre des magistrats, qu'il y aurait à la porte du couvent une compagnie de soldats qui, au premier miaulement, entrerait dans le couvent, et que sur-le-champ ces soldats fouetteraient chaque fille qui aurait miaulé.

» Il n'en fallut pas davantage pour faire cesser cette ridicule scène, car l'imagination de ces religieuses, frappée par la honte qu'elles auraient d'être fouettées par des soldats, les réduisit au parfait silence. » (*Naturalisme des convulsions.* Soleure, 1733, t. II, p. 30. Extrait de Tissot, t. III, p. 288.)

Des faits d'imitation donnant lieu à de véritables névroses s'observent même chez les animaux. Ainsi, le témoignage de MM. Leblanc, Bouley, Reynal, confirme ce que l'on sait de la contagion du *tic* chez le cheval, et de l'*avortement* chez les vaches.

Qu'un cheval prenne l'habitude de serrer convulsivement sa mangeoire et d'avoir des éructations, et d'autres bêtes voisines prendront le même tic.

Il en est de même du *tic de l'ours*, lorsqu'un cheval, habitué à remuer sa tête comme l'ours blanc, transmet sa mauvaise habitude à d'autres. On sait, enfin, que dans une étable où plusieurs vaches sont pleines, celle qui avorte provoque quelquefois l'avortement sur toutes les autres placées dans le voisinage.

Au reste, si l'imitation est quelquefois l'origine de certaines maladies et l'un des moyens de leur propagation, comme on le voit dans les épidémies de névroses convulsives et mentales, elle peut aussi être l'instrument de leur guérison.

C'est par l'imitation qu'on se guérit dans certains pèlerinages ; et sans contester la réalité des cures de l'épilepsie obtenues à Tain, dans la Drôme, au moyen du *galium album* cueilli la nuit de la pleine lune de mai, il y a des cas où la guérison est le fait de l'imagination frappée par le récit de guérisons miraculeuses, et de l'imitation qui dispose à la répétition du même phénomène. Ces mots, *où guérit-on?* accueillis avec enthousiasme par les malades, sont souvent pour eux un instrument de salut, et dans les névroses que propage l'imitation, c'est aussi l'imitation de la guérison qui peut faire cesser le mal.

§ IV. — CONCLUSIONS.

La théurgie et le mysticisme médical ont régné et règnent encore, comme doctrine thérapeutique, dans tous les pays. Ils vivront toujours. C'est la médecine primitive des peuples encore au début de la civilisation, comme elle est celle de l'ignorance et de la superstition chez les peuplades sauvages qu'une science réelle n'a pas encore éclairés, et on la retrouve chez tous les individus d'esprit faible et peu cultivé.

Très-favorisée par le polythéisme et par la théocratie, elle fuit devant la lumière des sciences modernes, et si elle trouve des adeptes au milieu de pays civilisés comme le nôtre, c'est en secret et dans les bas-fonds de la société ignorante. Elle se mêle parfois aux saines doctrines, à petites doses, en quelque sorte, et la médecine, telle que nous la pratiquons, a encore sa petite part de merveilleux et d'influences occultes. Ici, seulement, le mysticisme est l'appoint de la doctrine, au lieu d'en être la base, et, sans croire qu'on puisse jamais le faire disparaître entièrement, il est certain que son influence diminuera de jour en jour, par le fait même des progrès de la science. Sous ce rapport, l'histoire du passé nous montre ce que doit être l'avenir.

LIVRE DEUXIÈME

DU NATURALISME MÉDICAL

SOMMAIRE : Circonstances qui ont précédé l'apparition du naturisme médical. — Apparition du naturisme avec Hippocrate. — Bases du naturisme sur la nature médicatrice. — Sur les crises. — Sur les sympathies et sur la révulsion. — Transformation du naturisme par Athénée. — Paracelse, Van Helmont, Stahl, Grimaud, Bordeu et Barthez.

Le *naturisme* représente en médecine l'idée de l'action presciente de la nature dans les actes physiologiques et morbides de l'organisation. C'est l'opposé de la doctrine du supernaturalisme qui attribue tous ces actes à des influences occultes surnaturelles, divines ou démoniaques. La nature envisagée dans ce qu'elle a d'intelligent et d'harmonieux, comme l'ont fait Virgile, Leibnitz, Lecat, Bonnet, Buffon, Kant, etc., est ici la puissance régulatrice des fonctions, soit qu'elle les maintienne dans leur exercice régulier, soit qu'elle veuille les y ramener quand une force supérieure en a modifié le cours.

Voici comme en parlait Virgile :

Dans les veines du monde, une âme répandue,
Partout de ce grand corps agitant l'étendue,
Remplit les champs de l'air, et la terre, et les eaux ;
Alimente l'éclat des célestes flambeaux ;

De son feu créateur à la fois elle anime
Les monstres bondissants sur les flots de l'abîme,
Et les peuples ailés, et les troupeaux nombreux,
Et l'homme, enfin, qui pense et qui règne sur eux.

(VIRGILE, *Enéide*, VI, p. 724, trad. Fontanes.)

Buffon n'est pas moins explicite ni moins grandiose dans l'expression poétique et philosophique de sa pensée : « La nature est le système des lois établies par le Créateur pour l'existence des choses et pour la succession des êtres. La nature n'est point une chose, car cette chose serait tout ; la nature n'est point un être, car cet être serait Dieu ; mais on peut la considérer comme une puissance vive, immense, qui embrasse tout, et qui, subordonnée à celle du premier être, n'a commencé d'agir que par son ordre, et n'agit encore que par son concours ou son consentement. Cette puissance est de la puissance divine la partie qui se manifeste ; c'est en même temps la cause et l'effet, le mode et la substance, le dessein et l'ouvrage ; bien différent de l'art humain, dont les productions ne sont que des ouvrages morts, la nature est elle-même un ouvrage perpétuellement vivant, un ouvrier sans cesse actif, qui sait tout employer, qui, travaillant d'après soi-même, toujours sur le même fond, bien loin de l'épuiser, le rend inépuisable ; le temps, l'espace et la matière sont les moyens ; l'univers, son objet ; le mouvement et la vie, son but. »

On voit ici que la nature n'est plus considérée comme une force occulte, ni comme une influence divine ou démoniaque. C'est tout simplement la puissance régulière des éléments donnant lieu à la série des phénomènes conçus par le divin Maître de l'univers.

Le naturisme ne s'est pas fait jour tout à coup, et il lui a fallu beaucoup de temps pour se reconnaître lui-même. Né de la philosophie spiritualiste des sages et des prêtres de l'Inde, de la Chaldée ou de la Grèce, il s'est révélé par ses actes avant d'être formulé dans le langage des médecins, et ce n'est que deux siècles plus tard, après la fondation de l'école d'Alexandrie, qu'on vit apparaître les sectes médicales ayant leurs principes et leurs règles aboutissant à un symbole déterminé.

Préparé en Grèce par la philosophie de Pythagore, il faut, pour bien comprendre l'importance et la profondeur du naturisme, l'étudier : 1° dans les circonstances qui ont précédé son apparition ; 2° dans son premier développement, sous l'inspiration d'Hippocrate, et enfin 3° dans les transformations successives qu'il a subies jusqu'à notre époque, sous l'influence d'Athénée, de Galien, de Paracelse, de Van Helmont, de Stahl, de Grimaud, de Bordeu, de Barthez, et de tous ceux qui ont vu dans le vitalisme la base importante de la plus vraie des doctrines médicales.

CHAPITRE PREMIER

CIRCONSTANCES QUI ONT PRÉCÉDÉ L'APPARITION DU NATURISME.

En Grèce, à l'époque d'Hippocrate, 400 ans avant J. C., la médecine, pratiquée dans les temples et hors des temples par des prêtres ou par des magiciens, était, ou une œuvre désintéressée de la foi religieuse, ou une spéculation du charlatanisme le plus avide. C'était un acte de foi pour les uns, et pour les autres un acte d'empirisme profane, ou quelquefois d'indigne exploitation.

La science commençait à se former et à se montrer hors des temples avec son caractère essentiel de franchise et d'honnêteté. Sous l'influence de la philosophie qui la précédait pour en éclairer la marche et lui indiquer la direction à suivre, on la voit faire école à Cyrène, à Rhodes, à Gnide et à Cos.

Thalès, Zénon, Empédocle et Pythagore avaient publié leurs cosmogonies et expliquaient les lois des corps organisés par les lois de l'univers, prétendait éclairer la nature de l'homme par celle de la nature.

De là les premières applications de la philosophie à la médecine.

Le temps, qui nous a transmis les principes de la philosophie antique, n'a pas eu les mêmes égards pour les essais de nos premières écoles médicales; il a détruit la plupart des manuscrits de cette époque, et ne nous a rien laissé sur les écoles de Rhodes et de Cyrène; il ne nous a transmis que les *Sentences gnidiennes,* attribuées à Euryphon, dont parlent Hippocrate et Galien, et l'école de Cos, sa rivale, nous est représentée par les livres de la collection hippocratique.

M. Littré cependant croit qu'il reste encore quelque chose de l'école de Gnide, et que ces restes ne sont autres que les *deuxième* et *troisième livres des maladies*, intercalés dans les œuvres d'Hippocrate.

C'est dans ces livres qu'on trouve quelques faits relatifs à l'*auscultation*, notamment l'indication du frottement pleural, comme signe de pleurésie, et celle du bruit de gargouillement dans certains cas d'épanchement pleurétique (1).

Nous savons, en effet, aujourd'hui ce qu'a ignoré Laennec, que, dans certaines pleurésies avec épanchement, il y a du gargouillement thoracique qui peut faire croire à une excavation pulmonaire tuberculeuse ou autre, qui

(1) « Si, appliquant l'oreille contre la poitrine, vous écoutez pendant longtemps, cela bout en dedans comme du vinaigre. » (§ 61, liv. II, *Des maladies*, Littré, p. 95, t. VII.)

n'existe pas, ce qui explique comment on a publié des faits de guérison de phthisie pulmonaire avancée, qui n'avaient rien de ce qu'on appelle maintenant la phthisie.

Dès ce moment déjà, deux principes opposés de philosophie médicale sont aux prises, comme ils le sont encore aujourd'hui : l'un, prétendant localiser toutes les maladies pour n'y voir qu'une simple manifestation organique, c'est-à-dire un symptôme; l'autre, attribuant les maladies à un trouble général de l'économie modifiée dans l'exercice de ses fonctions.

L'école de Gnide représente le premier de ces principes, celle de Cos représente le second.

A en juger par la critique que fait Hippocrate des *Sentences gnidiennes* (Hippocrate, t. II, *Du régime dans les maladies aiguës*, § 1), l'école de Gnide désignait toutes les maladies par leurs symptômes, et essayait de les classer, comme plus tard devait le faire l'illustre Boissier de Sauvages, en ne tenant compte que de leurs manifestations extérieures. « Ceux qui ont recueilli les sentences qu'on nomme *gnidiennes* ont bien tracé les symptômes morbides tels qu'ils se montrent, ainsi que la manière dont certaines affections se terminent, mais on en pourrait faire autant sans être médecin, en s'informant auprès des malades de ce qui leur arrive. On a négligé dans les *Gnidiennes* bien des choses que le médecin doit savoir sans les apprendre du malade, et qui sont essentielles pour l'appréciation exacte du mal... Quelques-uns n'ignoraient pas cependant les divers caractères des maladies et leurs différentes formes, mais ils se sont mépris quand ils ont voulu en faire une répartition bien ordonnée, car l'erreur dans le dénombrement est facile, si l'on distingue une maladie d'une autre par une simple nuance, et si l'on donne un nom différent à toutes celles qui ne sont pas identiques. (Hippocrate, *Du régime dans les maladies aiguës*, traduit de Gardeil, § 1.)

Tandis que l'école de Gnide ne voyait qu'une succession de symptômes dans chaque maladie, et s'appliquait à les subdiviser à l'infini, en surchargeant la science de détails inutiles, et en négligeant les signes qui font prévoir la fin des maladies, l'école de Cos suivait une direction opposée. Elle considérait la maladie comme un trouble général de l'économie, suivi de quelques localisations dans les organes, et elle en suivait la marche en cherchant les moyens d'en prévoir et d'en favoriser la fin. A l'école de Cos revient la gloire d'avoir fondé le pronostic, tandis que la diagnose fut surtout le mérite de l'école de Gnide.

Au sein de ces différentes écoles, la médecine déjà bien vieillie (1) faisait de continuels progrès.

La Grèce marchait à pas de géant vers la civilisation et allait prendre, à la tête des nations, une place qui, pour s'être amoindrie, n'en est pas moins des plus glorieuses pour l'esprit humain. Le mysticisme et la théurgie allaient céder le pouvoir à la philosophie, et les prêtres, gardant le dépôt exclusif des rites sacrés ou des cérémonies religieuses, allaient abandonner, en partie du moins, la culture des sciences aux philosophes et aux savants.

C'est alors que parut Pythagore, dont la philosophie eut une telle influence sur la médecine, qu'après avoir été l'inspiration de la médecine d'Hippocrate, elle se fait encore sentir aujourd'hui dans les doctrines de notre temps.

Jamais philosophie n'eut plus d'éclat ni plus d'importance, et, comme on va le voir, elle est le point de départ du *naturisme de l'école de Cos* et de son immortel promoteur, le grand Hippocrate.

(1) « Hippocrate parlait déjà des époques éloignées de l'histoire. Toute l'antiquité, dit-il, a foi dans les songes, etc. »

BOUCHUT.

Pythagore, né à Samos, d'abord athlète, ne se livra que plus tard exclusivement à l'étude de la philosophie. Disciple de Phérécide, il parcourut l'Égypte, la Phénicie, la Chaldée et l'Inde, pour en étudier les mœurs et coutumes, les cultes et les doctrines religieuses. Revenu dans le Péloponèse, il n'y séjourna que peu de temps et se rendit en Italie, à Crotone, où il fit connaissance de l'athlète Milon, et où il commença sa réforme philosophique. Son succès fut immense. Les disciples se pressaient en foule autour de lui. Il accepta de faire leur éducation, mais en les soumettant à un noviciat des plus sévères pendant deux à cinq ans. Pendant ce temps, ils devaient garder un silence presque absolu, prendre leurs repas en commun et vivre d'une nourriture des plus frugales, dans une soumission absolue aux ordres du maître.

C'est Pythagore qui a inventé le *théorème du carré de de l'hypothénuse* et la *division de l'année en 365 jours, 6 heures*, comme s'il avait soupçonné le mouvement de la terre et des planètes autour du soleil.

Sa cosmogonie est des plus curieuses, et c'est d'elle que la médecine a dû s'inspirer pour formuler la théorie des maladies telle que nous la trouvons dans Hippocrate. On en pourra juger par les extraits suivants que Lysis, pythagoricien, précepteur et ami d'Épaminondas, nous a laissés dans sa collection de sentences pythagoriciennes traduites de nos jours par Fabre d'Olivet.

Pythagore considérait l'univers comme un tout animé (κόσμος), dont les membres étaient des intelligences divines. De l'unité, principe de la nature, dérive le nom d'univers. L'unité est le principe de toutes choses, c'est Dieu, et à côté la matière représentée par 2 donne pour l'univers le nombre 12, qui résulte de la juxtaposition des nombres 1 et 2.

Cette application du nombre 12 à l'univers est, comme

on le voit, la reproduction des vieilles idées chaldéennes qui ont présidé à l'institution du zodiaque.

Dans ce système, l'unité absolue ou Dieu représente l'âme spirituelle de l'univers, le principe de l'existence, et l'on admettait entre l'Être suprême et l'homme une série non interrompue d'êtres intermédiaires, dont les perfections décroissent en proportion de leur éloignement du principe créateur.

Tous les animaux, toutes les plantes, ne sont que des modifications d'un végétal originaire......

L'homme seul est le nœud qui unit la divinité à la matière, qui rattache le ciel à la terre. Il a un corps, une âme et un esprit, se manifestant par trois facultés distinctes : la sensibilité, le sentiment et l'intelligence. — Selon Pythagore, « l'âme a un corps qui lui est donné suivant sa nature bonne ou mauvaise pour le travail intérieur de ses facultés ». Il appelait ce corps le char subtil de l'âme, et disait que le corps mortel n'en est que l'enveloppe grossière.

Avec Pythagore, et lorsque le vent de la persécution eut dissous la société pythagoricienne pour en disperser les membres dans les différentes parties de l'Italie et de la Grèce, commença l'ère de la pratique médicale sérieuse. Les disciples de ce philosophe introduisirent l'usage de visiter les malades à domicile ; ils allaient de ville en ville et de maison en maison, donner leurs conseils à qui en avait besoin, faisant ainsi concurrence aux asclépiades qui exerçaient la médecine dans les temples, aux gymnasiarques qui traitaient les athlètes et les malades dans leurs gymnases, et à l'empirisme des charlatans qui débitaient leurs drogues sur les places publiques et dans leurs boutiques particulières.

L'histoire les a désignés sous le nom de *médecins periodentes* ou ambulants. Alcméon de Crotone, qui a écrit sur l'anatomie des animaux et sur la physique, Empédocle d'Agrigente, furent les plus célèbres de ces médecins (1).

Tous préparaient l'avénement d'une science sérieuse, et il est évident que, par leur remarquable philosophie, ils ont favorisé la naissance d'une théorie médicale qui n'a jamais cessé d'être en honneur, et qui est la plus grande gloire d'Hippocrate. Je veux parler du *naturisme* inscrit en propositions évidentes dans les œuvres attribuées à ce médecin, et dont la signification n'a été cependant bien comprise que beaucoup plus tard. C'était la manifestation d'un esprit judicieux, éminemment observateur, contre les pratiques contemporaines de la théurgie et de l'empirisme.

CHAPITRE II.

DE L'APPARITION DU NATURISME.

Le naturisme est, comme je l'ai dit, une doctrine dans laquelle le médecin accorde à l'action prescientc de la nature la direction de tous les actes physiologiques et morbides de l'organisation; c'est la philosophie d'Hippocrate. Elle a été assez longtemps après lui appelée *dogmatisme* par les partisans de la secte empirique, pour

(1) C'est à cet auteur que l'on doit la première notion écrite de l'influence nuisible des eaux stagnantes. — Sélimonte était le siége d'une endémie qu'il attribuait aux eaux stagnantes d'un fleuve sans eau courante. Il fit détourner deux cours d'eau voisins pour amener leurs eaux dans le fleuve, et l'endémie disparut.

Sa ville natale était périodiquement ravagée par des fièvres pestilentielles qui coïncidaient chaque année avec le retour du siroco qui soufflait entre deux petites montagnes voisines. Il conseilla de fermer par un mur le passage par où soufflait ce vent si funeste, et lorsque le travail fut exécuté, la maladie cessa. — Deux pensées de ce genre suffisent à immortaliser un médecin, et ce n'est que justice.

indiquer que le raisonnement venait s'ajouter à l'observation pure et simple des faits, telle que l'enseignait leur doctrine.

Mais si le mot *dogmatisme* appliqué aux doctrines d'Hippocrate et de ses successeurs immédiats, ne signifie rien de plus que l'usage de la raison en médecine, il n'a aucune valeur ; car toutes les doctrines prétendent raisonner et dogmatiser, même l'empirisme qui, honteux de son origine, ne veut plus qu'on s'en tienne, comme le faisaient Acron, Philinus de Cos et Sérapion, ses fondateurs, à l'observation pure et simple des faits et au témoignage des sens privés du secours de la raison. Le mot de *naturisme*, introduit beaucoup plus tard dans la science, et adopté par un grand nombre de médecins, me paraît infiniment préférable. Il a au moins l'avantage d'exprimer sans nulle équivoque le principe de la doctrine hippocratique, et la netteté de sa signification me le fait choisir de préférence à tout autre.

Νούσων φύσις ἰητήρ. « La nature suffit seule aux animaux pour toutes ces choses; elle sait d'elle-même ce qui leur est nécessaire, sans avoir besoin qu'on le lui enseigne et sans l'avoir appris de personne..... Elle est le premier médecin des malades, et ce n'est qu'en favorisant ses efforts, que l'on obtient quelques succès. » (*Traité de l'aliment.*) Tel est le principe de la médecine hippocratique et du dogme de la *nature médicatrice*, corroboré par une foule d'aphorismes ayant la même signification.

Ainsi, l'homme est un ensemble doué de la propriété caractéristique d'être impressionné ou troublé en totalité dès qu'une partie se trouve atteinte, bien différent sous ce rapport du minéral altéré sur un point, et qui reste intact partout ailleurs.

« Le corps vivant est un cercle dont on ne peut trouver le commencement ni la fin. » (Hipp.)

« Tout est commencement et fin. » (Hipp.)

« Dans le corps vivant, tout concourt, tout conspire, pour le même but. » (Hipp.)

« Le corps vivant est un tout harmonique dont les parties se tiennent dans une dépendance mutuelle, et dont tous les actes sont solidaires les uns des autres. » (Hipp.).

« Les différentes parties du corps, quel que soit le siége primitif du mal, se le communiquent de l'une à l'autre ; le ventre à la tête, la tête au ventre, aux chairs, et ainsi du reste. »

Ces principes sont ceux de la doctrine des *sympathies physiologiques et morbides*, doctrine qui est, comme l'on voit, l'un des plus fermes appuis donnés au naturisme par l'observation et par l'expérience.

Ce n'est pas tout. Si le corps vivant est un ensemble régi par une puissance qui préside à tout, qui sent tout et qui manifeste son action partout où il est besoin, quand la maladie est déclarée, la même puissance révèle son énergie en favorisant l'élaboration ou la coction du principe morbifique. Tantôt le phénomène a lieu sans effort, la maladie se termine naturellement par résolution (λυσισ), tantôt le retour à l'état normal a lieu au moyen d'une manifestation particulière, la formation d'une humeur sécrétée par les voies naturelles ou déposée sur quelques parties du corps. C'est ce qu'il appelait les *crises*, dogme qui constate avec non moins de certitude que les précédents l'influence de la puissance régulatrice de l'organisation.

A ce dogme se rapporte l'idée des *jours critiques* ou *décrétoires* et celle des *métastases*, lorsque l'humeur fixée sur une partie malade se portait sur une autre partie, en débarrassant la première.

Enfin, en thérapeutique, la même idée fondamentale se montre. Cherchant les indications curatives, Hippocrate pose en principe que le médecin doit être « le ministre de la nature », que « là où tend la nature, il faut en aider le travail », et que, en vertu des sympathies qui unissent toutes les parties du corps vivant pour les rendre solidaires les unes des autres, on peut dans un but curatif provoquer sur un point un travail morbide qui en déplace un autre plus ancien et plus éloigné. *Duobus laboribus non in eodem loco fortior obscurat alterum.* C'est là le principe de la *révulsion*.

Ainsi, la *nature médicatrice*, les *sympathies* physiologiques et morbides, les *crises* et les *métastases*, la *révulsion* et la *dérivation*, telles sont les bases du naturisme indiqué plutôt que formulé par Hippocrate, développé par ses fils, amplifié par Galien et ses successeurs, modifié d'abord par Athénée, plus tard par Paracelse, par Van Helmont, par Stahl, par Bordeu, par Barthez et par un grand nombre de médecins dévoués à la défense du même principe. Malgré les changements et les additions qu'a pu subir la doctrine, malgré sa conversion en *pneumatisme*, en *animisme* et en *vitalisme*, malgré les *archées* de Van Helmont substituées à l'influence de la nature, le fond est resté, reste et restera le même comme une de ces variétés immuables que l'oubli ne peut jamais ensevelir.

Si nous voulons bien connaître le naturisme, et en approfondir les bases telles que l'observation les fournit, afin de savoir ce qu'il renferme de vérité ou d'erreur, il faut pénétrer plus avant dans l'analyse des faits que j'ai cités, et les justifier ou les combattre par les preuves que donne l'étude des malades. Je vais donc exposer les bases du naturisme, et cela terminé, je commencerai l'analyse des œuvres de tous les médecins illustres, tels qu'Hippocrate, Athénée, Galien, Oribase, Actius, Alexandre Trallien, Paul d'Égine, Rhagès et les Arabes, Paracelse, Van Helmont, Stahl, Fernel, Grimaud, Bordeu, Barthez, etc., qui ont été les soutiens plus ou moins célèbres de cette remarquable doctrine.

§ Ier. — De la nature médicatrice envisagée comme première base du naturisme.

Quand on examine la succession des êtres dans les espèces *hominale*, *végétale* et *animale*, on voit que dans leur court passage sur le globe, chacun d'eux est soumis à l'action d'une double loi de *destruction* et de *réparation*.

L'homme n'échappe point à cette loi de l'espèce et des individus. Il vient combler les vides produits par la disparition des générations antérieures, en attendant qu'il disparaisse à son tour. Chez lui tout est sujet à un continuel mouvement d'apport et de départ, et la substance se renouvelle sans cesse. Ce n'est pas seulement un être corporel régi par les seules propriétés de la matière, sa triple nature le sépare des corps inanimés en le rapprochant du monde des esprits. Doué, en tant que vivant, d'une force spéciale pour tous les êtres organisés, il en a de particulières à son espèce pour lui donner la pensée, pour maintenir la forme extérieure de son corps et celle de ses organes; pour régler les métamorphoses de ses tissus, l'exercice et la durée de ses fonctions, etc. — Cette force qui le fait vivre de la vie ordinaire et naturelle, l'assiste dans la souffrance, lorsque, troublé par une impression morbifique, il lui arrive d'être malade. Conservatrice de la forme et des fonctions normales, elle lutte pour rétablir la structure organique altérée par la maladie. Sa présence se révèle à chaque instant par le travail dynamique et organique qu'elle réalise au sein de son être pour éliminer un poison, un venin ou un corps étranger, pour isoler ou séparer un produit morbide des parties saines qui l'entourent, pour réunir des os fracturés, pour oblitérer une artère largement ouverte, pour absorber les matériaux solides ou liquides d'une inflammation des parenchymes ou des séreuses, pour limiter, par la pétrification, l'accroissement de certains produits morbides, etc. — Il n'est pas de maladie organique dans laquelle on ne découvre la preuve de son existence, soit par des résultats curatifs complets, soit, au contraire, par une simple ébauche, si une influence intempestive est venue l'arrêter dans son œuvre de réparation (E. Bouchut, *Pathologie générale*, p. 349.)

Cette puissance si active n'est autre que la *nature*, et dans l'état normal comme dans les troubles pathologiques, elle se révèle par les plus merveilleux résultats.

Dans les actions physiologiques si harmonieusement préméditées, le *consensus* et les sympathies ne sont pas autre chose qu'une manifestation impérieusement commandée par la puissance de conservation de l'être.

Les contractions du diaphragme et des muscles du ventre dans l'éternument produit par l'introduction d'un insecte dans les narines, sont bien l'effet d'une propriété des muscles, mais l'éternument ainsi provoqué est un acte réflexe conservateur de l'être, et nécessaire à l'expulsion d'un corps étranger.

L'aspect d'une table bien garnie de mets succulents inonde la bouche de salive. La vue de son enfant fait monter le lait dans le sein de la mère, et cela dans un but qu'il est à peine utile d'indiquer, et si c'est une propriété des glandes salivaires ou mammaires de faire du lait ou de la salive, c'est l'effet de la puissance conservatrice des êtres qui fait venir ces liquides, juste à propos, à l'instant précis où ils sont nécessaires.

Un froid modéré engourdit les hibernants, sans menacer leur existence et détruit leur faculté de produire de la chaleur, mais un froid très-rigoureux les réveille, ranime leur calorification pour un moment et les fait périr s'il se prolonge.

Le *consensus* qui maintient la matière des êtres vivants dans des combinaisons différentes de celle d'un cadavre et qui dirige l'ensemble des opérations organiques par la subordination des parties n'est pas contestable.

La force qui préside à leur formation et à leur accroissement ne l'est pas davantage.

Donc, il y a une puissance formatrice et conservatrice de l'être dans l'état de santé; mais si cette force révèle sa présence chez l'homme sain, il est difficile de croire qu'elle cesse d'agir dans l'état morbide. Comment nier son existence dans ce dernier état, lorsqu'on admet son influence dans le premier?

Les parties malades ne sont-elles pas vivantes comme les parties saines, et si elles sont vivantes, elles dépendent de l'ensemble : d'où la nécessité d'admettre que la force de conservation existe en elles comme dans toutes les autres parties du corps.

La plupart des maladies sont susceptibles de guérir sans traitement, et par la seule influence de la *nature*. Voilà ce que le médecin doit savoir dès le début de sa carrière, afin de ne pas se faire d'illusions sur la portée de son art, et s'il veut en apprécier exactement les limites. Il évitera de cette manière le double écueil de la crédulité et du scepticisme, si préjudiciable au perfectionnement de la science, si compromettant pour la dignité du médecin et si fâcheux pour la santé des malades.

Quand il devra intervenir, son action, motivée par des indications précises, n'en sera que plus sûre et d'une efficacité incontestable.

Ceux qui sont très-pressés d'agir disent, avec Asclépiade, que le dogme de la nature médicatrice n'est qu'*une méditation sur la mort.*

Le mot est vif, mais ce n'est par bonheur qu'un mot créé par l'ignorance, et auquel l'observation et l'expérience donnent le plus éclatant démenti.

« Si le Sage, dit Fr. Bérard (*Doctrine médicale de Montpellier*, p. 205), faisait comparaître toutes les sectes devant son tribunal et qu'il écoutât avec impartialité les raisons de chacune d'elles, et surtout leurs accusations réciproques, les médecins mystiques (croyant à la colère du ciel dans la production des maladies et les abandonnant aux forces de la nature) auraient peut-être à se reprocher le plus de sottises, mais le moins de crimes ; et si les malades étaient appelés comme témoins, ils s'élèveraient moins contre eux que contre les autres. »

Comme l'a dit Bordeu, « la médecine a pour principe une vérité de fait, bien consolante pour les malades, et qui est aussi fort utile aux médecins : c'est qu'il est incontestable que sur dix maladies, il y en a les deux tiers qui guérissent d'elles-mêmes, et rentrent, par leurs progrès naturels, dans la classe des simples incommodités qui s'usent et se dissipent par les mouvements de la vie. »

L'homœopathie n'a de succès, ainsi que je l'ai démontré dans mon exposé des doctrines théurgiques (voyez plus haut, p. 39), que parce que la plupart des maladies aiguës guérissent par l'influence des seuls efforts de la nature : le malade, qui s'imagine prendre un remède lorsqu'il ne prend en réalité qu'une substance inerte décorée d'un nom pharmaceutique, attribue à ce remède illusoire et à la méthode une guérison dont l'honneur revient à la *nature*.

Il ne faut rien exagérer, ni croire que la nature médicatrice soit de force à contre-balancer l'effet des maladies. Non. Ce serait une erreur qui entraînerait le médecin à cette inaction systématique qu'Asclépiade a si durement qualifiée de *méditation sur la mort*, et ce n'est pas ainsi qu'il faut comprendre l'action de la force médicatrice. La conception de cette idée n'implique pas le moins du monde celle de la guérison spontanée de toutes les maladies sans l'intervention de l'art.

De ce que rien ne guérit sans l'influence bienfaisante de la nature, il ne s'ensuit pas qu'elle ait pour mission de rétablir toujours et partout l'ordre troublé par une maladie, ni qu'elle ait la force de se suffire à elle-même pour arriver à ce résultat.

Assez puissante dans un grand nombre de cas pour amener seule la transition de la maladie à la santé, la nature a souvent besoin d'aide et de direction dans ses efforts, et c'est à les découvrir que doit s'appliquer tout l'art du médecin.

Quo natura vergit, eo ducendum.

Ailleurs, son travail commencé, mais insuffisant, a été trop faible pour arrêter les progrès du mal et a été arrêté par la fin du malade. Jusque dans l'insuccès éclate sa puissance. La mort l'annonce aux vivants, et il est aussi impossible d'en méconnaître l'action que de nier la puissance qui modèle les contours de l'homme dans le sein maternel et les maintient dans son accroissement, malgré la rénovation de la substance.

Rien n'est mieux établi que l'action providentielle ordinairement heureuse de la nature médicatrice, et ce que je viens de dire sur les insuccès ne détruit pas le fait principal.

Les parties divisées ou coupées se réunissent ou se reproduisent en formant des tissus normaux ou des organes complets.

L'homme peut reproduire le cristallin enlevé sans sa capsule (Textor, Leroy); tous les os longs enlevés sans leur périoste (Flourens, Blandin, Ollier, etc.).

Il refait la peau divisée, ainsi que les canaux excréteurs de Stenon et de Warthon ; il répare ses cordons nerveux (Schwan, Vulpian). Mais c'est surtout chez les animaux inférieurs que l'on voit les plus merveilleuses régénérations des tissus et des organes. Bonnet a montré que les *naïdes* coupées en vingt ou vingt-six morceaux reproduisaient en quelques jours vingt ou vingt-six nouvelles naïdes, et qu'on pourrait voir douze fois leur tête se reformer après sa section.

La planaire, coupée en deux, forme bientôt deux planaires, sa partie supérieure se reforme, l'estomac et l'anus, tandis que la portion qui n'avait plus que l'estomac refait sa tête.

Les crustacés régénèrent plusieurs fois leurs pattes arrachées.

La salamandre dont on enlève l'œil et dont on coupe le bras, refait un œil et reproduit son bras, avec les muscles, les nerfs, les vaisseaux et les vingt os qui en constituent le squelette.

Le limaçon reproduit ses cornes et même sa tête, etc.

Ailleurs ce sont les forces générales de la vie qui luttent contre les causes de la mort. Ainsi s'expliquent le réveil des hibernants par un froid excessif (Williams Edwards, *Des agents physiques sur la vie*, p. 247), la résistance des poumons à l'absorption de l'oxygène au delà des proportions, la guérison des maladies héréditaires, c'est-à-dire de l'hérédité par l'*innéité* (Prosper Lucas, *De l'hérédité naturelle et morbide*).

Dans les phlegmasies, à côté de l'obstruction des capillaires du tissu enflammé, il se forme dans l'exsudat fibrineux des vaisseaux de nouvelle formation qui aident à la résorption des produits inflammatoires ou au rétablissement de la circulation capillaire.

Quand un exsudat inflammatoire se change en pus, un travail nouveau le dirige à travers la profondeur des tissus pour l'évacuer au dehors, à travers la peau ou à la surface d'une membrane muqueuse; tandis qu'ailleurs la partie liquide du pus se résorbe en laissant un noyau solide qui se réduit de plus en plus avant de disparaître E. Bouchut, *Mémoires de la Société de biologie*, 1857).

Une maladie qui produit l'engorgement du système circulatoire général ou local, donne souvent lieu à des *hémorrhagies supplémentaires* qui viennent rétablir l'équilibre.

Des obstacles formés à l'orifice des organes creux, comme l'estomac, le cœur, la vessie, etc., provoquent une hypertrophie des parois de l'organe, dans le but de créer une force capable de lutter avantageusement contre le rétrécissement des ouvertures et de favoriser la sortie des liquides à mettre en mouvement.

Lorsque de gros vaisseaux s'oblitèrent et cessent d'être pénétrés par le sang, il s'organise dans le voisinage une circulation collatérale qui rétablit, avec le temps, les fonctions circulatoires dérangées de leur état normal.

Existe-t-il un corps étranger dans les tissus (balles, aiguilles, morceau de drap, etc.), de deux choses l'une : ou un travail naturel l'enveloppe de capillaires nouveaux qui s'oblitèrent plus tard, forment une membrane d'enveloppe ou au kyste destiné à l'isoler et à protéger les tissus contre lui jusque dans les parties les plus délicates, ou bien il provoque une phlegmasie qui le chasse au moyen de la suppuration.

Dans les maladies, l'œuvre de la réparation se voit partout, et si elle ne réussit pas toujours, quel qu'en soit le résultat, on trouve toujours la trace de son effort.

Dans les plaies que réunit d'une *manière immédiate* la lymphe plastique, et dans les *réunions secondaires* où le travail de cicatrisation, pour être moins rapide, n'en est pas moins curieux, quel est l'agent curatif, de la *nature* ou de l'emplâtre appliqué par le chirurgien ?

Une fracture vient d'avoir lieu, et voilà qu'un suc spécial, déposé entre les extrémités divisées de l'os, sert à leur consolidation avec ou sans le secours du chirurgien; heureux si l'art intervient pour diriger le travail de la nature, mais la science ne saurait ici avoir d'autre prétention.

Dans tous les produits morbides, cancer, poches hydatiques, tubercules, etc., déposés au sein des tissus, malgré l'incurabilité de la diathèse qui engendre le mal, la *nature* entreprend encore autour de ces produits un travail de vascularisation destiné à leur enkystement et à leur pétrification. Cela s'observe dans les poumons remplis de tubercules (Natalis Guillot, *Des vaisseaux de nouvelle formation autour des tubercules*). Je l'ai constaté autour de tumeurs hydatiques du foie, et chacun sait que les tumeurs fibreuses de l'utérus se remplissent souvent de concrétions calcaires, de façon à suspendre leur développement et à se guérir par pétrification.

Tous les phlegmons aigus de l'ovaire, des annexes de l'utérus et de la fosse iliaque, cheminent à l'extérieur vers la peau, quelquefois dans la vessie ou dans l'intestin, et c'est ainsi qu'ils guérissent sans l'intervention du chirurgien qui ne peut toujours y porter son instrument.

Tous les tissus divisés se rapprochent et se séparent par la reproduction de tissus semblables, et il n'est pas jusqu'aux cordons nerveux divisés qui ne se reproduisent, car, dans certains cas, la paralysie consécutive à une section de nerf se guérit, et dans la cicatrice se retrouvent des éléments nerveux de nouvelle formation.

Il serait trop long d'énumérer toutes les preuves de l'action curative de la vie que révèle l'observation des malades. Ce que j'ai dit doit suffire. J'ai montré par un grand nombre d'exemples la réalité d'action d'une force conservatrice de la structure des tissus, de la forme des organes, de la régularité des fonctions, et cela par des actes naturels, ayant pour but de détruire, de chasser et d'isoler les produits matériels développés par la maladie. Tout dans ces actes représente la contre-partie des actes morbides ; c'est une lutte de la *conservation contre la des-*

truction, et il est impossible de ne pas placer à côté de la *nature créatrice* de l'homme, la *nature médicatrice* qui le conserve, en remédiant aux maladies qui troublent et abrégent son existence. Cette action bienfaisante de la nature contre les effets de la maladie est aussi évidente que ces effets eux-mêmes, et c'est presque une ingratitude que de vouloir la contester. Il n'est personne qui n'ait des grâces à lui rendre, et à qui elle n'ait rendu quelque bon office.

Les empiriques et les sceptiques, ceux qui font de la vie une simple propriété de la matière, nient énergiquement l'influence providentielle de la nature sur la terminaison des maladies.

Ils disent (p. 334) : Mais tout ne guérit pas par la nature médicatrice. Intelligente comme on l'a supposée, elle ne devrait pas laisser mourir autant de malades, elle ne devrait pas consolider une fracture de travers, ni laisser un membre fracturé se raccourcir, elle ne devrait pas faire ouvrir dans le péritoine un abcès qui entraîne la mort, ni produire l'étranglement d'une hernie, etc.

D'abord, parmi les philosophes qui ont admis le dogme de la *nature médicatrice*, personne n'a jamais dit, ou seulement insinué que l'influence de la nature fût de force à empêcher de mourir. La destinée humaine est fixée d'avance, et les lois de conservation de l'espèce n'ont d'autre pouvoir que de la préserver ou de la conserver pendant un temps très-court, mais défini. Cette action n'a rien de particulier à l'individu ; il ne faut pas se flatter à cet égard ; elle n'est pas relative à la maladie en général, telle que nous la comprenons, comme une chose abstraite ; elle est spéciale à un désordre corporel contre lequel elle lutte, et, à ce titre, elle se révèle partout autour des lésions organiques.

Ainsi, un homme a un abcès de la fosse iliaque que la nature pousse à la fois vers l'extérieur et vers le péritoine;

il allait s'ouvrir au dehors, lorsqu'une secousse le fait crever dans le péritoine, en produisant une phlegmasie mortelle. Une femme est affectée d'anévrysme de l'aorte, avec une poche énorme qui use les côtes, s'ouvre à l'extérieur dans un effort et la fait périr en quelques secondes. Quelle a été dans ce cas la puissance de la nature médicatrice qui a laissé périr ces deux malades ?

Je l'ai dit tout à l'heure, cette action de la nature n'est pas spéciale à l'individu, mais à la maladie et à la lésion. Non, sans doute, la nature médicatrice n'a pas préservé de la mort X... avec son abcès de la fosse iliaque, ni Z... avec son anévrysme, mais elle travaillait dans le but d'arrêter les progrès du mal. Qu'on ouvre le cadavre, et l'on verra si elle n'a pas fait preuve d'intelligence et de prévoyance.

Ici, elle avait établi des adhérences du foyer avec l'intestin pour faire cheminer sans danger le pus de la fosse iliaque dans le cæcum, et là elle avait fait une poche formée de couches sanguines concentriques, qui s'opposaient depuis plusieurs années à la rupture de l'anévrysme, en faisant tout ce qu'il fallait pour le guérir. De ce qu'elle n'a pas sauvé les malades, il ne s'ensuit pas qu'elle n'ait rien entrepris pour faciliter la terminaison favorable de leur mal ; au contraire, je viens d'établir les traces de son action bienfaisante.

Il en est ainsi partout, et, dès qu'on pénètre au fond des choses, on voit que les objections faites par l'empirisme à la réalité d'une nature médicatrice ne sont pas fondées.

§ II. — Des sympathies envisagées comme seconde base du naturisme.

Les sympathies sont des actes physiologiques ou morbides, dus à l'influence de certains organes les uns sur les autres et attestant la solidarité de toutes les parties du corps. Chez l'homme, *tout concourt*, *tout conspire* à sa conservation, a dit Hippocrate, dont les œuvres renferment en aphorismes le résumé de la doctrine des sympathies.

« Le corps vivant est un tout harmonique dont les parties se tiennent dans une dépendance mutuelle et dont tous les actes sont solidaires les uns des autres. » (Hipp.)

« Les différentes parties du corps, quel que soit le siége primitif du mal, se le communiquent de l'une à l'autre : le ventre à la tête, la tête au ventre, aux chairs, ainsi du reste. » (Hipp.)

Qui ne voit dans ce peu de mots le principe des sympathies physiologiques, morbides et curatives, auquel la science a depuis accordé de si longs développements en le considérant comme une des plus solides preuves du naturisme?

La doctrine des sympathies morbides et curatives n'est pas plus contestable que ne l'est celle des sympathies physiologiques affirmée par tous les observateurs. L'étude de l'homme sain et malade fournit de trop nombreuses preuves en faveur de ces trois ordres de sympathies, pour que, malgré l'inconstance du phénomène, il y ait le moindre doute à concevoir sur sa réalité.

Bien qu'elles soient très-réelles, les sympathies ne sont pas constantes, et lors même qu'elles se sont une fois montrées chez une personne, elles peuvent bien ne pas se reproduire, alors que les conditions accessoires sont les mêmes. C'est un effet de l'idiosyncrasie qui peut changer d'un moment à l'autre.

Ainsi les vomissements sympathiques de la grossesse n'existent pas toujours, et, après avoir eu lieu pour un premier enfant, ils peuvent ne pas se produire dans une grossesse suivante. — Le froid de la peau, que l'on a vu suspendre une hémorrhagie, ne réussit pas toujours à déterminer ce résultat.

Les sympathies sont passagères, mais elles peuvent

survivre à leur cause, et bien des fois on a vu un phénomène morbide, né sous l'influence d'une cause accidentelle, devenir une maladie permanente, alors que la cause occasionnelle avait disparu. La folie puerpérale dure quelquefois toute la vie, et le strabisme ou l'épilepsie engendrée par des entozoaires, ne cessent pas, bien qu'on ait chassé tous les helminthes de l'intestin.

Leur intensité est très-variable et diffère avec l'âge et le sexe des individus. D'une autre part, elle est tantôt supérieure et tantôt inférieure à celle des maladies qui leur ont donné naissance. Ainsi la fièvre, qui est le plus commun de tous les phénomènes sympathiques, est généralement plus vive chez les enfants que chez les vieillards, plus fréquente chez la femme que chez l'homme, et enfin très-variable dans sa violence, relativement au mal qui la produit. Si elle est ordinairement en rapport avec la gravité de la lésion primitive, elle est quelquefois plus violente qu'elle ne devrait être, tandis qu'ailleurs elle est au-dessous de ce que l'on pourrait supposer d'après le peu d'importance de la lésion. Elle peut même ne pas exister, et il en résulte alors ce qu'on appelle des *maladies latentes* (E. Bouchut, *Pathol. générale*, p. 262.)

C'est l'affaiblissement des sympathies qui est la cause des maladies chroniques. On sait en effet que le premier signe de la chronicité est l'absence de réaction ou la cessation de la fièvre, malgré la persistance de la lésion qui en a été le point de départ.

Les sympathies ne sont pas toujours réciproques; et s'il est vrai de dire que celles de la peau sur les muqueuses se reproduisent des muqueuses sur la peau dans le scrofulisme ou dans l'herpétisme, on n'en pourrait dire autant de celles qui ont été signalées entre le cerveau et l'estomac.

Les sympathies sont d'autant plus nombreuses, que

l'*excitabilité* (E. Bouchut, *De la vie et de ses attributs, de l'impressibilité*, p. 58), qui en est la source, est plus facilement mise en jeu. Cela explique pourquoi l'enfance est surtout l'époque de leur manifestation, et pourquoi toutes les maladies aiguës de cet âge sont si souvent précédées ou suivies de convulsions, de coma, de vomissements et de paralysies, qu'on n'observe pas à une époque plus avancée de la vie. Leur fréquence diminue chez l'adulte, en même temps que l'excitabilité, et elles deviennent de plus en plus rares, à ce point que chez les vieillards, les phlegmasies les plus graves peuvent exister sans fièvre. C'est là un phénomène essentiellement vital, qui prouve l'énergie de l'influence qui dirige ou maintient l'harmonie des parties constituantes de l'organisation humaine, et qui rend toutes ces parties solidaires les unes des autres. Rien de pareil n'existe dans les différentes parties d'un cadavre ou des corps inorganiques.

Comme l'a dit Barthez, les sympathies ne sont pas perpétuelles, ce qui devrait être si les causes de la sympathie étaient de nature mécanique, au lieu d'être en rapport avec le principe de la vie, et, dans leur manifestation inconstante ou intermittente, elles attestent le degré de sensibilité inconsciente des organes, qui avertit l'homme qu'un trouble s'est produit dans une partie de son corps.

Le nombre des sympathies a considérablement diminué depuis que, par suite des progrès de la science, on a pu attribuer à leur véritable cause des complications jusque-là expliquées par la sympathie.

On a pu, ou l'on pourra encore se tromper, en considérant comme sympathique un phénomène qui ne l'est pas; mais, du plus ou moins grand nombre de sympathies ne dépendent pas l'avenir ni la solidité de la doctrine, et il suffit que plusieurs de ces phénomènes soient incontestablement sympathiques, pour que la théorie conserve toute sa force. On ne croit plus, avec Bichat, que l'œdème des membres dans les maladies organiques du cœur, soit un phénomène sympathique, et l'on explique son apparition par l'obstacle à la circulation du sang, qui ne peut revenir dans le cœur. On sait à présent que les abcès du foie, dans les plaies de la tête, sont moins la conséquence d'un effet sympathique, que d'une phlébite des veines qui donne lieu à la résorption purulente et à la formation d'abcès dans le tissu hépatique.

Malgré ces réductions, et quelque nombreuses qu'elles soient, les sympathies sont des phénomènes vulgaires. Tantôt *physiologiques*, tantôt *morbides*, elles sont, dans ce dernier cas, ou des complications de la maladie principale, ou des *moyens curatifs* au service de la nature médicatrice.

Elles ont lieu : 1° entre les tissus et entre les organes de même nature; ou 2° entre des organes et entre des tissus de nature différente.

1° Des sympathies entre tissus et entre organes de même nature.

Les phénomènes sympathiques se produisent souvent entre les diverses parties d'un même tissu, ce qu'on voit dans le tissu cellulaire pour l'obésité ; dans les muqueuses pour les phlegmasies multiples de ces membranes ; dans les séreuses (1), dans les os (2), dans l'iris (3), dans

(1) La péritonite entraîne souvent la pleurésie ou l'arachnoïdite. L'arthrite est souvent suivie de péricardite, d'endocardite, de pleurésie ou de méningite.

(2) La sortie des dents est toujours parallèle, et la carie d'une d'entre elles amène souvent la carie de sa pareille dans le côté opposé.

(3) La dilatation d'une pupille entraîne la dilatation de l'autre.

le cristallin (1), dans le tissu fibreux (2), glandulaire (3), capillaire, etc.

Ailleurs, elles ont lieu d'un organe entier sur un organe entier, mais semblable. Exemples : L'action d'un œil malade sur l'autre, qui devient quelquefois malade à son tour, et qu'on sauve en enlevant le premier ; l'action de la carie dentaire qui se produit très-souvent des deux côtés sur la dent semblable, etc.

2° Des sympathies entre des tissus et entre des organes de structure différente.

Bien que la structure de toutes les parties du corps ne soit pas la même, la plus entière solidarité existe entre elles, et elles offrent des sympathies extrêmement fréquentes. On les observe entre la peau et les muqueuses, entre la peau et les séreuses, entre les muqueuses et les séreuses, enfin entre tous les organes, quelle que soit leur conformation.

Peau et séreuses. — Chacun sait que dans les hydropisies considérables des séreuses, notamment dans l'ascite, il y a diminution de la perspiration cutanée, ce qui forme une espèce de révulsion. Réciproquement, la perspiration de la peau supprimée amène de l'anasarque ; enfin le refroidissement de la peau produit le rhumatisme, la pleurésie, la péricardite, etc.

(1) Une cataracte produit presque toujours la même maladie de l'autre œil.

(2) Le rhumatisme fibreux des jointures se montre à l'intérieur sur le tissu fibreux des méninges, de l'intestin, de la peau, de la sclérotique, du périoste crânien, etc.

(3) La glande parotide malade rend quelquefois malade la glande mammaire, oreillons.

Muqueuses et séreuses. — Une étroite sympathie unit la muqueuse de l'urèthre atteint de blennorrhagie avec la séreuse du genou ou de l'épaule, qui offrent souvent de l'hydarthrose, et la même muqueuse irritée par le cathétérisme amène quelquefois la syncope, quelques accès de fièvre intermittente, ou un accès mortel de fièvre pernicieuse.

Sympathies d'un organe sur l'autre. — Les glandes salivaires occupées par des oreillons produisent quelquefois par sympathie une affection douloureuse de la mamelle et du testicule, constituant là une mammite, et ici une véritable orchite. Tous les tissus enflammés amènent l'accélération des battements du cœur, et la réplétion des capillaires avec élévation de température, d'où la *fièvre*, considérée avec raison par tous les médecins comme le plus fréquent de tous les phénomènes sympathiques.

Les phlegmasies, quel qu'en soit le siége, occasionnent un état saburral de la langue, avec dégoût des aliments et inappétence. La fièvre amène toujours la courbature, c'est-à-dire l'amyosthénie, ou perte de l'influx nerveux qui soutient les forces musculaires. Avec la fièvre, existe une névrose salutaire, qui est la soif, ou polydipsie. De sorte qu'on voit ici des phénomènes sympathiques tout à fait en rapport avec les besoins de l'économie et la guérison des maux qui l'affligent. La nature ici met les malades à la diète, au repos, et leur inspire le besoin de prendre des boissons abondantes. C'est dans un but de conservation analogue qu'au début de certaines hémorrhagies elle produit le spasme des capillaires cutanés, la chair de poule et la syncope, qui ralentissent l'impulsion du cœur, arrête quelquefois l'écoulement de sang.

L'estomac et l'intestin dérangés dans leurs fonctions

produisent souvent la céphalalgie, l'hypochondrie et l'aliénation mentale.

Toutes les maladies aiguës du cerveau troublent la digestion et provoquent des vomissements. Il en est quelquefois de même de la tuberculisation pulmonaire à ses débuts.

Un œil qui se détruit entraîne quelquefois par sympathie la perte de l'autre, et l'opération qui détruit le premier sauve quelquefois le second.

La dentition difficile détermine souvent la diarrhée.

La blennorrhagie amène quelquefois une pyélite qui détruit la presque totalité du rein.

La vessie, irritée par un calcul, excite très-souvent au méat urinaire un prurit qui indique la présence du corps étranger.

L'utérus malade, fluxionné par les règles ou par un commencement de grossesse, détermine le gonflement des mamelles et l'érection douloureuse de son mamelon.

La menstruation provoque très-souvent l'apparition d'une pustule d'acné au visage, sur les épaules ou sur quelque autre partie du corps.

L'utérus malade engendre quelquefois autant que l'état de grossesse, les nausées et les vomituritions alimentaires.

La colique néphrétique, maladie bornée au rein, a pour principal symptôme un phénomène sympathique, qui est le vomissement.

Dans la première enfance, le travail de la dentition produit souvent des attaques d'éclampsie, tandis que dans la seconde, il s'accompagne plutôt de toux nerveuse ou de danse de Saint-Guy.

Les fièvres éruptives, comme les maladies aiguës de l'enfance, s'annoncent très-souvent par des phénomènes sympathiques, et avant tout autre chose, se révèlent par des convulsions ou du délire, par des vomissements, par du frisson avec cette contraction des capillaires qui constitue la chair de poule.

La dyspepsie est souvent cause d'une migraine, qu'on guérit en faisant disparaître la maladie de l'estomac.

Les helminthes de l'intestin produisent souvent la toux nerveuse, l'éclampsie, la chorée et des paralysies partielles de la sensibilité et du mouvement.

Le tétanos a souvent pour point de départ une plaie exerçant la plus fâcheuse influence sur les troubles du système nerveux.

L'accouchement et l'état puerpéral qui suit, ainsi que l'apparition des règles, déterminent quelquefois chez certaines femmes des attaques de manie aiguë.

De nombreuses sympathies existent donc entre les différentes parties du corps, de façon à établir entre elles une solidarité qui prouve leur dépendance réciproque. Il n'en pourrait être différemment. Le principe qui dirige les opérations de la vie vers un but que nous ne connaissons guère, a besoin d'être instruit de tout ce qui se passe dans l'organisme, et il reçoit par les troubles de la sensibilité inconsciente, répartie dans tous les tissus, c'est-à-dire par des phénomènes sympathiques, l'avertissement du mal qui va se produire. Sous ce rapport, les sympathies aident à la conservation de l'individu ; elles peuvent être considérées comme le cri des organes souffrants indiquant la nature du mal, et elles contribuent beaucoup aux progrès du diagnostic.

Si quelques sympathies ne sont que des complications, il en est d'autres qui servent à la nature de moyen de guérison, et sous ce rapport, comme je l'ai déjà dit, elles se rattachent très-directement au dogme de la nature médicatrice. Ce sont les *sympathies curatives.* Il est bien évident que dans l'invasion des maladies aiguës, les sécrétions désagréables de la langue, l'amertume de la bouche et l'inappétence qui empêchent de prendre des aliments, sont des phénomènes sympathiques, très-utiles à la guérison du mal, et il en est de même de la soif ou de la courbature. Tous ces phénomènes font que l'homme fait diète, boit et se repose, remplissant ces trois indications fondamentales de la thérapeutique.

Les animaux n'ont pas d'autre médecine que celle-là, et ils ne s'en trouvent pas trop mal.

Je laisse après moi deux grands médecins, disait Chirac, la *diète* et l'*eau*. Cela est vrai, et dans les maladies aiguës, avant tout autre remède, ces deux moyens sont les plus utiles à la guérison.

Dans une hémorrhagie interne, la chair de poule, la contractilité des capillaires et la syncope qui se produisent, sont des phénomènes sympathiques capables d'arrêter l'écoulement de sang, et c'est ainsi que plus d'une fois chez l'homme, des hémorrhagies sont arrêtées au moment où par leur continuité elles auraient occasionné la mort.

Parmi les sympathies, il en est une enfin, la *fièvre*, à laquelle on a fait jouer un rôle conservateur, qui n'est pas reconnu tel par tous les médecins.

A côté de ceux qui disent que la fièvre est un effort de la nature pour débarrasser l'organisme d'un produit morbide (1), il en est d'autres qui la considèrent comme une complication des maladies.

Où est la vérité entre ces assertions contradictoires, et quelle est l'opinion qui se justifie le mieux par l'observation des malades?

(1) Stahl définit la fièvre une opération de la nature pour une fin salutaire, dont le but est l'expulsion des matières nuisibles. La définition est à peu de chose près la même : la fièvre est un mouvement salutaire imprimé au sang par la nature, dont les efforts tendent à débarrasser ce liquide des matières morbifiques qui l'altèrent, et à lui rendre sa pureté primitive. D'après Stahl, c'est une affection de la vie qui s'efforce d'écarter la mort.

Il est bien certain, quelle que soit l'idée qu'on se fasse de la fièvre, que ce phénomène indique la réaction de la vie contre les états morbides susceptibles d'occasionner la mort. Que la fièvre favorise ou non l'expulsion de la matière morbifique, peu importe, cette manière de voir n'étant qu'une hypothèse, mais ce qu'il y a d'incontestable pour tout le monde, c'est qu'elle est la réaction de la vie contre ce qui en trouble l'exercice.

Or, dans les maladies, la réaction est regardée avec raison par tous les médecins comme une chose utile ; tant qu'elle existe, le mal peut guérir, et dès qu'elle n'a plus lieu, on voit paraître l'état chronique, entretenant un état maladif permanent plus ou moins grave suivant l'organe affecté.

La réaction peut être plus forte que le malade, mais elle n'en est pas moins l'agent naturel destiné à favoriser les opérations moléculaires qui éliminent certaines productions morbides, les isolent si l'élimination est impossible, et réparent les tissus altérés par ces productions. Dans l'état chronique même, comme la scrofule ou certaines phlegmasies très-anciennes sans réaction, la guérison ne s'obtient qu'en faisant naître au moyen du fer, du quinquina, de l'arsenic, de l'alimentation, de l'exercice et des excitants locaux, une fièvre artificielle qui, ranimant la vitalité générale et celle des parties malades, les replace progressivement dans leur état normal. C'est là un fait consacré par l'expérience et fondé sur l'analogie. Ainsi, l'observation établit qu'une affection fébrile survenue accidentellement fait disparaître des maladies chroniques qui avaient précédemment résisté à tous les moyens rationnels. (*Dictionn. des sciences médicales*, t. XV, p. 260.) Une fièvre intermittente rebelle peut disparaître par une fièvre continue intercurrente, par un violent exercice ou par une profonde ivresse. Le catarrhe pulmonaire chronique guérit quelquefois par le vin, par le punch et par d'autres liqueurs stimulantes. Toute fièvre peut guérir l'épilepsie, dit Galien, et il y a depuis lors un grand nombre d'observations qui prouvent qu'elle peut cesser sous l'influence d'un typhus. On trouve dans les *Actes des curieux de la nature*, t. V, obs. 64, des exemples de paralysie guérie par des fièvres continues survenues accidentellement. Il en est de même des névralgies, de quelques hydropisies asthéniques, etc.

Des faits pareils ne pouvaient pas être perdus pour l'observation, qu'éclaire le raisonnement; ce que fait la nature doit être le guide du médecin, et c'est ainsi que la thérapeutique par les *stimulants*, par les *toniques*, par les *astringents*, par les *excitants* et par *l'hydrothérapie* a pu être proposée dans les maladies chroniques.

Elle a pour but de faire naître une sorte de fièvre accidentelle capable de faire disparaître d'anciens états morbides.

Sous certains rapports, donc, la fièvre peut être considérée comme un effort salutaire de la nature, et à cet égard elle rentre très-bien dans la catégorie *des sympathies curatives naturelles,* qui attestent la réalité d'une nature médicatrice.

§ III. — Des crises envisagées comme troisième base du naturisme.

Un autre appui du dogme de la nature médicatrice et du naturisme, ce sont les *crises* observées dans les maladies aiguës et considérées comme la manifestation d'un effort de nature pour leur guérison.

Les crises sont en effet des phénomènes morbides qui, dans le cours des maladies aiguës, annoncent une terminaison favorable ou funeste. C'est le *jugement* de la maladie. Cependant les crises n'ont pas toujours lieu, et, dans un certain nombre de cas, il n'y en a point trace, la maladie se terminant d'une autre manière, par résolution, λύσις (*lysis*), ou par décroissement successif de tous les symptômes.

Le dogme des crises existait avant Hippocrate, qui n'en parle que sans prétention, comme lorsqu'il s'agit d'un fait ancien, dans le livre *Des maladies et des épidémies*, dans les *Aphorismes*, et enfin dans deux livres apocryphes de compilation, ayant l'un pour titre : *Des crises*, et l'autre : *Des jours critiques*. Ce n'est que plus tard qu'on trouve dans Galien la première étude complète de la doctrine que nous connaissions, et c'est là l'ouvrage à consulter si l'on veut en prendre l'idée la plus exacte.

Pour bien comprendre la doctrine des crises, il faut se rappeler qu'Hippocrate, n'ayant pas fait d'anatomie pathologique, accordait peu d'importance aux lésions des solides, et considérait surtout les maladies comme un changement survenu dans la quantité, la qualité et la distribution des humeurs.

Tout en admettant le principe recteur de la vie dans les actes morbides, ce qui en fait un vitaliste (*ubi stimulus, vel dolor, ibi fluxus*), sa pathologie était essentiellement humorale. Il admettait que la santé résultait du mélange exact de quatre humeurs : le sang, la pituite, la bile et l'atrabile, qui devaient s'équilibrer dans leurs proportions. Si ce mélange cessait d'exister, il y avait maladie, ou, dans le langage du temps, une *intempérie* caractérisée par la surabondance d'une de ces humeurs, dite alors *intempérée*.

Si les humeurs élaborées, le sang dans le cœur, la pituite dans le cerveau, la bile dans le foie, l'atrabile et l'eau dans la rate, se portaient au loin sur un autre organe, elles y déterminaient une maladie ou *fluxion*. L'humeur intempérée qui produisait la fluxion, c'est-à-dire la maladie, était d'abord à l'état de *crudité*, et elle devait se retirer au moyen d'une élaboration naturelle qualifiée de *coction* ou de *maturation*, et dans ce travail lent et successif, s'il survenait un phénomène vital particulier, on lui donnait le nom de *crise*. Si le travail s'accomplissait sans rien offrir de spécial, la maladie réalisait, comme nous l'avons dit, la terminaison par *résolution*. Ces trois périodes de la maladie pour l'ancienne médecine, *fluxion*, *coction*, *crise* ou *résolution*, répondent aux trois périodes actuelles, dites *invasion* ou *accroissement*, *état* et *déclin* de l'état morbide.

La différence consiste en ce que les anciens, nos maîtres, mettant beaucoup de leur raison dans les choses, avaient cherché à comprendre le mécanisme de la maladie, tandis que notre époque, essentiellement empirique, ne voulant point raisonner sur la pathogénie, se borne à constater les actes de l'évolution morbide, en déclarant qu'une maladie s'accroît, augmente et disparaît. Entre ces deux opinions, la postérité dira où est la vraie grandeur et la vérité.

Quand elle a lieu, la crise consiste donc dans l'évacuation de l'humeur intempérée, ou dans la transformation de cette humeur qui doit être rejetée au dehors. On a un exemple de cette transformation dans la variole, dans le coryza, dans la bronchite, dans les abcès, etc.

C'est à favoriser les crises que devait s'appliquer le médecin, et il ne devait pas intervenir à la période de crudité des maladies, sous peine de nuire au malade; il devait attendre un peu que la maladie soit bien déterminée pour en diriger les actes : *Quo natura vergit eo ducendum*. C'est la condamnation des pratiques abortives au moyen desquelles l'empirisme a souvent prétendu *juguler* les différents états morbides.

L'expérience n'a pas sanctionné cette manière de voir, qui n'est vraie que pour un certain nombre de phlegmasies et de fièvres éruptives, et encore la question est-elle aujourd'hui fort contestée. Il est évident qu'il ne faut agir que lorsqu'on sait à quelle maladie on a affaire et pourquoi on agit; mais alors toute intervention à la période de crudité d'un mal se justifie, même au point de vue hippocratique, si la médication abortive amène la résolution d'un mal au lieu de le prolonger pour arriver à une crise formée par la maturation des humeurs.

Imiter la nature dans ses efforts de *résolution* ou dans la production des *crises*, n'est-ce pas là le vrai principe d'Hippocrate, et l'on a tort de reprocher à la médecine hippocratique une inaction qui ne doit avoir rien d'absolu et qui consiste à dire : *N'intervenez que lorsque vous savez pourquoi vous agissez.*

Les phénomènes critiques signalés par Hippocrate sont en général des évacuations de matières morbides : 1° des pertes de sang; épistaxis, hémorrhoïdes, etc.; 2° des matières muqueuses ou puriformes de la bouche, du nez, des bronches, de l'intestin ou de la vessie : urines, excréments, ptyalisme, expectoration, etc.; 3° des matières rejetées par la peau : les sueurs, des abcès, des éruptions cutanées, etc.

Dans les crises, dit Hippocrate, les humeurs, de ténues deviennent épaisses, les transparentes un peu troubles, et les aqueuses ou pituiteuses tout à fait purulentes.

Cela est vrai, et aujourd'hui encore, après vingt siècles, tous les médecins peuvent vérifier l'exactitude de ces assertions.

Hippocrate a aussi parlé de phénomènes non critiques qui précèdent ou annoncent les crises et peuvent faire prévoir le lieu de leur apparition; d'où une attention toute particulière recommandée aux médecins pour découvrir des phénomènes de cette nature ayant une si grande importance thérapeutique.

Ces phénomènes sont de deux sortes : 1° des *phéno-*

mènes communs annonçant l'imminence de la crise, sans détermination du lieu où elle doit s'opérer ; 2° des *phénomènes propres* indiquant que la crise doit se faire, et le point où elle doit avoir lieu.

Malheureusement ces phénomènes ne sont pas très-clairement indiqués dans les livres hippocratiques, et il est difficile de savoir à quoi s'en tenir sur ces phénomènes indicateurs de la crise.

Les crises existaient surtout dans les maladies aiguës, du quatrième au soixantième jour, car passé ce terme, la maladie est devenue chronique, et sous cette nouvelle forme il n'y a plus de crise à attendre ; elles se terminent sans phénomènes critiques, quelle qu'en doive être la fin, heureuse ou malheureuse.

Quand les crises devaient avoir lieu, on les observait à certains jours fixes compris entre le quatrième et le soixantième, que pour ce motif on nommait des *jours critiques.* Elles se montraient dans les jours pairs ou dans les jours impairs, mais ces derniers étaient regardés comme les plus favorables aux bonnes crises : de là l'importance du septième, du quinzième et du vingt et unième jour, où se produisaient les crises les plus favorables. C'était là un reflet de la philosophie de Pythagore, qui expliquait les phénomènes de l'univers par l'influence des nombres, et qui considérait les nombres impairs comme le symbole de tout ce qu'il y a d'heureux sur la terre : *Numero Deus impare gaudet.*

Telle est la part d'Hippocrate dans cette doctrine des crises, qui n'a été formulée que par Galien, et dont le triomphe et les vicissitudes attestent la grandeur. Si beaucoup de médecins ont admis cette doctrine, le plus grand nombre n'a voulu en prendre qu'une partie, les crises, par exemple, sans reconnaître aucune vérité dans la doctrine des jours critiques. Quelques médecins ont même condamné le tout ensemble. Asclépiade et les méthodistes la considérait comme dépourvue de toute base sérieuse. Ils accusèrent Hippocrate de s'être perdu dans les hypothèses en se laissant entraîner par les dogmes de Pythagore sur les nombres, et ils attaquèrent Galien qui était resté fidèle aux principes consignés dans les écrits du père de la médecine. Galien ne leur répondit qu'en montrant des preuves fournies par l'observation, et un jour, étant appelé auprès d'un malade avec deux disciples de Thémison (l'un des chefs de l'école méthodiste), il s'approcha du lit, et ayant examiné les symptômes, il assura que ce jeune homme allait être délivré par une hémorrhagie. Les méthodistes tournèrent en ridicule ce pronostic, ils conseillèrent une saignée; mais ils sortirent bientôt couverts de confusion, lorsqu'ils se furent aperçus que le malade commençait une hémorrhagie nasale abondante.

Quoi qu'il en soit, existe-t-il des crises? A cette demande, l'observation de malades répond oui, et elle ne met en doute que la réalité des jours critiques. *Les crises sont des efforts de la nature produisant un changement bon ou mauvais qui annonce la fin des maladies.*

Il y a des crises *salutaires* et des crises *défavorables*; mais quand on emploie le mot de crise tout seul il signifie en général un événement heureux; c'est du moins ainsi qu'il a été ordinairement employé par Galien et par tous ceux qui ont adopté ses opinions.

Ces crises sont *complètes* ou *incomplètes*, et s'observent dans les appareils de sécrétion sur les muqueuses, à la peau, dans le tissu cellulaire ou séreux, enfin dans les glandes.

Ce sont des *fluxions*, comme dans les engorgements des glandes ou du tissu cellulaire des membres, des *hémorrhagies*, des *flux séreux*, les *flux muqueux* ou *purulents* sur les muqueuses, des *flux gazeux* ou pneumatoses, des *vomissements*, des *flux d'urine*, des *éruptions variées*, etc.

Voici le tableau assez exact qu'en a donné Landri-Beauvais.

Les *crises par hémorrhagie* s'observent dans les fièvres inflammatoires, dans la phlegmasie ou dans la pléthore. Exemples : l'épistaxis, qu'annonce souvent de la céphalalgie, des étourdissements, et un pouls fort, quelquefois dicrote ; l'hémoptysie, l'hématémèse et l'hématurie complémentaires du flux menstruel supprimé, ou complication fâcheuse de quelques maladies graves ; le flux hémorrhoïdal dans les maladies de foie ou dans la pléthore ; le flux menstruel, qui se montre dans le cours de certaines maladies aiguës.

Les *exhalations muqueuses* sont les crises des phlegmasies aiguës des muqueuses. Exemples : la sécrétion purulente épaisse qui succède au coryza et à la bronchite, les vomissements dans l'embarras gastrique ; la diarrhée dans les obstructions intestinales.

Les *sueurs* s'observent dans un grand nombre de maladies inflammatoires, et quelquefois une abondante transpiration améliore très-notablement l'état des malades.

Des *éruptions* très-variées : l'érythème, la miliaire, le pemphigus, l'érysipèle, l'impétigo, l'herpès, se montrent dans le cours de beaucoup de maladies aiguës, tantôt comme crise heureuse, tantôt comme crise défavorable.

Les *urines* changent beaucoup de composition dans le cours des maladies aiguës, et vers la convalescence elles présentent une sorte de modification qu'il est très-important de rechercher. Après avoir été rouges, épaisses, sédimenteuses, elles deviennent plus claires et renferment en suspension un nuage léger qu'on appelle *nuage critique.*

La *salivation* se montre dans la variole où, au moment de l'éruption, elle semble être une crise heureuse.

Les *parotides* des fièvres graves ont toujours été considérées comme le résultat des crises fâcheuses. Cela est vrai, en général, et presque tous les malades ainsi affectés succombent au bout de quelques jours.

Les *bubons*, considérés comme des phénomènes critiques, ne s'observent guère que dans la peste. Ils constituent de bonnes crises lorsque la suppuration est franche et rapide; ce sont au contraire des crises défavorables lorsque l'inflammation est lente, ou lorsque, ayant commencé d'une manière assez vive, elle cesse tout à coup et amène l'affaissement subit de la tumeur.

D'autres crises salutaires ou funestes ont été indiquées par les partisans de la doctrine des crises, comme ayant leur siége dans le tissu cellulaire.

Ainsi, le gonflement du visage, des mains et des pieds dans la variole; les furoncles de certaines fièvres éphémères, de la variole et de l'hypochondrie; les gangrènes des fièvres graves et des maladies charbonneuses; les abcès des viscères et de la profondeur des membres, etc. Ce sontdes phénomènes dont on pourrait beaucoup augmenter le nombre, mais les exemples que je viens de citer peuvent suffire au but que je me proposais, et qui était d'établir cliniquement l'existence des crises.

Des jours critiques.

S'il est impossible au médecin de ne pas admettre l'existence des crises dans le cours des maladies aiguës, il est au contraire légitime de contester la réalité des jours critiques.

Hippocrate, qui avait reçu de ses devanciers la doctrine des crises et des jours critiques, nous l'a transmise très-brièvement avec toutes ses erreurs. Il a indiqué la présence des jours critiques, mais ce n'est que plus tard et sous la plume de Galien, que véritablement on voit se former la doctrine des jours critiques.

Les *jours critiques* étaient ceux où devaient se montrer les crises. On les divisait : 1° en *jours critiques décrétoires*, 2° en *jours critiques indicateurs*, et 3° en *jours intercalaires*.

1° Les jours critiques *décrétoires* étaient ceux où les crises avaient le plus ordinairement lieu : c'étaient les septième, quatorzième, vingtième, vingt-septième, trente-quatrième, quarantième, soixantième, quatre-vingtième, etc. Mais entre chacune de ces périodes de sept ou vingt jours, la crise pouvait également avoir lieu ou être indiquée pour le quaternaire suivant : c'étaient les jours *indicateurs* ou *contemplatifs*, les quatrième, onzième, dix-septième, vingt-quatrième, trente et unième, etc. Un aphorisme d'Hippocrate (tome IV, aphor. 23, sect. II, Littré) les signale ainsi : « Le quatre est l'indicateur du sept, le huit ouvre la semaine suivante. Observez le onzième, c'est le quatrième de cette seconde semaine. Observez encore le dix-septième, c'est le quatrième depuis le quatorzième et le septième depuis le onzième. »

Les jours *intercalaires* étaient ceux où la crise n'avait lieu qu'imparfaitement ou d'une manière irrégulière, souvent funeste : c'étaient les troisième, sixième, neuvième, seizième, etc.

Venaient ensuite des *jours vides* ou *non décrétoires*, les deuxième, huitième, dixième, douzième, treizième, quinzième, etc. On les nommait ainsi, parce qu'ils n'étaient ni indicateurs, ni décrétoires, ni intercalaires, et qu'il ne s'y faisait généralement pas de crises.

Malheureusement pour la doctrine, Hippocrate lui-même montre que les crises peuvent quelquefois apparaître la veille ou le lendemain du jour indiqué (*Épidémies*, liv. I, t. II, p. 661), ce qui revient à dire qu'elles peuvent avoir lieu à tout moment de la durée des maladies, et, en conséquence, qu'il n'y a rien de fondé dans la doctrine des jours critiques. C'est la solution à laquelle on arrive quand, sans avoir d'idée préconçue, on observe attentivement la marche des maladies aiguës, depuis leur début jusqu'à leur terminaison naturelle, en tenant compte de tous les phénomènes qu'elles présentent. Elles offrent des complications des crises, mais point de jours critiques, dans le sens de précision, jadis accordé à ce mot.

Comment d'ailleurs accepter cette doctrine, quand on sait les difficultés qu'on éprouve à préciser le moment d'invasion des maladies. Dans beaucoup de cas, leur début n'a rien d'instantané, et si, dans une pneumonie, le frisson initial annonce l'invasion du mal, dans la fièvre typhoïde, au contraire, dans la rougeole, dans la scarlatine, dans la pleurésie, dans la néphrite aiguë, dans la péricardite, dans l'encéphalite, etc., le moment et le jour de l'invasion sont très-souvent ignorés du malade. En admettant donc que des jours vraiment critiques puissent être observés dans les maladies, lorsque la date de leur invasion a été rigoureusement déterminée, dans le plus grand nombre des cas, toute recherche de ce genre est inutile, impossible et fautive.

Il faut prendre garde, à propos des crises, de prendre comme telles certaines complications des maladies. Ainsi, l'hémorrhagie intestinale d'une fièvre typhoïde, l'expectoration de fausses membranes ramifiées dans la pneumonie, les perforations de l'intestin ulcéré par un effort du malade, le dépôt phosphatique des urines ayant séjourné dans la vessie, etc., ne sont pas des crises. Ce sont des actions chimiques et physiques produites dans le corps en dehors de l'action vitale, tandis que la crise est un effort naturel de la matière vivante, conduisant à une terminaison favorable ou funeste des maladies.

Reste à savoir si la crise ou jugement des maladies est bien un effort de la nature agissant sur les humeurs pour les ramener à l'état normal, ainsi que les organes où elles se sont accidentellement déposées, ou bien, au contraire, si elles ne sont pas un simple travail nécessaire d'évolution morbide. Ce sont là des questions controversées par les détracteurs de la doctrine des crises, questions oiseuses, si l'on pense que dans l'idée qu'ils se faisaient des crises, les anciens ne songeaient qu'à placer dans la nature la puissance de production et de guérison des maladies. Peu importe qu'on voie dans les crises un phénomène d'évolution semblable à celui des plantes ou un acte chimique comme celui de la digestion, il reste acquis à la science que l'observation montre çà et là dans les maladies des phénomènes spontanés, dont l'apparition ou l'absence indique la guérison ou la mort. C'est là une vérité contre laquelle se brisent tous les mauvais vouloirs de l'empirisme, et par cela même qu'il se fait naturellement des crises, le médecin a le droit d'en conclure que la nature travaille selon ses forces à la guérison des maladies.

§ IV. — De la révulsion envisagée comme quatrième base du naturisme.

Le naturisme trouve dans le fait thérapeutique de la *révulsion*, que chacun peut reproduire à volonté, une nouvelle preuve de la réalité du principe. Si nous démontrons à notre tour qu'on peut utiliser la force vitale d'un organe sain pour en exagérer l'action dans le but de débarrasser ceux qui sont malades, et que cette vérité soit rendue incontestable, il sera évident que la nature de l'homme, qui spontanément le guérit de ses maladies, pourra encore, lorsqu'elle est sollicitée par les pratiques de l'art, produire de semblables résultats. C'est une démonstration des plus simples.

L'étude des sympathies physiologiques, morbides et curatives, montre que les organes agissent les uns sur les autres, et qu'ils ont entre eux des *antagonismes* dont la vie seule peut rendre compte.

L'utérus qui est malade ou que fluxionne la menstruation, rend les mamelles plus grosses et souvent très-douloureuses. Le cerveau qui s'enflamme trouble les fonctions de l'estomac et provoque des vomissements. La peau a pour antagoniste la muqueuse de l'intestin, et une grande brûlure produit toujours de la diarrhée.

Enfin, il y a des *métastases*, c'est-à-dire des maladies qui spontanément quittent un organe et se portent sur un autre, ce dont on a une preuve dans l'orchite qui remplace quelquefois les oreillons.

Il n'y a donc rien d'impossible à ce que l'art puisse provoquer l'état morbide d'une partie pour amoindrir ou guérir un autre état morbide. C'est l'imitation de la nature. On comprend qu'une excitation ou une fluxion substituée à une autre, crée un antagonisme susceptible de rétablir l'équilibre dérangé en produisant *une métastase artificielle* analogue aux métastases spontanées de l'état morbide.

Ce que cet exposé laisse comprendre est depuis longtemps accepté comme une vérité indiscutable par un grand nombre de médecins les plus justement célèbres. C'est une des bases de la thérapeutique d'Hippocrate et de ses disciples. C'est la doctrine de la révulsion introduisant dans la médecine pratique les conséquences de cette vérité, que si la nature travaille par ses moyens à la guérison des maladies, l'art peut abréger et faciliter son travail en l'imitant et en le dirigeant là où il semble se porter. La médecine hippocratique avait déjà constaté les antagonismes physiologiques et morbides qui produisent l'activité vitale d'une partie aux dépens d'une autre, faits qu'Hippocrate a résumés dans un aphorisme célèbre : Δύο πόνων ἅμα γινομένων μὴ κατὰ τὸν αὐτὸν τόπον, ὁ σφοδρότερος ἀμαυροῖ τὸν ἕτερον. Que je traduirai en disant : « Lorsque deux maladies différentes se développent au même moment sur des parties éloignées, la plus considérable amoindrit l'autre. » Pour Hippocrate, ce travail est *révulsif* (ἀντίσπασις), lorsqu'il a lieu dans des parties éloignées l'une de l'autre, et *dérivatif* (παροχέτευσις), au contraire, lorsqu'il se produit dans une région voisine du premier siége du mal.

Ἀντίσπασις ἐπὶ τοῖσιν ἄνω, κάτω· ἄνω, ἐπὶ τοῖσιν κάτω. « La *révulsion* a lieu dans les affections du haut vers le bas, et dans les affections du bas vers le haut. »

Παροχέτευσις ἢ ἐς τὴν κεφαλὴν, ἢ ἐς τὰ πλάγια, ᾗ μάλιστα ῥέπει. « La *dérivation* se fait par la tête, ou sur les côtes, là où les humeurs tendent le plus. » (Hippocr., *Œuvres*, édit. Littré, t. V, p. 477.)

Sur ces aphorismes repose l'antique doctrine de la révulsion et de la dérivation exposée dans les œuvres d'Hippocrate, formulée plus longuement par Galien, et venue jusqu'à nous à travers d'innombrables controverses. Qu'est-ce donc que la révulsion? La révulsion est l'art de diminuer ou de guérir les maladies par la création d'un autre état morbide sur quelque partie voisine ou éloignée du mal qu'on veut détruire. Exemples : une purgation dans la congestion cérébrale, ou bien un vésicatoire au bras dans une bronchite chronique.

Au temps d'Hippocrate, la révulsion et la dérivation étaient des choses distinctes.

Dans la première, on agissait loin du siége du mal, sur une partie éloignée de la partie malade, « du haut vers le bas ou du bas vers le haut », pour arracher le mal, *revellere;* dans la seconde, au contraire, on provoquait le phénomène morbide dans les parties voisines du mal pour le détourner, *derivare*, là où les humeurs tendent le plus. Exemples : des sangsues autour d'un phlegmon, ou des cautères sur le dos, dans le voisinage d'une carie vertébrale. C'est là une distinction secondaire qui ne touche en rien au principe de la doctrine. Il est évident que la dérivation n'est qu'un procédé de la révulsion, et que le fait reste le même en ce qui touche la nécessité de faire naître dans un but curatif, une manifestation morbide capable de faire diversion à un mal plus ancien.

Révulsion et dérivation sont donc des choses distinctes dans l'application, quoique semblables dans leur principe. Elles ne diffèrent que par le mode extérieur, aussi sont-elles aujourd'hui généralement confondues dans l'esprit de ceux qui, n'attachant pas une grande importance à la doctrine, ne font guère attention aux mots qui la représentent.

La révulsion et la dérivation en thérapeutique sont nées de l'observation qui a montré le fait des révulsions spontanées. La constatation des unes devait inévitablement conduire à l'institution des autres. Quand on eut observé l'action sympathique d'un organe sur l'autre, les crises des maladies et les antagonismes morbides, quand on eut enregistré l'influence de la grossesse sur la phthisie pulmonaire dont elle suspend momentanément les progrès, on dut croire à la possibilité du déplacement des maladies et aux bons effets de la révulsion. Ces exemples ne sont pas les seuls et l'on pourrait les multiplier à l'infini. Ainsi, j'ai vu plusieurs fois la grossesse suspendre momentanément l'*acne rosacea* ou *couperose* qui revenait après l'accouchement. La lactation des nourrices suspend et retarde le travail de l'ovulation et l'apparition des règles. Une maladie aiguë chez une personne qui a une suppuration d'ulcère ou un vésicatoire tarit momentanément la suppuration, qui recommence dès que la phlegmasie tend à disparaître. Un érysipèle fait souvent disparaître une bronchite. Un grand écoulement d'urine a quelquefois guéri l'ascite. Il en est de même de la diarrhée, et cela est si vrai, qu'on peut, à l'aide de violents drastiques, guérir pour plusieurs mois et pour plusieurs années, des anasarques symptomatiques d'une maladie du cœur. Si ces faits ne sont pas constants, leur fréquence est du moins assez grande pour servir de base sérieuse à une méthode thérapeutique, et pour autoriser la conduite du médecin qui prend la nature pour guide, en cherchant à déplacer les maladies. Chez les animaux, le fait de la révulsion est encore plus facile à démontrer, car on peut multiplier les expériences d'une façon qu'il serait impossible d'imiter chez l'homme.

Des sétons de 50 centimètres, appliqués à des chevaux, peuvent donner, d'après M. Bouley, 48 grammes de pus en vingt-quatre heures. On en met, suivant les cas, cinq ou six à la fois pendant six jours, ce qui fait une spoliation de 2000 grammes de liquide dans un assez court espace de temps. De pareils moyens ne peuvent être sans énergie, et, en réalité, leur puissance curative est très-grande.

Quand on étudie ce qui concerne la révulsion et la dérivation, il y a deux choses à approfondir :

1° La nature des agents de révulsion;
2° Le mode d'action des agents révulsifs.

1° *Agents de révulsion.* — Les agents révulsifs sont des moyens susceptibles : 1° de détourner l'afflux sanguin d'une partie enflammée; 2° de développer dans un organe une activité fonctionnelle plus grande ; et enfin, 3° de produire sur des parties saines une hypérémie ou une sécrétion humorale abondante.

Tout ce qui augmente la vitalité des parties, attire les

humeurs ou détourne le sang, peut devenir un agent de révulsion.

Ces moyens sont *hygiéniques*, *chirurgicaux* et *pharmaceutiques*.

A. Les *agents hygiéniques de la révulsion* sont : le calorique, l'air, l'eau, les bains chauds et froids, l'hydrothérapie, les frictions de toute nature, les vêtements de laine, l'alimentation, l'exercice qui excite la vitalité des organes locomoteurs, les influences morales, le mariage, la grossesse qui suspend la marche de la phthisie, l'allaitement, etc.

B. Les *agents chirurgicaux de la révulsion* sont : la saignée du bras et du pied, les sangsues en petit nombre, les ventouses sèches et scarifiées, les ventouses Junod, le séton, les moxas, les cautères.

C. Les *agents pharmaceutiques de la révulsion* sont : les cataplasmes, l'ortie, les acides, la moutarde, l'huile de croton, le tartre stibié, l'ammoniaque, les vésicants, la potasse, la poudre de Vienne agissant sur la peau et sur le tissu cellulaire ; ceux qui agissent sur les muqueuses et sur les organes sécréteurs sont : les sudorifiques, les diurétiques, les sialagogues, les vomitifs, les purgatifs salins ou drastiques dont l'action est évidente, les dépuratifs, les fondants et les résolutifs, dont l'action, moins appréciable, n'est pas moins certaine, et qui agissent sur la vitalité des tissus.

2° *Mode d'action des révulsifs.* — Quelques médecins n'ont jamais voulu voir dans la révulsion que la sortie des humeurs occasionnelles de la maladie. C'est une erreur. La révulsion produit aussi une modification de la vitalité des tissus. En effet, quand on examine le genre d'action des révulsifs, on voit qu'il n'est pas toujours le même et qu'il faut l'étudier, tantôt dans l'organe impressionné par le révulsif, et tantôt dans ceux qui en ressentent les effets indirects ou secondaires.

1° Les révulsifs produisent la *déviation du cours du sang* et l'anémie d'un tissu (saignée locale, bains de pied très-chauds pouvant amener la syncope); la congestion (cataplasmes ou bains); les hypersécrétions (sialagogues, diurétiques et purgatifs); l'hyperesthésie (plantes âcres, ortie piquante, sinapisme, etc.); l'excitation sans douleurs (stimulants, antimoniaux, tartre stibié); la phlegmasie (érythème, vésicules, bulles, pustules); les phlegmasies purulentes (cautères, feu, etc.). Dans ces cas, l'action révulsive est une suractivité vasculaire, nerveuse, véritable action vitale dont les effets ne peuvent être contestés.

2° La révulsion produit des phénomènes indirects variables.

Parfois elle excite tout l'organisme et même l'organe malade. C'est un effet de la sympathie, mais le fait est rare. Dans les cas ordinaires, elle apaise les désordres occasionnés par l'état morbide et provoque un salutaire antagonisme, d'où le nom de *méthode antagonistique* qui lui a été donné par Hufeland.

Le tartre stibié à haute dose, la digitale, etc., sont des contro-stimulants, dont l'usage apaise beaucoup les maladies inflammatoires et diminue notablement la fréquence du pouls.

Si la révulsion ne produit pas toujours l'effet qu'on en attend, c'est qu'on ne sait pas assez quelles sont les causes de la variabilité du phénomène, et qu'on n'a pas appris à neutraliser ou à éviter les motifs de cette inconstance. Pour obtenir de bons effets au moyen de la révulsion, il faut tenir compte des dispositions de l'organe malade, de l'état général de l'organisme, de l'espèce du révulsif à employer, et du lieu où l'on croit devoir agir, conditions que M. Guérin (de Mamers) a étudié avec un rare talent d'observation.

Circonstances relatives à l'organe malade. — Quand un organe est très-malade, les révulsifs risquent d'augmenter sympathiquement l'état morbide, et il faut commencer par les sédatifs. Ainsi, on ne commence pas le traitement d'une pneumonie ou d'une pleurésie par l'application d'un vésicatoire. C'est un moyen à réserver pour la fin de la maladie, lorsque la résolution ne se fait pas assez rapidement.

A ses débuts, une irritation faible peut être arrêtée par les révulsifs, c'est là le cas de certaines maladies héréditaires qu'on prévient par des exutoires.

Quand une maladie, ayant perdu son intensité, passe à l'état chronique, c'est le cas d'employer les révulsifs pour prévenir les dégénérescences organiques. Exemples : un vésicatoire sur une hydarthrose ancienne, sur une sciatique rhumatismale, sur la poitrine occupée par une pleurésie, etc.

Circonstances relatives à l'état général de l'organisme. — Un état fébrile très-violent, une grande pléthore et une vive sensibilité excluent l'emploi des révulsifs énergiques, et demandent de grands ménagements dans leur usage.

Quand, au contraire, les forces sont abattues, c'est le moment de recourir à la révulsion la plus active.

Du choix des révulsifs. — On doit toujours choisir le révulsif dont l'effet est en rapport avec l'accident à détruire. Exemples : la congestion par la saignée, et un flux par une sécrétion antagoniste.

Il faut toujours choisir le révulsif dont l'énergie soit proportionnée à celle du mal qu'on veut détruire : cataplasmes, bains, vésicatoires, cautères, feu, etc.

L'action du révulsif doit être assez forte pour détruire le mal auquel on l'oppose, mais il faut prendre garde qu'elle soit assez violente pour provoquer sympathiquement une réaction nuisible ou dangereuse.

Les révulsifs n'ont pas besoin de produire sur la partie où on les applique, une action aussi forte que celle du mal pour lequel on les emploie.

La persistance d'action des révulsifs est nécessaire à leur efficacité.

Pour agir avec efficacité, les révulsifs doivent être étendus s'ils sont superficiels, et profonds, au contraire, quand ils sont étroits.

Les révulsifs destinés à produire une hypersécrétion cutanée, n'ont de bons effets que s'ils donnent des produits suffisants et de convenable qualité.

Circonstances relatives au lieu d'application des révulsifs. — Les parties où l'on met les révulsifs doivent avoir une vitalité suffisante.

Les révulsifs ne doivent être appliqués que sur des parties saines et exemptes de maladie antérieure.

Plus la vitalité d'une partie est grande, plus la révulsion produite par son excitement est puissante.

Quand on veut rappeler une maladie extérieure dont la suppression donne lieu à des accidents graves, c'est sur le siége primitif de l'affection que l'on doit appliquer le révulsif.

Quand une affection est récente et intense, les révulsifs doivent être appliqués à une grande distance du lieu malade.

Quand les affections légères, sans réaction générale ou ayant pris la forme chronique, menacent de désorganiser les tissus et qu'elles ont résisté aux révulsifs éloignés, c'est près du siége de l'affection locale qu'il faut agir.

Enfin, si la nature dirige ses efforts dans un sens utile

au malade, il faut que la révulsion ne nuise pas à ce travail favorable et le serve si cela est possible. « *Quo natura vergit eo ducendum.* »

Tels sont les principes de l'emploi des révulsifs, ce que l'on pourrait appeler aussi les lois de la révulsion parfaitement exposées de nos jours par M. Gintrac. Il y a encore beaucoup à faire à cet égard. Il faudrait, par exemple, déterminer le rapport qui existe entre l'impulsion révulsive et l'acte curatif. Mais c'est là une chose difficile, car entre l'effet produit et le moyen employé, il y a pour intermédiaire, la *nature vivante*, qui engendre toujours un effet individuel sous l'influence d'une cause générale. Sans prétendre aller aussi loin, on peut se borner à étendre les recherches cliniques à la détermination des circonstances propices ou défavorables à la révulsion, et, dans ces limites, l'observation peut encore beaucoup pour les progrès de la science.

Quoi qu'il en soit, la révulsion et la dérivation existent et reposent sur deux ordres de faits, les uns *naturels* ou spontanés, et les autres *accidentels* provoqués par le médecin. Elles n'ont rien de constant, ce qui les rapproche de tous les autres phénomènes vitaux, morbides ou curatifs. Nier la révulsion, parce que des agents révulsifs ne révulsent pas toujours le principe morbide qu'on voudrait détruire, ne prouve rien. Autant vaudrait nier les propriétés narcotiques de l'opium et les propriétés stimulantes de l'alcool, parce qu'il arrive souvent au premier d'exciter, et à l'autre d'endormir.

Ce ne sont là que de faibles objections. La révulsion est un fait vital, qui relève de la force individuelle toujours très-difficile à déterminer, et l'acceptant comme vraie, d'après les observations de l'homme souffrant, nous devons y voir la confirmation de la doctrine qui accorde un rôle actif à la *nature* dans la guérison des maladies. C'est pour cela que nous l'avons fait connaître comme une des bases les plus solides du naturisme hippocratique.

CHAPITRE III.

TRANSFORMATIONS DU NATURISME DEPUIS HIPPOCRATE JUSQU'AUX TEMPS MODERNES.

Le sentiment qu'Hippocrate avait de la *nature* comme d'une force vive dirigeant les phénomènes de l'univers et de la vie, fut le principe de sa philosophie médicale.

Dans sa pensée, l'homme n'était ni force, ni matière, mais tout ensemble un composé de force, de matière et d'humeur, c'est-à-dire de substances hétérogènes solidaires les unes des autres et régies par un moteur indépendant. Aussi, dans ces premiers temps de la science, n'y a-t-il pas encore de doctrine médicale ni de système. L'homme et l'univers sont considérés comme étant soumis à l'impulsion des forces de la nature. « Cet ouvrier, comme dit Buffon, qui sait tout employer et qui, travaillant d'après soi-même sur le même fonds, bien loin de l'épuiser, le rend inépuisable. »

Ce n'est que plus tard qu'on voit apparaître les systèmes de ceux qui, métamorphosant et amoindrissant les idées antiques du Naturisme, en font une parodie aussi dénuée de grandeur que de vérité. Hippocrate et ses disciples furent tout à la fois des naturistes, des empiriques, des humoristes, des solidistes et des vitalistes, c'est-à-dire des philosophes tenant également compte de l'action des solides, des liquides et des forces dans l'étude des fonctions et des maladies. L'expérience éclairée par la raison était le guide de toutes leurs recherches.

Plus tard, on a cru mieux faire en prenant l'une des parties de l'organisme pour en faire la base d'un système, ici les forces, ailleurs les solides, plus tard, les humeurs, et l'on a même été jusqu'à faire de l'expérience seule, non contrôlée par la raison, sous le nom d'Empirisme, une doctrine scientifique.

On n'a pas vu que le *solidisme*, l'*humorisme*, le *pneumatisme*, l'*archéisme*, l'*animisme*, et le *vitalisme* n'étaient que des représentations partielles de la science de l'homme, et il a fallu des siècles pour montrer tout ce qu'avait d'abjection l'ancien empirisme.

Le Naturisme, qui tient compte de tous les éléments liquides, solides et dynamiques dont l'homme se compose, est la seule véritable doctrine qui puisse rallier tous les médecins sous sa loi. Elle s'applique à l'homme tout entier, tandis que tous les autres systèmes n'en représentent qu'une partie. Mais l'habitude, la satiété d'esprit et le scepticisme se sont fatigués des vérités hippocratiques, comme ils se lassent de tous les chefs-d'œuvre qu'on voit trop souvent et qui sont néanmoins la gloire et l'honneur du genre humain. Le besoin de changer inhérent à l'homme a fait le reste, et le Naturisme s'est peu à peu transformé de manière à préparer les voies à de nouveaux systèmes qui, sans détruire l'ancien, n'ont eu de bon que ce qu'ils avaient su lui emprunter.

Nous voyons ainsi le Naturisme se convertir au IIe siècle en *pneumatisme* sous l'influence d'Athénée, plus tard, en 1622, devenir de l'*archéisme*, avec Paracelse et avec Van Helmont; en 1740, de l'*animisme*, avec Stahl, et enfin du *vitalisme*, avec Fizes, Bordeu, Grimaud, Barthez, Lordat, etc.

Athénée, d'Attalie en Cilicie, pratiquait à Rome sous les règnes de Néron et de Domitien, une centaine d'années avant Galien. Il y obtint une juste célébrité en attaquant les principes de l'école des méthodistes, pour y substituer ceux du *pneumatisme*. Fortement imbu des idées d'Hippocrate, il voulut aller plus loin et crut mieux faire en substituant à la force intelligente et impersonnelle de la nature, l'influence d'un agent spécial, aériforme, que, d'après Érasistrate, il appelait *pneuma*. C'était l'éther des anciens philosophes grecs, un souffle introduit dans les poumons et répandu dans le sang pour entretenir la santé ou produire la maladie, enfin un principe distinct de la matière, mais la pénétrant et pouvant être cause des changements qu'elle éprouve.

Le succès de cette doctrine fut de courte durée, car elle ne tarda pas à disparaître. Galien devait lui donner le coup de grâce en développant et complétant par d'immenses recherches les doctrines d'Hippocrate. Son naturisme triompha de tous les obstacles, et vint jusqu'au XVe siècle, à l'époque de Cornelius Agrippa, de Paracelse et de Van Helmont.

L'influence de la nature, jusque-là prépondérante, fut peu à peu remplacée par l'action de la divinité et des puissances occultes, astrales ou démoniaques. On imagina ensuite qu'un *archée* principal, placé dans l'estomac, présidait à la digestion, à la nutrition, et que d'autres archées secondaires existaient dans chacun des organes pour en diriger les actes. C'étaient autant d'êtres de raison substitués à l'influence générale et indéterminée de la nature, dont personne ne peut nier l'existence, sans avoir à en découvrir ni à en pénétrer le principe.

A son tour, l'*archéisme*, très-vivement attaqué par l'iatro-mécanique, et, plus tard, au XVIIIe siècle, par la chimiatrie et l'anatomie pathologique naissante, cessa de trouver des disciples, et il fut remplacé par les grossières théories de la chimie en enfance.

C'est alors que Stahl chercha à montrer la distance qui sépare les manifestations de la vie des phénomènes inorganiques, et attribuant à un principe immatériel la coordination de tous les actes observés dans l'homme vivant, il formula cette doctrine que l'*âme* était à la fois le principe de tous les phénomènes physiologiques et morbides. L'âme se trouvait ainsi substituée à la nature médicatrice d'Hippocrate.

Ce système jouit d'une certaine faveur pendant plusieurs années. On le vit fleurir à Montpellier sous l'influence de Sauvages, mais il devait s'y transformer et offrir une nouvelle phase dans la doctrine du naturisme d'Hippocrate.

Ne pensant pas que le principe immatériel de la pensée puisse être en même temps chargé des opérations intimes de la vie, l'école de Montpellier admit avec Fixes et avec Barthez qu'*un principe vital* immatériel, différent de l'âme, une âme de seconde majesté, selon Lordat, était la cause des phénomènes physiologiques et morbides de l'être vivant. De là un dualisme entre les forces qui animent le corps de l'homme, l'âme d'un côté, et le principe vital de l'autre, ce qui a fait donner à la doctrine le nom de *vitalisme*.

Ici encore c'est la vie ou le principe vital qui remplace l'idée antique de la nature conduisant les opérations de l'organisme, mais à part la différence du nom, c'est la même philosophie.

Ainsi, sauf de très-minimes changements, le naturisme hippocratique est venu jusqu'à nous vivace et indestructible comme les vérités éternelles qui résultent de l'observation. Ses différentes phases indiquent les transformations de la science dont il a dû subir les vicissitudes, mais le fond est resté le même, et sous quelque nom qu'on le désigne, il représente toujours les grands principes cliniques de la *sympathie*, de la *nature médicatrice*, des *crises* et de la *révulsion* ou de la dérivation.

Je reviendrai plus tard sur chacune des transformations de cette doctrine, afin de les faire connaître avec plus de détails et pour apprécier les ouvrages laissés par chacun des réformateurs que j'ai cités.

Pour le moment, il m'a semblé que cette rapide esquisse des métamorphoses du Naturisme pouvait suffire à l'intelligence du sujet, et qu'après avoir exposé les principes fondamentaux de la doctrine, je pouvais commencer l'étude des œuvres des naturistes.

LIVRE TROISIÈME

DES NATURISTES.

SOMMAIRE : Hippocrate. — Moralité professionnelle et secret médical. — Philosophie d'Hippocrate. — Son Étiologie, son Pronostic, sa Thérapeutique, ses Aphorismes. — Athénée. — Arétée. — Galien. — Oribase. — Rhazès. — Avicenne. — Paracelse, Van Helmont, Stahl. — Barthez, etc.

Tous les médecins dont je vais analyser les œuvres sont ceux qui ont associé leurs noms à la défense de la doctrine première ou transformée du rôle de la *nature* dans la direction des fonctions et dans la guérison des maladies. Je ne m'occuperai que des plus célèbres, laissant à l'écart les hommes secondaires qui, même avec une certaine réputation dans leur siècle, n'ont été pour rien dans le mouvement et dans la propagation des idées. Je ne fais point ici de chronologie, ni de calendrier médical, où doivent figurer successivement et par ordre de dates tous les noms illustres du passé. Cette histoire de la médecine est plutôt celle de l'évolution des principes, des idées et des doctrines fondamentales de la science, que celle de la succession des événements qui ont signalé son cours à travers les siècles. C'est l'histoire des doctrines et des doctrinaires, et comme j'ai procédé à propos du mysticisme et des mystiques, je vais faire pour le naturisme en commençant l'étude du premier des naturistes.

CHAPITRE PREMIER.

HIPPOCRATE.

L'heureux et immortel fondateur du naturisme, celui du moins qui a eu le rare avantage d'en formuler les premiers principes et de les transmettre à la postérité comme des vérités éternelles que rien ne peut anéantir, c'est Hippocrate. Avant lui, la médecine, qui comptait déjà de longues années d'existence, car on parlait déjà de son antiquité, n'est presque rien pour nous. Au delà, son histoire se perd au milieu des légendes fabuleuses de ces temps héroïques, et la science serait très-privée si elle n'avait point la collection hippocratique pour nous faire comprendre où en étaient les connaissances médicales de cette époque.

« Toute la médecine est établie depuis longtemps, et l'on a trouvé la voie et le principe pour découvrir, comme on l'a déjà fait, plusieurs excellentes choses qui serviront encore à en découvrir beaucoup d'autres, pourvu que celui qui les cherchera soit propre à cela, et qu'ayant connaissance de ce qu'on a trouvé il suive la même piste. Celui qui rejette tout ce qui a été fait avant lui, et, prenant une autre route dans sa recherche, se vante d'avoir trouvé quelque chose de nouveau, se trompe lui-même et trompe les autres avec lui. » (*De l'ancienne médecine : Histoire de la médecine*, Leclerc, p. 233.)

Un pareil aveu, à une époque que l'on appelle quelquefois le début de la science, émané de celui-là même que l'on regarde comme un de ses fondateurs, est la preuve que si la collection hippocratique est le plus ancien des monuments écrits de notre art, elle n'est aussi que l'héritage médical de toutes les générations antérieures.

Hippocrate vit le jour à Cos, trente ans avant la guerre du Péloponèse, la première année de la LXXXe olympiade, à la fin du xxxve siècle. Il était, dit-on, le dix-huitième descendant d'Esculape par son père, le dix-neuvième descendant d'Hercule par sa mère, et il appartenait à la famille des Asclépiades, depuis longtemps en possession d'exercer la médecine. Il était le deuxième du nom et eut dans sa descendance sept personnes qu'on appela comme lui, et dont les œuvres ont été mêlées aux siennes. Il voyagea beaucoup et parcourut tour à tour les différentes parties de la Grèce. Il se rendit successivement à Délos, en Libye, en Scythie, et pratiqua la médecine à Athènes, en Thessalie, avant de revenir à Cos pour s'y fixer et se livrer aux devoirs de la pratique et de l'enseignement.

Digne et illustre dépositaire d'un passé auquel il rend un sincère hommage, loin de rien réclamer à son profit, il indique déjà l'antique origine de la science médicale. S'il n'est pas le créateur de la médecine, comme on se plaît à le dire trop légèrement, il est, d'après le témoignage de Celse, le premier qui l'ait magistralement enseignée, et c'est dans la collection de ses œuvres qu'on trouve les premiers développements sérieux de la théorie et de la pratique médicales.

Les œuvres d'Hippocrate renferment un grand nombre de traités dont les doctrines philosophiques uniformes présentent d'assez réelles différences dans les détails, pour qu'on doive y reconnaître d'une façon positive, la collaboration de personnes différentes.

On suppose, et cela est assez vraisemblable, que les descendants d'Hippocrate, ses fils et ses nombreux commentateurs ont ajouté à ses œuvres éparses et sans coordination sérieuse un certain nombre de traités apocryphes qui s'y trouvent encore mêlés aujourd'hui. En effet, au milieu de cette collection se trouvent des morceaux composés avant ou après lui. On y trouve des idées communes à côté d'une notable diversité des parties accessoires. Il y règne une même philosophie, mais on y reconnaît des époques différentes de la science, car dans quelques-uns existent des notions anatomiques contemporaines d'Aristote, et par cela même postérieures à Hippocrate.

De nombreux travaux de philologie ont été publiés dans le but d'indiquer les livres qui sont ou qui ne sont pas d'Hippocrate.

Ce sont des commentaires écrits par les savants de cette époque, notamment par Hérophile et ses disciples, par les empiriques, par Asclépiade, par les méthodistes, travaux indiqués par Galien, les commentaires très-remarquables de Galien lui-même, et enfin ceux, en si grand nombre, qui ont été publiés depuis la renaissance des lettres et des sciences médicales. Parmi ces derniers, nous citerons les travaux de J. Freind, de Daniel Leclerc, de Sprengel, de M. Littré, de M. Daremberg, et du professeur Malgaigne.

Malgré ces commentaires, l'histoire de la médecine n'est pas beaucoup plus avancée que du temps de Galien; elle ne sait encore au juste à quoi s'en tenir sur le degré d'authenticité des différents livres de la collection hippocratique. Ainsi; comme j'ai déjà eu l'occasion de le dire, M. Littré attribue, textes en main, le livre *De l'ancienne médecine* à Hippocrate, tandis que beaucoup d'autres avec M. Malgaigne le font remonter à une date plus reculée. Ne pouvant espérer résoudre des questions sur lesquelles des philologues aussi distingués n'ont pu s'entendre, et n'ayant d'autre but que de tracer la philosophie de l'histoire, ces recherches n'ont pas autant d'importance pour moi que pour les hellénistes de profession, et je me bornerai à indiquer, d'après M. Malgaigne, les livres attribués à Hippocrate et ceux qui lui sont antérieurs ou postérieurs.

D'Hippocrate.
- Airs, eaux et lieux.
- Pronostic.
- Liv. I et III des Épidémies.
- Fractures et articles.
- Liv. II des Prorrhétiques?
- Aphorismes.

Postérieurs.
- Officine.
- Régime des maladies aiguës.
- Plaies de tête.
- Liv. II, IV, et VI des Épidémies, attribués à son fils Thessalus.
- Épidémies, V et VII, à un autre Hippocrate.
- Coaques.

Antérieurs.
- Liv. II des Maladies.
- Nature de la femme.
- De la vision.
- Ancienne médecine (école italique).
- De la bienséance, Du serment, La loi, école de Pythagore.

Quand on étudie ces œuvres réunies sans méthode, et où il ne faut voir qu'un assemblage d'opuscules écrits sans aucune idée d'ensemble, on y trouve des notions très-variées de la plus haute importance sur tout ce qui intéresse la science et la profession. Les devoirs et la conduite du médecin, la philosophie médicale, la nature de l'homme, la nature des maladies, leurs causes, leur marche, le pronostic et la thérapeutique, tout s'y trouve indiqué en peu de mots par des formules concises auxquelles la science moderne n'a guère ajouté autre chose que des preuves cliniques et des développements extrêmement utiles sans être indispensables. On y rencontre peut-être bien des erreurs, bien des hypothèses en rapport avec la physique et les cosmogonies arriérées du temps, bien des théories physiologiques capables de faire sourire les savants de notre époque, bien des formules thérapeutiques étranges; mais dans ce mélange de vérité et d'erreur, sous cet amas de choses savantes et puériles, il y a un code scientifique et philosophique qui fera toujours l'honneur de l'homme qui l'a signé et du pays qui l'a vu naître.

Quelqu'un s'est-il jamais avisé de reprocher aux ruines de la Grèce leur dégradation ou la mousse qui en cache les formes admirables, ni aux plus belles statues antiques les défauts du marbre dont l'artiste s'est servi pour en modeler les contours? Que le médecin fasse donc pour les ruines d'Hippocrate ce qu'un voyageur érudit sait faire pour les monuments dont il étudie les restes mutilés; qu'il recherche surtout la pensée de l'œuvre, et qu'il sache admirer ce qui mérite de l'être, sans se préoccuper outre mesure d'erreurs qui ne sont évidemment qu'une conséquence de l'impéritie du temps. Ainsi ferais-je dans ce que j'ai à dire, montrant ce qui est beau et ce qui est vrai, indiquant ce qui a vieilli, sans faire au nom de mon siècle une critique par trop facile de fautes scientifiques commises il y a plus de deux mille ans.

1° De la moralité professionnelle dans les œuvres d'Hippocrate.

Si quelque chose indique l'ancienneté de la médecine à l'époque où vécut Hippocrate, c'est son degré de perfection morale attesté par un sentiment de dignité professionnelle incontestable, et qui peut aujourd'hui encore nous servir de règle et d'exemple.

La beauté morale et la beauté physique ne s'atteignent pas du premier coup ni en un seul jour.

Aux sentiments innés du juste et du beau il faut la sanction de l'expérience, et il n'y a de bons usages, de bonnes coutumes et de véritables lois que celles qui résultent d'une longue pratique. A cet égard, les règles tracées par Hippocrate sur la tenue du médecin, sur sa conduite publique et privée, sur ses rapports avec la société au milieu de laquelle il doit vivre, sur la manière de servir la science, le serment qu'il exigeait de ses disciples, attestent une expérience séculaire, et les maximes qu'il nous a laissées sont encore à présent le guide de tout médecin exerçant sa profession en honnête homme. Pour connaître ainsi son temps, les besoins de la science et les droits de l'humanité, pour défendre une profession contre les jugements présomptueux de l'ignorance et les audacieuses calomnies du mercantilisme, il était nécessaire qu'il réunît à une expérience personnelle la connaissance profonde du passé recueillie par la tradition, et qu'il s'inspirât hardiment de cette double origine. Rien n'est remarquable comme le sentiment qu'il avait de l'importance et de la dignité de l'art. Il le manifeste partout dans ses œuvres, et le mépris qu'il témoigne pour l'imposture et le charlatanisme prouve qu'à cette époque déjà, comme de nos jours, il y avait dans ces vices professionnels une cause de déconsidération contre laquelle il devait protester. C'est alors qu'il a dit :

« La médecine est le plus noble de tous les arts ; mais l'ignorance de ceux qui l'exercent et de ceux qui en jugent témérairement fait qu'elle est regardée comme le moindre. D'ailleurs, ce qui nuit à la médecine, c'est qu'elle est la seule entre les arts où il n'y ait d'autre peine établie contre ceux qui s'exercent mal, que le déshonneur et la honte ; mais c'est à quoi ces sortes de gens ne sont pas sensibles. Ce sont des espèces de comédiens, qui représentent des personnages bien différents de ce qu'ils sont eux-mêmes ; car il y a beaucoup de médecins de nom, mais peu qui le soient effectivement, ou dont les œuvres répondent à la profession qu'ils font. » (*De la loi.*)

Averti par les incertitudes d'une intelligence ouverte à tous les doutes qu'inspire l'étude approfondie des lois de la nature, il dit mélancoliquement :

« L'art est long et la vie est courte ; l'occasion échappe, l'expérience est trompeuse et le jugement difficile. Il ne suffit pas que le médecin fasse son devoir ; le malade et ceux qui sont auprès de lui doivent faire le leur, et il faut que les choses du dehors soient disposées comme il est convenable. » (*Aphor.*, liv. I, 1.)

Et plus loin :

« Ceux qui tâchent de détruire la médecine, sous prétexte que l'on meurt souvent entre les mains des médecins, n'ont pas plus de raison de blâmer la conduite du médecin que celle des malades, comme si les premiers ne pouvaient qu'ordonner mal à propos des remèdes, et que les derniers ne fissent point de fautes de leur côté, ce qui leur arrive néanmoins très-souvent. Ou comme si l'on ne pouvait pas imputer la mort du malade à la violence insurmontable de la maladie, aussi bien qu'à la faute du médecin qui l'a traité. » (*De l'art.*)

« Il en est de la médecine comme des autres arts, il y a de bons et de mauvais ouvriers. » (*De l'ancienne médecine.*)

« Ce n'est pas que les médecins fassent jamais de fautes. Ceux qui en font le moins ou qui en font peu souvent doivent être fort estimés, car il est impossible que l'on rencontre toujours aussi juste qu'il serait nécessaire. » (*De l'ancienne médecine.*)

« Les plus habiles médecins sont quelquefois trompés dans les cas qui se ressemblent. » (*Épidém.*, liv. VI.)

« C'est plutôt l'opinion ou la conjecture qui juge des maladies obscures et difficiles à connaître que l'art, quoiqu'en cette rencontre ceux qui ont de l'expérience soient préférables à ceux qui n'en ont point. » (*Des vents.*)

« Un médecin approuve souvent ce qu'un autre médecin désapprouve. C'est ce qui expose leur art à la calomnie du peuple, qui s'imagine, à cause de cela, qu'il n'y a rien de plus vain que cet art. Il en est, dit-on, de même du métier des médecins que de celui des augures, dont l'un dit, à l'égard du même oiseau, que s'il a paru du côté gauche c'est un bon signe, mais que si on l'a vu du côté droit le présage est mauvais, et l'autre dit tout le contraire. » (*De virtus rationem acutis.*)

« Il ne faut jamais assurer qu'un tel remède guérira parce que les moindres circonstances font varier les maladies, et qu'elles se rendent quelquefois plus longues et plus mauvaises que l'on ne pense. » (*Préceptes.*)

« Un médecin ne doit pas avoir honte de s'informer, près des moindres personnes du peuple, touchant des remèdes que ces personnes ont donnés avec succès. C'est, à mon avis, par ce moyen que l'art de la médecine s'est établi peu à peu, c'est-à-dire en ramassant et recueillant une à une les observations faites en divers cas particuliers, lesquelles étant ensuite jointes toutes ensemble, ont fait un corps complet. » (*Préceptes.*)

Ce qu'il dit de la pratique, de la tenue et de l'habitude extérieure du médecin est fort remarquable :

« Un médecin doit souvent visiter ses malades, et prendre garde à tout avec une grande attention. » (*De la bienséance.*)

Contrairement à ce qui a été soutenu plus tard par Platon, il pense que, pour établir son crédit, le médecin doit avoir un air de santé et une bonne couleur.

« On s'imagine quelquefois que l'homme qui n'a pas le corps bien disposé ne saurait donner d'utiles avis aux autres qui sont dans le même état. » (*De medico.*)

En effet, Platon dit qu'on *doit avoir dans une ville de bons médecins, qui, outre l'étude requise pour apprendre leur profession, aient vécu dans leur jeunesse avec un grand nombre de malades, et aient eux-mêmes passé par plusieurs sortes de maladies, étant naturellement infirmes et valétudinaires.*

Malgré l'apparence de vérité que renferme la proposition de Platon, et qui semble faire du médecin un être compatissant aux misères d'autrui par une sorte d'égoïsme, je préfère le principe d'Hippocrate; et, en effet, un homme bien portant, gai sans inconvenance, s'il a du cœur comprendra aussi bien qu'un médecin valétudinaire les misères de ceux qui réclament ses bons offices.

Là où Hippocrate se révèle tout entier comme moral, c'est dans les propositions suivantes :

« Un médecin doit avoir de la propreté dans ses habits, de la gravité dans ses manières. Il doit être modéré dans toutes ses actions, chaste et retenu dans le commerce qu'il est obligé d'avoir avec le sexe. Il ne doit point être envieux ni injuste, ni aimer le gain déshonnête. Il ne doit pas être grand parleur, mais il faut néanmoins qu'il soit prêt à répondre à tout le monde avec douceur. Il doit encore être modeste, sobre, patient, prompt à faire tout ce qui est de son devoir sans se troubler ; pieux, sans aller jusqu'à la superstition, se conduisant avec honnêteté dans sa profession et dans toutes les actions de sa vie. » (*De la bienséance. — Préceptes.*)

« En un mot, il doit être homme de bien, et avoir en même temps la prudence et l'industrie requises pour bien exercer son art. » (*Des glandes.*)

Sincèrement pénétré des embarras de pratique que donnent à un médecin honnête certains cas difficiles, il s'écrie, en parlant des consultations :

« Il n'y a point de déshonneur pour un médecin, lorsqu'il est en peine touchant la manière dont il doit se conduire en certains cas auprès d'un malade, de faire appeler d'autres médecins, afin d'aviser conjointement avec eux sur ce qu'il y a à faire pour le bien des malades. » (*Préceptes.*)

Enfin, abordant la délicate question du salaire que mérite les offices du médecin, il se place au-devant du mercantilisme, et il se montre aussi grand et généreux que naguère il s'est montré observateur attentif et homme de bien.

« Pour ce qui est du salaire que l'on doit au médecin, il en usera en cette rencontre avec honnêteté et avec humanité, ayant égard au pouvoir ou à l'impuissance où se trouve le malade de le récompenser plus ou moins libéralement. Il est même des occasions où le médecin ne doit point demander ni point attendre de récompense, comme lorsqu'il a traité un étranger ou un pauvre, qui sont des personnes que tout le monde est obligé de secourir. Il y a d'autres occasions où il peut convenir d'avance de son salaire avec le malade, afin que ce malade se remette avec plus d'assurance entre ses mains, et soit persuadé qu'il ne l'abandonnera point. » (*Des préceptes.*)

Son patriotisme l'a même heureusement inspiré dans une circonstance remarquable et qui est l'un de ses titres de noblesse devant la postérité. Généreux vis-à-vis de l'ami étranger devenu l'hôte de son pays, et tombé malade loin de ses foyers, il reste inexorable pour les ennemis de sa patrie et repousse les offres d'un roi de Perse qui par l'appât de l'or désire l'attirer auprès de lui. Bien qu'après deux mille ans, et sans preuves suffisantes, la philologie essaye de nier cet acte de désintéressement et d'honneur, je l'accepte sur les témoignages écrits du *sénatus-consulte* d'Athènes, et de quelques écrits du temps cités par Leclerc. Ces efforts de destruction critique, que nous voyons tous les jours se produire, n'ont pour résultat que d'amoindrir ce qui est grand et de déconsidérer ce qui excite l'admiration universelle. C'est là un des vices de notre époque, qui cherche à se grandir en abaissant celles qui l'ont précédée. Au risque d'être confondu avec les légendaires, je rappellerai donc cette réponse d'Hippocrate aux ministres d'Artaxercès, et qu'on doit considérer comme un modèle du plus pur patriotisme :

« J'ai dans mon pays le vivre, le vêtement et le couvert. Il ne m'est permis de posséder les richesses, ni les grandeurs des Persans, non plus que de guérir les barbares, qui sont les ennemis des Grecs. »

Vraies ou supposées telles, ces paroles sont par le temps devenues historiques, et il n'appartient à personne de les effacer.

Ce qui couronne la morale privée d'Hippocrate, en jetant sur sa mémoire un cachet d'inaltérable grandeur, c'est le *serment* qu'il imposait aux disciples venant profiter de ses leçons. Ce que nous avons dit tout à l'heure s'appliquait à la conduite du médecin en général et de ses rapports avec la société ; mais ce qu'on trouve dans le *serment* s'applique particulièrement à ceux qui, reconnaissant sa supériorité, se rangent sous ses lois.

« Je jure par Apollon, par Esculape, par Hygie et Panacée, par tous les dieux et toutes les déesses, mes témoins, d'accomplir ce serment selon mon pouvoir et mon intelligence.

» Je regarderai comme mon père celui qui m'a enseigné la médecine, partageant avec lui mon bien, s'il en a besoin, et je m'occuperai de ses enfants comme s'ils étaient mes frères, leur apprenant la médecine sans salaire s'ils ont envie de l'apprendre.

» Je ferai de même pour ceux qui s'engageront à moi par un serment semblable.

» Je prescrirai à mes malades le régime le plus convenable en supprimant tout ce qui pourrait leur nuire.

» Je résisterai à toute sollicitation qui pourrait m'être faite pour donner des poisons ou aux femmes des pessaires abortifs.

» Je conserverai ma vie pure, et j'exercerai mon art en homme de bien.

» Je ne taillerai pas les calculeux, et laisserai faire cette opération par ceux qui en ont l'habitude.

» Partout où j'entrerai ce sera pour le bien des malades, restant pur de toute iniquité, m'abstenant de toute séduction des femmes et de toute débauche avec les hommes libres ou esclaves.

» Ce que j'aurai vu ou entendu dans l'exercice de mon art ou autrement, je le conserverai comme un secret qui ne doit pas être divulgué.

» Si je tiens mon serment, que ma vie soit heureuse et considérée dans le présent et dans l'avenir.

» Que ce soit le contraire si je deviens un parjure. »

Tel est le serment des disciples d'Hippocrate. Si on le rapproche des maximes de morale et des principes de conduite renfermés dans les œuvres hippocratiques, on a un ensemble qui montre à quel degré de délicatesse et d'élévation de sentiments visaient il y a deux mille ans les médecins qui, voulant être dignes de leur maître, obéissaient à ses lois dans la pratique de la médecine.

2° Du secret médical.

On parle si souvent du secret médical, et les médecins sont si peu au courant de la question, qu'il ne saurait être inutile d'en parler avec quelques détails. Ce que nous venons de dire des habitudes de l'antiquité à cet égard justifie cette digression, et nous parlerons ici non-seulement du secret médical, mais encore du secret professionnel en général.

Le paragraphe du serment d'Hippocrate relatif au secret médical et professionnel est le point de départ de tous les principes de devoir, imposés depuis lors non-seulement aux médecins, mais encore à tous ceux qui, par leur profession, peuvent se trouver en possession du secret des individus ou des familles. La morale et les lois de tous les peuples ont confirmé l'excellence de ces principes, et la réprobation qui a suivi toutes les tentatives faites en sens contraire, prouve bien qu'Hippocrate avait obéi à l'instinct de l'honneur en obligeant ses disciples à garder le secret sur tout ce qu'ils pouvaient apprendre dans l'exercice de leur art.

L'obligation morale imposée aux disciples d'Hippocrate est aujourd'hui doublée d'une obligation légale, car l'article 378 de la loi française, dans le code pénal, dit :

Art. 378. Les médecins, chirurgiens et autres officiers de santé, ainsi que les pharmaciens, les sages-femmes, et toutes autres personnes dépositaires, par état ou possession, des secrets qu'on leur confie, qui, hors le cas où la loi les oblige à se porter dénonciateurs, auront révélé ces secrets, seront punis d'un emprisonnement d'un mois à six mois, et d'une amende de cent francs à cinq cents francs.

Ici, seulement, l'empereur Napoléon Ier a étendu l'obligation du secret professionnel, non-seulement aux médecins et à ceux qui secourent les malades, mais à toutes les personnes, avocats, notaires, avoués, confesseurs, etc., qui dans l'exercice de leur état ont pu acquérir un secret dont la divulgation pourrait porter atteinte à l'honneur et aux intérêts d'autrui. (Voir Faustin Hélie, *Théorie du Code pénal*, t. VI, p. 523.)

Le secret médical et professionnel est donc une obligation morale et légale du médecin. Au temps d'Hippocrate, ce secret avait une importance bien plus grande que de nos jours. Alors il y avait non-seulement à ne pas divulguer les secrets relatifs à l'honneur et aux intérêts d'autrui, mais il y avait des secrets professionnels d'une très-haute importance. S'il faut en croire quelques historiens, l'étude de la médecine comportait des études secrètes d'anatomie qu'on ne devait pas divulguer, afin de ne pas heurter la loi qui interdisait l'étude des cadavres humains et forçait l'anatomiste de se contenter des dissections faites sur le cadavre des animaux. Cela est possible; car bien que l'anatomie ne fût pas très-avancée au temps d'Hippocrate, et qu'on assure qu'aucun cadavre humain n'ait jamais été disséqué par lui, les opérations qu'on faisait alors sur la plèvre et dans les bronches, et sur le crâne, prouvent qu'on en savait plus qu'on osait le dire, et peut-être y avait-il un enseignement médical secret relatif aux choses que la loi défendait de professer publiquement.

Aujourd'hui, et depuis longtemps déjà, le secret médical est exclusivement professionnel. Il est relatif non à la science, mais à la pratique et aux rapports qui doivent exister entre le médecin, le malade et la société. Celle-ci, dans une ordonnance de Louis XI en 1477, du chef de la police en 1666, du même en 1780 et en 1788, du même en 1816, a essayé d'imposer aux médecins l'obligation de dénoncer les blessés auxquels ils auraient donné des soins, sous peine de 300 livres d'amende, d'interdiction et même de punition corporelle; mais la réprobation publique a fait justice de ces tentatives, qui ont toujours avorté. (F. Hélie, p. 530.)

A cet égard, le médecin peut être embarrassé dans ses rapports avec la justice, et il est important qu'il apprenne et ses devoirs et ses droits.

Outre son caractère d'immoralité, la violation du secret médical, *acte contraire à la loi sur le secret*, peut encore être un *délit de diffamation* et à ce titre être puni comme tel, si la personne intéressée sait s'y prendre pour formuler sa plainte.

D'une manière générale, le médecin doit taire ce qu'il voit et ce qu'il entend chez les personnes où l'appelle la confiance qu'inspire son talent; à plus forte raison doit-il se taire lorsqu'il est interrogé par une tierce personne sur la santé et la vie intime de ses clients. C'est à lui de savoir ce qu'il peut dire pour n'être pas impoli vis-à-vis de ceux qui lui parlent, et ce qu'il doit garder sous peine d'être indiscret. La chose est plus délicate quand, appelé par la justice comme un témoin, le magistrat commence par exiger du médecin le serment de dire la vérité. Ici, l'homme sage doit refuser le serment et s'abstenir de déposer, car une fois faite, sa déposition est irrévocable et deviendra publique si le procès suit son cours. Toutefois, en refusant de prêter serment il doit dire qu'il a été le médecin du prévenu, et que les faits sur lesquels on l'interroge ne sont parvenus à sa connaissance que dans l'exercice de sa profession.

Il est libre de déposer, au contraire, pour les faits antérieurs à l'époque où il a été le médecin du prévenu, comme il est également dégagé de toute obligation lorsque, sachant qu'il sera consulté sur des faits appris indirectement, quelqu'un vient se confier à lui dans le but d'enchaîner son témoignage.

Les personnes obligées au secret sont-elles déliées de cette obligation par le consentement de la partie intéressée? Deux arrêts des cours royales de Grenoble et de Montpellier, en 1827 et en 1828, ont décidé :

« Que l'obligation du secret continue d'exister dans le cas même où celui que les faits concernent et qui les a confiés en demande la révélation. »

Cette circonstance affaiblit le délit en lui enlevant l'intention de nuire, mais elle n'enlève pas l'obligation de taire ce qu'apprend l'exercice de la profession : aussi le médecin devra-t-il garder le silence.

C'est à l'occasion des mariages, lorsqu'on vient consulter le médecin sur la santé présente ou passé des futurs époux ; au moment d'un accouchement clandestin quand la mère veut rester inconnue; au moment où une personne veut s'assurer sur la vie à une compagnie d'assurances; à l'occasion d'un procès criminel, dans les blessures des guerres civiles ; etc., que se pose souvent la question du secret médical et que le médecin est souvent embarrassé pour connaître la ligne de conduite qu'il doit suivre dans ces cas difficiles.

Le médecin a donc un double devoir à remplir au sein des familles où il va porter la consolation, le soulagement et la guérison.

Il devra d'abord faire ce qui convient pour le physique ou pour le moral des malades, et il devra ensuite garder le secret sur tout ce qui lui aura été confié. Ce devoir lui est commun avec toutes les personnes que leur profession rend susceptibles d'apprendre les secrets d'autrui.

En voici la preuve dans la conclusion de MM. Chauveau et Faustin Hélie, sur la discussion de l'article 378 du Code pénal.

« En résumé, les médecins, les avocats, les confesseurs et les autres personnes obligées au secret par leur profession, doivent, comme tous les autres citoyens, déclarer à la justice tous les faits qui sont parvenus à leur connaissance, *autrement que comme dépositaire par état* de secrets qui leur ont été confiés à raison de leurs fonctions. Dans ce dernier cas, ils doivent interroger leur conscience et taire tout ce que la morale et les devoirs de leur état leur défendent de révéler. A la vérité, leur décision est soumise à l'appréciation des tribunaux qui conservent le pouvoir de leur infliger une amende pour refus de déposition; mais ce n'est qu'au cas où il serait reconnu qu'ils ont acquis la connaissance des faits par une autre voie que par leur état, que cette mesure pourrait être prise à leur égard, et en général, ils restent les souverains appréciateurs de l'application et des limites d'une règle qu'ils ne doivent observer que dans l'intérêt de la morale et de l'humanité, et jamais avec la pensée de nuire à la découverte de la vérité. » (Chauveau et Faustin Hélie. *Théorie du Code pénal*, *Révélation des secrets*, t. VI, p. 544.)

3° De la philosophie d'Hippocrate.

Dans sa préface, Celse annonce qu'Hippocrate a cru devoir protester contre l'alliance intime de la médecine et de la philosophie, et qu'il est le premier qui ait indiqué la nécessité de leur séparation. C'est une erreur. A cet égard, n'en croyons qu'Hippocrate lui-même, disant :

« Il faut rallier la philosophie à la médecine, et la médecine à la philosophie, car le médecin philosophe est égal aux dieux. Il n'y a pas grande différence entre l'une et l'autre science et tout ce qui convient à la médecine : désintéressement, bonnes mœurs, modestie, simplicité, bonne réputation, jugement sain, sangfroid, tranquillité d'âme, affabilité, pureté, gravité du langage, connaissance des choses utiles et nécessaires à la pratique de la vie, fuite des œuvres impures, absence de toute crainte superstitieuse des dieux, grandeur d'âme divine. Il est de l'essence de ces deux sciences de faire éviter l'intempérance, le charlatanisme, l'insatiable avidité, les appétits déréglés, la rapine, l'impudence. Elles apprennent aussi à bien apprécier ceux avec lesquels on est en rapport; elles donnent le sentiment des devoirs de l'amitié;

elles enseignent la manière de diriger convenablement et à propos ses enfants et sa fortune. Une certaine philosophie est donc unie à la médecine, puisque le médecin possède la plupart de ses qualités. La connaissance des dieux est inhérente à la médecine, car elle trouve dans l'étude des maladies et de leurs symptômes une multitude de raisons d'honorer les dieux. Les médecins reconnaissent la supériorité des dieux, car la toute-puissance ne réside pas dans la médecine elle-même; les médecins, il est vrai, soignent beaucoup de maladies, mais, grâce aux dieux, un grand nombre guérissent d'elles-mêmes. » (*De la bienséance*, Daremberg, p. xxxj de sa notice sur Hippocrate).

D'après ces paroles, il est très-évident qu'Hippocrate ne s'est pas moins occupé de philosophie que de morale ou de médecine.

Si l'on récuse ce témoignage comme antérieur à Hippocrate, en raison de sa place au livre de *la bienséance*, on en pourra faire autant de ceux qui se trouvent dans le livre I du *Régime*, dans le *Traité des lieux* et dans ce que ses œuvres renferment de philosophique sur la pathogénie.

Si ce n'est pas à Hippocrate qu'appartient la doctrine des éléments ou des qualités premières, ainsi qu'on l'a dit quelquefois, il est certain qu'il s'en est inspiré pour sa conception de la nature de l'homme et des maladies.

Sans avoir rien formulé de sa doctrine, comme l'ont fait depuis tant de philosophes, et sans paraître prétendre au rôle glorieux de législateur qui lui a été décerné par ses fils et ses disciples, sous le titre de *Dogmatisme*, il a mieux fait et il s'est contenté de mettre la philosophie dans ses œuvres. C'est au lecteur de la découvrir et la postérité ne s'y est pas méprise. En caractérisant ses doctrines sous les noms de *dogmatisme*, de *naturisme* et d'*humorisme*, elle a montré qu'elle avait saisi les tendances de cette philosophie médicale.

La doctrine d'Hippocrate est un reflet de la philosophie du temps appliqué à l'étude de l'homme et de ses maladies. Successeur de Démocrite, d'Empédocle, de Zénon d'Élée; contemporain de Socrate et de Platon, il avait été nourri de doctrines philosophiques qui devaient diriger sa pensée dans l'observation des phénomènes physiologiques et morbides de l'homme.

Au reste, il en a toujours été ainsi des rapports de la philosophie et de la médecine. Ces deux sciences se côtoient et se suivent sans cesse ; toujours rivales, quelquefois amies, plus souvent hostiles ; car si l'étude de l'homme est leur but, la méthode qu'on emploie pour le connaître diffère et soulève des prétentions passionnées de préséances. Il n'est pas de système médical qui ne s'inspire d'une idée philosophique en vogue, et l'empirisme même est la conséquence de la doctrine du doute philosophique de Pyrrhon.

Pendant les deux siècles qui ont précédé la naissance d'Hippocrate, la Grèce et l'Asie-Mineure étaient remplies de sages qui passaient leur vie dans la contemplation des phénomènes naturels et qui appliquaient leur esprit à l'étude de l'univers et de l'homme. Voués à l'observation de la nature, ne faisant qu'un petit nombre d'expériences, ils étudiaient à la fois le monde physique, physiologique, intellectuel et moral. Très-avancés en astronomie, préoccupés surtout de la formation du monde et de la composition de sa matière, les uns, comme Démocrite, étudiaient, avec les organes des animaux, les phénomènes accomplis au sein des corps vivants ainsi que leurs aberrations ; les autres analysaient les actes de l'intelligence et du moral, les attributs de l'âme et de Dieu, les constitutions politiques à donner aux peuples et embrassaient ainsi la presque universalité des hautes connaissances humaines.

Dès l'origine de la science, le problème de la constitution des divers corps de la nature fut posé, et s'il ne fut pas résolu de façon à satisfaire les exigences contemporaines, la solution donnée est telle, qu'en attribuant aux mots leurs signification antique, elle ne mérite point le dédain dont on veut quelquefois l'accabler.

Les corps étaient considérés comme des composés de principes ou d'éléments constituant les formes primordiales de la matière. On y reconnaissait les *solides* représentés par la *terre*, les *liquides* représentés par l'*eau* et les *gaz* par l'*air*; le tout réuni au moyen du *feu*. Ces éléments composaient tout l'univers. Ils étaient en proportion variable dans chacun des corps naturels dus eux-mêmes à une plus ou moins grande quantité de *matière gazeuse*, de *terre* ou d'*eau*.

A chaque élément se rapportait une quantité particulière, telle que le *froid*, le *chaud*, le *sec*, l'*humide*, et les différentes qualités des corps résultaient de la prédominance de tel ou tel élément. On les croyait irréductibles, simples, homogènes, ce qu'on sait être aujourd'hui une erreur; mais en même temps on pensait, d'après l'autorité d'Anaxogore, qu'ils étaient composés de molécules semblables, ou atomes formant les *éléments de l'élément*, c'est-à-dire les *homéoméries*.

On professait déjà comme aujourd'hui, que la matière des corps vivants ne périt pas avec eux, que ses éléments dissociés par la mort se réunissent pour faire des corps nouveaux et des combinaisons nouvelles, mais qu'à travers ces changements elle reste constamment la même; que rien ne naît ou ne périt que la forme, que tour à tour enfin, les éléments se combinent et se séparent sous l'influence des forces inconnues de l'univers.

« Tout passe de l'un au multiple et du multiple à l'un, de sorte que la nature entière n'est autre chose que le mélange ou la séparation des atomes. » Ces idées se retrouvent dans le *Traité du régime*, liv. I, § 4.

« Rien ne se produit, rien ne se détruit dans le monde qui n'ait existé auparavant, mais se mêlant et se séparant les choses changent. L'opinion est dans le monde que ce qui croît de Pluton (*de l'empire des ombres*) à la lumière prend naissance, et que ce qui décroît de la lumière à Pluton périt....

.....La vie est ici et là ; et s'il y a vie, la mort est impossible si ce n'est avec l'ensemble des choses ; car où serait la mort? Mais s'il n'y a pas vie, il est impossible que rien naisse, car d'où viendrait la naissance? Le fait est que tout croît et décroît. Naître et mourir, c'est se mêler et se séparer.

..... Un pour tout, tout pour un, c'est la même chose, et rien dans tout n'est la même chose, car l'usage est sur ce point en opposition avec la nature.

Tout est ainsi dans cette alternative de mouvement ou de repos, et il est impossible d'étudier le rôle des éléments dans la composition des corps sans se demander en vertu de quelle magique influence leurs atomes se réunissent pour former ces éléments, à quelle force ils obéissent les uns et les autres pour s'associer ou se disjoindre. Pourquoi ces astres en mouvement dans l'espace? pourquoi ces corps organisés où tout concourt à un but déterminé dont les moyens sont asservis aux ordres d'une merveilleuse intelligence? Quelle est la cause de tous ces phénomènes, tel est enfin le grand problème posé dès l'origine de la science et légué à nos méditations par les philosophes et les physiologistes de la LXXXe olympiade.

Il n'y a que deux manières de la résoudre, et nous ne sommes pas beaucoup plus avancés sous ce rapport qu'il y a vingt siècles. Aujourd'hui, comme dans ces temps reculés, on place cette force dans la matière elle-même ou en dehors de la matière. Si l'on fait de la matière le siége de la force qui dirige les phénomènes de l'univers, il faut soutenir que la matière active par elle-même est susceptible de s'imprimer tous les changements si variés qu'elle éprouve. On professe alors qu'il y a de toute éternité dans l'espace une matière formée d'atomes doués d'activité, dont les mouvements variés sont la cause unique des mouvements, des phénomènes et des innombrables changements dont l'univers est journellement le théâtre. C'est le système de Leucippe d'Abdère, adopté par Démocrite et un peu plus tard développé et popularisé par Épicure. Ce fut aussi celui d'Empédocle qui, tout en admettant le rôle d'activité des atomes dans la formation des éléments, disait en corrigeant sa pensée : les vrais éléments ne sont pas ceux que nos sens grossiers perçoivent. Les éléments des éléments sont des êtres vivants, des âmes, des dieux.

Asclépiade est en médecine le disciple de ces philosophes et, comme on le verra, sa doctrine est le reflet de ces erreurs.

Au contraire, ceux qui placent au dehors de la matière la force qui lui imprime les formes qui excitent tant notre admiration, soutiennent que la matière est inerte, qu'elle est incapable de se changer elle-même, qu'elle ne peut se transformer que par l'intervention d'une force objectivement différente, surajoutée, qui domine l'univers, remplit le monde et lui donne la vie. C'est la philosophie d'Hippocrate et des livres de la collection hippocratique. En les lisant avec soin, on y découvre un certain nombre de pensées parfaitement en rapport avec les doctrines qui précèdent. L'espace et la matière n'expliquent pas tout....., l'harmonie de l'univers et l'ordre qui s'y révèle (κόσμος, veut dire ordre), semblent faire croire que tout s'y passe comme si tout était dirigé par une intelligence, dont la nôtre n'est qu'une faible image.

Ailleurs, le monde est mû par une intelligence d'où vient, soit le mouvement et la séparation des parties discordantes, soit l'union des parties analogues, de façon à bien établir que toutes les parties de l'univers obéissent à une influence générale et commune. Enfin, au point de vue médical, la composition du corps lui paraît semblable à celle de l'univers. et commence la comparaison si souvent faite entre ce que l'on a appelé le *grand monde* et le *petit monde*, c'est-à-dire le *macrocosme* et le *microcosme*. Il se livre aux mêmes discussions que les philosophes de son temps, sur le rôle *des quatre éléments* dont l'assemblage constitue le corps humain. Ce sont ces éléments qui forment les liquides ou les solides, et leur distribution est ordonnée dans l'organisme par la même force qui régit l'univers. S'ils sont rassemblés d'une autre façon, l'ordre cesse et la maladie commence.

Seulement, quand Hippocrate fait intervenir cette force suprême à propos de l'état morbide, ce n'est pas pour dire que cette force s'altère en aucune façon. Jamais il n'a tenu ce langage.

D'après lui, les causes de maladie agissent sur les *éléments* et non sur cette force qu'il appelle *nature* et qui n'intervient que pour conduire, diriger ou coordonner les actes de l'économie, afin d'y établir la solidarité d'action qu'on y rencontre. De même que dans l'univers les phénomènes naturels sont soumis à des lois constantes et invariables, de même, au sein du corps vivant, les phénomènes physiologiques sont régis par des lois qui leur donnent la régularité nécessaire à la conservation de l'être. Dès que l'ordre physiologique est troublé ou rompu, la maladie commence sans porter atteinte à cette force, sans pouvoir l'anéantir; car dans son développement, dans sa durée, elle favorise les terminaisons à certains jours heureux ou néfastes, pairs ou impairs, qui rappellent les idées philosophiques et spéculatives de Pythagore sur les nombres. Elle continue là son action conservatrice et agit comme dans l'état de santé; tendant sans cesse à ramener l'harmonie troublée par une série d'actes nouveaux, qui comme les actes physiologiques, ont leur ordre de développement, de succession et de durée. Enfin la thérapeutique n'a d'autre but que de prévoir, de favoriser ou de modérer les phénomènes au moyen desquels cette force conservatrice manifeste sa puissance, pour ramener le désordre des fonctions à l'ordre qui leur est naturel.

Une fois mis en présence de la maladie, l'observateur semble entraîné par les mêmes idées philosophiques et elles dominent l'observation de toute leur influence. Il considère dans l'homme comme dans l'univers, le mouvement d'impulsion qui en dirige l'économie, Τὸ ενορμον; δύναμις; φύσις; et il admet qu'une chaleur innée naissant avec l'individu et se développant avec lui, se sert des mêmes éléments dont se compose la nature, pour former dans le corps humain les différents solides et les différentes humeurs, le sang, la pituite ou phlegme; la bile et l'atrabile ou l'eau.

Principalement attentif au rôle important que jouent ces dernières dans l'institution comme dans l'entretien des phénomènes de la vie, d'après leurs proportions, il leur accorde une influence exagérée que ne pouvait ratifier l'avenir. Complétement trompé sur leur origine, tout en croyant la connaître avec certitude, il imagine que le sang fabriqué par le cœur, la pituite par le cerveau, la bile par le foie et l'atrabile ou l'eau par la rate, se répandent dans tout le corps, en proportions différentes, pour faire le mélange convenable à la santé. De plus, en vertu d'un principe de physiologie et de pathologie fort contestable, sinon erroné, il pense que toutes parties communiquant ensemble, comme les aréoles du tissu cellulaire, qu'elles sont traversées par ces humeurs, libres de se porter sur différents points, sous l'action des diverses influences morbifiques, et que cet afflux anormal est l'origine de la plupart des maladies. A cette grande idée se rattache la théorie des fluxions et l'emploi des révulsifs. Si le fait est vrai pour la diffusion séreuse de l'anasarque et des humeurs dans les différentes diathèses scrofuleuse, syphilitique, bilieuse aigue ou ictère, goutteuse, etc., il n'en est pas toujours ainsi, et la diffusion humorale est soumise à d'autres lois hydrauliques que celles de la porosité des tissus.

Il lui semble impossible de faire une bonne médecine sans étudier préalablement la nature de l'homme, et en effet qui ne connaît pas l'homme sain ne connaîtra jamais l'homme malade. C'est ce qu'Hippocrate a dit en d'autres termes dans le *Traité des lieux*, § 2 : « La connaissance de la nature du corps est le point de départ de tout raisonnement en médecine », et dans le *Régime* : « Celui qui fait un bon traité du régime de l'homme doit connaître toute la nature humaine. Ce qu'il doit pénétrer, c'est la constitution intime et primitive du corps, c'est-à-dire les *éléments*, et après, il cherchera à connaître les parties dont cette nature est secondairement composée, c'est-à-dire les solides et les liquides. » — Bien que le livre de l'ancienne médecine renferme quelques propositions qui semblent contraires aux précédentes, M. Andral fait remarquer que la contradiction est plus apparente que réelle.

En effet, lorsque Hippocrate avance que le médecin n'a pas besoin de faire une étude spéciale de la nature de l'homme, et que les faits médicaux peuvent lui suffire dans cette recherche, on voit en lisant tout le paragraphe, qu'il attaque seulement ceux qui procèdent dans cette étude d'une manière hypothétique, substituant aux réalités naturelles les conceptions arbitraires de leur esprit.

Cette nature est le résultat du mélange des éléments combinés de façon à produire les solides et les liquides de l'organisme. Tout est à étudier dans l'homme, et les auteurs du *Régime*, ont raison à notre point de vue contemporain, de vouloir étudier d'abord les éléments, puis ce qui en dérive à l'état solide ou à l'état liquide. On sait tout le parti qu'Hippocrate a tiré de cette étude. Pour lui, les propriétés et qualités, ou forces (δύναμις), résultent de leur composition (voir de l'*Ancienne médecine*), et les modifications de ces propriétés ou qualités sont subordonnées aux altérations des parties constituantes du corps. C'est la localisation des maladies. En outre, la chaleur innée qui va en diminuant avec l'âge et qui persiste autant que la vie, joue un rôle dans les phénomènes de la santé aussi bien que dans l'état de maladie, et Hippocrate dit, qu'il y a des circonstances où les humeurs acquièrent une chaleur plus grande, qui se communique aux solides du corps et que cette augmentation de chaleur fait la fièvre.

Pour lui, le corps est constitué par un mélange de parties solides et de parties liquides; recevant de l'air apporté du dehors; animé d'une chaleur interne; doué de qualités et de propriétés en rapport avec la nature de ses parties constituantes et pouvant changer avec ces parties; dirigé dans l'ensemble de ses actes normaux et anormaux, par la force régulatrice de l'univers sans laquelle on ne comprend rien à l'harmonie de la nature. C'est là l'origine de ce principe de composition des corps vivants : *ce qui contient, ce qui est contenu et ce qui donne le mouvement* (τὰ ἴσχοντα, τὰ ἐνισχόμενα, καὶ τὰ κινοῦντα). (*Épidémies*, liv. 6, sect. 8).

Ce corps vivant, ainsi doué, avec sa force, présente des propriétés particulières qui le caractérisent, entre autres celle d'être impressionné, troublé en totalité, dès qu'une partie se trouve atteinte, bien différente sous ce rapport du corps brut qui altéré sur un point ne sent rien sur les autres. C'est ce qui a pu faire dire métaphoriquement à Hippocrate :

« Le corps vivant est un cercle dont on ne peut trouver le commencement..... Tout est commencement et fin..... Tout concourt, tout conspire..... Le corps vivant est un tout harmonique dont les parties se tiennent, restent en état de dépendance mutuelle, et dont tous les actes sont solidaires les uns des autres. »

Voilà l'idée qui domine toute la médecine de ces temps et qui règne dans la collection des œuvres hippocratiques.

C'est encore à beaucoup de titres la loi fondamentale de ceux qui observent sagement et obéissent aux grands principes de l'observation raisonnée.

Toutes les parties du corps, quel que soit le point malade, exercent une action sympathique sur les autres, le ventre sur la tête, la tête sur le ventre, sur les chairs et cela dépend de ce que les diverses parties, quoique n'étant pas disposées de même, sont au fond identiques, formées des mêmes éléments combinés de différentes façons. La plus petite lésion d'une partie est ressentie par tout le corps, parce que la plus petite a tout ce que possède la plus grande, de là un principe de traitement auquel chacun peut encore souscrire, à savoir qu'il faut souvent traiter tout le corps, mais qu'il faut surtout rechercher la partie primitivement atteinte pour y porter remède, dans le but de faire plus sûrement disparaître la souffrance générale.

4° De l'étiologie d'Hippocrate.

Les causes des maladies étaient déjà classées au temps d'Hippocrate sous le nom de *causes intérieures*, dépendantes de l'âge, du sexe, du tempérament, des habitudes, de l'exercice, de l'hérédité, et de *causes extérieures* dues à l'influence de l'air, des aliments, des eaux, des lieux, du sommeil et des veilles, des choses qui sortent de notre corps, et de celles qui y sont retenues, des passions, des poisons, des venins, etc. Nous n'avons fait que perfectionner cette étude des causes morbides, en précisant le mode d'action de ces causes, mieux qu'on ne pouvait le faire alors.

Age. — Le livre des *Aphorismes* et le livre Ier des *Épidémies*, § 22, renferment beaucoup de principes importants sur les rapports de l'âge avec la nature, la forme, la gravité, la marche, la durée et le mode de terminaison des maladies.

« Dans les maladies, il y a moins de danger pour ceux dont la maladie est conforme à leur âge. » (Sect. IV, aphor. 34.)

Cela est très-vrai pour quelques maladies aiguës, et surtout pour les fièvres éruptives.

« Les vieillards sont moins sujets aux maladies que les jeunes gens, mais les maladies chroniques qui viennent chez eux ne finissent souvent qu'avec eux. »

Cela est très-vrai pour la bronchite chronique, les tumeurs du foie, les maladies de la vessie, etc.

« Les catarrhes des vieillards ne guérissent jamais. »

Cela est vrai.

Complexions. — Les constitutions sanguine, bilieuse et phlegmatique, ce que nous appelons aujourd'hui le tempérament, ont été indiquées par Hippocrate dans leurs rapports avec l'apparition de certaines maladies (*Épidémies*, liv. Ier et III). Dans ce dernier livre, § 54, se trouve un passage qui indique la complexion prédisposante à la phthisie pulmonaire.

« La phthisie sévit de préférence sur des hommes dont le corps est glabre, la peau blanchâtre, le teint blafard, la chair molle, et qui présentent une saillie considérable des omoplates.

» Dans une année, les complexions sanguines et mélancoliques furent frappées par les frénésies, les manies et les entérites intenses. »

Habitudes. — Les *habitudes* sont aussi indiquées comme des causes fréquentes de maladie.

« Les choses auxquelles on est accoutumé depuis longtemps, lors même qu'elles sont moins bonnes que d'autres, nuisent moins que celles auxquelles on n'est pas habitué. » (*Aph.*)

« C'est un grave inconvénient que de passer brusquement d'une vie laborieuse à une vie inoccupée et réciproquement. » (*De la nature de l'homme.*)

Exercice. — L'*exercice* peut devenir cause de maladie, soit par défaut, soit par excès, ce qui arrivait fréquemment dans ce temps, où la gymnastique était en honneur. A ce sujet, Hippocrate (*Régime,* liv. II) s'occupe des maladies des athlètes, ces hommes auxquels l'exercice avait créé un tempérament spécial, *tempérament athlétique*, avaient des maladies à eux, mais tout cela a disparu avec le changement d'habitude.

Hérédité. — L'*hérédité*, cette cause si importante de nos maladies, a été signalée en termes explicites à l'époque primitive de la science. Hippocrate en parle dans son traité *Des airs, des eaux et des lieux*, à propos d'un vice de conformation singulier, la macrocéphalie, qu'il avait observé chez un petit peuple voisin. On déformait la tête des enfants après la naissance, et il arriva qu'après bien des générations, les enfants venaient au monde la tête mal conformée. C'est alors qu'il dit :

« Si ceux qui naissent de parents chauves, louches ou avec des yeux bleus ont des yeux bleus, sont louches ou chauves, rien n'empêche qu'un homme ayant une longue tête n'engendre un enfant à longue tête. »

Il ajoute plus loin :

« Le bilieux naît du bilieux, le phlegmatique du phlegmatique. »

Il admettait l'hérédité de l'épilepsie, de la phthisie et de l'affection calculeuse.

De l'air, des eaux, des lieux. — Les causes extérieures de la santé et de la maladie sont, en général, les influences incessantes des agents physiques qui nous entourent, et dont l'ensemble constitue l'univers. On aura une idée de leur action quand on apprendra que par eux se forment, non-seulement l'état physique de l'homme, mais encore son état intellectuel et moral, ses sentiments, ses passions, et jusqu'à ses institutions civiles, politiques et religieuses. C'est Hippocrate qui, le premier, dans le traité *Des airs, des eaux et des lieux*, a frayé la voie que plus tard Montesquieu devait parcourir avec tant d'éclat.

A l'origine de la science, on s'est beaucoup occupé de l'influence des agents physiques sur la vie, et Hippocrate est un de ceux qui l'ont fait avec le plus de succès. Cela était d'autant plus nécessaire, que l'on attribuait généralement les épidémies et la plupart des maladies à une intervention de la divinité, à la colère des dieux ou à l'influence des démons. En prononçant les mots τὸ θεῖον, à l'occasion du développement de certaines maladies, et surtout de la *maladie sacrée* ou épilepsie, Hippocrate employait une locution de son époque, sans y ajouter la créance qu'elle avait dans l'esprit du vulgaire, et il proteste contre cette croyance. C'est lui qui a déclaré ne voir rien de plus divin dans cette maladie que dans les autres, et il termine sa critique en donnant le conseil d'en chercher les causes naturelles, sûr qu'on trouvera quelque chose à cet égard. Combien de temps a-t-on cru à l'intervention des dieux dans la production des fièvres paludéennes? Il a fallu le génie d'Empédocle pour en découvrir la véritable cause. On sait que les populations d'Agrigente, en Sicile, désolées par les fièvres, faisaient de nombreux sacrifices dans les temples pour être débarrassées du fléau, lorsque Empédocle, faisant fermer l'ouverture placée entre deux collines d'où venaient avec le vent les miasmes d'un marais voisin, fit disparaître la fièvre

Il fit de même à Sélinum, en noyant, par de grands courants d'eau, un marais placé au centre de la ville. Les habitants, qui voyaient dans la fièvre une punition du ciel, virent un Dieu dans leur sauveur, et lui offrirent des sacrifices dans des temples érigés en son honneur.

Comme on le voit, le mysticisme de l'esprit humain ne perd jamais ses droits, et le surnaturel vient toujours le trouver, sûr d'être bien accueilli par lui.

Parmi toutes les causes extérieures des maladies, les aliments, l'air, le climat, le sol, etc., sont celles qui ont été étudiées avec le plus de soin par Hippocrate, dans le traité *Des airs, des eaux et des lieux*, dans l'*Ancienne médecine*, dans le *Régime des maladies aiguës*, dans le *Régime en général*, dans le livre des *Épidémies*, et enfin dans quelques *Aphorismes* de la troisième section.

Des aliments. — Les aliments peuvent nuire par leur abondance, par leur insuffisance ou par leur mauvaise qualité.

« Si la pléthore produit des accidents, l'insuffisance des aliments en produit de plus funestes. »

Pour lui, l'insuffisance des aliments cause un très-grand nombre de maladies, et modifie leur physionomie en changeant leurs symptômes, leur marche, leur durée et leurs terminaisons. Dans les maladies aiguës, l'abstinence amène l'anxiété, l'insomnie, le délire, le trouble de la vue, les tintements d'oreille, des vertiges, l'angoisse de la respiration; elle empêche la résolution et favorise le passage à l'état chronique. C'est alors qu'il dit :

« Il est honteux de ne pas connaître les symptômes engendrés par l'inanition. Beaucoup de médecins les produisent par une diète trop prolongée, alors il survient un autre médecin ou même un homme étranger à la médecine qui ramène tout simplement à la santé un homme qu'on croyait perdu. C'est ainsi qu'on déconsidère la médecine. »

Dans le traité du *Régime des gens en santé*, Hippocrate établit que l'alimentation doit varier suivant la saison et selon les âges, selon les sexes, le tempérament et l'exercice que font les personnes. Ainsi :

« Les enfants supportent plus difficilement la diète que les adultes. L'absence d'exercice, chez une personne qui mange beaucoup, amène des accidents de pléthore accompagnés de phénomènes d'irritation du côté des voies digestives.

» Il y a des cas où, avec un exercice très-considérable, l'alimentation n'est pas assez abondante, et occasionne des accidents gastriques qu'un peu de repos fait disparaître. »

Tout cela est très-vrai, et aujourd'hui ce sont des faits vérifiés par tous ceux qui observent, sans prévention, les phénomènes de la nature.

Le traité *Des airs, des eaux et des lieux* est exclusivement consacré aux influences de l'air et du climat sur la santé. C'est le plus remarquable de la collection hippocratique. On y voit que le médecin amoureux de son art doit étudier la qualité des eaux, l'influence des saisons et de leur action respective, la nature des vents chauds ou froids, ceux qui sont communs à tous les pays, et ceux qui sont propres à chaque localité. Hippocrate dit même que sans jamais avoir séjourné dans une ville, le médecin peut avoir une idée assez exacte de la santé des habitants, et des maladies qui y règnent, s'il a égard à l'exposition de la ville par rappport aux vents, au lever et au coucher du soleil, aux qualités du sol bas ou élevé, sec ou humide, nu ou boisé, aux qualités des eaux, au genre de vie, d'alimentation, d'exercice et d'occupation des habitants, etc. Cela est très-juste.

En étudiant l'influence sur la santé des différentes expositions au nord, au sud, à l'orient ou à l'occident, Hippocrate formule pour la première fois les principes que vingt siècles d'expériences ultérieures n'ont fait que légitimer.

Influence du Nord. — Sous l'influence de l'air froid et sec, l'homme a un grand développement de forces physiques et des fonctions digestives avec une tonicité plus grande des tissus. La puberté est tardive, les règles moins abondantes, les conceptions moins nombreuses, et la vie moyenne plus longue.

Là sont plus communes les maladies aiguës, telles que la pleurésie, la pneumonie, les hémorrhagies nasales, et elles marchent plus vite vers la résolution.

Les femmes récemment accouchées sont plus sujettes qu'ailleurs à devenir phthisiques, et il y a chez les enfants de fréquentes hydropisies du scrotum.

Influence du Midi. — Les vents du midi, chauds et humides, produisent la faiblesse et l'atonie avec peu d'appétit, prédominance du phlegme ou suc muqueux; les évacuations sont faciles, abondantes, et la durée de la vie est généralement plus courte que chez les habitants du nord.

Les maladies aiguës inflammatoires sont rares, et quand elles se montrent, elles ont une certaine disposition à devenir chroniques. Il se produit souvent de la diarrhée, des ophthalmies avec sécrétions abondantes, plutôt muqueuses que purulentes, mais elles sont courtes et sans gravité. C'est le pays des hémorrhoïdes, des pertes utérines et de la leucorrhée. Quant aux enfants, ils sont plus que partout ailleurs sujets aux convulsions et à l'épilepsie.

Influence du Levant. — A cette exposition, la plus salubre de toutes, l'air est chaud, sec, et les habitants ont en général la coloration vermeille du tempérament sanguin, avec un caractère doux et pénétrant.

Les maladies sont assez rares, légères et de même nature que dans les villes exposées au midi.

Influence de l'Occident. — Ici l'air est humide, et offre de fréquentes alternatives de température. Il y a un contraste fâcheux entre la fraîcheur du matin ou du soir avec la chaleur du jour. C'est la plus insalubre des expositions.

Les habitants sont de faible complexion, ont le teint décoloré, et les tissus du visage un peu bouffis. Leurs maladies sont nombreuses et à peu près les mêmes que dans toutes les autres expositions.

Une remarque à faire ici, c'est que ces observations ne sont applicables qu'aux lieux où pratiquait Hippocrate, et il n'a pas dit qu'il en dût être partout de même.

C'est dans le traité *De la nature de l'homme*, dans le traité *Des humeurs*, et dans le livre *Des vents*, qu'il revient encore sur les qualités de l'air, de l'atmosphère et des particules nuisibles, et des miasmes qui peuvent s'y trouver en suspension.

« Si l'air entre dans le corps chargé de miasmes ennemis de la nature humaine, les hommes sont malades ; s'ils sont ennemis des autres espèces animales, l'homme restera sain, mais celles-ci seront frappées. » (*Des vents.*)

Cela est très-remarquable. Lucrèce en a dit autant dans son poëme sur *la nature des choses.*

« Ils viennent on ne sait d'où par les vents, voyageant avec les nuages et portant la mort, ou ils s'élèvent de la terre humide sous l'influence du soleil. »

C'est la théorie actuelle sur la formation des miasmes qui produisent les typhus et les fièvres intermittentes.

Des eaux. — Hippocrate attribuait une grande influence aux eaux d'un pays, et particulièrement à celles qu'on destinait à la boisson, aux eaux de source, de rivière, de pluie, de neige, de fonte des glaces et des marais qu'il appelle *eaux dormantes.*

« Les eaux des marais et dormantes sont les plus funestes à la santé de l'homme. »

Mais, dans sa pensée, il parlait de ces eaux prises en boisson, car, malgré les travaux antérieurs d'Empédocle, il ne connaissait pas l'action des effluves qui s'élèvent des marais. Cela est d'autant plus curieux qu'il n'ignorait aucun des accidents produits par l'intoxication paludéenne.

D'après Hippocrate, là où les eaux sont dormantes, la durée moyenne de la vie est plus courte, la vieillesse prématurée, les enfants naissent gras, boursoufflés; il semble qu'ils sont forts, mais ce n'est qu'une apparence trompeuse; peu de temps après leur naissance, il perdent leur embonpoint factice, deviennent maigres, chétifs et meurent en grand nombre.

Chez les femmes, les conceptions sont rares, les accouchements plus difficiles, et souvent suivis de leucophlegmatie.

Dans ces pays, règnent : 1° La *fièvre intermittente* avec toutes ses variétés, avec l'augmentation de volume de la rate et les hydropisies consécutives; 2° la *fièvre rémittente*, et 3° le flux de ventre avec épreintes, selles sanguinolentes, en un mot la dysenterie.

Tout cela est très-vrai. Pour la contrée où vivait Hippocrate, et pour tous les pays chauds où existent des eaux dormantes, la science moderne n'a fait que confirmer ces assertions du médecin grec.

Des saisons et des influences atmosphériques. — Dans le troisième livre des *Épidémies*, Hippocrate divise l'année en deux parties, l'*estivale* et l'*hivernale*.

C'est là où il dit :

« L'arrivée de l'hiver guérit les maladies de l'été.

» L'arrivée de l'été change les maladies de l'hiver. »

Rien n'est plus vrai d'une manière générale que ce double principe, dont il ne faudrait cependant pas exagérer l'importance. Ainsi dans les pays de fièvre intermittente, ces fièvres, qui viennent à la fin de l'été, disparaissent pendant l'hiver. La bronchite chronique et l'asthme s'améliorent dans l'été. Certaines maladies épidémiques, comme le choléra qui a son lieu d'origine dans l'Inde, se montrent l'été, et cessent l'hiver pour revenir l'été suivant.

Hippocrate a été plus loin, mais sa manière de voir est peut-être moins exacte, lorsqu'il a dit : Les maladies d'une saison sont souvent dues à l'influence de la saison précédente. La saison hivernale engendre les maladies de la saison estivale qui lui succède, et celle-ci, à son tour, donne naissance aux maladies de la saison hivernale qui suit.

Dans cette doctrine, adoptée par Celse et Galien, l'étude de la constitution hivernale pourrait faire prédire les maladies de l'été suivant, et on suppose que l'organisme, différemment modifié par les saisons estivale et hivernale, est plus ou moins influencé par la saison qui remplace l'autre, d'où une prédisposition aux maladies compliquées par l'influence saisonnière actuelle.

Hippocrate admet, en effet, que, dans chaque saison, prédomine une humeur, et comme la maladie dépend de leur intempérie, c'est-à-dire de leur prédominance, cet excès, en rapport avec l'influence saisonnière précédente, crée pour le présent une prédisposition morbide toute spéciale. C'est ainsi qu'il faut comprendre l'influence des saisons sur la production des maladies (*De la nature de l'homme*).

En hiver, prédominent les sucs blancs, le phlegme, la pituite, les mucosités, ce qui amène les maladies de la gorge, des fosses nasales, des bronches, la diarrhée indolente, et toutes les affections catarrhales.

Au printemps, apparaît un mouvement plus vif du sang, occasionné par son excès de quantité, d'où une disposition aux hémorrhagies et aux phlegmasies aiguës.

En été, les fonctions du foie s'exagèrent, la bile est plus abondante, et se montre comme élément dans toutes les maladies qui ont un caractère bilieux plus ou moins prononcé, dans la diarrhée, dans la fièvre bilieuse, etc. C'est là un fait constant dans les pays chauds, comme dans la Grèce, où ont été faites ces observations.

En automne, le sang diminue, et la bile noire, ou l'eau, prédominent; c'est le temps des fièvres intermittentes et des maladies de la rate, de la dysenterie, du retour des affections catarrhales, etc.

On trouve l'application et la répétition de ces principes dans le livre des *Épidémies*, dans le livre du *Pronostic*, dans quelques passages des *Aphorismes*, mais il ne s'y trouve rien autre que ce que je viens de dire.

Des climats. — L'influence des climats a été pour Hippocrate l'occasion de montrer toute sa sagacité d'observateur et de philosophe. Dans son traité *Des airs, des eaux et des lieux*, il compare les habitants des climats chauds de l'Asie, et ceux des climats tempérés de l'Europe, sous le double rapport du physique et du moral, et il montre tout l'avantage que possèdent ces derniers sur les autres. Dans son opinion, les qualités de l'air respiré du sol, haut ou bas, sec ou humide, les eaux à boire et les vapeurs d'eau, la nourriture, etc., exercent une influence considérable sur l'état intellectuel, moral et politique des peuples. En Asie, dit-il, où la température est éloignée de chaleurs excessives et du grand froid,

« Les mœurs sont douces et faciles, tout dans l'homme est tempéré comme le climat; il est sans courage, sans constance dans le travail, facile à abattre par la fatigue, sans énergie morale, tout entier à l'attrait du plaisir, facile à gouverner, et acceptant sans peine l'institution des gouvernements despotiques, qui, à leur tour, agissent sur lui en s'énervant davantage. » (*Des airs, des eaux et des lieux*, p. 55.)

En Europe, c'est tout le contraire, mais les mœurs varient avec les dispositions locales de chacune des contrées qu'on observe.

Quand le pays est montueux, inégal, très-élevé au-dessus de la mer, et sujet à de grandes vicissitudes atmosphériques, les habitants sont courageux, ardents au travail, rudes à la fatigue, opiniâtres, capables de grandes entreprises, violents dans leurs résolutions et dans leurs mœurs, plus sauvages que civilisés, et d'humeur généralement très-belliqueuse (*Des lieux*, p. 87).

Si le pays est plat, enfoncé, exposé à des vents chauds qui entretiennent une température douce et variable, les habitants ont moins de courage, sont mous, indolents, et ont des qualités toutes différentes de celles qu'on observe chez les montagnards et chez les hommes du nord.

Dans les pays humides, bas, brumeux, les habitants sont peu intelligents, et leur moral est aussi peu développé que leur constitution physique.

Tout cela varie, et n'a rien d'absolu, mais ces observations renferment un fond d'exactitude incontestable, et qu'on ne peut bien juger qu'en lisant ce remarquable traité *Des airs, des eaux et des lieux*. C'est ainsi qu'après avoir exposé d'une manière générale l'influence des climats, il parle des effets produits par certaines localités sur les populations qu'on y trouve.

Dans le Phase, pays chaud, marécageux, humide et boisé, les habitants, qui vivent au milieu des brumes sur le bord des marais, sont décolorés, bouffis, et leur peau ressemble à celle des ictériques.

Chez les Sauromates, aux environs des Palus-Méotides, les femmes montaient à cheval, et faisaient la guerre tant qu'elles étaient vierges. Une fois mariées, elles vivaient dans leur intérieur. Pour faciliter leurs habitudes de tirer de l'arc, on leur détruisait la mamelle droite, au moyen de la cautérisation.

Dans la Scythe, où paraît à de rares intervalles un soleil sans chaleur, et où règnent des brouillards et de continuels vents froids, les habitants ont beaucoup d'embonpoint, la peau rouge, basanée, dépourvue de poils, de sorte que les hommes ont la plus grande ressemblance avec les femmes. Ils sont mous et indolents, peu disposés à l'amour, et leurs femmes sont peu fécondes. Leurs articulations sont couvertes de nombreuses cautérisations faites pour combattre leurs maladies articulaires, et ils ont des habitudes essentiellement nomades. Leur vie se passe à cheval, et sur des chariots que suivent les troupeaux.

« Ils demeurent dans le même lieu tant que le fourrage y suffit à la nourriture de leurs bestiaux, et quand tout est consommé ils se transportent ailleurs. Ils mangent des viandes cuites, et boivent du lait de jument, avec lequel ils font une sorte de fromage nommé *hippace.* » (*Des airs, des eaux et des lieux*, p. 69.)

C'est parmi eux que régnait à l'état endémique une maladie singulière qui n'existe plus que d'une façon exceptionnelle, c'est *la maladie efféminée*, qui d'après Hérodote commença à l'époque où les Scythes ayant fait une invasion en Asie, pillèrent à Ascalon un temple consacré à Vénus.

On la considérait comme une punition de la déesse. Mais Hippocrate proteste contre cette superstition, en disant :

« Que si cette maladie vient de la divinité, comme toutes les maladies, aucune n'est plus divine ou plus humaine que l'autre, mais que toutes sont semblables et toutes sont divines. »

Les hommes étaient impuissants, ce qu'Hippocrate attribue à l'habitude de l'équitation. Le mal était plus commun chez les riches que chez les pauvres et une fois affectés ils quittaient leurs habits d'hommes, vivaient avec les femmes dans les chariots et cessaient de monter à cheval.

On les vénérait à cause de leur malheur et on les adorait presque comme dans quelques pays on adore les idiots et les crétins. (*Des lieux*, p. 79.)

Telles sont en abrégé les opinions d'Hippocrate sur l'étiologie des maladies. Comme on le voit, c'est un exposé très-complet où abondent les vues philosophiques et qui atteste un degré très-avancé des connaissances médicales.

5° De la nosologie d'Hippocrate.

Il n'y a pas de nosologie, c'est-à-dire de nomenclature ou de classification des maladies dans Hippocrate, mais Daniel Leclerc a pris la peine d'en faire une avec les matériaux renfermés dans les livres hippocratiques. On y trouve la plupart des maladies connues de nos jours sous les mêmes noms, ce qui prouve que leur connaissance remonte à une époque bien reculée.

D'après Leclerc, les maladies indiquées par Hippocrate peuvent être divisées en cinq classes :

1° Les maladies dont les noms n'ont pas changés et qui ont les mêmes symptômes. Ce sont les plus nombreuses. Le nombre en est immense. (Daniel Leclerc, *Histoire de la médecine*, p. 165.)

2° Les maladies dont les noms ont changé et qu'on reconnaît par leurs symptômes. Ex. : la maladie desséchante, qui est aujourd'hui la phthisie ; la maladie ructueuse, où l'on rend beaucoup de gaz par la bouche, la maladie noire, etc.

3° Les maladies qu'Hippocrate n'a pas nommées, mais

qu'il a décrites. Ex. : la rate grosse, la mélancolie, le scorbut, l'impuissance, etc.

4° Les maladies désignées par certains noms qui ne sont pas reconnus exacts eu égard aux symptômes rapportés. Ainsi on ne sait ce qu'est le typhus indiqué par Hippocrate.

5° Les maladies qui ont des noms et qu'on ne reconnaît pas parce que la description ne s'applique à rien de connu.

A part cette classification, si l'on veut savoir de quelle façon Hippocrate envisageait les maladies, on voit qu'il admettait des maladies *aiguës* et *chroniques;* des maladies *endémiques*, *épidémiques*, *dispersées* ou *sporadiques;* des maladies héréditaires; enfin, des maladies de bonne et de mauvaise nature, c'est-à-dire *bénignes* ou *malignes*.

Hippocrate connaissait : 1° les fièvres (πυρετοι), c'est-à-dire les maladies aiguës où il n'y a pas d'organes spécialement atteints, ce qu'il appelait les *fièvres continues* et *intermittentes;* 2° les inflammations ou phlegmasies; 3° les *hémorrhagies;* 4° les hydropisies; 5° les maladies organiques χαρκίνωμα; 6° les paralysies; 7° les convulsions, etc.

Ce peu de mots suffit pour montrer que si la nosologie n'était pas très-avancée au temps d'Hippocrate, à en juger du moins par les livres qui sont parvenus jusqu'à nous, l'idée qu'on se faisait des différentes espèces de maladies était parfaitement claire dans l'esprit des observateurs, et qu'il avait commencé par faire les distinctions qui plus tard ont été nettement formulées par les pathologistes. Hippocrate connaissait les choses et ses successeurs ont créé les mots.

6° Du pronostic.

« Le meilleur médecin est celui qui sait le mieux prévoir et prédire. »

Dans cet aphorisme d'Hippocrate se trouve toute la pensée de l'auteur sur l'importance des observations qui doivent permettre au médecin de deviner la marche et l'issue des maladies.

C'est par l'étude du pronostic que brille surtout le talent d'observation d'Hippocrate. Il avait tellement étudié la nature, qu'il en devinait souvent les actes prochains, avantages que n'auront jamais ceux qui en méconnaissent la force et la puissance. Le médecin qui sur quelques symptômes saura dire à un malade ce qui lui est arrivé et ce qui lui arrivera, en ajoutant ce qu'on a omis de lui raconter, qui indique d'avance ce qui doit se produire dans la suite, inspirera la confiance et s'il ne guérit pas son malade, son pronostic servira du moins à le garantir de tout reproche. C'est dans le livre des *aphorismes* et dans le pronostic que sont surtout consignées les observations d'Hippocrate sur la *Doctrine des signes*. Il y en a également dans les *prédictions* et les *pronostics de Cos* que Galien attribue à ses successeurs.

L'observation et le raisonnement l'ont guidé dans l'institution de ces préceptes que l'observation brutale des empiriques n'eût jamais pu réaliser. Il appelait à son aide les lumières de l'analogie et comparant le présent avec les faits semblables précédemment observés, il cherchait à se rendre compte de la succession nécessaire des phénomènes morbides. Sa réserve était aussi grande que sa pénétration, car ne voulant pas donner à son *pronostic* une précision qu'il ne saurait avoir que dans les mains présomptueuses de l'ignorance et du mercantilisme, il dit :

« Les prédictions qui concernent les maladies aiguës sont incertaines, et l'on ne saurait dire au juste si le malade doit succomber ou guérir. »

Il avait parfaitement compris qu'il ne suffisait pas de chercher *dans tout ce qui compose l'homme* les signes du pronostic, il interrogeait encore dans ce but les fonctions naturelles, les actes, les gestes, les attitudes, la manière d'être qui, avant et pendant la maladie, peuvent en éclairer la nature et en faire prévoir les suites.

Le *visage* était pour lui l'enseigne des maladies aiguës, et en effet, leur nature et leur degré de gravité s'y montrent pour tous les yeux exercés.

C'est à lui qu'on doit cette description exacte du visage des mourants qui a le nom de *facies hippocratique*.

« Quand un malade a le nez aigu, les yeux enfoncés, les tempes creuses, les oreilles froides et retirées, la peau du front dure, tendue et sèche, le teint plombé, on peut assurer que la mort est prochaine, à moins que l'individu n'ait été tout d'un coup épuisé par de longues veilles ou par un flux de ventre, ou qu'il n'ait été longtemps sans manger. »

Les *yeux* d'un malade ne pouvant pas supporter la lumière, ou répandant des larmes involontaires indiquent une situation grave. Les yeux ternes sont un présage de mort ou de grande faiblesse. Les yeux étincelants, hagards, marquent le délire. Les yeux divergents marquent la paralysie. Les yeux devant lesquels il y a quelque chose de rouge, ou des étincelles, ou des éclairs, annoncent une hémorrhagie ou perte sanguine.

Le *decubitus* sur le côté, les jambes retirées est bon; mais sur le dos et les bras étendus c'est le signe d'une grande faiblesse. Si le malade glisse et se laisse couler aux pieds du lit, c'est un signe de mort. Sur le ventre, si ce n'est un *decubitus* naturel, c'est l'indice du délire ou de la douleur de ventre.

La carphologie avec fièvre est le signe du délire et de la fièvre.

Un taciturne qui parle, ou un parleur qui se tait, annonce le délire. Il en est de même des soubresauts des tendons.

Le délire gai est moins grave que le délire lugubre ou terrible.

La respiration *aisée naturelle* des maladies aiguës est un bon signe; fréquente elle annonce l'inflammation des poumons; longue, prenant beaucoup de temps, elle annonce le délire; petite, courte, empêchée, elle indique une phlegmasie au-dessus du diaphragme, etc.

Les excréments ont été étudiés par Hippocrate, dans leur couleur, dans leur ardeur, dans leur consistance, dans les matières étrangères ou extraordinaires qui s'y trouvent mêlées; leur chaleur, leur froid, leur âcreté, leur quantité, le lieu d'où ils sortent, le temps de leur séjour, les circonstances de leur sortie, leur goût même ont été signalés, et il est impossible que cet examen n'ait donné d'utiles renseignements au pronostic.

On a dit qu'Hippocrate goûtait les excréments, c'est probablement une erreur, car il en pouvait parler d'après le goût des malades et non sur le sien. C'est ainsi qu'il a pu dire également (Livre des *Humeurs* et livre VI, sect. 5 des *Épidémies*) :

« Des crachats salés ou doux, de la sueur, des larmes, des sécrétions nasales salées ou aigres ont une signification différente; du cérumen auriculaire *doux* s'observe chez ceux qui doivent mourir; il est *amer* chez ceux qui doivent guérir. »

Les urines lui fournissent beaucoup de signes. Celles qui sont claires, jaunâtres, dont le *sédiment* est blanc, *doux* au manier, égal, c'est-à-dire homogènes et qui restent telles tout le temps annoncent, une guérison rapide.

Les urines cuites annoncent la *coction* parfaite des humeurs, et paraissent surtout dans les jours de crise à la fin des maladies. Les autres sont mauvaises et rendues dans la période de crudité ; elles ne diffèrent entre elles que du plus au moins. Quelques-unes, rougeâtres, avec un sédiment doux, homogène, annoncent une maladie de courte durée dont l'issue sera favorable ; d'autres, au contraire, sont *très-rouges, claires, sans sédiment*, ou troubles au moment de l'émission et en rapport avec une situation grave.

Il y en a qui renferment un *nuage* ou *énéorème* suspendu dans le liquide à une hauteur plus ou moins grande, et plus ce nuage est élevé au-dessus du fond du vase, plus il y a de crudité.

Les urines *blanches*, *claires comme de l'eau*, annoncent aussi une grande crudité ou un transport de la bile au cerveau. Celles qui sont *jaunes* ou *rousses* marquent l'absence de la bile. Celles qui sont noires sont très-mauvaises ; quand il y a un sédiment comme de la farine grossière ou de petites larmes, il y a un mauvais état de la vessie ou des reins.

La graisse qui surnage comme une toile d'araignée indique la consomption.

Une grande quantité d'urine est un signe *de crise* ou fait une espèce de crise. Les urines de mauvaise odeur, claires ou épaisses, sont fâcheuses.

Les *vomissements* de bile ou de pituite sont les plus naturels. Ceux où il n'y a que de la bile ou de la pituite seulement sont plus mauvais.

Les matières très-vertes, porracées, sont funestes. Il en est de même de celles qui sentent fort mauvais. Le vomissement de sang est très-souvent mortel.

Les *crachats* indiquent aussi la coction des maladies du poumon. Il faut qu'ils sortent facilement. Les crachats noirs, verts, rouges, sont très-fâcheux.

Les crachats mêlés de bile et de sang au début des inflammations du poumon sont de bon augure, mais ils sont mauvais s'ils ne viennent qu'au septième jour.

Les plusm auvais signes dans les mêmes maladies, c'est leur rétention et le bouillonnement ou râlement qu'ils produisent dans la poitrine ou le gosier. Le crachement de sang est suivi du crachement de pus et de la mort.

Les *bonnes sueurs* sont abondantes, chaudes, universelles, et elles emportent souvent la fièvre.

La sueur froide est mauvaise, surtout dans les fièvres aiguës; car dans les autres, elles marquent surtout la langueur. La sueur de la tête et du cou annonce que la maladie sera longue et périlleuse. Une légère sueur de quelque partie, tête ou poitrine, ne soulage point et marque la faiblesse de la partie. Hippocrate l'appelle *éphidrose.*

Le *pouls* n'a été que très-superficiellement indiqué par Hippocrate :

« Dans les fièvres très-aiguës, le pouls est très-fréquent et très-grand. »

Plus loin, il parle des pouls tremblants qui battent avec lenteur (*Épidémies*, liv. IV).

C'était pour lui le pouls des artères, mais il ne parle pas de la radiale. — A propos des pertes blanches des femmes, il dit :

« Le pouls qui frappe légèrement et languissamment les doigts est un signe de mort prochaine.

Enfin, dans les Prénotions de Cos, il parle *des léthargiques dont le pouls est lent et tardif.*

Tout cela est le commencement des études si approondies de Galien sur ce sujet.

7° De l'hygiène dans Hippocrate.

Tout en parlant de la nature de l'homme et de ses maladies, Hippocrate, aussi encyclopédiste qu'il était possible de l'être à cette époque primitive de la science, s'occupe beaucoup de l'hygiène et des moyens de conserver la santé. L'une de ses principales maximes était (*Épidémies*, liv. VI, sect. 4, aphor. 20) ;

« Pour entretenir la santé, il faut ni trop se charger de nourriture, ni être paresseux à prendre de l'exercice ou à travailler. »

Il passe en revue les viandes de *chien*, de *cheval*, de *renard* et d'*âne* dont on faisait usage à cette époque, et il en apprécie les qualités. Il indique ensuite les *herbages*, le *lait*, le *petit-lait*, le *fromage*, le *poisson frais et salé*, le *blé*, les *légumes* et toute sorte de graines.

Il s'occupe des *boissons:* de l'eau; du vin, dont l'usage peut être porté jusqu'à la gaieté, mais non à l'ivresse, comme on l'a dit. Il parle de l'*exercice*, de la *gymnastique*, de la *lutte*, du *sommeil* ou des *veilles;* de l'*air;* des *autres corps qui nous environnent;* de *ce qui doit sortir de notre corps ou y être retenu;* enfin, des *passions*. Il recommandait de ne pas trop garder les *excréments*, et, dans ce but, il conseillait les viandes relâchantes, les *lavements* onctueux, salés, les *suppositoires*.

Comme préservatif des maladies, il conseillait les vomitifs une ou deux fois le mois, pendant l'hiver et au printemps.

8° De la thérapeutique d'Hippocrate.

Confiant dans le rôle de la nature qu'il considérait comme toute-puissante dans la formation du corps et dans la guérison des maladies, Hippocrate observait avec soin pour se rendre compte de l'essence des maladies soumises à son examen; il disait avec une raison que chacun doit admirer (*Épidémies*, liv. VI) :

« Il ne faut rien faire témérairement. Il faut quelquefois se reposer ou demeurer sans rien faire. De cette manière, si vous ne faites pas de bien au malade, vous ne lui faites pas de mal. »

Toujours plein de respect pour la raison et sans se laisser atteindre par l'influence dissolvante du scepticisme, il ajoute :

« Quand on fait quelque chose selon la raison, quoique le succès ne réponde pas toujours, on ne doit point aisément ou trop vite changer de manière d'agir, tant que les raisons que l'on a eues au commencement subsistent. » (*Aphorismes.*)

Toutefois, comme ce principe pourrait entraîner trop loin celui qui doit avant tout suivre la nature en imitant ses opérations, il en atténue l'expression par ces mots :

« Il faut faire une grande attention à ce qui soulage et à ce qui fait du mal, à ce qu'on supporte aisément et à ce qu'on ne saurait souffrir. »

Son *dogmatisme* se montre surtout dans un certain nombre de propositions thérapeutiques inspirées de la plus saine observation fécondée par d'irréprochables raisonnements.

« Les contraires ou les opposés sont les remèdes de leurs opposés. »

Principe d'où résulte cet aphorisme :

« Que l'évacuation guérit les maladies qui viennent de réplétion, et la réplétion celles qui sont causées par l'évacuation. »

Il avait plus d'une fois observé, comme nous le faisons encore chaque jour :

« Qu'il y a des sucs ou des humeurs qu'il faut, en certaines rencontres, vider ou faire sortir du corps, ou les dessécher, et d'autres qu'il faut remettre dans le corps ou faire qu'elles s'y produisent derechef. »

Mais pour remplir ces indications, il conseille :

« De ne pas vider ou de ne pas remplir tout d'un coup, ou trop vite, ou trop abondamment, et qu'il est même dangereux de réchauffer ou de refroidir subitement ou plus qu'il ne faut tout, ce qui va à l'excès étant ennemi du bien. »

Enfin, sachant quelles sympathies rattachent toutes les parties du corps les unes avec les autres, quel consensus il y a entre tous les organes, il observe qu'une souffrance locale accidentelle amoindrit un travail morbide antérieur; il en conclut le fait de la révulsion, et intelligent ministre de la nature, docile à ses inspirations, il crée la doctrine thérapeutique de la *révulsion* et de la *dérivation.*

« Il faut prendre garde au cours que les humeurs prennent, d'où elles viennent, où elles vont ; et, en conséquence de cela, lorsqu'elles vont où elles ne doivent pas aller, qu'on leur fasse prendre un détour (παροχετεύειν), ou qu'on les conduise d'un autre côté, à peu près comme on détourne les eaux d'un ruisseau. Ou, en d'autres occasions, qu'on tache de rappeler (αντίσπαν) ou faire retourner en arrière ces mêmes humeurs, attirant en haut celles qui se portent en bas, et en bas celles qui se portent en haut. »

C'est à la révulsion que se rattache ce dernier principe, consacré par l'observation de tous les siècles, et dont chaque médecin peut reconnaître la justesse :

« Aux extrêmes maladies il faut des remèdes extrêmes. Ce que les médicaments ne guérissent pas, le fer le guérit ; ce que le fer ne guérit point, le feu le guérit ; mais ce que le feu ne peut guérir, doit être regardé comme incurable. » (*Aph.*, sect. VII.)

A. *Du régime des maladies aiguës et chroniques dans Hippocrate.* — Ce n'est pas une vaine puissance que celle de la nature sur l'homme sain ou malade, et Hippocrate en était si profondément convaincu, que tout, dans sa conduite, dans ses doctrines et dans ses écrits, est inspiré par son culte et son admiration pour l'influence d'où résultent les merveilleux phénomènes visibles et invisibles de la vie.

Le rôle qu'il lui accorde dans la constitution de l'homme, dans la formation des organes, dans le maintien de leur intégrité contre les influences morbifiques, dans la guérison naturelle des maladies, il l'utilise dogmatiquement par la puissance de sa raison et de l'observation, pour jeter les fondements de la plus sage thérapeutique. En se proposant d'ajouter ou de suppléer à ce qui manque dans l'organisation malade, de diminuer le superflu, il formule pour la première fois cette idée toujours grande, bien que le temps l'ait rendue vulgaire.

« Qu'il faut soutenir la nature, l'aider à surmonter la cause du mal, et la mettre en état de faire d'elle-même ce qu'il faut pour la guérison des maladies. »

Sous ce rapport, le *naturisme* a rendu le plus grand des services à la médecine, car il a enfanté la diététique, et s'il est vrai, comme le dit Hippocrate :

« Que les anciens (c'est-à-dire tous les médecins qui l'avaient précédé) n'avaient presque rien écrit touchant la diète des malades, et avaient omis cet article, qui était néanmoins l'un des plus essentiels de l'art. » (*Du régime dans les maladies aiguës.*)

il est certain qu'on doit à cette doctrine philosophique le plus impérissable et le plus important de nos procédés curatifs.

Dans les maladies aiguës et dans les fièvres, il donnait sous le nom de *ptisane* de πτισσάνη (πτίσσειν, *broyer*, *ôter l'écorce*), une décoction de farine d'*orge mondé*, de *froment*, de *riz*, de *lentille*, une partie sur quinze, avec un filet de vinaigre, un peu d'huile, de graisse et de sel. D'abord un peu épaisse au début, il ordonnait qu'on la rendît plus claire à l'apogée du mal, et il en suspendait quelquefois l'usage si la fièvre offrait des redoublements, pour y revenir dès qu'une détente avait lieu. Il en donnait deux fois par jour, et en principe conseillait de nourrir un peu plus les enfants que les hommes faits ou les vieillards. Cette méthode, qui n'a rien de choquant pour notre expérience, fut d'abord une révolution ; elle eut beaucoup de contradicteurs, et Hippocrate se défendait en leur reprochant par leur régime :

« De dessécher leurs malades comme des harengs avant qu'il en fût temps, et qu'ils les faisaient mourir. »

A la ptisane on joignait, dans les maladies aiguës, principalement dans les fièvres, des légumes cuits, blette, citrouille, melon, etc., dès que le malade paraissait être en état de manger davantage.

Les boissons étaient l'eau miellée, *hydromel*, ou l'eau miellée avec un peu de vinaigre, *oxymel;* l'eau vineuse, à moins de rêveries et de douleur de tête.

Dans les maladies chroniques, on ajoutait le *lait* ou le *petit-lait*, l'exercice modéré, les bains, les frictions légères et un peu de gymnastique. C'est à cette occasion que, parlant des malades pusillanimes qui se complaisent trop au lit, il s'écrie : « Il faut quelquefois pousser hors du lit les timides et exciter les paresseux. » (*Épid.*, liv. VI.)

B. *De la purgation.* — Les mêmes principes de naturisme qui ont enfanté cette *diététique* qu'à travers tant de révolutions politiques et sociales vingt siècles ont consacrée, ont également engendré la *méthode évacuante* (*Hist. de la médecine*, D. Leclerc, p. 194). Quoique Bacon ait affirmé que le principe des causes finales, comme la vierge consacrée à Dieu, était stérile, ce qui n'est qu'une métaphore sans portée, nous devons à ce principe la médication évacuante, qui n'est, en définitive, qu'une imitation des actes de la nature réputés utiles.

L'indigestion permanente, naturelle et mille fois répétée de l'enfant qui tette sa mère, et l'indigestion accidentelle de l'adulte, ont fait voir que la purgation émétique était chose utile, nécessaire, avantageuse, et qu'il était bon de l'imiter à propos. L'expérience a confirmé la théorie, et dès qu'il s'agit de diminuer ou d'ôter ce qui est superflu en débarrassant le corps d'humeurs trop abondantes ou corrompues, on a quelquefois recours à la *purgation*, l'un des moyens les plus convenables pour atteindre ce résultat.

Nous avons modifié la théorie d'Hippocrate sur les purgatifs, mais sans en changer le principe. Nous aurions honte de croire à l'*attraction* des éléments du purgatif sur les éléments semblables du corps humain, et nous ne voudrions plus soutenir :

« Qu'un médicament qui doit purger la bile, tire premièrement la bile ; mais si son action continue trop longtemps, ne trouvant plus de bile à purger, il purge encore la pituite, et après la pituite la bile noire, et enfin le sang. » (*De la nature de l'homme.*)

Cependant, nous savons qu'un violent purgatif, après avoir évacué de la bile, amène des sécrétions de glaires, c'est-à-dire de pituite, des évacuations de sang, et nous pensons, comme il y a 2000 ans, que la purgation délivre l'organisme de certaines humeurs et de quelques matières trop abondantes ou corrompues.

Croyant ou sceptique de l'influence de la nature, nous faisons notre possible pour imiter ses procédés, pour produire artificiellement, et à notre gré, ce que seule elle fait quelquefois, en purgeant par le haut et par le bas des individus qui ont des entrailles obstruées ou embarrassées d'humeurs et de matières peu assimilables.

La divergence de la théorie, comme celle de l'opportunité d'application, n'a ici aucune importance. Que l'on discute sur le mode d'action des purgatifs et sur l'instant d'y recourir, la contestation ne nuit en rien au principe qui sert de base à leur usage, et au lieu de l'amoindrir, elle lui donne une consécration nouvelle. *Si quid est movendum, move*, dit Hippocrate ; voilà son principe inspiré des opérations de la nature restée maîtresse d'elle-même, et sur ce principe, nous voyons qu'il conseille surtout les purgations dans le cours des *maladies chroniques*. Il n'en donnait point, on ne sait trop pourquoi, dans la *canicule* et chez les *femmes grosses*, jamais avant le quatrième ni après le septième mois de la grossesse, sans doute par crainte de provoquer l'avortement.

Dans les *maladies aiguës*, sa réserve était grande ; il ne semble pas qu'il y ait eu fort souvent recours, et il parle de leurs mauvais effets. Cependant il les employait dans quelques maladies épidémiques, dans la pleurésie, etc.

Il a même indiqué le moment d'y recourir, en disant :

« On doit seulement purger les humeurs qui sont cuites et non pas celles qui sont encore crues, et il faut bien se garder de purger au commencement d'une maladie, si ce n'est que les humeurs s'enflent ou se remuent extraordinairement, ce qui arrive peu souvent. » (*Aph.* XXII, sect. 7.)

Le commencement des maladies était pour lui du premier au quatrième jour (*De ratione victus in acutis*).

On a mis très à tort cet aphorisme en contradiction avec cet autre, qu'au commencement des maladies il faut remuer, s'il y a quelque chose à remuer. La contradiction n'existe pas, et si en général Hippocrate conseille de ne pas purger au début des maladies, il excepte les cas spéciaux où il y a quelque chose à remuer, ou qu'il faille mettre en mouvement.

Au reste, comme le mot de *purgation* employé par Hippocrate s'applique non-seulement aux évacuations artificielles stercorales, mais à la *purgation émétique*, elle n'est pas susceptible d'une généralisation absolue ; aujourd'hui encore, si l'on ne séparait point sa médication vomitive de la médication purgative, il serait impossible de donner aucune formule générale de leur emploi. Si l'on parle seulement des purgations excrémentitielles, le véritable et bon praticien sera, comme au temps d'Hippocrate, d'avis qu'en général elles ne valent rien au début des maladies, tandis qu'à ce moment, la *purgation émétique*, souvent indiquée par la nausée, le goût de bile ou le vomissement naturel, signe de quelque chose à remuer, est presque toujours très-utile.

La purgation émétique s'obtenait surtout au moyen de l'*ellébore blanc*, seul ou associé à la *sésamoïde*. La purgation ordinaire était produite par l'*ellébore blanc* et *noir*, les *semences de thymelea;* le *peplium*, espèce de *tithymale;* le *thapsia*, le *suc d'hippophae*, l'*élatérium*, la *coloquinte*, la *scammonée*, etc. (D. Leclerc, ouvrage cité), et avant d'y recourir, on préparait toujours le malade avec une boisson rafraîchissante, destinée à détremper les humeurs qu'on se proposait d'évacuer.

Quand on ne voulait agir que sur l'extrémité des intestins par l'expulsion des excréments, il employait la boisson de mercuriale, de chou, le petit-lait, le lait d'ânesse jusqu'à plusieurs litres, les lavements, les suppositoires, etc.

Il parle de la purgation de la *tête seule*, dans l'apoplexie, la jaunisse et quelques maladies chroniques, dans les céphalalgies invétérées, etc. C'est un résultat qu'il obtenait en faisant respirer le suc de céleri, ou la décoction de plantes aromatiques, en faisant priser de la poudre de myrrhe, d'ellébore blanc, etc. Ces remèdes donnaient un coryza aigu ou chronique, avec sécrétion plus ou moins abondante, et l'on pensait que c'était là une purgation du cerveau?

C'est à lui et aux médecins Cnidiens qu'on doit la première idée de purger le poumon et la poitrine dans l'empyème, la phthisie, par le cathétérisme du larynx et les insufflations de poudres dans les bronches conduisant au poumon malade. Après avoir fait tirer la langue autant que possible, on faisait entrer dans la cornue du poumon, ou trachée, une liqueur irritante capable d'exciter la toux et d'obliger le poumon à expulser le pus qu'il renfermait. Il employait la décoction d'*arum* avec un peu d'huile, de sel et de miel, l'ellébore, la fleur de cuivre, etc.

C. *De la saignée, de l'application des ventouses.* — Les empiriques, qui attribuent la plupart de nos connaissances au hasard plutôt qu'à la raison, ne croient pas que l'homme soit arrivé du premier coup à la découverte et à l'emploi de la saignée. L'idée que la théorie a pu conduire à ouvrir une veine, les révolte à tel point qu'ils aiment mieux faire hommage de cette inspiration de génie à l'hippopotame. On dirait que pour eux, l'homme est le seul être qui ne puisse rien tirer de son cerveau. En effet, Pline (liv. VIII, cap. 26) rapporte que l'hippopotame ou cheval marin, devenant trop gros et trop gras à force de manger, se sert d'un roseau pointu pour s'ouvrir une certaine veine de la jambe ; et après en avoir laissé couler une quantité suffisante de sang, bouche la plaie avec de la boue, ce que les hommes n'ont pas manqué d'imiter. En admettant la réalité de ce conte, l'empirisme n'y gagne rien au point de vue de la doctrine ; car dépouiller l'homme de son initiative de la saignée en faveur de la bête, ne prouve rien et ne sert qu'à déplacer la solution du problème philosophique. On peut toujours se demander qui a enseigné l'hippopotame, à quel heureux hasard il doit la découverte de la saignée et, dans le cas où le hasard refuserait de répondre, à quelle supériorité d'intelligence sur l'homme, il a pu deviner qu'une émission sanguine pouvait être utile contre les congestions et contre les phlegmasies.

Il est inutile de s'arrêter longuement sur une question de ce genre. C'est déjà la résoudre que de l'exposer. Le plus mince bon sens ne saurait s'y tromper, et chacun conviendra, ou que l'origine de la saignée est tellement ancienne qu'on ne saurait en préciser la date, ou qu'elle est une inspiration du naturisme imitant les hémorrhagies spontanées, dont l'apparition fait cesser la congestion ou la phlegmasie.

Hippocrate est le premier des auteurs qui parle de la saignée, mais il n'en est pas l'inventeur, car le degré de perfection où elle était arrivée de son temps annonce une origine plus ancienne. Il pratiquait la saignée du *bras*, du *pied*, du *jarret*, du *front*, de la *langue*, de l'*occiput*, etc. ; n'hésitait pas à ouvrir ou à brûler de petites artères et appliquait souvent des ventouses scarifiées. Ici, comme pour la *diététique* et la *purgation*, il se laissait guider par la théorie et par la raison. Inspiré par les actes de la nature, son *dogmatisme*, assiégé des contradictions les plus vives, adopté et repoussé tour à tour, a survécu à toutes les luttes passionnées dont il a été l'objet, et il est arrivé jusqu'à nous encore digne de la plus sérieuse considération. On peut en discuter les détails, mais son principe est inébranlable et peut braver les rigueurs de l'expérimentation la plus sévère. Il couronne dignement l'œuvre philosophique d'Hippocrate, et, par sa hardiesse même, établit la supériorité de sa raison éclairée par l'expérience sur les observations de hasard, seules reconnues valables par l'empirisme antique.

La saignée était pour Hippocrate un moyen d'ôter le superflu des vaisseaux ou des parties engorgées, et il l'employait aussi pour *détourner* ou pour *rappeler* le sang de parties où il ne doit pas être. C'était là un mode particulier de *dérivation*. Dans quelques cas, lorsqu'il y avait perte de connaissance subite et sans cause sensible, c'est-à-dire lorsqu'il y avait *apoplexie*, il la proposait :

« Comme étant capable de procurer un mouvement libre au sang et aux esprits. »

Ce qui était en rapport avec l'idée qu'il se faisait de la nature de cet accident, qu'il rapportait à une occlusion momentanée des veines (φλεβων ἀπολήξεις).

« Ceux qui perdent ainsi la parole ont des rougeurs de visage, de l'immobilité des yeux, des tensions extraordinaires des bras, des grincements des dents, des battements d'artères ou des palpitations ; ils ne peuvent desserrer les mâchoires ; ils ont les extrémités froides et les esprits sont interceptés, ou les passages que ces esprits ont dans les veines sont bouchés (πνευμάτων ἀπολήξεις ἀνὰ ἔὰς φλέβας). En ce cas-là, il faut ouvrir la veine interne du bras droit, et tirer plus ou moins de sang selon la constitution ou l'âge du malade. »

Enfin la saignée était pour lui un moyen de *rafraîchir* les entrailles *échauffées* et *resserrées*, ou étranglées dans l'*iléus* (*Des maladies*, liv. III). Sauf le mot *rafraîchir*, adopté par les traducteurs, qui n'a peut-être pas eu autrefois la signification qu'on lui donne aujourd'hui, et toute théorie à part, le fait est encore vrai, et chacun sait que dans les cas de hernie ou d'étranglement interne, une saignée copieuse poussée jusqu'à syncope peut atténuer la résistance des parties et les ramener soudain à leur position naturelle.

Ses idées étaient fort arrêtées, bien qu'il eût pour principe d'abandonner les maladies à l'influence de la nature, il savait, comme on le voit, s'en départir selon la nécessité, d'après l'indication, et pour évacuer ou détourner le superflu du sang des vaisseaux et des parties.

Son premier principe était dans ce cas de n'extraire le sang *que dans les maladies aiguës, véhémentes ou fortes, et en supposant que le malade soit robuste et à la fleur de son âge*, ce qui prouve qu'il ne saignait qu'exceptionnellement les *enfants* et les *vieillards*.

Contrairement à ce qui s'est beaucoup fait depuis lors, il proscrivait la saignée dans la *grossesse*, crainte de provoquer l'avortement, ou il ne l'employait que dans la parturition difficile et prolongée, chez des femmes jeunes et robustes. Alors il se servait de la saignée du pied.

C'est surtout dans les maladies aiguës, véhémentes et douloureuses (*De ratione victus in acutis*), que la saignée était pratiquée au temps d'Hippocrate.

On l'employait dans les *inflammations* du *poumon*, du *foie*, de la *rate*, et elle était souvent poussée jusqu'à la syncope. Dans l'*esquinancie*, on saignait aux deux bras à la fois, et, dans les *grandes douleurs*, sur la veine la plus rapprochée de l'endroit douloureux (*Épid.* liv. VI, sect. 6), par exemple sur la veine brachiale correspondante, ou du côté de la poitrine occupée par une *pleurésie*.

D'après ce précepte, on saignait au *front* et aux *tempes*, dans certaines douleurs de la tête ; mais chez d'autres individus dont la douleur apaisée pouvait revenir, *on ouvrait les veines dans une partie très-éloignée, afin de rappeler insensiblement le sang qui se porte vers le siége de la douleur.* (*De la nature de l'homme.*)

En dehors des grandes douleurs, des inflammations et de l'apoplexie, Hippocrate saignait peu, et déjà (au dire de Leclerc) *les fièvres continues les plus ardentes*, où il n'y avait pas de *douleur* ni de marque d'*inflammation*, n'étaient pas mises au nombre des maladies aiguës et ne réclamaient pas la saignée. L'idée du rôle que la bile jouait dans la production de ces maladies, qu'il savait être très-distinctes des *inflammations*, lui faisait penser à priori que cette humeur ne pouvait pas être évacuée par une émission sanguine. Il saignait quelquefois dans les *maladies chroniques* à titre de révulsion, dans l'*hydropisie ordinaire* et dans l'*hydropisie venteuse* de l'*hypertrophie de la rate* (*Des affections*), et quelquefois dans l'hypochondrie. Le fait qu'il rapporte à ce sujet est des plus remarquables, mais c'est un exemple qu'on fera bien de ne pas imiter :

« Un jeune homme se plaignait d'une douleur de ventre accompagnée d'un grand bruit lorsqu'il demeurait quelque temps sans manger, et qui cessait après avoir pris de la nourriture. Cette douleur et ce bruit continuant, les aliments ne profitaient point à ce malade, au contraire il s'amaigrissait et devenait tous les jours plus exténué. On lui avait inutilement donné divers médicaments, tant purgatifs que vomitifs. Enfin, on s'avisa de lui tirer, par intervalles, du sang de l'une et l'autre main, jusqu'à ce qu'il ne lui en restât presque plus, ce qui le guérit parfaitement. » (*Epid.*, liv. V, sub. princip.)

On saignait sur les veines des bras, des mains, des malléoles, du jarret, du front, du derrière de la tête, du dessous des mamelles, des tempes, de dessous la langue, du nez, de l'anus, et sur quelques artères, principalement la temporale. Comme principe, l'émission sanguine avait lieu au bras et aux autres veines supérieures, dans les maladies ayant leur siége au-dessus du foie et du diaphragme, tandis qu'on ouvrait les veines d'en bas pour les parties diaphragmatiques. Toujours dirigé par la théorie née de l'observation des actes naturels et appuyé de l'expérience, Hippocrate a pu s'égarer dans l'explication qu'il donne des phénomènes morbides, mais sa pratique reste grande, comme tout ce qui émane des intelligences d'élite, inspirées de la grande et belle nature. La saignée, dont il a dogmatisé l'emploi, en est la preuve.

D. *Des diurétiques et des sudorifiques.* — L'unité de vues et la multiplicité des moyens se retrouvent dans toute la médecine d'Hippocrate, et planent encore sur la médecine moderne, qui sait comprendre la grandeur du but qu'elle est appelée à remplir. En dogmatisant la pratique de ses prédécesseurs et en montrant l'importance des indications qui résultent de l'observation des actes de la nature luttant contre les causes morbifiques, le célèbre fondateur du naturisme a promulgué des lois dont chaque jour éclaire la vérité.

Après avoir établi, comme une loi fondamentale de la thérapeutique, la nécessité qu'il y a de diminuer le superflu du sang et des humeurs, il montre l'emploi qu'on peut faire, dans ce but, du *régime*, des *purgations*, de la *saignée*, et enfin des substances *diurétiques* et *sudorifiques* qui produisent un effet semblable par des voies différentes.

« Toutes les maladies se terminent ou se guérissent par les évacuations qui se font par la bouche, ou par le ventre, ou par la vessie, ou par quelque autre semblable ouverture ; mais la sueur est commune à toutes les maladies ou les termine toutes également. » (*De ratione victus in acutis.*)

Parmi les diurétiques employés, on trouve le *bain*, quelquefois le *vin doux*, le *vin blanc*, et une nourriture herbacée, d'ail, d'oignon, de poireau, de citrouille, de melon, de concombre, de céleri, etc. ; de viandes sèches, et enfin de *cantharides* au nombre de quatre, dont les ailes et les pieds étaient enlevés et dont la poudre était prise avec du vin et du miel.

Les *sudorifiques* étaient employés, surtout dans une *fièvre qui n'est point causée par la bile ni par la pituite, mais qui vient, ou de lassitude, ou de quelque autre cause*, ce que nous appelons aujourd'hui la *courbature* ou la fièvre symptomatique d'une inflammation.

Les lotions et les boissons chaudes ont été employées à cet usage.

E. *De la spécificité dans la thérapeutique d'Hippocrate.* — Si le dogmatisme d'Hippocrate a trouvé l'occasion de s'exercer sur des observations d'une signification précise ou réputée telle, il s'est arrêté devant celles qui semblaient échapper au pouvoir de la raison. A côté de faits soumis à une interprétation quelquefois judicieuse, souvent erronée, s'en trouvent d'autres qui ne relèvent que de l'observation irréfléchie, empirique, et qui montrent tout le respect d'Hippocrate pour la vérité. Il suffit, en parcourant ses œuvres, de lire ce qu'il dit des médicaments qui procurent le sommeil, qui purgent et qui sont propres à toute espèce de maladie, sans qu'on puisse se rendre compte de leur action. Il se hasarde bien à dire :

« Que les médicaments qui ne purgent ni la bile, ni le phlegme, agissent en rafraîchissant, ou en échauffant, ou en séchant, ou en humectant, ou en resserrant et épaississant, ou en résolvant ou dissipant. » (*De affectionibus*, p. m. 525.)

Mais au fond leur usage n'est qu'*empirique*, et révèle déjà l'existence des *qualités occultes* ou *cachées* dans certaines substances, pour agir sur *certains organes* et pour guérir *certaines maladies*. L'action spéciale de ces médicaments ne s'accorde avec aucune espèce de théorie, et c'est ce qu'on appelle aujourd'hui la *spécificité*. Si le mot n'est point dans Hippocrate, on y trouve la chose au triple point de vue de la pathogénie, de l'action élective des substances sur les tissus, et de leur action curative sur telle ou telle espèce de maladie. On reconnaît la spécificité des causes dans ce qu'il dit du génie épidémique..., etc.; la spécificité organique, dans l'action du *mecon* (μῆκων), ou *meconium somnifère* (μηκώνιον), dont le suc (ὀπὸς) a formé ὄπιον, et procure le sommeil ; dans l'action des cantharides sur la vessie, de l'ellébore sur l'intestin ; et la spécificité thérapeutique, dans l'action de la limaille d'airain sur les pâles couleurs.

10° De la chirurgie d'Hippocrate.

Si quelque chose peut montrer jusqu'à quel point la médecine était avancée au temps d'Hippocrate, nonobstant ce que disent les historiens sur son ignorance de l'anatomie normale et pathologique, c'est l'état de la *chirurgie* à cette époque. On en faisait beaucoup sans en prononcer le mot, qui n'existe pas dans les œuvres hippocratiques, et qui n'a été créé que beaucoup plus tard. La saignée du bras, de la main, de la langue, de l'occiput, du jarret, des malléoles, atteste des connaissances très-profondes en anatomie, et révèle une étude très-minutieuse des veines du corps humain. Le traitement de l'*esquinancie par un tube* (Leclerc, p. 221) placé dans le gosier, afin d'empêcher la suffocation (*De morb.*, lib. III); de l'*iléus* par l'*insufflation du gros intestin* avec un soufflet de forge introduit dans le rectum, et suivie d'un lavement qu'on fait garder en bouchant l'anus, indiquent une connaissance très-exacte des lésions cadavériques de cette maladie (*De morb.*, liv. III, chap. 16-24). Il en est de même du traitement de la phthisie par ce qu'il appelle la *purgation du poumon*, ou injection dans la canne du poumon (trachée-artère) d'une liqueur irritante, d'*arum*, d'*ellébore*, de fleur de cuivre, susceptible d'exciter une violente toux, et l'expulsion des matières purulentes contenues dans la poitrine (*Des maladies*, liv. II, et *Des affections internes*).

En disant :

« Ce que les médicaments ne guérissent le fer le guérit, et si le fer ne sert de rien, il faut avoir recours au feu. » (*Epid.*, lib. VI.)

Hippocrate a formulé un principe qui n'est pas celui d'un art encore en enfance, mais qui relève d'une expérience aussi longue qu'intelligente et raisonnée. Il faut avoir beaucoup vu et beaucoup appris pour en arriver là, et les secours de la tradition ont dû ne pas lui être inutiles sous ce rapport.

Le fer et le feu étaient pour Hippocrate des moyens de petite et de grande chirurgie. Par le feu, il cautérisait sur plusieurs points la poitrine et le dos des *phthisiques;* le ventre de ceux qui avaient la *rate grosse;* le ventre des *hydropiques* sur la région du foie; la tête, aux oreilles, à la nuque, à l'occiput, et auprès de l'angle des yeux, dans les *violentes douleurs de tête;* les tempes et la nuque dans les *maladies des yeux*, etc., etc.; et il se servait dans ce but de fers chauds, de fuseaux de bois trempés dans l'huile bouillante, d'un champignon qui est probablement de l'amadou, enfin de lin cru ou étoupe arrangée en moxa.

Avec le fer, il faisait des incisions en couronne autour du front, et il y entretenait la suppuration au moyen de la charpie, dans les *douleurs de tête*, dans les *fluxions qui se jettent sur les yeux*. C'était là de la *dérivation*. Il ouvrait le crâne au moyen du *trépan* dans une espèce de douleur de tête, qu'il croyait causée par une eau renfermée entre le crâne et le cerveau; et dans les *fractures du crâne* pour relever les os enfoncés, pour enlever des esquilles pouvant blesser le cerveau, et pour vider le sang et le pus qui pouvaient se trouver sous la calotte crânienne. C'était là une grande hardiesse, et, il faut le dire, une merveilleuse entente de l'anatomie pathologique dont on lui a dénié trop aisément la connaissance.

Par le fer, il traitait l'*empyème* et l'*hydropisie* de poitrine qui avaient résisté aux moyens médicaux. Dans l'empyème, outre ce qu'il appelle la purgation de la poitrine par des *injections bronchiques* irritantes d'arum ou d'ellébore, quinze jours après le temps où il supposait le pus formé dans la poitrine, il faisait asseoir le malade et lui secouait assez fortement les épaules pour savoir de quel côté se trouvait l'épanchement: c'est ce que nous appelons la *succussion hippocratique*. Un bruit de flot lui annonçait le siége du mal, et si l'épaisseur des chairs ou la qualité du pus empêchait la production du bruit, il choisissait le côté où il y avait dilatation et douleur. Avec un rasoir, il incisait la peau de côté, assez en arrière, et le plus bas possible, entre deux côtes; puis, prenant un instrument étroit et pointu, garni dans toute sa longueur, à l'exception de la pointe dans la longueur d'un ongle du gros doigt, il le poussait dans la plaie jusqu'à cette profondeur, et faisait sortir le pus. Après une évacuation suffisante, il bouchait la plaie avec du linge maintenu par un fil, recommençait l'évacuation du pus tous les jours pendant dix jours, et après l'écoulement de la plus grande partie du pus, il seringuait dans la poitrine du vin et de l'huile qu'on y laissait douze heures.

Quand l'écoulement devenait clair et gluant comme de l'eau, il mettait une courte sonde d'étain pour le passage du liquide, et quand l'humeur se tarissait, on diminuait le volume de la sonde, ou l'on fermait la plaie.

Dans l'*hydropisie de poitrine*, il prenait la troisième côte en commençant à compter par en bas, et y pratiquait le *trépan ;* il tirait une *petite quantité d'eau* de la poitrine, bouchait la plaie avec de l'étoupe, une éponge molle par-dessus, et maintenait le tout par une bande. Chaque jour, pendant douze jours, il soutirait une nouvelle quantité d'eau, puis enlevait le reste en une seule fois, et travaillait à sécher la poitrine par des médicaments et un régime particulier (*Des affections internes*).

Dans l'*hydropisie du ventre*, ce que nous appelons *ascite*, il pratiquait la ponction de l'abdomen auprès du nombril, et en arrière auprès de la hanche. Il en faisait autant dans le dos en cas d'*abcès du rein*, et avait déjà appris l'utilité, en certains cas, des mouchetures de la peau des jambes et du scrotum dans l'*enflure* qui caractérise l'anasarque.

C'est à lui qu'on doit les meilleurs préceptes de l'opération du *trichiasis* (*De vic. ratione in acutis*); et ses premiers conseils écrits, reproduits plus tard par Celse, sur le traitement des *os cassés et disloqués*, sur les *bandages*, sur les moyens d'arrêter le sang dans les *hémorrhagies*, sur la cicatrisation *des plaies et des ulcères;* et des réflexions, encore aujourd'hui pleines d'actualité, sur le danger des plus petites blessures : d'une très-petite plaie au front avec carie osseuse suivie de mort, sans doute par infection purulente; d'une simple plaie au doigt causant des convulsions mortelles (probablement le tétanos), etc. Mais ce qui doit causer la plus grande surprise, et je dirai même une réelle admiration, c'est le traitement de la pierre par l'*opération de la taille*. Il est certain que si les Grecs n'avaient pas connu l'anatomie du bassin, ils n'auraient jamais osé entreprendre l'ouverture de la vessie par le périnée, car les motifs du choix de cette région sont exclusivement anatomiques et tirés de la crainte qu'on avait sans doute alors d'ouvrir le péritoine. C'est une gloire qui ne revient pas à Hippocrate, et qui, tout entière, se rapporte à la science de son époque. Jamais, en effet, le père de la médecine n'a pratiqué la taille, et il redoutait à ce point l'inexpérience de ses disciples, qu'il leur faisait prendre l'engagement *de ne point tailler ceux qui ont la pierre, et de laisser faire cette opération à ceux qui en ont pris la spécialité*, admirable leçon faite pour inspirer la conscience des médecins, et pour les engager à ne se charger que de ce qu'ils savent réellement bien faire.

11° Des aphorismes.

Les aphorismes sont le témoignage de la manière dont on observait au temps d'Hippocrate, alors que, privé de moyens faciles d'exprimer sa pensée, on était obligé de dire beaucoup de choses en peu de mots.

Ce sont des résumés qui pourraient donner lieu à de nombreux commentaires, et qui renferment, comme la science du temps, autant de vérités que d'erreurs. C'est la médecine hippocratique condensée en un certain nombre de propositions concises, relatives à la philosophie de la médecine, au diagnostic, à la thérapeutique, et surtout au pronostic des maladies. Pour les comprendre et pour en profiter, il faut être très au courant de la science, et avoir étudié à fond les doctrines de leur auteur. C'est par là qu'il faut terminer la lecture des œuvres d'Hippocrate.

Les *Aphorismes* comprennent sept sections :

Dans la première, se trouvent des aphorismes sur l'utilité et sur le danger des évacuations naturelles ou provoquées dans les maladies. Il y en a d'autres sur le danger de la diète trop absolue :

« Il est d'autant plus dangereux de tenir les malades à une diète prolongée que, lorsque ensuite on veut les nourrir, on éprouve plus de difficulté. »

Pour Hippocrate, la diète n'était utile qu'à l'instant du plus haut degré des maladies aiguës.

Là il est dit que ce sont les vieillards qui supportent le plus facilement la diète, puis les hommes faits, puis les jeunes gens, puis les enfants.

Il faut plus de nourriture en hiver et au printemps que dans l'été, et il y a lieu de tenir compte de certaines dispositions individuelles qui supportent plus difficilement la diète que les autres.

Quand une maladie a été combattue avantageusement, et que tout annonce qu'elle va disparaître, Hippocrate conseille de laisser agir la nature, et à ce moment de ne faire aucun traitement actif.

Dans la seconde section, Hippocrate parle du sommeil, et indique celui qui répare et celui qui ne répare pas,

« Quand le sommeil fait cesser le délire, c'est un bon signe. »

Il parle des lassitudes spontanées qui annoncent les maladies.

Dans les maladies aiguës, la prédiction du retour à la santé, et celle de la mort, ne sont jamais absolument sûres.

Hippocrate parle ensuite des jours où se montrent les crises dans les maladies aiguës.

Les contraires guérissent par les contraires.

La fièvre qui complique les convulsions n'est pas très-grave, tandis qu'au contraire, dans les convulsions qui compliquent la fièvre, le pronostic est très-grave.

Dans un autre aphorisme, il recommande de se tenir sur ses gardes, quand, dans le cours d'une maladie aiguë, les symptômes disparaissent, et le retour à la santé semble s'effectuer, car la maladie reparaît presque toujours.

Il n'y a pas trop à s'inquiéter des aggravations qui ne sont pas dans l'ordre de la maladie.

Il est très-fâcheux de voir maigrir très-rapidement un malade dans le cours d'une fièvre.

Lorsque chez les convalescents qui mangent bien, la réparation ne se fait pas, il faut craindre qu'une nouvelle maladie succède à celle qui vient de guérir.

Une maladie est d'autant moins dangereuse qu'elle frappe un âge qui, d'ordinaire, y est plus sujet.

Dans l'épilepsie, la guérison n'est possible que si le mal s'est montré avant l'âge de vingt-cinq ans.

Quand deux souffrances naissent au même instant sur deux endroits différents du corps, la plus forte enlève l'autre.

Dans la troisième section, il y a quelques aphorismes sur l'influence des saisons, des tempéraments, et des âges sur la production des maladies; sur l'emploi de l'ellébore, sur le vomissement de sang et sur les maladies aiguës qui viennent aggraver la marche des maladies chroniques.

La quatrième section renferme des aphorismes sur les purgations, sur les fièvres, sur les sueurs et les urines. Tout ce qu'elle renferme est de la plus haute importance.

Dans la cinquième section, il y a des aphorismes sur les spasmes, sur la phthisie et l'empyème, sur la grossesse.

La sixième et la septième section sont presque tout entières consacrées au pronostic, et tout ce qui s'y trouve annonce une grande expérience des maladies, ainsi qu'une tradition déjà ancienne de connaissances relatives aux études médicales. On y trouve quelques propositions hasardées, mais le plus grand nombre est en rapport avec des connaissances précises fort remarquables pour le temps qui les a vues naître.

CHAPITRE II.

TRANSFORMATIONS DU NATURISME HIPPOCRATIQUE. DU PNEUMATISME.

De tous les genres de satiété, le plus funeste est, sans contredit, celui qui consiste à dégoûter l'esprit et le cœur des vérités immuables de la science, de la morale, de la philosophie et de la vertu. Il est fâcheux d'avoir à le constater, mais, par habitude, l'homme se dégoûte du beau, du bien ou de l'honnête, et c'est ainsi que les civilisations avancées, riant des choses les plus sérieuses et les plus vraies, touchent de près à la décadence. Après la mort d'Hippocrate, ses doctrines, transmises de génération en génération à Alexandrie, puis à Rome, contestées d'abord par les empiriques, puis un peu plus tard par les méthodistes, finirent par se modifier et par se dénaturer. Sans en perdre tout à fait l'esprit, ceux qui leur restaient fidèles croyaient encore les servir en les perfectionnant, et ils ne se doutaient guère que *le mieux est quelquefois l'ennemi du bien.* Satiété ou progrès, et c'est un point que je ne veux pas discuter en ce moment, les dogmes du *naturisme hippocratique*, acceptés d'abord comme des vérités fondamentales, ne tardèrent pas à subir de graves réformes jugées indispensables par les exigences de l'époque. Sans détruire leur principe, les médecins qui les avaient acceptés s'en servirent comme d'un point de départ obligé dans leurs études, mais ils crurent devoir aller plus loin. C'est ainsi que le *pneumatisme* prit naissance; et plus tard, dans le cours des siècles, nous verrons de même apparaître l'*archéisme* de Paracelse et de van Helmont; l'*animisme*, rendu célèbre par Stahl; le *vitalisme* de Barthez; et enfin la doctrine, sur laquelle je me propose d'attirer l'attention, lorsque j'en aurai fini avec l'exposition du passé.

A l'époque où la secte méthodique commençait à se faire connaître, sous Auguste, les idées épicuriennes d'Asclépiade sur la forme et le mouvement des atomes, sur le relâchement et sur le resserrement des pores, avaient presque entièrement banni de la science médicale la doctrine hippocratique d'un principe conservateur de la vie réglant les actes de la santé et les phénomènes de la maladie. Le naturisme était relégué au nombre des chimères, et ridiculisé par le plus grand nombre, qui l'appelaient *une méditation sur la mort.* Cependant ceux qui lisaient attentivement les œuvres d'Hippocrate, et qui en même temps observaient des malades, s'aperçurent bientôt qu'il était impossible de ne pas admirer la justesse de ce principe. On le reprit donc, mais en le modifiant d'une façon qui n'est peut-être pas heureuse, et il devint l'origine de la secte pneumatique dont nous allons parler.

Athénée de Silicie fut à Rome, en l'an 60 ou 68 de

J. C., l'auteur de cette exhumation, qui n'est en réalité qu'une métamorphose. En effet, le principe de la vie dont parle Hippocrate, c'est-à-dire la nature, cette force bienfaisante qui semble veiller aux actes de l'économie pour la conservation des malades, n'est pas susceptible de s'altérer. Il joue dans la maladie le même rôle que dans l'état de santé, dirigeant les phénomènes morbides jusqu'au moment du retour à l'état normal (νουσῶν φύσις ἰητὴρ), mais jamais la perversion de cette force n'a été admise par Hippocrate comme cause des maladies.

C'est l'altération ou la perversion de la force régulatrice de la vie, ou *pneuma*, qui est pour Athénée le point de départ de sa doctrine, car de cette perversion peut naître la maladie. Tout le *pneumatisme* est dans ce principe, et la secte *pneumatique* n'a eu d'autre ambition que la propagation de cette idée fondamentale, qu'on retrouve dans un traité de la collection hippocratique postérieur à Hippocrate, et intitulé *Des vents*. Là, en effet, l'air est considéré comme la cause des maladies pestilentielles, épidémiques, sporadiques, de l'iléus, des fluxions et des hémoptysies, de l'apoplexie, de l'épilepsie, des ruptures, de l'hydropisie, etc.

Dans cette doctrine, le principe de la vie devient pour la première fois un être matériel; il reçoit le nom de *pneuma*, et de ses altérations dépend l'état morbide.

Qu'est-ce donc que le *pneuma?* De l'air atmosphérique, un cinquième élément, ou une force?

On voit que ce mot a eu des significations bien différentes qu'il importe de connaître. D'abord c'était l'air introduit dans le poumon, et de là dans l'économie, pour se mêler au sang et entretenir la santé ou produire la maladie. C'était l'opinion d'Hippocrate (περὶ φυσων), et d'Érasistrate, qui, sous ce rapport, pourrait être considéré comme le premier chef des *pneumatistes*. Au reste, ces médecins n'appelaient pas l'air le *pneuma;* ils ne lui donnaient ce nom que lorsqu'il était entré dans le corps, distinction plus subtile que vraie, et qui sera toujours très-difficile à comprendre.

D'autres ont donné ce mot à un fluide subtil, à une sorte d'*éther*, un cinquième élément, s'ajoutant aux quatre autres dans le corps des animaux. Il serait disséminé dans l'espace, et au delà de l'air où il remplit les intervalles célestes. Ce fut la pensée de Thalès, de Démocrite et des premiers philosophes grecs. Elle fut longtemps acceptée par les physiciens, jusqu'à Newton, qui la rejeta, et qui n'en a parlé à la fin de son livre que comme d'une chose à démontrer. Cependant cette idée a été reprise, et la physique moderne, M. Pouillet, entre autres, admet l'existence de cet éther. Si quelque chose est aujourd'hui vulgaire, c'est la division des éléments du monde en agents *pondérables* (solides, liquides et gazeux), et en *impondérables* (éther), qui s'interpose aux molécules de la matière et remplit les espaces célestes.

Ailleurs, on a voulu approfondir la nature de cet élément, et aux premiers temps de la philosophie stoïcienne, le *pneuma*, synonyme d'éther, était quelque chose de plus subtil et de plus ténu que la matière. C'était quelque chose d'entièrement immatériel, *pneuma*, *spiritus*, *souffle*, comparable à ce que nous appelons *une force*. Ainsi entendu, le *pneuma*, pour les stoïciens, était une force émanée de Dieu, répandue dans l'univers et dans le corps des animaux, comme un moteur et un agent d'impulsion universel. Le même mot, pour les premiers Pères grecs de l'ère chrétienne, signifiait l'*Esprit saint* (*pneuma*).

Il est très-difficile de dire au juste le sens donné au mot *pneuma* par Athénée et ses disciples. Les ouvrages d'Athénée sont perdus. Arétée, son élève, ne l'a pas dit dans ce qui nous reste de lui, et c'est dans Galien qu'il faut rechercher les principes de la secte pneumatique.

« Il y a trois choses (*Introduction*, le médecin) dans le corps vivant : des solides, des liquides, et ce qui donne l'impulsion, τὸ ἐνορμῶν. Malheureusement les successeurs d'Hippocrate ont brisé cet édifice *divin* pour faire jouer un rôle exclusif aux solides et aux liquides. Athénée et Archigène sont les auteurs d'une secte qui revint aux saines idées, et qui établit que tous les désordres dont l'économie était le siége et toutes les maladies résultaient des altérations d'un principe de mouvement désigné sous le nom de πνεῦμα, d'où le nom de secte pneumatique. »

Pour Athénée, en outre des quatre éléments, il y en avait un cinquième, qui, dans le corps, dirigeait et dominait tout le reste, et dont les modifications devaient produire la maladie. Ce principe était le *pneuma*, tout à fait distinct de l'air, puisqu'il est déjà dans les quatre éléments (la terre, l'air, le feu et l'eau). C'était donc un principe spécial, et de plus une substance matérielle.

Dans la plupart des maladies, le pneuma était la première partie affectée. Par son influence naturelle et régulière, il animait la machine vivante qu'il avait charge de nourrir pour la conserver, car la mort subite était la conséquence de son repos. Au contraire, lorsque son influence s'exerçait d'une façon irrégulière, les maladies devaient se développer, et elles différaient entre elles selon les causes qui avaient troublé l'action du pneuma.

Si l'on prend la peine de lire Arétée, dont nous analysons les œuvres un peu plus loin, on pourra se faire une idée, bien que très-imparfaite, de la nature de ces différents désordres. Quant à la nature du pneuma lui-même, Arétée n'en parle guère, et ce qu'il en dit semble faire croire qu'il s'agit de l'air atmosphérique. Cet écrivain est très-réservé sur le fond de la doctrine ; mais comme il est avec Galien le seul qui nous en ait laissé d'importants passages sur ce sujet, c'est à lui que nous devons nous adresser pour connaître le fond de la doctrine.

A l'article *épilepsie*, après une description fort remarquable de l'attaque convulsive, il ajoutera ;

« C'est le pneuma renfermé et accumulé dans les organes qui ébranle toute la machine. Par la rétention et la fermentation dans la poitrine se produisent les râles de la respiration et l'écume qui s'échappe du nez et de la bouche. »

Dans l'*iléus*, c'est le pneuma entassé et accumulé dans l'intestin qui étouffe les malades.

L'*asthme* est la conséquence du pneuma refroidi et altéré par l'humide, d'où sa fréquence plus grande chez la femme que chez l'homme, la première étant de nature humide et froide.

C'est le pneuma qui gonfle et endurcit la rate, de façon à en troubler les fonctions. Terne et sec, il produit l'apoplexie, tandis qu'en devenant humide, il engendre l'ascite. Dans le *vertige*, c'est le pneuma qui tourne sur lui-même, et détermine la chute des malades.

Dans les *cynanches*, c'est-à-dire les angines, qu'il décrit à merveille dans leurs formes simple, ulcéreuse, gangréneuse, couenneuse, et pour lesquelles il parle de la trachéotomie comme d'une chose employée de son temps, il dit que lorsqu'il n'y a rien à la gorge, c'est l'altération du pneuma qui exerce une mauvaise influence sur le gosier, en le resserrant et en empêchant le passage des liquides. Aujourd'hui, nous appellerions cela du spasme. Mais, pour mieux faire comprendre cette étiologie, Arétée l'explique par une sorte d'analogie, en disant que dans certaines grottes infernales (fosses charoniennes) on voit des individus périr par la seule aspiration du souffle ou de l'esprit qui s'en échappe, et cela sans que le corps soit affecté dans la matière qui le constitue. De même aussi, sans morsure et par la simple aspiration de l'air d'un chien enragé, l'homme peut prendre la rage. Ici le souffle est matérialisé ; mais cela ne fait rien à l'erreur de la comparaison, puisque tout le monde sait aujourd'hui que dans ces cas, il s'agit d'un empoisonnement par l'acide carbonique, et que dans l'autre, il est impossible que le contact, sans écorchure préalable et sans inoculation virulente, puisse engendrer la rage.

Il en est de même dans toutes les maladies intérieures que l'on voit se produire sous l'influence des troubles spontanés du *pneuma*, sans que les parties solides ou liquides du corps soient altérées.

Une semblable manière de voir sur le mécanisme de la production des maladies telle qu'elle ressort du livre d'Arétée, devait avoir des conséquences thérapeutiques importantes. En effet, les pneumatistes devaient chercher à agir sur le *pneuma* pour le modifier et produire la guérison des maladies. C'est, en effet, ce qu'ils avaient la prétention de réaliser. Ils devaient chercher à exciter le pneuma pour le faire sortir de sa torpeur, pour le calmer, pour rendre sa distribution plus régulière et pour empêcher son accumulation sur les différentes parties du corps.

Ici, le pneuma n'est plus un souffle, un esprit, une chose immatérielle; cette manière de voir, bonne comme principe de la doctrine, s'évanouit au contact de la pratique, et, dès qu'il s'agit du traitement des maladies produites par les désordres primitifs du pneuma, il faut agir par cet élément qui se matérialise à l'instant. C'est, du reste, ce que nous retrouverons dans les doctrines de Van Helmont et de Barthez, où l'*archée* et le *principe vital*, d'abord conçus comme des forces, des abstractions, deviennent, pour les disciples, de véritables substances matérielles dont on ignore la nature.

Si l'on en croit Galien, la secte pneumatique avait, comme toutes les sectes nouvelles, la prétention de mieux raisonner que les autres. Elle se fit l'héritière des travaux d'Érasistrate, auquel elle emprunta son principe, le *pneuma*, et dont elle vulgarisa les connaissances sur le pouls. Malheureusement, ce principe, mal défini, entièrement hypothétique, n'a pu être compris de personne, et une doctrine n'ayant pas d'autre base devait nécessairement périr. C'est peut-être un malheur, car l'air atmosphérique vicié, introduit dans le corps par la respiration et par les aliments, renferme, comme on le sait, les germes matériels de la plupart des maladies (Linné, Eiseld, Pasteur).

Au reste, Athénée paraît avoir été le seul pneumatiste pur de la secte, ce qui est tout naturel de la part d'un fondateur et d'un réformateur. — Ses élèves se sont montrés beaucoup moins exclusifs que lui, et Sprengel les appelle même des éclectiques. Nous croyons, avec M. Andral, qu'il est plus vrai de les envisager encore comme des *pneumatistes*.

Parmi ces élèves, il faut citer *Agathinus* de Sparte, *Hérodote*, *Magnus*, *Théodore*, *Aristippe*, *Archigène*, *Léonidès*, et enfin *Arétée*, qui est l'écrivain de la secte pneumatique.

Si nous faisions de la chronologie médicale, notre devoir serait de parler de tous ces écrivains, pour la plupart ignorés aujourd'hui; mais dans cette histoire doctrinale de la médecine, où les noms propres ne sont que bien peu de chose en face des idées qu'ils représentent, nous ne parlerons que des plus considérables entre les hommes que nous venons de citer.

1° Agathinus de Sparte est un pneumatiste incomplet qui vécut à la fin du Ier siècle, 81 ans après J. C., et dont *Galien*, *Cœlius Aurelianus* et *Aétius* font mention. Il n'adopta qu'en partie les doctrines du maître, et eut, pour son compte, l'ambition de devenir chef de secte. Il emprunta quelques-uns de ses principes aux méthodistes et aux empiriques. Sa doctrine est connue sous le nom d'*épisynthétique*.

On cite de lui un bon travail sur le pouls, combattu par

Galien. C'était un praticien faisant un grand usage des lavages à l'eau froide chez les gens bien portants.

2° HÉRODOTE, qui vécut à Rome à la fin du Ier siècle, est cité par Galien comme un des plus zélés pneumatistes. — Sa réputation fut très-grande.

Il a publié un article sur la *ligature des membres* pour prévenir un accès de fièvre intermittente; un ouvrage sur les *bains d'huile,* sur les *bains de mer*, sur les *bains de sable chaud* dans l'hydropisie; sur les *ventouses*, sur les *sudorifiques;* sur le temps où il est convenable d'*alimenter dans les maladies*, sur l'indication d'ouvrir les veines et de faire la *saignée;* sur l'utilité des *bains prolongés* de douze à quinze heures dans la fièvre intermittente, pour troubler l'accès et le détruire; sur l'*usage du vin* dans les différents âges et chez les insensés; sur l'*indication des boissons froides et des réfrigérants* de la peau dans les maladies fébriles; sur les *avantages de la natation*, sur les vers *intestinaux et leurs signes*, etc.

3° MAGNUS, disciple et sectateur d'Athénée, vécut à Rome dans le Ier siècle de l'ère chrétienne; n'est connu que par un ouvrage perdu ayant pour titre : « *Des choses trouvées depuis Thémison* », et par un autre également perdu, relatif aux *dogmes d'Athénée.* — Il est souvent cité par Galien.

4° ARCHIGÈNE fut un des plus célèbres sectateurs d'Athénée. — Élève d'Agathinus de Sparte, il vécut à Rome sous Domitien, sous Trajan, et il mourut, en 117, à l'âge de soixante-trois ans. Vanté par Juvénal dans ses *Satires*, cité avec honneur par Galien, par Aétius, qui a publié des fragments de ses œuvres, surnommé par Alexandre de Tralles ὁ θειότατος εἴπερ ἄλλος, il est évident que ce fut un personnage considérable.

Quoiqu'il fût le disciple d'Athénée, Archigène s'écartait assez souvent des principes de la doctrine pneumatique pour suivre le courant de ses propres idées; ce qui fait qu'on le regarde souvent comme le chef des *éclectiques* (Éloy, *Dict. histor. de la méd.*). Ainsi, sa thérapeutique était entièrement inspirée de l'empirisme, qu'il proclamait supérieur en cas aux données du dogmatisme, et il croyait même à l'influence des amulettes, ce qui lui est fortement reproché par Galien.

En vertu de ses croyances empiriques, Archigène employait des médicaments très-composés, et son *hiera*, formule très-complexe, ayant pour but d'évacuer les humeurs, était très-recommandé contre les hydropisies. Pour lui, les purgatifs doux valaient infiniment mieux que les drastiques.

Comme pour tous les disciples de cette école, le pouls fut l'objet de ses recherches, et il a écrit sur ce sujet un ouvrage commenté par Galien, dans lequel il établit huit choses à rechercher dans la pulsation radiale : 1° la grandeur, 2° la force, 3° la vélocité, 4° la fréquence, 5° la plénitude, 6° la régularité, 7° l'égalité, 8° le rhythme.

Dans chacune de ces formes de pulsation, Archigène admettait des variétés infinies conduisant à des distinctions plus subtiles que réelles, et à l'emploi d'un nouveau langage vivement blâmé par Galien, qui trouvait préférable d'employer le temps à l'étude des choses qu'à rechercher des changements et des modifications au langage reçu.

« Quels que soient les mots, convenons bien de leur signification, et, sans s'en embarrasser, observons les choses. Les anciens acceptaient les mots établis et en précisaient le sens ; ceux qui leur ont succédé embarrassent et tuent la science par des mots nouveaux. Les mots n'importent pas à la connaissance des choses, il suffit de s'entendre sur leur signification, et les plus insignifiants sont les meilleurs. On devrait faire les mots presque au hasard, avec les lettres de l'alphabet tirées au sort, pour appliquer ces mots aux choses observées.

» Pourquoi discuter sur ce que vous appelez le pouls fort. Appelez le θεῖον, ἴδιον, etc., et toute discussion cessera. La science n'a pas pour but de constituer des mots, mais des choses...., N'employons des mots nouveaux que pour exprimer des choses nouvelles. »

Archigène a fait une étude approfondie de la douleur, dont il a distingué de nombreuses espèces en leur imposant des noms particuliers. Il soutenait que chaque partie ou chaque organe malade produisait une douleur spéciale facile à reconnaître. Les sympathies, qu'il appelait *l'ombre de la maladie*, ont été, de sa part, l'objet d'une étude intelligente et approfondie, ainsi que celle des phénomènes idiopathiques, ce dont Galien le félicite beaucoup.

Archigène a fait différents traités, pour la plupart perdus : l'un sur les maladies d'après leur siége (*De locis affectis*), titre repris par Galien ; l'autre sur les *fièvres pernicieuses*, soporeuse, cataleptique, dysentérique, diabétique, forme qui n'a pas été reproduite ultérieurement; un autre sur les *angines*, dont le point de départ était l'embarras gastrique et pour lesquelles il donnait des vomitifs; un autre sur la *dysenterie*, sur les *abcès du foie*, assez fréquents alors sous le ciel de Rome; un autre sur les *hémorrhagies utérines ;* sur la *lèpre ;* sur les *eaux minérales*, qu'il divisait en quatre classes, à l'exemple d'Aétius : les eaux minérales *nitreuses*, *alumineuses*, *salines* et *sulfureuses.*

Sa thérapeutique était souvent bizarre comme celle de son temps; mais il est resté quelque chose de lui, c'est la pratique des lotions tièdes ou chaudes sur le corps dans les maladies aiguës.

Il y a encore *quelques pneumatistes* célèbres dont le nom est arrivé jusqu'à nous : ce sont, *Léonidès*, *Philippe* de Césarée, dont parle Galien; mais leurs ouvrages sont moins nombreux et moins connus que ceux d'Archigène, et cela nous conduit à l'illustre Arétée.

Arétée est l'écrivain de la secte pneumatique. Il a vécu à la fin du Ier siècle. Son nom, aujourd'hui très-populaire, était peu répandu chez les anciens. On ne le trouve pas dans Galien. Il n'est mentionné que par Dioscoride, Paul (d'Égine) et Aétius, et il ne doit son éclat qu'aux érudits, qui l'ont tiré de la poussière des bibliothèques au XVIe siècle. Alors un médecin de Padoue, Julius Crassus, découvrit dans une bibliothèque un manuscrit grec dont il devina l'importance, et il le traduisit en latin en 1552. C'était l'ouvrage d'Arétée. Les éditions se multiplièrent; on en fit une en grec à Paris, en 1554. C'est celle qui a servi au docteur Renaud pour sa traduction française publiée en 1834.

L'ouvrage d'Arétée se compose de deux parties distinctes, l'une consacrée *aux causes et aux signes* des maladies aiguës et chroniques, tandis que la seconde, en autant de sections particulières qu'il y en a dans la première partie, concerne le *traitement* de ces mêmes maladies.

Les premiers chapitres du premier livre, consacrés aux causes et aux signes des maladies aiguës, manquent. Ceux qui suivent renferment des considérations sur l'épilepsie, le tétanos, l'angine, les ulcères des amygdales, la pleurésie, la phrénésie, la léthargie, l'apoplexie.

Un second livre renferme la péripneumonie, le crachement de sang, la syncope, le choléra, l'iléus, les maladies aiguës du foie, de la veine cave, des reins, de la vessie, la suffocation de matrice ou hystérie, et le satyriasis.

Dans ces descriptions concises, se trouvent des considérations particulières sur l'influence des saisons, de l'âge et de la fréquence des maladies aiguës; mais ce qui doit frapper l'attention, c'est la forme de la description, où, malgré d'importantes lacunes, on retrouve des portraits morbides d'une netteté et d'une véracité à faire envie aux médecins modernes.

Elles représentent l'*étiologie*, la *symptomatologie* et la *thérapeutique*, telles qu'on les entendait à Rome au Ier siècle de l'ère chrétienne. Sous ce rapport, leur étude a le plus haut intérêt, et il faut y apporter une grande attention.

Des études sur l'*épilepsie*, tronquées à leur commencement, ouvrent le premier livre, et l'attaque convulsive y est décrite avec la plus grande vérité. L'*aura* s'y trouve déjà signalée, et Arétée parle des cas dans lesquels on a pu empêcher les convulsions de se produire en contrariant l'*aura* (p. 4). L'imbécillité et la démence produites avec soin par la prolongation du mal sont également indiquées par l'auteur (p. 80), et le traitement (p. 381) y tient une très-grande place.

Le *tétanos* était bien connu d'Arétée dans ses causes et dans ses formes de *trismus*, d'*opisthotonos* et d'*emprosthotonos*. Il parle même de son incurabilité.

La *cynanche*, ou angine, est causée tantôt par une inflammation des organes de la respiration, tantôt par une affection particulière de l'air ou *pneuma*, et a sa cause dans cet air même. L'analogie avec la suffocation produite par l'air qu'on respire dans les fosses charoniennes, c'est-à-dire dans les cavernes remplies d'acide carbonique, est, d'après Arétée, la preuve que l'altération du *pneuma* peut être cause des maladies.

Sa description des *ulcères des amygdales*, les uns superficiels et de nature douce, les autres profonds, couverts d'une concrétion blanche ou noire appelée *eschare*; leur propagation au poumon par la trachée-artère, ce qui amène la gêne de respirer et la suffocation (p. 21); enfin la trachéotomie, rappellent tout ce que nous savons de l'angine couenneuse et du croup. « Ceux qui, pour prévenir une suffocation funeste, font une ouverture à la trachée-artère, afin de procurer au malade un moyen de respirer, ne me paraissent point avoir pour eux l'expérience ; la plaie que l'on est obligé de faire ne fait qu'augmenter l'inflammation, la suffocation et la toux ; et lors même que le malade échappe au danger, les bords de la blessure ne peuvent se réunir, car ils sont de nature cartilagineuse et inagglutinables. » (P. 279.) A part les erreurs d'appréciation sur les effets de la trachéotomie, dont Arétée n'était pas le partisan, on voit que cette opération était, de son temps, une chose usuelle.

A propos de la *pleurésie*, il indique la suppuration de la plèvre et la migration du pus au dehors, à travers les côtes ou dans l'intestin.

Ses considérations sur le *crachement de sang* qui provient de la bouche, des fosses nasales, de la trachée, des bronches, des poumons, de l'estomac, sont excellentes, ainsi que les symptômes observés dans ces circonstances différentes.

Il y a ensuite différentes descriptions de la *syncope*, du *choléra*, de l'*iléus* et du *volvulus ;* des maladies aiguës du *foie*, des maladies aiguës de la *veine cave*, des maladies aiguës des *reins*, de la *vessie ;* de la suffocation de matrice ou *hystérie*, et enfin de la *satyriase*, infiniment plus communs à cette époque que de nos jours ; et toutes ces descriptions, si incomplètes et si abrégées qu'elles soient, sont pour la plupart très-exactes et révèlent un grand talent d'observateur et d'écrivain.

Dans la partie consacrée aux causes et aux signes des maladies chroniques, on y trouve, avec des généralités importantes, la *céphalée*, la *scotodynie* ou *vertige ténébreux*, l'*épilepsie*, la *mélancolie* et la *haine*, dont les descriptions sont très-remarquables ; la *résolution des nerfs* ou *paralysie* du mouvement et du sentiment, qualifiée d'*anesthésie*, chapitre où se trouve la reproduction d'un fait déjà signalé par l'empirique Cassius Félix, au sujet de la paralysie par l'entrecroisement des nerfs.

« Si le cerveau est attaqué, la paralysie est au côté droit quand la lésion est à gauche; elle est au côté gauche si la lésion est à droite. Ceci provient de l'entrecroisement des nerfs dès leur origine dans le cerveau. Ceux, en effet, qui partent du côté droit, au lieu de se porter directement aux membres de ce côté, se détournent et se portent presque immédiatement au côté gauche; ceux du côté gauche se dirigent de la même manière vers le côté droit, de façon que ces nerfs se croisent, et forment à peu près la figure d'une X (1). »

Après la résolution des nerfs, Arétée parle de la *phthisie* et des ulcères du poumon qui en sont la cause, de symptômes très-bien exposés, et enfin de son traitement, qui se trouve mutilé, parce qu'une partie de la rédaction a été détruite. Des *empyiques*, ou de l'empyème, lorsqu'il se forme une suppuration au-dessus du diaphragme qui peut être rejetée par l'expectoration, ou bien par les voies inférieures. Des *abcès du poumon*, qui succèdent aux péripneumonies, et se vident dans les bronches, sans abattre autant le courage et les forces que la phthisie ou l'empyème. Quelle exactitude d'observation! De l'*asthme*, avec ou sans orthopnée, produit par une maladie des poumons ou du cœur. Des *pulmoniques*, qu'il considère comme formant une variété de l'asthme; du *foie*, dont l'inflammation engendre des abcès. De la *rate*, qui, en automne, s'hypertrophie et reste grosse sous l'influence « de l'habitation dans des *endroits marécageux*, où les eaux sont *stagnantes*, *salées*, *infectes*, » ce qui produit l'état cachectique, l'ictère et l'hydropisie. (P. 124).

De l'*ictère*, dépendant du foie, avec des excréments décolorés, ou dépendant de la rate, quelquefois de l'in-

(1) Ceci prouve des connaissances d'anatomie pathologique et d'anatomie fort avancées ; et il est difficile de croire, autant sur ce fait que d'après beaucoup d'autres, qu'il n'y ait pas eu, dès cette époque reculée, des ouvertures de cadavres faites en secret, et dont on n'a pas osé parler. »

testin; mais alors les matières ont leur coloration normale.

Des *cachexies*, de l'*hydropisie*, comprenant l'anasarque, l'ascite et la tympanite, dont il indique le diagnostic par la percussion et l'absence de fluctuation.

Du *diabète*, caractérisé par la soif, la polyurie, l'amaigrissement et la perte des forces. Des *maladies des reins* et des calculs qui s'y développent. Enfin, des *maladies de vessie*; de la *gonorrhée*, qui, à cette époque, semble synonyme de pertes séminales.

Des *affections du cardia*, « promoteur de la gaieté et de la tristesse; placé comme exprès dans le voisinage du cœur, donnant le ton, le courage ou l'abattement par l'influence qu'il exerce sur l'âme » (p. 166), et dont les altérations engendrent la dyspepsie, les palpitations, l'hypochondrie, etc. — Ces affections résultent des sympathies excitées par les maladies des autres organes, de l'inflammation, de la diète ou de l'usage d'aliments indigestes, du travail intellectuel excessif, etc.

Il parle ensuite de la *passion cœliaque*, de la *colique*, de la *dysenterie*, dont la cause anatomique est très-bien indiquée; de la *lienterie*, des *affections de matrice*; enfin, de l'*éléphant*.

La dernière partie du livre est consacrée à la *cure* des maladies aiguës et chroniques, mais elle ne vaut pas celle qui est relative aux *causes* et aux *signes* de ces mêmes maladies. Elle est traitée avec détail, et l'on y trouve un grand nombre de prescriptions et de pratiques surannées, qui semblent d'autant plus extraordinaires qu'elles remontent plus haut dans l'histoire de la science. — Toutefois la *saignée* du bras et du pied, la saignée des petites veines de la tête, la saignée artérielle, les ventouses scarifiées et les ventouses sèches, les vésicatoires aux cantharides, pour la première fois employés, les flagellations d'orties (p. 254), les sinapismes à la moutarde, c'est-à-dire la révulsion, jouent un très-grand rôle, non-seulement dans la cure des maladies aiguës, mais encore dans celle des maladies chroniques. — Les préparations *diaphorétiques*, *diurétiques*, calmantes et *narcotiques*, particulièrement l'opium, et enfin le *purgatif* d'*hiera*, avec l'aloès et l'ellébore, sont les remèdes qu'Arétée a le plus souvent mis en usage. — Ce qu'il indique avec un soin tout particulier, c'est le régime, les tisanes et l'alimentation, qu'il règle avec la plus scrupuleuse attention, et l'on voit que sous ce rapport il met en pratique les préceptes d'Hippocrate.

La cure des maladies chroniques ne l'occupe pas avec moins de sollicitude, et c'est là qu'il parle avec beaucoup de détails de l'hygiène, de l'exercice, des voyages, et de la gymnastique la plus variée, dont il vante les différents procédés, comme un homme qui en a fait une étude approfondie.

En somme, si le livre est incomplet, il est des plus remarquables par sa concision, par l'exactitude de ses portraits et par ses principes thérapeutiques. L'auteur a su éviter la prolixité, et c'est là un mérite qu'on ne saurait trop louer à une époque comme la nôtre, où le vide des idées se cache si souvent sous une phraséologie sonore, fatigante et diffuse.

Avec Arétée, nous finirons notre appréciation du pneumatisme, non qu'il n'y ait encore eu après lui d'autres sectateurs de ce système, mais parce que, dans cet *Essai des doctrines médicales*, nous ne croyons pas avoir besoin de faire la chronologie complète de tous les représentants d'un système. — *Aux plus illustres et aux plus méritants!* telle est notre devise. — Voulant faire connaître les idées qui ont régné sur la science, nous devons surtout en montrer l'origine et le développement pour faire comprendre ce qu'elles ont de juste ou d'inexact; et quant aux hommes qui s'en sont faits les défenseurs, quelques mots sur la personne des plus célèbres et l'analyse critique de leurs œuvres me paraissent devoir suffire.

Le pneumatisme, dont on n'a jamais entendu reparler depuis sa fin au IIe siècle, ce qui n'est que justice, revivra-t-il? Non, s'il reste appuyé sur l'idée d'un *éther* formant un cinquième élément matériel à côté de l'air atmosphérique, ou sur l'idée d'une force immatérielle; mais en prenant pour base l'air atmosphérique altéré, il peut reparaître avec des apparences scientifiques sérieuses. — Ce ne pourra jamais être la base d'une doctrine médicale universelle, expliquant les fonctions et les désordres de la vie, mais ce pourra être un côté important de la science.

Ainsi, en faisant du *pneuma* un élément synonyme de l'air atmosphérique, il est certain que le pneuma est le principe de la vie et en même temps le point de départ d'un grand nombre de maladies.

Sans air atmosphérique pur, il n'y a pas d'hématose ni de santé; sa raréfaction fait cracher le sang; son altération par l'acide carbonique ou des gaz délétères amène l'asphyxie ou l'empoisonnement; sa chaleur, son refroidissement, sa sécheresse et son humidité sont nuisibles. S'il n'arrive pas en assez grande quantité par la respiration, par encombrement ou par obstacle au larynx et aux bronches, il en résulte de l'anesthésie cutanée et de l'asphyxie. Il doit être mêlé à l'eau que nous buvons, car sans lui, elle n'est pas potable; aux aliments, qui, par lui, sont plus digestibles. Enfin, c'est à la présence des spores et des poussières invisibles qu'il renferme (corpuscules végétaux putréfiés, corpuscules animaux décomposés, débris microscopiques de chairs empoisonnées, de pus virulent et autres) qu'il faut rapporter toutes les endémies, toutes les épidémies et la plupart des contagions qui déciment l'homme et les animaux. Comme on le voit, c'est là un champ très-vaste, et qui voudrait le parcourir, pourrait restaurer un pneumatisme du XIXe siècle, qui ne serait pas sans avoir une certaine importance.

Mais ce ne sont là que des vues de l'esprit suggérées par les progrès de la science moderne. Revenons au pneumatisme antique, qui s'éteignit peu de temps après la mort d'Arétée.

A partir de cet instant, la médecine cessa momentanément de grandir. Elle se dégrada même de jour en jour; l'anarchie était au comble de sa force, l'empirisme individuel triomphait sur le méthodisme abattu, et il ne fallut pas moins qu'un retour aux idées d'Hippocrate sur le naturisme pour redonner à la science tout son éclat. Ce retour et cette restauration s'accomplirent sous l'influence de Galien, qui dut à cette circonstance l'avantage de partager avec son maître, pendant près de quatorze siècles, le gouvernement de l'opinion médicale.

CHAPITRE III.

ÉTUDE SUR GALIEN.

La célébrité n'est souvent qu'une question de lieu et de temps. Tout en tenant un grand compte de leur mérite personnel, de la lucidité de leur intelligence et de leurs conceptions, de la finesse et de la vivacité de leur esprit, il est certain que beaucoup d'hommes n'ont laissé de traces dans l'histoire que par suite de circonstances étrangères à leur personne. Savoir naître à propos n'est pas donné à tout le monde. Il n'est pas indifférent de surgir au début ou à la fin d'une civilisation, d'une révolution politique, sociale et même scientifique. — On ne découvre ou l'on n'exhume qu'une fois les vérités fondamentales de la philosophie, de la morale ou de la science, et elles ne sont pas si nombreuses qu'il y en ait pour tout le monde. — Aux premiers arrivés la fatalité de cette gloire.

Galien fut prédestiné par son temps comme par sa merveilleuse organisation. Doué d'un esprit philosophique supérieur et d'une vaste intelligence, il a eu le bonheur de naître à une époque où la science tout entière pouvait tenir dans le cerveau d'un homme, et alors il la fit entrer dans le sien. Ayant beaucoup travaillé et longuement cité les auteurs contemporains dont les ouvrages devaient périr par l'incendie de la bibliothèque d'Alexandrie, il se trouve qu'après cette destruction complète d'une partie des archives de la science, c'est lui qui a le bonheur d'arracher aux décombres, pour les transmettre à la postérité sous le couvert de son nom, un grand nombre d'œuvres à jamais perdues sans lui. Ses ouvrages sont en effet l'encyclopédie de ce qui l'avait précédé.

Placé au lieu de sa naissance, sur le petit théâtre de Pergame, où il apprend de son père les vérités de la philosophie grecque, et de son maître Stratonicus, les principes de l'hippocratisme, qu'il devait à son tour répandre dans le monde, il a l'heureuse idée de changer sa résidence, et, après avoir visité Smyrne, Corinthe, Alexandrie, de venir à Rome, apportant à Marc-Aurèle, protecteur éclairé de la science, des lettres et des arts, les trésors de la médecine grecque réunis aux connaissances de l'école d'Alexandrie. Sa fortune est tout entière dans ce changement de lieu. Il eût été ignoré à Pergame, au milieu de ses maîtres, tandis qu'à Rome il ne trouve que des disciples, les chefs de la médecine romaine ayant presque tout à apprendre de lui, et les empereurs, maîtres du monde, heureux d'attacher à leur couronne cette gloire qui devait rehausser l'éclat de leur domination.

Galien fut universel, et pour cela on en a fait un éclectique. C'est une erreur : celui qui recueille toutes les notions scientifiques d'une époque ne fait pas d'éclectisme. — Galien fut assez heureux pour posséder tous les éléments de la science du temps et pour en créer de nouveaux qui ne sont pas encore oubliés. Philosophe avant tout, anatomiste habile, physiologiste ingénieux, médecin convaincu de la nécessité de l'observation éclairée par la raison, perspicace dans ses jugements, aussi expert dans l'art de prévenir que de guérir les maladies, ne sacrifiant à aucun système morcelant la nature de l'homme, mais ayant réalisé la doctrine de l'unité humaine, il ne fut grand que parce qu'il sut être vrai et que jamais l'esprit de fantaisie scientifique n'a inspiré sa conduite et dirigé sa plume. Ses erreurs sont celles de son temps, et bien qu'elles portent sur des faits de haute importance, elles ne sont, en définitive, que des erreurs de détail; car, à cette époque déjà, les vérités doctrinales de la science furent exposées par lui de manière à nous faire comprendre que si nous avons changé les mots, nous n'avons pas beaucoup modifié les idées qu'ils représentent.

L'éclectisme de Galien, signalé par Éloy et accepté, d'après ce jugement, par un grand nombre de médecins, récemment par M. Andral (Andral, *Cours de pathologie*, leçons recueillies par Tartivel), n'est peut-être pas aussi réel qu'on le pense. C'est un jugement à réviser. Bien que Galien ait, par un passage mal interprété de ses œuvres, pu donner lieu à cette condamnation dont il sera difficile de le réhabiliter, il me paraît que, par l'étude des œuvres dans lesquelles il accorde partout aux forces et à l'intelligence, à la *nature*, à la *vie* enfin, une prédominance d'action sur les éléments qui font les tissus, les organes et les humeurs, une direction de l'ensemble des fonctions en rapport avec leur finalité, une influence intelligente sur la formation des organes, sur la guérison des maladies. Sa philosophie est celle du *naturisme* ou du *vitalisme* plutôt que celle des *éclectiques*. Elle a même un si réel cachet d'originalité, qu'on lui a justement donné le nom de *galénisme*.

Grand par son esprit, par sa philosophie, par ses connaissances scientifiques, Galien l'est encore par cette fatalité de naissance qui le jette dans le monde au moment d'une civilisation nouvelle. Le dogme chrétien intronise dans la foi un absolutisme qui a le tort de s'étendre jusque sur la science, et qui, pendant quatorze siècles, protége ses œuvres comme un Évangile scientifique, en l'imposant partout et donnant même consécration à la vérité qu'à l'erreur. *Galien l'a dit !* tel fut le jugement sommaire par lequel toutes les puissantes médiocrités médicales condamnaient d'avance les anatomistes, les médecins et les physiologistes qui avaient le bonheur de découvrir quelque vérité nouvelle. La persécution la plus violente pouvait même atteindre le novateur récalcitrant. Il en sera toujours ainsi : l'inaction est l'ennemie de l'action, comme l'impuissance l'est de la force ou du talent; et quand, par malheur, l'impuissance a l'autorité en main, elle écrase souvent quiconque vient lui montrer un fait qui contrarie les connaissances acquises. — Cet éternel sentiment du cœur humain, venant en aide aux institutions sociales du IIe siècle de notre ère, a fait de Galien mort un dictateur au nom duquel on condamnait la science médicale à l'immobilité et les trop ardents novateurs à l'exil ou à la tombe. — Tant d'injustice devait disparaître en faisant éclore cette liberté noble et sage qui ne réclame d'autre satisfaction que celle de penser ou d'agir conformément aux inspirations du bien, du juste et du vrai. — Galien discuté ou rectifié n'en reste pas moins grand. Placé désormais dans une auréole de gloire qui ne peut s'éteindre et qui éclairera sans leur nuire tous ceux qui voudront en approcher, il restera, comme Hippocrate, la plus brillante figure de notre histoire, méritant l'admiration et le respect de toutes les générations futures. — Personne ne voudrait rectifier cet ignoble jugement de Bacon sur Galien : « esprit étroit, vain bavard, peste dont l'indignité ne vaut pas qu'on s'arrête sur son nom », et qui ajoute : « .... Hippocrate, demi-sophiste, à l'œil stupide devant l'expérience. Qui ne rirait, quand Galien et Paracelse s'empressent de s'abriter sous l'autorité d'un pareil homme comme à l'ombre d'un âne. » (*Temporis partus masculus.*)

Pour le juger convenablement, il faut parcourir ses œuvres, soit dans le texte original, soit dans les traductions qui ont été faites de plusieurs de ses traités particuliers, notamment du *De usu partium*, soit dans l'édition française commencée par M. Daremberg, soit dans les articles biographiques d'Éloy (*Dict. hist. de la méd.*, t. II), de Dezeimeris (*loc. cit.*, t. II), soit enfin dans les intéressantes leçons de M. Andral à la Faculté de Paris. Cette dernière œuvre analytique et critique donne une grande idée du caractère et des travaux philosophiques ou scientifiques de l'homme qui, pendant quatorze siècles, a été l'oracle de toute la médecine civilisée. Peut-être un peu plus belle que nature, marquée au coin d'une admiration très-vive, cette appréciation se recommande par son éloquence non moins que par sa clarté, et c'est en la consultant sur mes notes et d'après l'analyse publiée par M. Tartivel dans l'*Union médicale*, que je présenterai les principales doctrines de philosophie, de médecine, d'anatomie et de physiologie du grand personnage dont l'autorité a si longtemps pesé sur la science médicale.

Galien naquit à Pergame, 131 ans après Jésus-Christ. Dans cette ville, émule d'Alexandrie, existaient des écoles de rhéteurs, où l'on discutait avec passion, et où l'on parlait beaucoup de soi. Il en resta quelque chose à Galien.

Fils de Nicon, architecte, homme austère, probe,

doux, instruit dans les mathématiques, l'astronomie, la logique, la philosophie, etc., et d'une mère irascible, acariâtre, querellant tout le monde, son mari, son fils, ses domestiques, nouvelle Xantippe exerçant la patience d'un autre Socrate, Galien se vante beaucoup de son éducation et de sa supériorité sur les autres jeunes gens. Aussi est-il très-reconnaissant à son père, dont il reproduit les judicieux conseils.

« Ne te livre jamais témérairement, ni aveuglément, à aucune secte ; étudie longuement, patiemment les dogmes de chacune d'elles, et, après t'en être instruit, pénétré, discutes-en la valeur. Ainsi, tu mériteras l'approbation des hommes sages et éclairés. Les sectes sont d'implacables despotes ; accepter leur servage, c'est ôter à ses actions et à sa pensée toute liberté.

Il lui disait encore :

« ..... Sois juste, tempérant, courageux, prudent ; fuis les désirs immodérés ; recherche la vérité avant tout ; reste en tout semblable à toi-même, inébranlable dans tes principes, ferme dans tes résolutions. Quel que soit le vent qui vienne à souffler sur toi, ne te laisse pas entraîner à son courant ; sois le soir ce que tu as été le matin. »

Ce sont là de grandes pensées, magnifiquement rendues ; et comme la morale ne vieillit jamais, elles sont de notre temps, et chacun de nous peut en faire son profit. Ce n'est pas tout. Galien ajoute :

« Mon père m'a appris à dédaigner les honneurs et la gloire ; ni les injures des hommes, ni leurs injustices, ni la perte des honneurs ne peuvent altérer la paix de mon âme. Je me suis préservé de ce degré d'humiliation, que de tels événements puissent faire dévier mon esprit du sentier de la raison. Il m'importe peu de plaire aux hommes. Je ne m'affecte, ni des flatteries des uns, ni du blâme des autres. Je ne pense pas plus à me concilier les suffrages de tous qu'à posséder toutes choses. Quant aux biens du corps, il me suffit de jouir d'une bonne santé, de n'avoir ni faim ni soif, d'être à couvert contre le froid, tout le reste m'est indifférent.

Il n'est pas très-sûr que Galien ait autant profité des leçons de son père qu'il veut bien le dire, et qu'il ait eu les vertus dont il parle au degré qu'il précise de lui-même. En effet, malgré son mépris apparent de la gloire, des honneurs et de la flatterie, il vécut toujours au milieu de la puissance, et ce qu'il y a de plus vrai dans ce dont il parle, c'est son désintéressement au point de vue de l'argent.

Galien commença la médecine à dix-sept ans, avec Satyrus pour maître d'anatomie, avec l'hippocratiste Stratonicus, et en même temps il suivait les leçons d'Æschrion, enthousiaste partisan de l'empirisme. Il faisait en médecine comme en philosophie l'étude des systèmes les plus opposés. Cela dura quatre ans.

A vingt et un ans, il perdit son père. Alors il quitta Pergame, et se rendit à Smyrne pour étudier sous Pelops, médecin aussi célèbre qu'anatomiste distingué, et sous Albinus, philosophe platonicien.

De Smyrne il alla à Corinthe, puis successivement dans plusieurs autres localités, non pour pratiquer, mais pour s'instruire en voyageant. Il vint jusqu'à Alexandrie, où l'on ne disséquait plus, mais où l'on trouvait des musées remplis de squelettes et de préparations tirées de l'homme et des animaux.

Galien, qui s'inspire en tout des doctrines d'Hippocrate, dit comme lui : *Que le bon médecin doit être philosophe;* qu'il doit connaître la nature du corps (*Que le bon médecin est philosophe*, traduction de Daremberg, t. Ier, p. 4); qu'il doit pratiquer avec désintéressement, non pour de l'argent, mais pour le bien de l'humanité.

« Il n'est pas possible de convoiter la richesse, et en même temps de cultiver dignement la médecine, cet art si noble ; si l'on s'attache avec ardeur à l'une, on négligera certainement l'autre. » (*Loc. cit.*, p. 4.)

Ce sont les mêmes sentiments que chez Hippocrate, qui a dit : « Ne recherchez pas vos honoraires, si ce n'est dans le désir de faciliter les moyens d'études ; je vous exhorte à ne pas montrer trop d'inhumanité, mais considérez le superflu et la vraie richesse ; soignez quelquefois les malades gratuitement, préférant un souvenir reconnaissant à un avantage direct ; s'il se présente une occasion de faire des largesses, donnez surtout à l'étranger et au pauvre. » (*Préceptes*, p. 26, édit. Foës.)

« Comment aimerait-il le travail celui qui s'enivre, qui se gorge d'aliments, et se livre aux plaisirs de Vénus, qui, pour le dire en un mot, est l'esclave de son ventre et de ses penchants lubriques. Il demeure donc établi que le vrai médecin est l'ami de la tempérance, et qu'il est en même temps le disciple de la vérité ; il s'attache à suivre la méthode rationnelle pour apprendre à distinguer en combien de genres et d'espèces se divisent les maladies, et à saisir pour chaque cas les indications thérapeutiques. C'est cette méthode qui nous révèle la nature du corps, résultant à la fois des éléments premiers combinés intégralement entre eux, des éléments secondaires sensibles *homoiomères*, et des parties organiques. Quel est, pour l'animal, l'usage de chacune des choses que je viens d'énumérer, et quel est leur mode d'action ? Comme ce sont des problèmes qu'il ne faut pas étudier légèrement, mais qui réclament une démonstration, on doit en demander la solution à la *méthode rationnelle*. Que manque-t-il donc encore pour être philosophe au médecin qui cultive dignement l'art d'Hippocrate ? Pour connaître la nature du corps, les différences des maladies, les indications thérapeutiques, il doit être exercé dans la science logique ; pour s'appliquer avec ardeur à ces recherches, il doit mépriser l'argent et pratiquer la tempérance ; il possède donc toutes les parties de la philosophie, la logique, la physique et l'éthique (*la morale*). Il n'est pas à craindre, en effet, qu'un homme méprisant les richesses et pratiquant la tempérance commette une action honteuse, car toutes les iniquités dont les hommes se rendent coupables, sont engendrées par la passion de l'argent qui les séduit, ou par la volupté qui les captive. Ainsi le philosophe possède nécessairement les autres vertus, car toutes se tiennent, et il n'est pas possible d'en posséder une quelconque, sans que les autres suivent, comme si elles étaient enchaînées par un lien commun. S'il est vrai que la philosophie soit nécessaire au médecin, et quand il commence l'étude de son art, et quand il se livre à la pratique, n'est-il pas évident que le vrai médecin est philosophe? Car il n'est pas besoin, je pense, d'établir par une démonstration qu'il faut de la philosophie pour exercer honorablement la médecine, lorsqu'on voit que tant de gens cupides sont plutôt des vendeurs de drogue que de véritables médecins, et pratiquent dans un but tout opposé à celui vers lequel l'art doit tendre naturellement. » (*Galien*, traduction Daremberg, t. Ier, p. 6.)

A cette philosophie, essentiellement pratique, presque synonyme de *sagesse*, et toute relative à la dignité de la profession médicale se rapporte un éloquent mémoire adressé à la jeunesse pour lui donner le goût de l'*étude des arts*. Discutant d'abord la question de l'âme des bêtes, il montre la différence qui la sépare de l'âme de l'homme, seule *raisonnable*, et en regard de cette organisation privilégiée, il montre que le devoir de l'homme est de cultiver son esprit par l'étude des arts et des sciences, en se détournant de la poursuite de la fortune, et en dédaignant les avantages de la richesse, de la naissance, de la beauté ou de la force, avantages matériels qui ne valent pas ceux que donne la culture des *arts libéraux*.

Ce sont des pages impérissables, aussi jeunes que si elles étaient écrites d'hier, où se trouve l'empreinte d'un grand talent au service d'une belle âme.

Voici comment débute Galien (*Galien*, édit. de Daremberg, t. Ier, p. 12):

« Les animaux qu'on nomme *sans raison* n'ont-ils en partage aucune espèce de raison? Cela n'est pas prouvé, car s'ils ne jouissent pas de celle qui se traduit par la voix, et qu'on appelle *verbale*, peut-être participent-ils tous, les uns plus, les autres moins, à la raison psychique qu'on nomme intime. Toutefois, il est évident que l'intelligence de l'homme le place beaucoup au-dessus des autres animaux; cela est démontré par le grand nombre d'arts qu'il cultive, et par son aptitude à apprendre ceux qu'il veut, lui seul étant capable de science. En effet, les animaux, à quelques exceptions près, n'exercent aucun art ; encore ceux qui le font avec succès obéissent-ils plutôt à un instinct naturel qu'à une détermination réfléchie. Mais l'homme n'est étranger à aucun des arts propres aux animaux ; il imite la trame de l'araignée ; il modèle comme les abeilles ; il peut s'exercer à la nage, bien qu'il soit fait pour la marche, mais, de plus, l'homme n'est point impropre aux arts divins : émule d'Esculape, il se livre à la médecine ; rival d'Apollon, il pratique en même temps que la médecine tous les autres arts auxquels ce dieu préside, c'est-à-dire celui de tirer de l'arc, la musique et la divination ; il cultive encore ceux auxquels préside chacune des muses, car il n'est étranger ni à l'astronomie, ni à la géométrie. De plus, comme le dit Pindare, son regard pénètre dans la profondeur de la terre, et s'élance par de là les cieux.

» Enfin, par son amour pour l'étude, il s'est acquis le plus grand des biens célestes, la *philosophie ;* aussi, pour tous ces motifs, et malgré la participation des animaux à la raison, l'homme seul entre tous, est donc appelé par excellence *raisonnable.* »

Montrant ensuite qu'il est honteux de négliger ce que que nous avons de commun avec les dieux pour courir à la *Fortune*, il rappelle que les anciens l'avaient représentée sous les traits d'une femme, symbole assez significatif de déraison, un bandeau sur les yeux, un gouvernail à la main, et les pieds sur une boule pour montrer son instabilité.

« De même, dit-il, qu'au milieu d'une violente tempête, sur le point d'être enveloppés et engloutis par les flots, on commettrait une grande faute en confiant le gouvernail à un aveugle ; de même, au sein des naufrages qui, dans le cours de la vie, assaillent tant de familles, naufrages plus terribles encore que ceux des vaisseaux en pleine mer, on se tromperait étrangement si, dans les embarras extrêmes dont on est alors environné, on attendait son salut d'une divinité aveugle et instable. La Fortune est si stupide et si déraisonnable, que, dédaignant le plus souvent ceux qui méritent ses faveurs, elle enrichit les plus indignes ; encore n'est-ce point d'une manière durable, mais pour les dépouiller bientôt des richesses qu'elle leur a prodiguées. Une foule d'hommes ignorants courent après cette divinité..... Tous ces suivants de la Fortune ne sont que oisifs ou inhabiles dans les arts..., et vous prendrez en dégoût tout ce cortége composé, en grande partie, de démagogues, de courtisanes, de pédérastes, de gens qui ont trahi l'amitié, des homicides, des violateurs du repos de la tombe, des voleurs, enfin une foule de misérables qui, non contents d'insulter aux dieux, mettent leurs temples au pillage. »

Mercure, le maître de la raison et l'artiste universel, est représenté

« Comme un *frais* jeune homme dont la beauté n'est ni empruntée, ni rehaussée par les ornements, et n'est que le reflet des vertus de son âme. Son piédestal est de la forme la plus solide, celle d'un cube, et ses adorateurs, toujours gais comme le dieu dont ils forment le cortége, ne se plaignent jamais de lui, comme le font les serviteurs de la Fortune.... Le dieu est au milieu d'eux, tous sont rangés par ordre autour de lui; chacun conserve la place qui lui a été assignée. Ceux qui approchent Mercure de plus près, qui l'entourent immédiatement, sont les géomètres, les mathématiciens, les philosophes, les médecins, les astronomes et les grammairiens; viennent ensuite les peintres, les sculpteurs..... Au troisième rang sont tous les autres artistes..... A la vue d'une suite ainsi composée, vous serez saisi, non-seulement du désir d'imiter tous ces hommes, mais de vénération pour eux. On y trouve Homère, Socrate, Hippocrate, Platon, et tous ceux qui sont passionnés pour ces écrivains que nous révérons à l'égal des dieux, comme les lieutenants et les ministres de Mercure.. .. »

Après cette habile opposition des hommes voués au culte des arts ou acharnés à la poursuite de la fortune, Galien déverse tout son mépris sur la richesse, sur les titres de naissance, sur la beauté et sur la force corporelle.

« Beaucoup de ces misérables qui rapportent tout à la richesse ne songent pas que, parmi les animaux sans raison, ils ne recherchent que les plus industrieux. Ainsi, ils préfèrent à tous les autres les chevaux qui sont dressés au combat, les chiens habitués à la chasse; ils font apprendre des métiers à leurs esclaves; souvent ils dépensent en leur faveur beaucoup d'argent, mais ils ne s'occupent pas d'eux-mêmes.

N'est-il pas honteux qu'un esclave soit estimé dix mille drachmes quand le maître n'en vaut pas une ? Mais que dis-je, une, on ne le prendrait même pas à son service pour rien. »

La naissance n'est pas mieux traitée que la richesse, et voici ce qu'il dit de ceux qui, sans avoir aucune qualité propre, tirent vanité de leurs ancêtres :

« Ils ignorent, sans doute, que les titres de noblesse ressemblent aux pièces d'argent : elles ont cours dans la ville où elles ont été frappées ; dans une autre, elles sont regardées comme de la fausse monnaie. »

C'est à l'occasion de la beauté et des avantages corporels que Galien développe le plus d'énergie morale, et qu'il montre plus de dédain, car il répète avec Sapho :

« Celui qui est beau ne l'est qu'autant qu'on le regarde ; celui qui est bon sera toujours beau. »

Poussant même le mépris à un excès que nous ne saurions comprendre dans l'état de nos mœurs, il ajoute : la beauté enfin, qui n'est qu'un infâme moyen de s'enrichir et pour lequel on ne doit pas négliger l'étude des arts. C'est à cette occasion qu'il raconte le trait suivant de Diogène :

« Mangeant un jour chez un homme dont l'ameublement était parfaitement disposé, mais qui n'avait pris aucun soin de lui-même, il toussa comme pour cracher, et, promenant ses yeux autour de lui, il ne cracha sur aucun des objets avoisinants, mais sur son hôte lui-même ; comme celui-ci lui reprochait avec indignation sa grossièreté, et lui en demandait la cause : « Je n'ai rien vu, dit-il, dans cette chambre d'aussi sale que le maître de la maison ; les murs sont ornés de belles peintures ; le pavé est formé d'une mosaïque de grande valeur qui représente les images des dieux ; tous les ustensiles sont brillants et propres ; les tapis et le lit sont merveilleusement travaillés ; je n'ai vu de sale que le maître de toutes ces choses ; or, la coutume générale est de cracher sur ce qu'il y a de plus abject. »

» Jeune homme, gardez-vous donc de mériter qu'on vous crache dessus ! Évitez cette marque d'infamie, quand même tout votre entourage serait magnifique. Il est rare, sans doute, qu'un même homme réunisse tous les avantages : naissance, fortune, beauté; mais, si cela vous arrivait, ne serait-il pas déplorable que vous seul, au milieu de tant de splendeur, soyez digne de recevoir un crachat. »

Déjà sûr d'avoir produit son effet sur l'esprit des disciples auxquels il adresse cette apostrophe, il leur dit :

« Courage, jeunes gens, qui, après avoir entendu mes paroles, vous disposez à apprendre un art. Mais prenez garde de vous laisser séduire par un imposteur ou un charlatan qui vous enseignerait une profession inutile ou méprisable. Sachez, en effet, que toute profession qui n'a pas un but utile dans la vie n'est pas un art. » Et, à ce sujet, il flétrit les occupations qui consistent à voltiger ou à marcher sur la corde, à tourner en cercle sans vertige, à devenir un athlète, etc.

« L'homme, jeunes gens, tient à la fois des dieux et des animaux sans raison, des premiers comme être raisonnable, des seconds comme être mortel. Le mieux est donc de s'attacher aux rapports les plus nobles, et de prendre soin de son éducation; si l'on réussit, on acquiert le plus grand des biens; si l'on échoue, on n'a pas la honte d'être au-dessous des animaux les plus inutiles. Si les exercices athlétiques manquent leur but, c'est un affront; s'ils l'atteignent, on ne l'emporte même pas sur les brutes..... Il y a dans la nature les biens de l'âme, ceux du corps et les biens antérieurs; on ne saurait imaginer aucune autre espèce de biens. Les athlètes n'ont jamais joui des biens de l'âme, pas même en songe; cela est tout à fait évident, car, bien loin de savoir si leur âme est raisonnable, ils ignorent même s'ils en ont une. Comme ils amassent une grande quantité de chair et de sang, leur âme est noyée comme dans un bourbier; elle ne peut avoir aucune pensée nette; elle est aussi stupide que celle des brutes..... Leur vie se passe comme celle des porcs, à cette exception près que ceux-ci, cependant, ne se fatiguent pas outre mesure, et ne se forcent pas pour manger. » Et, quant à la force, Galien montre que l'homme ne peut lutter avec les brutes, et il s'écrie : « Et si les athlètes ne l'emportent pas même sur les animaux par leur force, de quel avantage peuvent-ils se prévaloir? »

Galien leur refuse même l'avantage de s'enrichir, car il déclare qu'ils sont toujours accablés de dettes, ce qui le conduit à une belle conclusion de ce chapitre en l'honneur de la médecine.

« S'enrichir par la profession ne constitue pas seul un titre méritoire ; ce titre, c'est de pratiquer un art qu'on puisse sauver du naufrage avec soi ; or, cela n'est pas le fait de ceux qui gèrent les affaires des riches, ni des receveurs, ni des négociants ; ces gens-là s'enrichissent, il est vrai, surtout par leur profession ; mais s'ils perdent leur argent, leurs affaires périssent avec lui, car ils ont besoin d'un capital pour les soutenir.....

» Si donc vous voulez trouver dans votre art un moyen sûr et honnête de faire fortune, choisissez-en un qui vous restera pendant toute votre vie. Il y a d'abord dans les arts une division première en deux catégories : les uns sont du domaine de l'intelligence, ce sont les arts honorables, *libéraux ;* les autres, arts *illibéraux*, consistent en des travaux corporels ; ils sont appelés *mécaniques* et *manuels*. Le mieux serait assurément de choisir une profession de la première catégorie, car les arts de la seconde ne peuvent plus ordinairement être continués pendant la vieillesse. Dans la première catégorie se trouvent la médecine, la rhétorique, la musique, la géométrie, l'arithmétique, la dialectique, l'astronomie, la littérature et la jurisprudence ; on peut, si l'on veut, y joindre la sculpture et la peinture ; en effet, bien que ces deux arts consistent en un travail manuel, ils ne réclament pas une force virile. Un jeune homme, dont l'âme ne ressemble pas tout à fait à celle d'une brute, doit donc choisir et exercer une de ces professions, surtout la médecine, qui, selon moi, est la meilleure de toutes. »

Telle est cette exhortation à l'étude des arts, dont la forme ne le cède en rien à la grandeur des idées et qui peut encore aujourd'hui nous servir d'inspiration et d'exemple. Qu'il s'estime heureux celui dont l'enthousiasme pour la médecine s'éveille à ces paroles, car il a le sentiment du beau, et, dans les choses de la pensée, ce sentiment est toujours l'inspiration des grandes œuvres.

Galien s'occupe ensuite des rapports du physique et du moral dans un traité qui a pour titre : *Que les mœurs sont la conséquence des tempéraments du corps*. Tout en attribuant à l'âme cette puissance de la *forme* qui en est le caractère essentiel, puisqu'elle constitue l'être dans son espèce, il reconnaît déjà, comme nous le faisons à présent, que cette âme subit l'influence du corps où elle est incluse, et certains passages du *Timée* (*loc. cit.*, p. 68) et des parties des *Animaux* d'Aristote servent d'appui à cette manière de voir.

C'est le développement de ce vieil aphorisme : *Mens sana in corpore sano.* Mais, tout en admettant cette influence du physique sur le moral, Galien se garde bien de faire ce qu'ont fait depuis d'autres philosophes, et notamment Cabanis, dont les doctrines à cet égard détruisent le principe de la liberté humaine et de la responsabilité morale. Admettre que les mœurs de l'âme peuvent être modifiées par la disposition du corps ne conduit pas fatalement à cette idée que l'âme est la résultante de l'organisation. Galien s'en défend avec énergie en déclarant

« Que l'essence de l'âme n'est pas la même pour tous les enfants, car s'il n'y avait aucune différence dans cette essence de leur âme, elle accomplirait toujours les mêmes actes, et les mêmes affections seraient toujours produites en elle par les mêmes causes. » (P. 49, t. I.)

Or, les caractères et les passions du jeune enfant sont essentiellement opposés, variables et différents. Sachons donc faire la part du tempérament et de l'organisation sur les facultés de l'âme, part que démontre journellement l'observation, mais n'allons pas au delà en méconnaissant le principe de l'autocratie de l'âme humaine et de la liberté morale qui en est la conséquence.

Si on lit, en outre, les livres de polémique où Galien, s'adressant aux étudiants, leur parle des *différentes sectes* connues pour combattre les *empiriques*, qu'il compare aux *dogmatiques*, en faveur desquels il se prononce, pour attaquer les méthodiques, qu'il réfute avec la plus grande vivacité, et celui intitulé : *De la meilleure secte à Thrasybule*, on voit qu'il se prononce en faveur de la *rationnelle* (dogmatique) contre l'*empirique* et la *méthodique* : « Aux empiriques, le dogmatisme déclare que les phénomènes ne suffisent pas pour en tirer, par leur observation, l'indication du médicament convenable, car on a aussi besoin des choses cachées, et c'est de là, en effet, que l'on tire l'indication du traitement... Contre les méthodiques, qui regardent les phénomènes comme indiquant le traitement convenable, le dogmatisme soutient que les phénomènes, étant saisissables par eux-mêmes, se découvrent au vulgaire, et que les *communautés apparentes* indiquant le traitement, le vulgaire en saura autant que le médecin. » (*Loc. cit.*, p. 408 et 409.)

Cette manière de voir, loin de caractériser l'éclectisme, constitue, au contraire, une véritable profession de rationalisme ou de dogmatisme analogue à celui d'Hippocrate, et comme, au point de vue médical, Galien adopte toutes les idées du père de la médecine sur le rôle de la nature et des forces dans la production et dans la guérison des maladies, il rentre dans la catégorie des *naturistes*. C'est ce qui paraîtra plus évident un peu plus loin.

Si maintenant on étudie la philosophie naturelle de Galien, on voit, par la lecture de ses œuvres, que *les corps doués de vie sont au fond constitués des mêmes principes que les corps inertes*. C'était aussi l'idée d'Hippocrate, de Platon et d'Aristote.

Quatre éléments, la *terre*, l'*eau*, l'*air* et le *feu*, par leurs combinaisons diverses, forment tous les corps de la nature inorganiques ou inertes, et ceux de la matière organisée.

Ces éléments du monde inorganique forment le corps humain, où ils pénètrent avec les aliments. « *Reçus dans le corps des animaux et soumis à l'influence des forces spéciales qui l'animent et le gouvernent*, les aliments, par une série de modifications successives, se transforment en un liquide particulier, le sang, qui renferme en lui et les rudiments du monde inorganique et les rudiments du corps des animaux. Après s'être débarrassé des parties hétérogènes inutiles au corps, l'urine, la bile, etc., le sang abandonne les parties solides pour nourrir les solides du corps, et les liquides pour remplacer les humeurs que l'économie a perdues. » (Andral.)

Dans les solides se trouvent : 1° des parties simples ou similaires (tissus) : os, nerfs, veines, artères, ligaments, membranes, etc.; 2° des parties composées.

Ce sont ces éléments réunis en proportions variables qui constituent les solides ou les liquides, dont la composition est si différente : organiques, instrumentales (organes); estomac, foie, rate, matrice, etc.

Les humeurs sont le sang, la bile, l'atrabile et la pituite, et elles sont composées, comme les solides, des quatre éléments réunis en diverse proportion.

A chacun des éléments, dont les arrangements, variés à l'infini, font les solides et les humeurs, se rapporte une propriété spéciale, d'où quatre qualités élémentaires : le *froid*, le *chaud*, le *sec* et l'*humide*, quand prédominent l'*air*, le *feu*, la *terre* et l'*eau*, classification prématurée, malheureuse, qui a longtemps régné dans la science et qui n'a été renversée que par Paracelse.

Il y a cependant derrière cette classification métaphorique des *éléments*, et, sous cette considération hypothétique des *qualités élémentaires*, des principes qui sont encore aujourd'hui la base de la science. Ainsi, comme M. Andral l'a fait remarquer avec raison, c'est dans la composition des corps et dans l'organisation que Galien croyait devoir chercher 1° la cause du maintien de la vie, de la santé et de la production des maladies.

2° Il pensait que les troubles des fonctions dépendent d'une modification de l'état matériel des organes.

3° Les modifications des quatre éléments, dont la réunion constitue les solides et les humeurs dans leurs proportions relatives, font les différents états des liquides, et par suite les états normaux ou anormaux des fonctions.

4° Les éléments, les parties similaires ou tissus, les parties composées ou organes, l'organisation enfin ne se modifient que sous l'influence de facultés, de forces qui régissent l'organisation animale, et, passant de l'état dynamique à l'état matériel, engendrent la maladie : c'est l'influence des esprits animaux. Galien appelait *esprit animal* ce que nous appelons *l'influx nerveux*, c'est-à-dire l'agent de cette puissance qui préside aux actes de l'animalité, aux actes du système nerveux. Il admettait trois sortes d'esprits animaux, d'après l'ensemble des actes de l'économie qu'ils étaient appelés à remplir :

A. Il y a des circonstances où tels phénomènes interrompus entraînent la destruction de la vie, d'où forces importantes les plus essentielles (forces, puissances, facultés vitales), et aux agents de ces puissances Galien donne le nom d'*esprits vitaux*.

B. Des phénomènes ont pour but la nutrition, l'entretien, l'accroissement des organes. Les forces qui les régissent sont dites naturelles et leurs agents *esprits naturels*.

C. D'autres phénomènes établissent des rapports entre l'animal et le monde extérieur ; ils constituent le caractère de l'animalité : ce sont les forces animales, ayant pour agents les *esprits animaux*.

Galien tenait un très-grand compte de ces forces ou puissances dans la recherche des causes de la santé ou de la maladie. Et, en effet, celles-ci ne peuvent être bien comprises qu'en réunissant les résultats de cette recherche à l'étude des conditions de l'état matériel des solides et des liquides de l'organisation.

C'est en étudiant à la fois l'état matériel du corps et

les forces en vertu desquelles l'agrégat matériel entre en action, que l'on peut pénétrer les conditions de la santé et de la maladie : d'où la nécessité d'admettre trois espèces de maladies, celles qui ont pour cause le *trouble des esprits animaux*, les maladies des *solides*, et les maladies des *liquides* ou des *humeurs*.

Pour lui, la santé résulte : 1° du mélange ou *crase* convenable des quatre éléments et des qualités élémentaires correspondantes; 2° de ce mélange ou crase dans les différentes humeurs, surtout dans le sang (cette crase des éléments, de leurs qualités, dans les humeurs, constituait le *tempérament*, c'est-à-dire équilibre, harmonie des actes vitaux, à côté duquel se trouvaient des états de mélange moins parfait sans aller jusqu'à la maladie, et formait l'*intempérie;* pour nous, à présent, le *tempérament* est la prédominance d'un appareil organique); 3° de la conservation des solides à l'état normal (texture, volume, situation, rapports, etc.).

La maladie résulte de l'absence de ces conditions, d'où des maladies par changement de la crase des éléments et de leurs qualités (d'où les *diathèses*), des humeurs et de leurs qualités; par modification de conformation de texture ou de rapport des organes, etc.

Une fois la santé dérangée, survient le trouble des fonctions, et ce trouble suit toujours l'altération d'un élément quelconque des solides ou liquides, si cette altération a quelque intensité et quelque durée. (*De elementis, de temperamentis.*) *Il n'existe pas de trouble fonctionnel sans altération antécédente de l'état matériel. Le trouble de la fonction est la manifestation de la maladie; mais l'altération de l'état matériel est la maladie elle-même.*

C'est là le principe de l'organicisme moderne; mais Galien n'est pas exclusif, et, lorsqu'il s'occupe du rôle des forces dans l'organisation saine ou malade, il admet que le trouble des esprits animaux amène l'altération des éléments, des organes et des fonctions. Dans ce cas, le trouble des forces est primitif, et les désordres fonctionnels ou organiques ne sont qu'un effet éloigné. Galien est à cet égard extrêmement affirmatif, car, dans son *Traité des lieux affectés*, il a un chapitre intitulé : *De la lésion des fonctions sans lésion des parties* (traduction Daremberg, t. II, p. 414).

§ Ier. — ANATOMIE DE GALIEN.

Malgré les erreurs de Galien sur l'anatomie, ce médecin, qui nous a transmis l'héritage scientifique d'Hérophile, d'Érasistrate, de Lycus, de Marinus, de Pélops, nous a en même temps légué des découvertes de premier ordre dont l'importance suffirait à l'immortalité de son nom, s'il n'avait bien d'autres motifs d'être éternel.

L'école d'Alexandrie n'existait plus, et les occasions de disséquer des cadavres humains devenaient de plus en plus rares. Cependant c'est à tort qu'on a dit que Galien n'avait disséqué que des animaux. Il put étudier l'homme sur des blessures de gladiateurs, sur des enfants trouvés morts sur la voie publique, sur des individus exposés aux bêtes, enfin sur des malfaiteurs tués dans la rue, seuls cadavres livrés aux dissections. C'en était assez pour faire de la bonne anatomie, et l'on complétait par l'étude comparée des animaux, particulièrement avec des singes, qu'on disséquait beaucoup à cette époque.

L'ostéologie se faisait avec le plus grand soin, au moyen de squelettes humains apportés d'Alexandrie; mais le reste laissait beaucoup à désirer.

Telle qu'elle est, l'anatomie de Galien fit loi jusqu'à Mondini en 1315 et jusqu'à Vésale en 1514. Alors seulement commença la vérification sérieuse des connaissances anatomiques par le contrôle expérimental de dissections nouvelles qui reprirent faveur, et pour lesquelles on obtint l'assentiment de l'autorité. De cette époque date l'anatomie moderne, et c'est Vésale qui doit en être considéré comme le créateur.

Galien nous a laissé un grand ouvrage d'anatomie intitulé : *De administrationibus anatomicis*, composé de quinze livres, dont plusieurs ont été perdus lors de l'incendie du temple de la Paix à Rome. Dans ce qui nous reste, on voit que Galien sépare l'*anatomie pratique des parties externes* pour le chirurgien, ce que nous appelons à présent l'anatomie chirurgicale, de l'*anatomie philosophique* des organes internes, destinée au médecin.

Dans l'anatomie chirurgicale se trouvent les *os* et ce qui les couvre, les altérations de situation, de rapports, etc., ainsi que ce qui concerne l'étude des fractures et des luxations. Après les *os* viennent donc les *muscles*, dont la description est déjà fort avancée et où se trouvent quelques découvertes de l'auteur; les *vaisseaux*, d'abord les veines, qu'il a mieux étudiées que les artères; les *nerfs*, les ongles et la manière dont ils tiennent aux doigts. Tous ces organes sont étudiés dans un ordre topographique, de la tête au cou, à la poitrine et aux membres.

Partout la description est belle et mêlée de considérations philosophiques et pratiques. C'est là où, cherchant à démontrer l'utilité de l'anatomie, il ajoute :

« Pouvez-vous remédier à une fracture ou réduire une luxation si vous ignorez les connexions des os ou des surfaces articulaires avec les parties voisines? Pouvez-vous prévoir les effets d'une blessure si vous ne connaissez pas quelle est la direction des muscles, longitudinale, transversale ou oblique? Pouvez-vous entreprendre une opération quelconque si vous avez négligé d'apprendre quelle est la situation des vaisseaux et des nerfs de la région où il faut opérer, et quels sont les rapports de ces parties entre elles, soit qu'il s'agisse de couper quelqu'une de ces parties, soit qu'il importe, au contraire, de les ménager. »

Dans ce qu'il appelle l'*anatomie philosophique* ou *médicale*, celle des organes internes, Galien ne suit plus l'ordre topographique, mais il commence la classification physiologique encore en usage et dont il faut lui attribuer le mérite. Il étudie :

1° Les organes qui servent à l'élaboration des aliments, à la dépuration du sang et à la nutrition; l'estomac et ses variétés chez les animaux; les intestins, les veines mésaraïques chargées de porter au foie les éléments du sang; le foie, qui faisait le sang, la rate, les reins, dont il indique pour la première fois le canal excréteur s'abouchant dans la vessie; le système veineux général, le cœur droit et l'artère pulmonaire ou veine artérieuse.

2° Les organes qui reçoivent l'air et le conduisent à toutes les parties du corps; le larynx, les bronches, les poumons, les artères veineuses ou veines pulmonaires, le cœur gauche et le système artériel. C'est là où il indique les fonctions de la cage thoracique, les fonctions du diaphragme, des muscles intercostaux et des muscles respirateurs du cou, concourant ensemble à l'acte respiratoire.

De nombreuses vivisections sur la moelle à différentes hauteurs, sur le pneumogastrique, au cou et dans la poitrine, sur les muscles intercostaux, lui avaient servi pour établir les fonctions de tous ces organes. C'est à lui qu'on doit la connaissance de l'action de la moelle sur le diaphragme, puisqu'il a montré qu'une section de ce cordon au-dessus du nerf phrénique causait la paralysie de ce muscle.

On discutait alors pour savoir si le poumon était en contact avec les côtes. Galien dit :

« Enlevez avec précaution les muscles intercostaux d'un animal vivant, de manière à ne pas intéresser la plèvre, et vous verrez sous cette membrane tous les mouvements du poumon ; mais, si vous incisez la plèvre, vous verrez les poumons s'affaisser et s'éloigner des côtes. »

C'est enfin à lui qu'on doit de savoir qu'il y a du sang dans les artères, car jusqu'alors on pensait, avec Érasistrate, qu'elles ne renfermaient que de l'air. Mais nous reviendrons un peu plus loin sur ce sujet.

3° Les organes de la vie de relation, les centres nerveux et leurs dépendances.

4° Les organes de la reproduction.

Tout cet ouvrage est rempli d'expériences originales faites avec un sens parfait des besoins de la physiologie, et l'on peut dire qu'elles sont le point de départ de celles que pratique chaque jour la physiologie moderne.

Outre ce grand ouvrage d'anatomie, Galien a composé d'autres traités spéciaux d'anatomie, plus élémentaires, plus remplis de détails, mais toujours aussi riches de vues générales et philosophiques.

Il y a un *Traité des os* où ces organes sont divisés en os longs, creusés d'un canal intérieur rempli de moelle, et en os plats ou larges, sans canal ni moelle intérieure.

Un *Traité des articulations*, qu'il divise en deux classes. Les unes, *diarthroses*, permettent le mouvement : ce sont des énarthroses, des arthrodies et des ginglymes, tandis que les autres ne le permettent pas. Celles-ci comprennent les sutures, les harmonies et les gomphoses. C'est encore, à peu de chose près, la classification usitée aujourd'hui.

Un *Traité des muscles*, fait d'après l'homme et d'après les animaux, surtout d'après le singe. Il y a ici un progrès sur l'école d'Alexandrie, car, à l'exemple de Marinus et de Pélops, qu'il cite avec éloge, Galien a isolé les muscles les uns des autres en indiquant leurs attaches, et on lui doit la découverte du muscle peaucier.

Un *Traité des vaisseaux*, dans lequel il compare les

veines et les artères à un arbre, avec ses racines, le tronc, les branches et les rameaux.

Le système veineux avait pour racines les vaisseaux qui, de l'intestin, vont au foie; pour tronc, la veine cave; pour branches et pour rameaux, les divisions de cette dernière, et cela parce qu'il pensait que le suc de l'intestin pris par les mésaraïques passait dans le foie, formait le sang, et de là passait dans le corps *par les veines* sus-hépatiques, le cœur droit et la veine cave, pour la nourriture des tissus et des organes.

Le système artériel représentait aussi un arbre avec ses racines, le tronc et ses branches; seulement, il était chargé de conduire partout l'air extérieur, qui est aussi un aliment. Les racines puisaient l'air dans les poumons, et cet air passait dans la veine artérieuse, de là dans l'oreillette gauche du cœur, dans le ventricule, qui le chassait avec du sang dans l'aorte, divisée, pour les parties supérieures et inférieures du corps, en aorte ascendante et descendante.

D'après ce sommaire, on voit que Galien ignorait l'abouchement des artères et des veines pulmonaires dans le poumon. Il croyait que les veines pulmonaires se continuaient avec les bronches et que l'artère pulmonaire perdue dans l'organe n'était chargée que de sa nourriture.

Il ignorait également la communication des veines et des artères dans les autres parties du corps, c'est-à-dire qu'il ignorait la circulation.

Il admettait cependant du sang dans les artères, mais il l'expliquait en disant que, lorsque les vaisseaux veineux et artériels arrivés à une certaine ténuité étaient contigus, il se faisait un échange d'air et de sang à travers les porosités des vaisseaux. Un peu de sang passait dans les artères et un peu d'air dans les veines, échange qui augmentait dans l'état pathologique par agrandissement des porosités. Cet échange se faisait aussi des cavités droites dans les cavités gauches du cœur par la cloison interventriculaire, et ainsi Galien expliquait la présence du sang dans le ventricule gauche.

C'est au nom de l'expérience que s'était établie l'idée que les artères étaient vides, et c'est au nom de l'expérience que Galien y fit entrer du sang et de l'air, tant il est vrai que l'expérience ne mène à rien sans la raison ou le génie qui l'éclaire. Pendant quatorze siècles, on avait cru, pour l'avoir vérifié, que les artères étaient vides et ne contenaient que de l'air, et il ne fallut pas moins que les expériences de Harvey pour détruire ces erreurs. Ce ne fut même que cinquante ans après lui qu'on reconnut la vérité de ce qu'il avait dit lorsque, par le microscope, Malpighi, révélant le mode de communication des capillaires artériels et veineux, la raison fut assurée qu'il y ait lieu de croire à la grande circulation.

Que de vérités et que d'erreurs dans ces affirmations de Galien, car il y a de l'air dans le système artériel, mais à l'état de combinaison dans le sang, et Galien, accordant au sang veineux la puissance nutritive, ne reconnaissait au sang artériel impropre à la nutrition qu'une puissance d'excitation vitale portée par lui à tous les tissus et à tous les organes.

Traité des nerfs. Dans ce traité, Galien confirme les découvertes d'Hérophile et d'Érasistrate un peu oubliées, et il ajoute beaucoup à ce qui était connu. Il signale les ganglions nerveux, décrit le grand sympathique abdominal, les *nerfs mous* sensitifs et les *nerfs durs* essentiellement moteurs, les anastomoses des nerfs entre eux et le rapport de ces anastomoses avec les sympathies.

Sa description des nerfs est différente de la nôtre; mais il connaissait tous les nerfs que nous connaissons. Il ne se trompait que sur leur origine. Un seul lui était inconnu, ou au moins il ne le considérait pas comme un nerf : c'était l'olfactif.

Traité de l'odorat. Galien enlevait à la muqueuse des fosses nasales la fonction olfactive, à cause de sa structure, qui n'avait rien de différent de la structure des muqueuses, et par suite de son défaut de nerfs. Il plaçait le siége de l'odorat dans les ventricules du cerveau et supposait que l'air chargé de molécules odorantes traversait les trous de la lame criblée pour aller dans les ventricules, là où se fait la sensation.

Nous pourrions étendre à l'infini cette revue des connaissances anatomiques de Galien; mais ce que nous venons de dire suffit pour montrer où en était la science de cette époque et quels ont été ses progrès. Il est certain que la myologie, l'arthrologie, la splanchnologie et la névrologie sont redevables à Galien de découvertes très-importantes et dignes d'immortaliser son nom. Il y eut encore beaucoup à faire après lui; mais que l'anatomie moderne ne soit pas injuste vis-à-vis de celui qui ne lui a laissé à découvrir que l'histoire de la circulation sanguine et lymphatique. Que ces impérissables titres de gloire ne lui fassent pas oublier qu'en dehors de ces deux faits de l'abouchement des vaisseaux artériels et veineux révélant la circulation du sang, et de la connaissance des chylifères, l'anatomie de Galien laissait peu de chose à désirer.

§ II. — Physiologie de Galien.

Il n'y a pas de traité de physiologie dans les œuvres de Galien, et tout ce qui concerne l'étude des fonctions est dispersé dans ses livres d'anatomie ou de médecine. Personne plus que lui cependant, dans l'antiquité, n'a fait de plus belles ni de plus curieuses expériences physiologiques. C'est surtout dans le *De usu partium*, son œuvre capitale et son plus beau titre de gloire, qu'il faut chercher ses idées physiologiques. Là il expose : 1° la raison de toutes les particularités de conformation et de structure des organes, et 2° le rapport de la structure des organes et des fonctions pour établir l'existence d'une cause intelligente et supérieure ayant créé l'univers, et les organismes vivant pour une fin préconçue.

Le *De usu partium* est, dans son ensemble, un long manifeste de l'anatomie en faveur des *causes finales*. C'est une protestation contre la philosophie épicurienne, triomphante à Rome, et qui avait conduit les esprits au matérialisme et à l'athéisme.

En luttant contre ces tendances, où Galien se montre si naturiste, il s'élève avec une violence inouïe de langage contre ceux qui ne partagent pas ses opinions.

« Attendre que ces gens-là comprennent et goûtent ces pensées, autant vaudrait demander à un âne d'être sensible aux harmonies de la lyre.

» Ce livre ne sera compris que par ceux qui auront été initiés à l'art rigoureux du raisonnement et de la dialectique ; ils sont en petit nombre, il est vrai ; mais n'importe, ce n'est pas pour la foule que j'écris. L'ouvrier suprême n'a pas moins créé, bien qu'il connût à l'avance l'ingratitude des hommes à l'endroit de ses merveilleux ouvrages. Le soleil ne continue pas moins à marquer les heures de l'année et à mûrir les fruits, sans se soucier des calomnies d'un Diagores, d'un Anaxagoras, d'un Épicure ; et moi non plus, je ne prends nul souci des critiques ni des calomnies qui viendront m'assaillir à propos de cet ouvrage. Je l'adresse à ce petit nombre d'hommes qui, versés dans la dialectique, sont les seuls juges des choses bonnes et vraies ; c'est pour eux que j'écris ; que m'importe, d'ailleurs, la tourbe des sots et des ignorants. » (Andral, *loc. cit.*)

Ce livre *De l'utilité des parties* est formé de quinze chapitres, comprenant l'étude des organes de la vie de nutrition, celle des organes de la vie de relation, et enfin celle des organes de la vie de reproduction.

Galien, qui ne perd aucune occasion de produire ses croyances philosophiques, les développe ici de nouveau dans le plus magnifique langage :

C'est pour le service de l'âme qu'ont été créés tous les organes, et les diverses parties du corps ne sont que ses humbles servantes. Rien n'est plus vrai, et en réalité on peut définir l'homme : *une ame qui se sert des organes.*

Galien reconnaît une âme aux animaux, et, d'après lui, la différence de leurs organes résulte de la différence de leurs âmes.

« L'instrument de l'âme, c'est le corps. Chez tout animal, les parties du corps sont en rapport avec ses mœurs, traduisent les facultés de son âme, ne sont faites que pour les mettre en relief. Voyez le cheval : son pied répond à la rapidité de sa course, sa superbe crinière révèle son âme fière et généreuse. Les dents et les ongles du tigre sont en rapport avec sa férocité ; les instincts du taureau sont servis par ses cornes ; ceux du sanglier, par ses défenses. Le cerf et le lièvre sont conformés pour la fuite rapide. Aux animaux craintifs la nature a ménagé des moyens pour la fuite ; aux bêtes féroces, elle a donné des armes pour l'attaque.

» Au milieu de cette diversité infinie de caractères et de dispositions qui se trouvent chez les animaux, l'homme est le seul animal sage et le seul divin. C'est en vue de ce caractère auguste que l'ouvrier suprême a doué l'homme d'un instrument spécial, qui est la main. L'homme seul a la main, comme seul il a la sagesse en partage ; c'est pour lui l'instrument le plus merveilleux et le mieux approprié à sa nature. Supprimez la main, l'homme n'existe plus. Par la main, il est prêt à la défense comme à l'attaque, à la paix comme à la guerre. Quel besoin a-t-il de cornes et de griffes? Avec sa main, il saisit l'épée et la lance, il façonne le fer et l'acier ; tandis qu'avec les cornes, les dents et les griffes les animaux ne peuvent attaquer ou se défendre que de près, l'homme peut jeter au loin les instruments dont il est armé. Lancé par sa main, le trait aigu vole à de très-grandes distances chercher le cœur de l'ennemi ou arrêter le vol de l'oiseau rapide. Si l'hommee est moins agile que le cheval et le cerf, il monte sur le cheval, le guide, et atteint le cerf à la course. Il est nu et faible, et sa main lui fabrique une enveloppe de fer et d'acier. Son corps n'est protégé par rien contre les intempéries de l'air, sa main lui ouvre des abris commodes, et lui façonne des vêtements. Par la main, il devient le dominateur et le maître de tout ce qui vit sur la terre, dans les airs et au sein des eaux. Depuis la flûte et la lyre, avec lesquelles il charme ses loisirs, jusqu'aux instruments terribles avec lesquels il donne la mort; jusqu'au vaisseau qui le porte, hardi navigateur, sur la vaste étendue des mers, tout est l'ouvrage de sa main.

» L'homme, animal politique, eût-il pu sans elle écrire les lois qui le régissent, élever aux dieux des statues et des autels. Sans la main, pourriez-vous léguer à la postérité les fruits de vos travaux et la mémoire de vos actions? Pourriez-vous, sans elle, converser avec Socrate, Platon, Aristote et tous ces divers génies qu'enfanta l'antiquité? La main est donc le caractère physique de l'homme, comme l'intelligence en est le caractère moral. » (Andral, *loc. cit.*)

A cette époque déjà fut soulevée par Anaxagore la question de savoir si ce n'était pas la main qui était la cause de l'intelligence humaine, et, sous ce rapport, Helvétius, au XVIIIe siècle, n'a fait que reproduire des arguments réfutés par Aristote, par Galien, et qu'à leur tour devaient combattre Voltaire et Rousseau.

« Non, dit Galien, ce n'est pas parce qu'il est doué de la main que l'homme est intelligent et sage, mais c'est parce qu'il est sage et intelligent que le Créateur lui a donné cette main pour qu'elle fût la servante de son intelligence et de sa sagesse. Ce n'est pas la main qui apprend aux hommes les sciences et les arts, c'est la raison. La main n'est que l'instrument de la raison, comme la lyre est l'instrument du musicien, et le marteau l'instrument du forgeron. Or, de même que ce n'est pas la lyre qui a enseigné le musicien, ni le marteau qui a instruit le forgeron, et que, loin de là, le musicien et le forgeron ont dû commencer par fabriquer cette lyre et ce marteau, instruments de leur art, de même l'âme tire de sa propre substance ses facultés, mais elle ne peut traduire sa puissance en actes qu'à l'aide de son instrument, qui est la main.

» On peut prouver que ce sont les facultés qui précèdent l'exercice des instruments, et que, par conséquent, ce n'est pas à eux que doit être rapportée l'origine de ces facultés. Si l'on considère l'animal qui vient de naître, et dont, par conséquent, les instruments n'ont pas encore été exercés, on le voit agir, comme s'il était poussé dans un certain sens, par une puissance intérieure, et cela même avant que les parties que l'on regarde comme étant la cause de ces actes soient développées. Le jeune veau fait le geste de tête comme pour présenter ses cornes; le poulain rue avant d'avoir ses ongles; le petit sanglier menace avec ses défenses absentes, et le jeune chien essaye de mordre avec des dents qu'il n'a point encore. L'action précède donc l'instrument. C'est elle qui, sous l'empire des facultés de l'âme, met en œuvre l'instrument au moyen duquel elle doit être accomplie.

» Tout animal, sans avoir été enseigné, pressent ses facultés, et l'usage des parties de son corps destinées à les servir. Il fait agir ces parties sans qu'on lui ait rien montré. Ce n'est pas le père ni la mère qui enseignent à leurs petits l'usage de ces organes. Prenez trois œufs, un de cane, un d'aigle et un de serpent, faites-les couver à une chaleur douce, et soyez attentifs au moment où ils vont se rompre. Dès qu'ils seront éclos, vous verrez l'aiglon et le caneton battre des ailes, et le petit serpent faire quelques mouvements comme pour ramper. Portez-les un peu plus tard dans un lieu découvert, et abandonnez-les à eux-mêmes. Le jeune aiglon s'élancera dans les airs; le caneton courra vers la pièce d'eau voisine, et le petit serpent cherchera à se dérober sous terre. Sans enseignement, sans maître, l'aigle chassera, le canard nagera, le serpent restera caché dans le sein de la terre.

» Il est certains animaux susceptibles d'exercer des arts, que font-ils? suivent-ils l'enseignement d'un maître? Non, c'est la nature, dont ils ont reçu l'instinct des arts, qui les pousse et les guide. C'est en vertu de cette impulsion instinctive que l'araignée tisse sa toile légère, que l'abeille bâtit la ruche élégante où se trouve son miel, que la fourmi prévoyante construit le labyrinthe dans lequel elle enfouit ses richesses laborieusement amassées.

» L'homme diffère des animaux en ce qu'il vient au monde avec un corps nu et une âme sans armes..... Mais si l'homme vient au monde nu et sans armes, il possède la main et la raison; avec elles il couvre et défend son corps, il pare et embellit son âme de toutes les vertus, de toutes les sciences et de tous les arts. » (Andral, *loc. cit.*)

Est-il rien de plus grand et de plus beau que cette étude médico-philosophique de la main, à laquelle tout le premier chapitre *De l'utilité des parties* se trouve consacré? La conformation générale et particulière de cette partie du corps dans ses os, ses articulations, ses muscles et ses tendons, ses mouvements, sont exposées avec la même délicatesse d'appréciation, et, arrivé à l'enthousiasme pour le merveilleux de cette structure, il ajoute :

« En présence de cette main, de ce merveilleux instrument, ne prend-on pas en pitié l'opinion de ces philosophes qui ne voient dans le corps humain que le résultat de la combinaison fortuite des atomes? Tout dans notre organisation ne jette-t-il pas un éclatant démenti à cette fausse doctrine? Osez invoquer le hasard pour expliquer cette disposition admirable! Non, ce n'est pas une puissance aveugle qui a produit toutes ces merveilles. Or, connaissez-vous parmi les hommes un génie capable de concevoir et d'exécuter une œuvre aussi parfaite? Un pareil ouvrier n'existe pas. Cette organisation sublime est donc l'ouvrage d'une intelligence supérieure, dont celle de l'homme n'est qu'un faible reflet sur cette terre. Que d'autres offrent à la divinité de sanglantes hécatombes, qu'ils chantent des hymnes en l'honneur des dieux, mon hymne à moi c'est l'étude et l'exposition des merveilles de l'organisation humaine (1)! »

A l'étude de la main et de son utilité succède la description du carpe, de l'avant-bras et du bras. Son but est de rendre compte de la disposition des parties, de leurs segments, de leur mode d'articulation, et il fait à ce sujet une véritable étude de mécanique animale.

Des considérations semblables remplissent le troisième livre, à propos du membre inférieur. On y trouve en outre d'importantes considérations générales sur l'attitude verticale de l'homme, permanente chez l'homme, accidentelle chez le singe ou les animaux ; sur la faculté particulière qu'il a de s'asseoir, et sur la conformation du bassin et du fémur en rapport avec cet acte. — Là, Galien fait connaître la disposition des muscles autour du

(1) Si telle n'est pas la traduction littérale de Galien, tel est, du moins, la paraphrase éloquente de sa pensée telle qu'elle a été faite par M. Andral.

fémur, les rapports de celui-ci avec les os de la jambe, la conformation du pied, motivés par la nécessité d'être debout ou de s'asseoir, et il achève en disant que la main serait inutile à l'homme s'il ne pouvait rester debout ou s'asseoir.

Son étude du pied est aussi complète que celle de la main. Il en étudie la conformation générale, puis les éléments particuliers, tels que les os, les articulations, les muscles, les tendons, les téguments, etc. Chaque os est considéré au point de vue de son utilité, le calcanéum pour la sustentation, l'astragale pour la locomotion. Il compare le pied de l'homme à celui du singe, et montrant que le pied du singe ne permet la sustentation debout ou assise que d'une façon incomplète, il en conclut que cet animal est essentiellement grimpeur.

Physiologie de la digestion. — Dans le chapitre IV et V, Galien s'occupe de l'appareil de la nutrition, composé d'après lui du tube digestif, des veines mésaraïques, du foie et de la vésicule biliaire, de la rate, des veines en général, des voies urinaires.

Chaque partie a sa tâche, son utilité pour un but commun, comme si elle était dirigée par une main invisible, et il est certain qu'une force divine crée d'abord la structure afin d'arriver à l'action.

L'œsophage, placé à l'abri des violences extérieures et assez long pour ne pas retenir les aliments dans la poitrine, dilatable sans valvule, conduit les aliments dans l'estomac.

Là se fait la première élaboration des substances alimentaires et leur conversion en *chyme*, ou suc formant le sang. Comment cela se passe-t-il ? Galien admet dans tous les organes et dans tous les solides quatre puissances ou facultés : l'une *attractrice*, l'autre *rétentrice*, la troisième *altératrice* et la dernière *expultrice* des matériaux qu'ils doivent transformer en leur propre substance.

L'estomac attire, retient, altère et expulse successivement les matières alimentaires, mais ce n'est pas une action passive. Cet organe attire les aliments comme le cœur droit attire le sang, comme le cœur gauche attire l'air ; et les fibres longitudinales de l'œsophage sont les mains qui exécutent cette attraction.

Ordinairement la *faculté attractrice* agit sans que l'âme en ait la conscience, mais dans l'estomac l'âme est avertie du besoin par une sensation au cardia, dans le plexus nerveux de cet orifice. De là la sensation passe au cerveau, et si les cordons nerveux sont coupés ou malades, la sensation de la faim disparaît, bien qu'existe le besoin de réparation.

Les aliments sont retenus dans l'estomac par la *faculté rétentrice*, variable dans sa durée suivant la nature de l'aliment, et, devant persister tant que la *faculté altératrice* n'est pas épuisée. A cette dernière se rapporte la transformation de la masse alimentaire dans l'estomac, et Galien, préoccupé du but final, ne s'occupe pas des hypothèses de trituration, de fermentation, de putréfaction, de coction, déjà émises de son temps. Tout est arrangé pour que se fasse l'élaboration alimentaire, et après le premier effet de la faculté altératrice sur les aliments, les parties hétérogènes qui ne peuvent servir à la réparation du corps sont expulsées et il reste une masse alimentaire transformée qu'on appelle le *chyme*.

Aujourd'hui nous disons exactement la même chose en termes différents. Nous attribuons la chymification à l'action altérante du suc gastrique composé de pepsine et d'acide chlorhydique ou lactique. Pourquoi et comment s'accomplit cette merveille? Nous n'en savons rien, et nos explications ne valent pas mieux que la faculté altératrice de Galien.

Quand l'œuvre de l'estomac est terminée, la *faculté expultrice* entre en jeu, et de même que s'ouvre l'orifice utérin pour laisser passer le produit de la conception arrivé à maturité, de même s'ouvre l'orifice de l'estomac quand est mûr le fruit de l'estomac ou le chyme.

Dans certaines maladies, le pylore s'ouvre trop tôt, sans que les aliments soient élaborés, et il en résulte de la *lientérie*. Pour que les aliments aient des qualités nutritives, il faut que l'estomac les ait transformés. De là, cette conséquence qu'il est inutile de mettre des aliments dans le rectum, car cet organe ne peut les transformer, et il faut du chyme pour que du sang puisse en sortir.

De l'estomac les matières alimentaires passent donc dans l'intestin grêle, où se continue leur élaboration et où se fait l'absorption du chyme par les bouches des veines mésaraïques. C'est là un fait moitié vrai, moitié faux ; car s'il est vrai qu'il se fasse une digestion des graisses et des fécules dans la première partie de l'intestin, il est faux de dire que l'absorption du chyme se fasse par les veines mésaraïques. On sait aujourd'hui qu'elle se fait par ces veines pour les matières albuminoïdes, et au moyen des vaisseaux lactés ou chylifères pour les matières grasses. Ces vaisseaux sont au reste signalés par Galien, d'après Hérophile, et il les regarde comme des veines particulières provenant des ganglions mésentériques et destinées à nourrir l'intestin.

Une fois arrivées dans le gros intestin, les matières y subissent encore une faible élaboration, mais cet organe est surtout un réservoir excrémentitiel et les matières ne le traversent que pour être chassées au dehors au moyen d'un appareil spécial.

Physiologie du foie. — D'après Galien, le foie avait pour fonctions, 1° de séparer du suc alimentaire un certain nombre de matériaux constituant la bile, et, 2° avec le surplus de faire du sang.

Le fait de la sécrétion biliaire est resté dans la science, mais il n'en est pas de même de celui qui est relatif à la formation du sang, qui doit être considéré comme une hypothèse. En effet, le chyme modifié par le suc pancréatique et intestinal ne passe pas tout entier dans le foie, une partie s'en va par les chylifères dans le canal thoracique, la veine cave et les poumons, et c'est là qu'elle vient rejoindre le sang qui sort du foie tout chargé de sucre. Le foie ne fait donc pas le sang de toutes pièces, il reçoit celui des veines mésaraïques chargé de chyme et il y ajoute un principe indispensable, qui est le *sucre* ou *glycose*, lequel va se détruire dans les poumons.

Si le foie ne fait pas le sang, comme le croyait Galien, il contribue beaucoup à son épuration par la séparation des principes hydro-carbonés qui constituent la bile, et par l'addition d'éléments nouveaux dont le rôle n'est peut-être pas encore très-bien connu de nos jours. Il reçoit une partie du suc intestinal par les veines mésaraïques, ce qui explique comment les matières irritantes de l'alimentation, telles que le poivre, le sel, l'alcool, etc., les poisons, le pus sécrété par les ulcérations de la dysenterie viennent dans le foie provoquer l'hypertrophie de cette glande, la cirrhose, l'hépatite aiguë et la suppuration de l'organe. Ce rôle des veines mésaraïques explique parfaictment la production des maladies du foie, et à ce titre il importe de le bien connaître.

Physiologie de la rate. — Érasistrate considérait la rate comme un organe inutile ou seulement destiné à servir de contre-poids au foie. Mieux eût valu avouer son ignorance. Galien, au contraire, qui ne voyait rien d'inutile dans la nature, attribuait à cet organe un rôle important dans l'élaboration du sang, et il le démontrait en disant que la rate recevait, au moyen d'une artère volumineuse, du sang qui en sortait méconnaissable par les vaisseaux courts, sous forme de *bile noire* ou d'*atrabile*, laquelle se trouvait versée par les vaisseaux courts dans l'estomac, pour concourir à la formation du chyme.

Il y a dans cette idée de l'action des vaisseaux courts une hypothèse que rien ne justifie, mais il est certain cependant que la rate fournit au sang une énorme quantité de globules blancs, une forte proportion d'albumine, et qu'elle détruit une partie de ses globules rouges, dont la matière colorante s'accumule dans l'organe.

Ce n'est pas tout, car cela ne nous apprend pas les fonctions réelles de la rate, mais c'est un pas de fait dans la voie qui mène à la connaissance de la vérité. De nos jours, en effet, Frerichs a démontré qu'il se formait dans la rate, pour rentrer dans la circulation générale, une matière noire pigmentaire dont la quantité surabondante pouvait déterminer différents états morbides. Ainsi, après 1500 ans, reparaît sous une autre forme l'atrabile ou bile noire, objet de tant de controverses passionnées ou d'absurdes hypothèses.

Si le pigment, ou mélanose, peut se former partout, il est principalement formé par la rate d'où il passe dans la veine porte, de là dans le foie où il s'arrête en partie, en formant le *foie pigmenté* ou *mélanémique*, et ensuite dans la circulation générale pour aller aux poumons, au cerveau et aux reins; cela produit dans le foie une sécrétion hépatique anormale, des hémorrhagies intestinales intermittentes, des diarrhées profuses, quelquefois des vomissements, des hydropisies aiguës du péritoine et enfin l'atrophie chronique de l'organe (*Frerichs*, p. 275). Dans le cerveau il en résulte, avec la coloration brune de la substance corticale et l'oblitération de quelques capillaires, de la céphalalgie, des vertiges, du délire et différents troubles de l'intelligence (*loc. cit.*, p. 276). Dans les reins, il se produit de l'albuminurie; enfin, il y a chez tous les malades des accès de fièvre irréguliers, intermittents, souvent quotidiens et presque toujours très-rebelles.

Physiologie des reins. — Au temps de Galien, les reins étaient, comme au nôtre, des organes d'épuration du sang. Seulement l'idée qu'on se faisait de cette action dépurative n'est pas celle qui est aujourd'hui en honneur. Galien croyait que les reins étaient chargés d'enlever au sang l'excès d'eau qu'il renferme, ce qui est vrai, et il considérait l'urine comme de l'eau tenant en suspension des matières étrangères dont il ne soupçonnait pas l'importance. Il ne connaissait pas l'urée, ni le rôle qu'elle joue dans l'économie; mais à part ce défaut capital, ce qu'il disait du rôle des reins dans la soustraction de l'excès de l'eau du sang est parfaitement exact. La physiologie moderne, par l'organe de Cl. Bernard, a redécouvert cette fonction oubliée des reins. Elle a montré que chez le cheval surtout, toute l'eau des boissons ne pouvait passer par le cœur ni par la circulation générale pour arriver aux reins, et qu'une communication directe de la veine hépatique avec la veine cave inférieure permettait au sang du foie de refluer dans les veines rénales pour y laisser prendre son eau par les reins. C'est de cette façon qu'on explique aujourd'hui l'abondance et la rapidité de la sécrétion urinaire après le repas, sans croire que tout le liquide rejeté ait dû passer par le cœur droit, les poumons, le cœur gauche et revenir aux reins par l'aorte.

Physiologie de la respiration et de la circulation. — La physiologie des fonctions circulatoires et respiratoires de Galien est essentiellement fausse, car elle repose sur cette idée que les poumons sont des réservoirs destinés à mesurer au cœur la quantité d'air dont il a besoin.

Galien ignorait le mécanisme de la circulation du sang et de l'hématose pulmonaire, aussi fait-il les plus étranges hypothèses pour expliquer la respiration. C'est à lui cependant qu'on doit la connaissance du fait de la présence du sang mêlé à de l'air dans les artères, car jusque-là on croyait, avec Érasistrate, que ces vaisseaux ne renfermaient que de l'air.

D'après lui, l'air qui est froid (1) entre dans le corps en trois temps : par l'abaissement du diaphragme, par la contraction des intercostaux, enfin par celle des muscles cervico-thoraciques; les poumons se dilatent passivement pour le recevoir. Alors le cœur gauche l'attire au moyen des veines pulmonaires qui sont en communication avec les bronches, et une fois dans le cœur, il passe dans l'aorte avec le sang et dans les artères, il tempère la chaleur animale et revient aux poumons, où il entraîne les parties fuligineuses du sang *brûlées* dans le cœur. L'idée de la combustion du sang existait donc déjà au temps de Galien, seulement ce n'était qu'une hypothèse; on croyait que le cœur avait sur le sang une action dépurative qui continuait celle du foie, de la rate, des reins et des capillaires, où une séparation de matières avait lieu, et l'on était loin du résultat auquel en est arrivée la science moderne par les découvertes de Lavoisier.

Il faut cependant être juste pour Galien : toutes ces erreurs sont faites au nom de l'expérience, c'est par elle qu'il a déterminé l'action des intercostaux et la passivité du poumon, le mécanisme des actes respiratoires, la présence du sang dans les artères, et ses livres sont remplis d'expériences ingénieuses sur le cadavre et sur

(1) Le froid est la qualité élémentaire de l'air.

les animaux vivants. C'est que l'expérience n'est pas tout en physiologie. Sans le génie qui les éclaire, elles ne conduisent à rien, et tout en scrutant le corps des animaux, il n'a pas fallu moins de quinze siècles pour arriver à détruire les erreurs de Galien sur les fonctions circulatoires et pour découvrir le véritable mécanisme de la circulation.

Pour Galien, il y avait un rapport intime entre la fréquence de la respiration et la chaleur animale. Cela est très-exact, en effet ; la température est d'autant plus élevée que la respiration est plus fréquente, ainsi chez les enfants comparés aux vieillards, chez les animaux à sang froid comparés aux animaux à sang chaud.

Il croyait en outre que la respiration servait d'aliment à l'*esprit animal* formé dans les ventricules du cerveau, et que l'air y arrivait par les carotides et par les trous de la lame criblée de l'ethmoïde. Ce sont là autant d'erreurs condamnées par le temps et l'expérience.

Physiologie du pouls. — Le *De usu partium* ne renferme rien sur la physiologie des artères, ni sur le pouls. Ce qui est relatif à ce point de physiologie doit être recherché dans un autre traité de l'auteur.

Les *battements artériels*, peu étudiés par Hippocrate, n'ont été l'objet de recherches sérieuses que dans l'école d'Alexandrie. On s'en rendait compte de deux manières. Les uns croyaient qu'ils avaient pour origine une force de dilatation et de resserrement alternative inhérente aux artères.

D'autres, au contraire, pensaient qu'ils étaient le produit des mouvements de l'esprit ou de l'air contenu dans leur intérieur, mais c'est Galien qui, par ses expériences, a démontré le rapport des battements du cœur et du pouls, ou de la diastole et de la systole de l'un avec la diastole et la systole artérielles.

Le pouls doit être étudié au point de vue de sa vivacité et de sa lenteur, au point de vue de l'intervalle qui sépare les pulsations, enfin au point de vue de sa dureté, de sa mollesse, de sa force ou faiblesse, de sa grandeur ou de sa petitesse.

Il est modifié : 1° par l'âge, le sexe, le tempérament, le sommeil ou la veille, la digestion, l'action musculaire, les influences morales, la douleur et ses variétés ; 2° par la qualité et la quantité des boissons ou des aliments, par les bains chauds ou froids, par les saisons, les climats, etc.; 3° par les différents états morbides, et son étude révèle alors l'*état des forces*. Ainsi la petitesse, la fréquence et l'inégalité du pouls révèlent l'*épuisement des forces*, mais il faut distinguer leur *dépression* de leur *simple oppression*. *Elles sont déprimées* par le défaut des aliments, leur insuffisance, l'excès des passions, la prolongation de la douleur, par des évacuations immodérées et par la gravité des maladies. *Elles ne sont qu'opprimées* quand il y a grande accumulation de liquide dans les vaisseaux, et quand l'énergie vitale se concentre sur un organe en abandonnant le reste de l'économie. Le pouls est encore modifié par la compression des artères, par l'accumulation d'*humeurs hétérogènes* ou de *pneuma* dans les vaisseaux ; par la pléthore, etc.

C'est alors qu'entrant dans le détail des différents pouls, Galien devient d'une subtilité excessive, admettant des variétés infinies, désignées par les noms les plus bizarres et correspondant à des états particuliers de l'économie. Il y a là beaucoup d'exagération, et sauf la variété de *pouls dicrote* restée dans la science, les autres ont été à peu près oubliées.

Malgré tout, ces études sont remarquables et il en ressort une vérité trop souvent méconnue de nos jours, c'est que l'état du pouls a une si grande importance qu'il ne faut pas le négliger pour les autres méthodes précises d'investigation. Il révèle l'état des forces, l'état du cœur et des artères, la quantité de sang que les artères contiennent, enfin le siége, la nature et le pronostic de la plupart des maladies.

« Mais, dit Galien, la science du pouls est difficile, elle exige de celui qui veut l'acquérir une grande attention d'esprit et un talent d'observation peu ordinaire ; elle demande surtout une longue et constante application et l'amour des choses sérieuses..... J'ai fait de la science du pouls une étude de toute ma vie, mais qui voudra s'y livrer après moi, en ce temps déplorable où chacun ne reconnaît d'autre Dieu que la fortune !..... Qu'importe, après tout, lors même que, sur mille personnes, une seule saurait comprendre et apprécier mes travaux, je serais assez payé de mes peines ! » (Andral, *loc. cit.*)

Il est certain, en effet, que même sans accorder une très-grande importance aux variétés du pouls décrites d'abord par Galien et de nos jours par Solano et par Bordeu, le pouls est une source de *diagnostic* pour les nosohémies et les maladies cérébrales, cardiaques, artérielles ou intestinales, qu'il est un sûr moyen de *pronostic*, enfin qu'il est le guide de la thérapeutique dans l'application des émissions sanguines. De pareils résultats, auxquels nous n'avons pas changé grand chose, sont de la plus haute importance, et puisqu'ils appartiennent à Galien ne négligeons pas de lui en rapporter tout l'honneur. Toutes ses recherches sont en effet appuyées sur de nombreuses observations et par des expériences sur des animaux, les unes pour établir le rapport de la fréquence du pouls avec l'accélération des mouvements respiratoires, les autres pour déterminer les effets de la ligature des veines, des artères, des artères et des veines, de quelques artères surtout, des carotides, etc. Ce sont là des travaux considérables et de premier ordre, qui n'ont pas vieilli autant qu'on le croit généralement et dans lesquels il y a encore beaucoup à prendre.

Physiologie de la voix. — Le VIIe chapitre du livre

De l'utilité des parties contient des études sur le larynx, sur la glotte, que Galien compare à une anche, et sur la production de la voix ainsi que sur les modifications qu'elle subit sous l'influence de la section des nerfs laryngé supérieur ou récurrent. Ce sont encore là des découvertes originales et personnelles à Galien.

Physiologie du cerveau et des nerfs. — Les VIIIe, IXe, X[e], XIe, XIIe et XIIIe chapitres sont consacrés à l'étude de l'utilité des organes de la vie de relation et ils renferment des observations de Galien sur le cerveau, la moëlle, les nerfs et les organes des sens. Ils sont remplis d'expériences physiologiques très-curieuses et très-exactes sur les fonctions des différentes parties du système nerveux, de vivisections de la moëlle à des hauteurs diverses, et on y trouve une ébauche complète du système de Gall sur la localisation des facultés de l'intelligence.

C'est Galien qui a eu l'honneur de renverser définitivement les hypothèses d'Hippocrate et d'Erasistrate sur la physiologie du cerveau, le premier considérant cet organe comme *glande chargée de sécréter la pituite* qui s'écoulait du crâne à travers les trous de la lame criblée de l'ethmoïde, et l'autre attribuant à l'encéphale une fonction de rafraîchissement des esprits animaux, parce qu'en touchant cet organe sur l'animal vivant la main éprouve une sensation de froid. Bien que l'école d'Alexandrie eut déjà indiqué le cerveau comme étant l'organe de l'intelligence, cette vérité n'était pas universellement acceptée, on croyait encore à l'influence du cœur sur les sentiments moraux, et il fallut toute la série des observations et des vivisections de Galien sur le cerveau coupé couche par couche, en même temps qu'une étude anatomique minutieuse de cet organe, pour arriver à la connaissance des fonctions cérébrales.

Les mêmes idées se trouvent développées dans le

De placitis Hippocratis et Platonis, où l'on trouve le récit d'expériences faites sur le cœur mis à nu, pincé, tortillé avec des tenailles de forgeron sans qu'il en résulte aucun désordre de l'intelligence ou de la sensibilité. On voit, au contraire, que les expériences dont le cerveau est l'objet entraînent la perte du sentiment, de la motilité et des fonctions intellectuelles.

D'après Galien, le cerveau produit dans les ventricules latéraux un principe particulier, un esprit, l'*esprit animal*, ce que nous appelons aujourd'hui le fluide nerveux, qui de ces ventricules va se perfectionner dans le troisième, passe au quatrième par l'aqueduc de Sylvius et de là dans la moëlle et dans les nerfs. Ce principe résultait de l'air arrivant au cerveau par la lame criblée de l'ethmoïde et par les artères qui se ramifient dans la pie mère.

L'intelligence lui semblait être en rapport, d'une part, avec le volume du cerveau, fait déjà signalé par Erasistrate, et de l'autre avec la qualité de la substance cérébrale. Il pensait même que le volume de sa partie antérieure, et que la proéminence du crâne étaient l'indice de facultés intellectuelles remarquables, ce que Gall à notre époque, devait à son tour soutenir avec tant d'éclat et de succès.

Enfin il admettait une action croisée des hémisphères cérébraux sur le mouvement des membres, l'hémisphère gauche donnant la motilité au côté droit, l'hémisphère droit agissant sur le côté gauche, tandis que dans la moelle, chaque moitié de l'organe était la cause directe du mouvement dans la moitié correspondante du corps. Cette action du cerveau, indiquée par l'école d'Alexandrie, s'expliquait par l'entrecroisement des nerfs dans la protubérance; dans la moelle, au contraire, l'action directe s'expliquait par l'action directe des cordons nerveux.

Relativement à la moelle, Galien n'était pas moins

avancé, et c'est en enlevant la partie postérieure du canal vertébral pour couper la moelle à différentes hauteurs, ou en introduisant l'instrument tranchant dans ce canal qu'il a pu étudier expérimentalement les fonctions de cet organe. Au moyen de ces vivisections, faites avec habileté et variées selon les besoins de l'étude, il a pu émettre des vérités que nous n'avons eu que la peine de recevoir et d'admirer.

La section de la moelle en travers au milieu de sa longueur détermine l'insensibilité et l'abolition du mouvement dans les parties situées au-dessous du point coupé.

L'incision longitudinale de la moelle dans toute sa longueur pour la diviser en deux parties latérales, ne produit aucun trouble de la sensibilité ni du mouvement, ce qui prouve que la substance grise de la moelle n'est pas indispensable à cette double fonction.

La section de la moelle entre la première vertèbre cervicale et l'occipitale, ou entre la première et la seconde vertèbre cervicale, détermine la mort immédiate.

La section de la moelle entre la troisième et quatrième vertèbre cervicale produit l'immobilité soudaine du thorax, la gêne extrême de la respiration, l'insensibilité des membres et une mort très-rapide.

La section de la moelle entre la sixième et la septième, puis entre la septième et la huitième vertèbre cervicale amène la paralysie des muscles respiratoires cervico-thoraciques et intercostaux, d'où une grande gêne de la respiration qui ne se fait plus que par le diaphragme. Dans ce cas, si l'on coupe le nerf phrénique, le diaphragme se paralyse, et l'animal meurt d'asphyxie.

Galien avait distingué les nerfs de mouvement et de sentiment par leur apparence et leur consistance, les premiers, qu'il appelait des nerfs *durs*, et les autres des nerfs *mous*. Cette observation est très-exacte. Il avait en outre reconnu que les racines antérieures de la moelle présidaient au mouvement, tandis que les racines postérieures tenaient la sensibilité sous leur dépendance, fait encore reconnu de nos jours comme étant en dehors de toute contestation.

Toutes ces expériences indiquent un état très-avancé de la science, une méthode parfaite, et si l'on eût continué dans cette voie, au lieu de s'en tenir à ces premiers essais de physiologie expérimentale, il est certain que nous serions arrivés plus vite qu'on ne l'a fait à la découverte des vérités qui font aujourd'hui la gloire de nos contemporains. Quoi qu'il en soit, c'est à ces curieuses expériences qu'on doit un commencement de physiologie du système nerveux, qui, à part les hypothèses sur la formation des esprits animaux, mérite d'être pris en sérieuse considération.

Physiologie de la génération. — Dans les chapitres XIV et XV *De l'utilité des parties*, Galien expose la physiologie des organes de la reproduction d'une façon qui n'est plus en rapport avec notre physiologie actuelle, et où l'erreur tient une très-grande place. C'est le sperme qui est en quelque sorte la graine du nouvel être, et qui se transforme dans l'utérus en se mélangeant à la semence de la femme fournie par les ovaires. Les mêmes idées se retrouvent dans un autre traité de Galien ayant pour titre : *De semine.* Ces chapitres se terminent par la description des phénomènes physiologiques de l'accouchement et du mécanisme de la parturition.

Sans insister sur ce sujet, faisons remarquer une chose qui n'est pas sans importance aujourd'hui, qu'on s'occupe beaucoup d'ovariotomie. Dans le traité *De semine*, où se trouvent quelques observations relatives à l'ablation des ovaires chez les animaux, Galien établit que cette opération n'est pas sans danger, et qu'on aurait tort de suivre les conseils de ceux qui prétendraient l'appliquer à l'espèce humaine, pour obtenir la cure de certaines tumeurs ovariques. A cette époque donc, l'ovariotomie était connue, même dans l'espèce humaine, et il n'y a rien de moderne dans cette opération.

Telle est, en abrégé, la physiologie de Galien prise dans son livre *De l'utilité des parties*. Mais si quelque chose doit attirer l'attention du lecteur, c'est l'intéressant chapitre rempli de considérations philosophiques qui termine cet ouvrage, et que je vais reproduire d'après la version de M. Andral.

« Lorsqu'un poëte a conduit au dénoûment une action qu'il a inventée ou empruntée à l'histoire, à la fin d'une pièce de théâtre ou de poëme lyrique, le chœur s'avance sur la scène, et entonne un hymne en l'honneur des dieux. Et moi aussi, à la fin de mon ouvrage, je veux dire quelle impression a fait sur mon esprit l'étude des merveilles de l'organisation humaine. Voilà mon hymne ! Voilà mon *épode !*

» J'ai raconté l'usage des différentes parties du corps humain. J'ai montré comment, jusques dans leurs plus petits détails, la disposition de ces parties, leur structure sont en rapport avec les fonctions qu'elles sont destinées à remplir. Tel a été le but principal de ce travail. Ce n'a pas été de montrer l'action de ces parties ; cette action n'est pas toujours manifeste dans tous les cas. Est-ce que l'organisation de l'estomac nous indique *à priori*, que, dans son intérieur, doit s'accomplir cette digestion ? L'organisation de l'estomac ressemble à celle de la vessie ; il n'y a pas de différence entre ces organes, et l'on ne saurait conclure de l'examen de ces deux cavités que l'une est destinée à transformer les aliments et l'autre à servir de réservoir à l'urine. L'action ne résulte pas de l'organisation, mais des forces spéciales qui sont départies à nos organes en dirigent les actes et président à l'accomplissement de leurs fonctions. J'ai voulu démontrer comment les parties sont arrangées et constituées de manière à concourir le mieux possible à l'accomplissement de l'action de l'organe, *action qui est elle-même sous l'empire de forces ou de puissances spéciales.*

» J'ai prouvé, contre l'opinion de plusieurs philosophes, que l'organisation du corps des animaux ne peut être considérée comme le produit du hasard, ou, comme le veut Épicure, du concours fortuit des atomes. J'ai montré, au contraire, que lorsqu'on étudie avec quelque attention et quelque esprit philosophique le corps de l'homme et des animaux, on voit, dans tous les détails de la construction, se révéler l'intervention toujours présente d'une intelligence suprême qui a tout prévu et tout calculé. Notre corps est donc une machine merveilleuse dont l'art des hommes ne saurait atteindre la perfection ; c'est une machine qui, pour le philosophe que l'esprit de secte n'aveugle pas, est la démonstration la plus nette, la plus éclatante, la plus sûre d'une providence qui a créé et ordonné toutes choses. Il y a toujours quelque point obscur dans les démonstrations que veulent donner de la vérité ou de la sainteté de leur culte les initiés aux mystères de Cérès ou d'Éleusis. Toute religion a ses mystères, dont le flambeau du raisonnement ne peut parvenir à dissiper complétement les ombres, mais y a-t-il rien de plus clair, de plus lumineux que la démonstration de l'existence d'une intelligence suprême, par l'étude de la conformation des animaux !

» Il y a un esprit émané de Dieu qui remplit toutes les parties de l'univers, qui partout porte avec lui le mouvement et la vie. Du mélange de cet esprit avec la matière résultent les divers phénomènes dont l'univers est le théâtre.

» Les astres innombrables qui planent sur nos têtes, le soleil qui nous échauffe et nous éclaire, la terre qui nous porte, tout est imprégné de cet esprit. Les végétaux et les animaux lui doivent la vie qui les anime, vie infiniment variée dans ses manifestations, faible, en ébauche, rudimentaire chez les êtres qui se développent au sein de la poussière emportée par le vent, dans les débris des corps organisés, dans la fange et la pourriture ; vie de plus en plus manifeste, énergique, puissante à mesure qu'on s'élève dans la série animale, jusqu'à ce qu'enfin elle se produise avec toute son expansion et tout son rayonnement dans l'espèce humaine. Là encore, cette vie offre des degrés suivant le développement plus ou moins grand des facultés intellectuelles, et elle atteint son expression la plus complète et la plus élevée lorsque l'intelligence arrive à être celle d'un Platon ou d'un Archimède.

» Ne vous y trompez pas, vous avez vu tout à l'heure des êtres dans lesquels la vie n'est qu'en ébauche ; ces êtres si petits, si misérables, nés dans la poussière et dans la fange, étudiez-les, quelque petits qu'ils soient cependant, la vie les anime, et l'ouvrier suprême n'a pas moins déployé en eux sa toute-puissance. On s'étonne que dans des corps si infimes, qui échappent presque à la vue (dans les êtres invisibles), il y ait autant de détails de structure que dans le corps de l'homme ou de l'éléphant. Ainsi, la jambe d'une puce nous offre tous les rouages de la jambe du plus gros animal : jointures, muscles, tendons, vaisseaux, nerfs. Il y a du sang qui y porte le mouvement et la vie ; là, s'accomplissent aussi tous les phénomènes de la nutrition. Rien donc de plus intéressant, de plus important que l'étude du corps humain pour le philosophe, pour celui qui veut s'élever à la connaissance des causes premières. Mais vous, médecins, vous surtout, étudiez les usages des parties de ce corps humain, car sans cette connaissance vous ne pouvez ni déterminer le siége des maladies, ni instituer leur traitement. Si, dans l'état sain, vous ne pouvez vous refuser à admettre qu'une intelligence suprême dirige et coordonne les différents actes vitaux, croyez aussi, avec Hippocrate, que dans la maladie cette même force persiste et agit pour ramener l'économie animale à l'équilibre et à l'harmonie. »

Près de dix-sept siècles ont consacré ces vérités fondamentales, et le médecin qui les ignore ou qui en méconnaît l'importance ne fera jamais qu'une très-mauvaise médecine.

Toute la physiologie de Galien n'est pas réunie dans ce livre *De l'utilité des parties*, il y a d'autres points relatifs aux humeurs et à la physiologie générale qui se trouvent dans les livres de l'*atrabile*, des *dogmes d'Hippocrate et de Platon* ou dans les *facultés naturelles*. C'est ce que nous allons examiner maintenant.

Physiologie des humeurs. — Galien faisait jouer un rôle considérable aux humeurs dans l'état de santé ou de maladie. Ses idées sur ce point se trouvent dans le *De atrabile*.

Il y a une humeur principale génératrice de toutes les autres. C'est *le sang* d'où sortent la bile jaune, la bile noire, la pituite, l'urine, la sueur, la transpiration insensible et les fuliginosités. Il est formé par le foie au moyen des aliments et elle varie selon l'intégrité ou l'altération, l'action hépatique ou d'après la quantité et la qualité des aliments. Il est composé de deux parties, l'une pour la réparation des organes, l'autre excrémentitielle, formant la sueur, l'urine, la transpiration insensible ne devant plus servir à rien, la bile, l'atrabile jouant un certain rôle dans l'économie et la rétention de ces humeurs formant les tempéraments normaux, anormaux, allant jusqu'à la maladie.

Dans son étude des humeurs, il s'occupe surtout de la bile et de l'atrabile. Celle-ci, dont l'invention remonte à Hippocrate, viendrait de la rate et donnerait lieu à une foule d'accidents graves qu'aujourd'hui on rapporte surtout au tempérament bilieux prononcé. C'est celle qui formait la matière des vomissements noirs, qui produisait les anthrax, le cancer, les varices, la manie mélancolique, la dysenterie, etc. Tout cela ne repose sur aucune observation sérieuse. Disons cependant que, sans croire à l'action de la rate sur l'atrabile, cet organe jette dans le sang une certaine quantité de matière noire pigmentaire qui peut donner lieu, par son excès, à des accidents de diarrhée, de dysenterie, de céphalée, d'hypochondrie, d'albumine, etc. (Voy. Frerichs, *Maladies du foie*, p. 275.)

Physiologie générale des esprits et des forces. — Les idées physiologiques de Galien sur l'âme et sur les forces se trouvent dans un ouvrage qui a pour titre : *De placitis Hippocratis et Platonis* ou *Dogmes d'Hippocrate et de Platon.* Là, cependant, Galien ne discute que les opinions philosophiques de quelques médecins de son temps, sans trop s'occuper des deux maîtres dont il a évoqué les noms.

Cet ouvrage se compose de neuf livres et renferme

quelques expériences très-curieuses sur les fonctions du cœur, du cerveau, des nerfs et du larynx. Il se termine par une discussion sur le siége des diverses facultés de l'âme, sur l'âme et sur les esprits animaux.

Il combat le système philosophique dans lequel on admet trois espèces d'âmes, l'une *raisonnable* dans le cerveau, l'autre *irascible* dans le cœur, la dernière *concupiscente* dans le foie, et il semble penser comme les stoïciens qu'il n'y a qu'une âme renfermant toutes les facultés, bien que plus tard il paraisse accepter cette triple division des âmes. Sous ce rapport comme sous celui de l'organicisme, Galien n'est pas toujours très-net et sa pensée est souvent contradictoire ou confuse.

Ici, il admet que l'âme peut être malade comme le corps. Elle est saine quand la raison, les penchants et les affections sont les uns à l'égard des autres dans un juste équilibre; lorsque cet équilibre est rompu, de sorte que tel ou tel penchant l'emporte sur la raison, l'âme est alors malade.

Le chapitre VII est consacré à l'étude de l'esprit animal. Galien se demande s'il existe un principe dans le cerveau et dans les nerfs, dans le cerveau seul, s'il se produit dans les nerfs, s'il y est envoyé par le cerveau et si les nerfs ne sont que conducteurs.

Il se demande aussi si, pour la production des sensations et des mouvements, il y a quelque chose de matériel envoyé par le cerveau; si l'esprit restant dans le cerveau ne peut pas impressionner les parties par les nerfs? Il croit à un lien matériel qui unit les nerfs au cerveau, et ce lien est l'*esprit animal*, ce qui est notre influx nerveux.

Enfin, chapitre VIII, il revient sur la doctrine d'Hippocrate, reproduite par Platon, et relative aux éléments, aux humeurs et à la constitution du corps des animaux. C'est celle qu'il adopte en se l'appropriant par son observation.

Le corps est composé des mêmes éléments que l'univers, formant chez lui des combinaisons plus complexes que dans les corps inorganiques. Ils passent du monde extérieur dans les végétaux, de là dans les herbivores et dans l'homme, qui est omnivore. L'homme, les animaux et les plantes les rendent tôt ou tard par décomposition au monde qui les leur avait prêtés. C'est la théorie de Lucrèce, de nos jours développée par Dumas, acceptée par tous les savants et mise en vers par un célèbre poëte :

> Sitôt qu'ils ne sont plus (1), de leur cendre féconde
> Sort un monde nouveau qui repeuple le monde ;
> De la plante qui meurt, l'animal se nourrit ;
> Sur l'animal dissous la plante refleurit (2).

Des forces et du rôle qu'elles jouent dans l'économie. — Galien, dont les idées contradictoires ont été plusieurs fois signalées, et qui pour cette raison sans doute a été quelquefois considéré comme un éclectique, était vitaliste autant qu'il est possible de l'être, si l'on admet comme tels ceux qui font de la vie la cause des phénomènes du corps organisé et non un effet ou un résultat de l'organisation. Seulement son vitalisme n'a rien d'abstrait, injuste reproche adressé à cette doctrine par ceux qui ne l'ont jamais bien étudiée. Comme tous les vitalistes, il tient le plus grand compte de l'organisation des solides et des humeurs dont les modifications sont à leur tour le point de départ de phénomènes secondaires physiologiques ou morbides.

« Lorsqu'on a étudié la composition des solides et des humeurs dans l'économie, le fonctionnement de cet assemblage d'humeurs et de solides, les actes de cette économie sortent-ils clairement de cette contemplation attentive ? Le mouvement de la vie, les phénomènes normaux

(1) Les corps vivants.

(2) Pope. Traduit par Fontanes.

ou moraux produits dans l'animal, naissent-ils de cette organisation matérielle par l'organisation de celle-ci, par sa seule virtualité, ou bien à cette matière inerte et incapable de sortir par elle-même de son état d'inertie, l'auteur de la nature a t-il surajouté un principe qui l'anime et le vivifie ? La réponse de Galien est positive. Pour lui, la matière est chose essentiellement inerte ; dans la nature vivante comme dans la nature morte, dans tout l'univers, en un mot, elle est soumise à l'influence d'agents mystérieux et invisibles qui, sous le nom de *forces*, exercent sur elle une action incessante, sont le principe et la cause de tous les mouvements et de toutes les modifications qui s'accomplissent en elle. L'univers offre un ensemble de phénomènes dirigés par des forces. Sans forces productrices, pas de phénomènes. » (Andral, *loc. cit.*)

Indépendamment des solides et des liquides organiques, instruments de l'organisme, existent donc des forces, facultés ou puissances, qui donnent le mouvement et la vie à cette fédération organique.

« Les agents de ces forces sont les *esprits* (*pneumata*), influx intermédiaires entre les forces et la matière, et, séparables en trois classes : les esprits *vitaux*, les esprits *animaux*, les esprits *naturels*, répondant à chacune des trois forces sous l'empire desquelles se produisent les actes de l'économie vivante. » (Andral, *loc. cit.*)

On peut trouver ces divisions inutiles et considérer comme hypothétiques ces forces différentes dont parle Galien, mais ce n'est pas là la question. Je ne discute pas pour savoir s'il y a plusieurs forces ayant des agents particuliers de mouvement, ou s'il n'y en a qu'une à laquelle obéissent les organes du corps vivant ; je veux seulement établir que Galien admettait que la vie est une cause à laquelle obéit la matière, que l'organisation n'explique pas les fonctions, qu'elle ne rend pas compte du développement des êtres ni de la conservation de leur forme à travers la rénovation continuelle de leur substance, et c'est ce que prouvent les citations qui précèdent. Au reste, cette idée se retrouve partout, et Gérard de Nerval l'a reproduite récemment avec autant de poésie que de vérité :

> Espère enfin, mon âme, espère :
> Du doute brises le réseau,
> Non, ce globe n'est pas ton père,
> Le nid n'a pas créé l'oiseau.

Ce qui va suivre nous montrera d'autres hypothèses nées de la même idée philosophique. Galien suppose que la matière séminale mêlée au sang de la mère s'organise et engendre une *force vitale* dont l'agent est un esprit qui se répand partout avec le sang et les artères : c'est l'*esprit vital.* Cette force se modifie suivant les actes organiques à accomplir, et modifie également l'esprit vital qui doit accomplir ces actes, d'où la transformation de la force vitale en *force animale* dans le cerveau et le changement de l'esprit vital en esprit animal destiné à être l'instrument des phénomènes de la sensibilité de l'intelligence et du mouvement.

Cette même force vitale se modifie pour produire les phénomènes de nutrition, *naturels* aux plantes et aux animaux, et elle devient une force naturelle ayant pour agent les *esprits naturels.* Pour Galien, la force vitale, principe de l'économie vivante, est la source des forces ou facultés animales et naturelles, et les esprits naturels et animaux nécessaires à certains actes organiques ne sont qu'une modification de l'esprit vital.

Poussant plus loin l'analyse, Galien consacre un traité spécial, *De facultatibus naturalibus*, à l'étude des facultés naturelles.

Les facultés naturelles sont au nombre de quatre : l'*attractrice*, la *rétentrice*, l'*altératrice* et l'*expultrice.* La première attire dans les tissus les éléments nécessaires à leur composition. La seconde y retient ces éléments jusqu'à la fin de l'action altératrice qui doit les modifier et les amener à la transformation nécessaire au tissu, et par la quatrième, les solides vivants rejettent les molécules qui ne leur sauraient convenir. Comme le dit M. Andral, c'est l'idée mère de ce que Bichat appelait *sensibilité organique*, et par laquelle il expliquait tous les actes de la nutrition.

Malheureusement, Galien multipliant les êtres sans nécessité, admettait à côté de ces grandes forces existant dans les solides d'autres forces secondaires spéciales pour des actes spéciaux et secondaires, comme plus tard devait faire Van Helmont avec les *archées*. Il créa une faculté *ossifique* pour la formation des os, *pulsative* pour les battements de cœur, etc., etc., et il montre partout l'action de ces forces agissant sur les différentes fonctions : 1° Dans la formation du germe de l'être vivant; 2° dans l'accroissement des êtres à partir de la naissance; 3° dans la nutrition; 4° dans le cours du sang et les modifications subies par ce liquide; 5° enfin, dans l'arrivée des aliments à l'estomac et dans leur élaboration par cet organe.

Une force générale pour présider au *consensus* de toutes les parties de l'organisme et des forces particulières, suivant les différences des actes à remplir. Voilà l'être vivant. C'est tout le contraire des organiciens, qui attribuent à chaque organe une propriété organique en rapport avec ses fonctions, et qui considèrent la vie comme le résultat de l'assemblage des organes en fonction. Chacun peut ainsi voir de quel côté se trouve la raison.

Au reste, ces idées ne sont pas la propriété de Galien. — Émises par Hippocrate et par d'autres maîtres de l'antiquité, Galien n'a fait que les développer pour les défendre contre ceux qui ne tenaient compte que de l'action des solides et des liquides. Pour lui, tout système qui ne joint pas, à l'étude des solides et des humeurs, la considération des forces, n'a aucune chance de durée.

— S'il reste quelque chose d'obscur dans les développements de Galien, si l'on y trouve de l'incertitude et quelques contradictions, il les faut rapporter à la nature même du sujet qui restera toujours enveloppé d'une grande obscurité.

§ III. — Pathologie de Galien.

Galien n'a pas fait de nosographie telle que nous l'entendons aujourd'hui. Les descriptions sont incomplètes et il n'y a pas de suite dans l'exposition qu'il fait des maladies. Il parle en philosophe sur la nature et les causes des maladies plutôt qu'en nosographe, et ses idées, disséminées au milieu d'un grand nombre de traités spéciaux sont assez difficiles à rassembler, surtout quand on tient compte des contradictions qu'elles présentent.

Partout cependant, Galien considère ce qu'il appelle *les forces* comme dominant et dirigeant les phénomènes organiques, tout en acceptant que ces altérations organiques, à leur tour, sont le point de départ de désordres fonctionnels qui permettent d'en reconnaître l'origine, la nature et l'étendue.

C'est donc dans les différents ouvrages qu'il a publiés sur les *tempéraments* ou *crases* ; sur la *bonne constitution du corps;* sur la *conservation de la santé* (*De sanitate tuenda*); sur les *bons et mauvais aliments ;* sur la *constitution de l'art médical ;* sur l'*art médical* ; sur les *fièvres ;* sur le *phlegmon ;* sur les *lieux affectés*, etc., etc., qu'il faut étudier les idées médicales de Galien. Comme on le verra par ce qui va suivre, ces ouvrages doivent être séparés en deux catégories, l'une pour la *pathologie générale*, l'autre pour la *pathologie spéciale*.

Pathologie générale. — Digne représentant de la science,

Galien montre (*De constitutione artis medicæ*) que la médecine n'a de base solide que si elle s'appuie sur l'anatomie et sur la physiologie, car pour bien apprécier l'altération des organes à l'état de maladie, il faut connaître leur conformation et leur fonction à l'état normal.

« La santé est l'équilibre et l'harmonie des quatre éléments des humeurs, des parties similaires, des organes, et enfin des forces qui régissent l'ensemble de l'organisation.

» La maladie est le trouble porté dans l'harmonie et dans l'équilibre des solides, des humeurs ou des forces. Elle disparaît toute seule sous l'influence des forces naturelles ou par l'intervention de l'art qui emploie des moyens contraires; mais dans un grand nombre de cas le médecin ne doit agir que pour aider aux efforts de la nature. » (Andral, *loc. cit.*)

La santé n'est cependant pas quelque chose de bien déterminé. Considérée comme un parfait mélange des quatre qualités élémentaires dans les parties similaires et dans les humeurs, c'est pour Galien le *tempérament* par excellence, perfection idéale qui ne se rencontre pas dans la nature et en dehors de laquelle cependant la santé peut exister. Les modifications de ce tempérament idéal compatibles avec la santé sont les *tempéraments* ou *crases*. Ils résultent tous de la prédominance de quatre humeurs (*sang*, *pituite*, *bile* et *atrabile*), et, comme on le voit, il ne tient ici aucun compte du tempérament nerveux, un des plus importants de tous. Chaque individu a son tempérament variable aux différentes époques de la vie, comme chaque partie a sa crase, son tempérament, c'est-à-dire une qualité prédominante dont le médecin doit tenir compte.

Un degré de plus dans cette imperfection du mélange des humeurs, il y a *dyscrasie* ou *intempérie*, c'est l'état morbide qui commence. Ici, la maladie est une altération du mélange des humeurs incompatible avec l'exercice régulier des fonctions, définition humorale qui ne ressemble plus à celle dont j'ai parlé un peu plus haut et qui est beaucoup plus complète.

Quoi qu'il en soit, à ce point de vue, Galien poursuivant son idée, admet quatre intempéries simples, *sèche*, *humide*, *chaude* et *froide*, correspondant aux quatre qualités élémentaires; et quatre intempéries composées résultant du mélange de deux intempéries simples, *sèche et chaude*, *sèche et froide*; *humide et chaude*, *humide et froide*; jetant ainsi les bases de cet humorisme hypothétique qui devait se prolonger jusqu'au XVe siècle, où il succomba sous les coups de Paracelse.

Dans son traité de l'*art médical*, Galien définit la médecine, la science de la santé et de la maladie, et fidèle à cette idée il étudie le corps à l'état sain et les conditions de la santé, puis le corps à l'état de maladie produite par l'intempérie des parties similaires et par l'altération des organes.

Les signes de l'état de santé ou de l'état de maladie sont de trois sortes : signes *diagnostiques* ; signes *pronostiques* ; signes *anamnestiques*, tirés du passé.

Il les étudie dans l'état de santé en se livrant à de nombreuses hypothèses; puis dans l'état de maladie, où il est plus exact. Ici les signes varient selon que la maladie est extérieure ou intérieure. Dans le premier cas, les changements de forme, de volume, de consistance, de couleur, de situation, etc., indiquent la maladie. Dans le second cas, le diagnostic plus difficile repose sur le trouble des fonctions de la partie malade, sur les changements de matières sécrétées ou excrétées, sur les sensations dont elle est le siége, principalement la douleur, enfin, dans quelques cas, sur la présence de tumeurs anormales.

Les signes pronostiques annoncent l'imminence de la

maladie, et dans l'état morbide indiquent les événements futurs : Comme le fait très-justement remarquer M. Andral, cette partie n'est que le commentaire d'Hippocrate.

En terminant ce livre, il s'occupe de l'hygiène et de la thérapeutique. C'est là qu'il pose les axiomes suivants :

« Pour conserver la santé, il faut traiter les semblables par les semblables.

» Pour guérir la maladie, il faut traiter les contraires par les contraires.

» Dans les maladies le médecin ne doit qu'aider à la nature, car souvent c'est la nature qui guérit. »

Dans le *De differentiis morborum*, Galien considère toujours la maladie comme un trouble général des forces, bien qu'il semble faire de la maladie un trouble matériel de l'organisation. Il déclare que toute altération de fonction suppose une altération correspondante de la partie chargée de l'accomplir ; mais il ajoute que la maladie n'existe que s'il y a lésion de fonction ; que la lésion sans symptômes n'est pas une maladie, et qu'il y a des troubles fonctionnels impossibles à rapporter à un trouble matériel, exemples : la fièvre, les convulsions, la dyspepsie, de sorte qu'il semble faire entrer dans la définition de la maladie l'idée de la lésion matérielle et celle du trouble de fonction.

Comme on le fait encore de nos jours, Galien fait des réserves sur les troubles fonctionnels sans lésion appréciable, et pensant qu'on pourra un jour découvrir ces lésions invisibles et cachées, il dit qu'il faut en faire provisoirement des maladies.

Il admet des maladies primitives, ou simples, caractérisées par l'altération d'un des quatre éléments, d'où les quatre intempéries de *chaud*, *froid*, *sec* et *humide*, et des maladies composées secondaires résultant de la combinaison des états morbides primitifs. Nous aussi nous admettons des maladies primitives et des maladies secondaires, mais d'après des idées différentes et plus vraies, lorsque, par exemple, un état morbide particulier succède à un autre ayant existé seul pendant quelque temps. Exemples : la péritonite, qui succède à une entérite ou à une inflammation du foie de l'utérus ; l'encéphalite causée par une hémorrhagie cérébrale ou une tumeur du cerveau, etc. Il y a même des maladies ternaires et quaternaires, lorsque de nouvelles maladies se combinent successivement les unes aux autres.

Dans un livre (*De causis morborum*), Galien passe en revue les causes morbides fournies par les *ingesta*, par les *excreta*, par les *acta* et par les *circumfusa*, et il se demande comment elles agissent.

Il survient une altération des humeurs entraînant l'altération des solides, ou bien une désorganisation des solides amenant l'altération des humeurs, ce qui est plus rare, et quelquefois ce sont les forces ou facultés qui s'altèrent avant toute modification des organes.

Comment s'altèrent les humeurs? En masse, par le sang d'où elles sortent toutes dans les cas de *pléthore* ou d'*anémie ;* partiellement, lorsqu'une humeur prédomine, et alors il y a des maladies de chaud avec le sang ; de froid avec la pituite ; de sec et d'humide avec la bile et l'atrabile. Par cela même que presque toutes les maladies consistent dans une modification des humeurs qui circulent avec le sang, il s'ensuit que la plupart des maladies sont des maladies générales, *totius substantiæ*, et que l'humeur prédominante se promène dans tout l'organisme, jetant le trouble partout, jusqu'au moment où, retenue dans une partie par la force *rétentrice* ou *expultrice* en souffrance, elle s'accumule sur un point, donnant lieu à une maladie locale au sein de la maladie générale de diathèse. Pour Galien, deux éléments expliquent la formation de presque toutes les maladies. 1° l'altération des humeurs constituant les diathèses, et 2° l'altération des forces particulières d'une partie expliquant la lésion locale, c'est-à-dire la localisation des diathèses.

C'est donc la prédominance d'une humeur, c'est-à-dire l'excès des qualités élémentaires, qui produit la plupart des maladies. Le chaud est la qualité alimentaire du sang, qualité qui prédomine le plus souvent, et à ce titre elle produit comme état général, la fièvre ; comme état local, le phlegmon et l'inflammation. Comme on le sait, les maladies inflammatoires sont de beaucoup les plus communes.

Une petite part est faite aux solides dans la production des maladies, et Galien admet que dans la formation de l'être une *mauvaise direction des forces*, un *vice de la semence* peuvent amener une altération de forme, de situation, de texture des parties et donner lieu aux *maladies congénitales*. L'altération des solides peut aussi se produire sans altération des humeurs, mais cela est rare.

Galien, qui ne pouvait expliquer la formation et l'enchaînement des phénomènes de toutes les maladies par les seules modifications des humeurs et des solides, fait alors intervenir le trouble des forces ou facultés qui président à l'accomplissement des actes organiques. Par cela même que les facultés attractrice, rétentrice, altératrice et expultrice dirigent les actes normaux, leur désordre, leur trouble par augmentation, diminution ou perversion, peut être le point de départ de l'état morbide. Il suffit d'une humeur plus ou moins *attirée*, trop ou trop peu *retenue*, mal *élaborée* ou incomplétement *expulsée*, pour engendrer une maladie.

Seulement Galien semble se contredire comme s'il n'était pas entièrement sûr de son idée, car, tout en admettant des forces dirigeantes de l'état normal susceptibles par leur altération de provoquer l'état morbide, il détruit son affirmation en disant « que les forces n'existent pas par elles-mêmes, et que leurs modifications ne sont que la conséquence d'un trouble préalable de l'état matériel, d'où il suit que l'altération organique précéderait l'altération des forces, et qu'il n'y aurait plus à en tenir compte dans la production des maladies. » C'est une contradiction qu'il importe de signaler.

D'après l'action isolée ou combinée de ces causes, les maladies sont *générales, sans localisation particulière*, et dépendent d'un vice spécial des humeurs; *générales, avec localisation consécutive; locales*, sans généralisation consécutive : exemple, les maladies congénitales; *locales, suivies de généralisation*, telle que la fièvre, etc. C'est par cette étude, ajoute M. Andral, que Galien résistait de son temps à l'école solidiste d'Érasistrate, qui s'obstinait à méconnaître l'influence des altérations humorales et dynamiques, et qui considérait toujours la fièvre comme la conséquence d'une lésion des solides, particulièrement de l'inflammation, comme Broussais le fit encore de nos jours.

Des symptômes des maladies. — Après avoir étudié les causes de la maladie, Galien en étudie les symptômes dans deux livres : *De symptomotum differentiis* et *De causis symptomatum.*

Les symptômes sont en rapport avec les lésions humorales et organiques, ou existent sans lésion appréciable et constituent des maladies. Il y en a deux espèces : 1° symptômes dépendant d'une lésion d'action de la vie animale ; — 2° symptômes dépendant d'une lésion d'action de la vie naturelle.

1° Les symptômes qui dépendent d'une lésion de la vie animale appartiennent aux troubles du sentiment, du mouvement et de l'intelligence, ce que Galien appelle des forces dirigeantes.

La *sensibilité* dans les organes des sens ou dans les autres organes peut être diminuée ou pervertie, et donner lieu à la douleur. Cela dépend d'une altération de la partie fondamentale de l'organe, d'une lésion des parties accessoires, de la puissance sentante, c'est-à-dire du système nerveux et du cerveau.

Le *mouvement* peut être diminué, aboli ou perverti. Son abolition est, pour Galien, la conséquence de sucs épais obstruant les vaisseaux, les muscles, les nerfs de la partie paralysée, quelquefois d'une humeur blanchâtre, obstruant les ventricules du cerveau. Mais il semble ne pas bien connaître le rapport des lésions cérébrales et de la motilité déjà signalé par Arétée et parfaitement étudié plus tard par Morgagni au XVIe siècle.

La perversion des mouvements s'annonce par des frissons, des tremblements, des convulsions, des palpitations, etc. Les convulsions dépendent de la *plénitude* et de la *vacuité;* les palpitations du cœur ou des muscles, de l'*afflux sanguin* et du *pneuma;* le tremblement résulte de l'âge, des émotions, de l'état adynamique, du froid, des boissons alcooliques, et le frisson, au début des affections fébriles, de sucs épais qui oppriment les forces. Pour Galien, le frisson est une lutte de la nature contre l'humeur morbifique à expulser, au même titre que la toux et l'éternument, qui rejettent des matières nuisibles, ou que le vomissement et la diarrhée, nécessaires à l'expulsion des sécrétions gastro-intestinales, et qui ramènent l'ordre par le désordre, sous la direction intelligente de la nature.

D'autres mouvements intimes (ce que nous appelons la contractilité organique), nécessaires au mouvement des humeurs, sur lesquels s'exerce l'action de la force attractrice et expultrice, peuvent être modifiés, dénaturer la nutrition moléculaire et amener la maladie, en attirant ou arrêtant le cours des humeurs. De là, les fluxions, et l'absence ou le développement incomplet des crises salutaires.

L'*intelligence*, dans ses facultés de raisonnement, de mémoire et d'imagination, peut être troublée ou abolie. Le délire, la démence, sont des perversions de l'intelligence ; ils existent avec ou sans fièvre, et le délire sans fièvre, de courte durée, n'a pas d'importance. S'il dure, il constitue la manie.

Pour Galien, le *délire avec fièvre* est *symptomatique* quand il résulte d'une affection viscérale autre que le cerveau, ce qui est pour nous le délire sympathique, et il est *idiopathique* quand il résulte d'une lésion cérébrale (*phrenitis*), ordinairement phlegmasie du cerveau ou des méninges. C'est une manière de parler qui n'est plus en faveur aujourd'hui.

2° Les symptômes qui appartiennent aux lésions d'action de la vie naturelle ou de nutrition sont des actes qui peuvent être également abolis, diminués ou pervertis, et cela dans chacune des quatre facultés organiques, d'*attraction*, de *rétention*, d'*altération* et d'*expulsion* des organes, ce qui rend chaque partie susceptible de douze espèces d'altérations différentes.

Ici encore, Galien se prononce sur l'origine du trouble d'action des facultés, qu'il place soit dans ces facultés, soit dans l'altération du solide où elles sont modifiées. Il passe ensuite en revue ces symptômes dans les divers organes de la vie de nutrition.

Parmi ces symptômes, on peut citer dans les voies digestives, le vomissement, les déjections alvines et la production des gaz.

Le *vomissement* dépend d'une maladie de l'estomac, ou bien il est sympathique de la lésion d'un organe éloigné, comme le cerveau, les poumons, le péritoine, les intestins, etc.

Les *déjections alvines* sont plus rares ou plus fréquentes. Leur rareté dépend de la faiblesse de la faculté expultrice, de l'atonie des intestins ou des muscles abdominaux, de l'affaiblissement de la sensibilité de la muqueuse, d'une alimentation insuffisante, de la paralysie du rectum et des sphincters, etc. Leur fréquence dépend de la quantité de substances grasses ou humides des aliments, et surtout de l'âcreté des matières intestinales qui irritent la muqueuse. La *production de gaz* dépend de certaines lésions de l'intestin, où bien elle est sympathique des maladies utérines (hystérie) et d'autres maladies cérébrales.

Dans les *annexes du tube digestif, telles que les veines mésaraïques, le foie*, etc., il se peut faire que la puissance attractrice s'exerce incomplétement, n'attire pas les aliments, et qu'un courant inverse s'effectue du foie dans l'intestin, de manière à produire, par altération des matières, des gaz et des excréments semblables à la *lavure de chair*, ce qui formait la dysenterie. Pour lui, cette affection était la conséquence d'une maladie du foie.

Symptômes fournis par les voies urinaires. — Pour Galien, l'urine révélait l'état des voies urinaires, et surtout l'état général de l'organisme. Abondante ou nulle, chargée de différents principes, les troubles de la miction sont en rapport avec l'atonie de la vessie, les calculs urinaires, les caillots sanguins vésicaux, les callosités et tubercules du col vésical, la cystite, la sécheresse d'une fièvre ardente et certaine diathèse, qui n'est autre que le *diabète*. Les organes sont imbibés de mauvais sucs qui sont rejetés par les urines et entraînent avec eux la substance du corps, de façon à produire tôt ou tard la diarrhée, les sueurs, l'amaigrissement, le marasme et la mort.

Parmi les ouvrages de Galien sur la symptomatologie, il faut citer le *Traité du pouls*, dont il a été déjà question, et un *Traité de la dyspnée*, contenant l'examen des causes des caractères extérieurs de ce phénomène. Les causes de la respiration fréquente ou rare, superficielle ou profonde, longue et courte, égale ou inégale, difficile et constituant la dyspnée ou l'orthopnée, sont toutes les lésions organiques des voies respiratoires, et ailleurs c'est l'*altération dynamique des puissances inspiratrices*, ainsi qu'on l'observe dans les maladies nerveuses et dans la raréfaction de l'air atmosphérique.

Ces différents ouvrages de symptomatologie sont relatifs au diagnostic, mais il y en a d'autres, *De prænotionibus* et *De prænotione ex pulsibus*, où les symptômes sont envisagés au point de vue du *pronostic*, et où Galien se montre aussi grand observateur que glorieux de sa renommée, car il se vante de ses succès thérapeutiques d'une façon qui choque aujourd'hui nos habitudes de réserve à ce sujet. Il y a là cependant un fait curieux à indiquer, c'est la dénonciation qu'il publie d'un complot tramé contre sa vie, tramé par les médecins de Rome, jaloux de sa réputation, et il ajoute qu'il n'a plus qu'à prendre la fuite pour dérober sa tête à la fureur implacable de ses ennemis.

Marche, durée, période et terminaisons des maladies. — « La maladie a ses âges comme le corps ; elle naît, elle croît, arrive à sa maturité, puis, après une sorte d'hésitation, elle se précipite vers son terme heureux ou fatal. » Cette phrase résume toute la pensée de Galien sur la marche des maladies. — Considérant l'altération primitive ou secondaire du sang, par la quantité, par la prédominance d'une des trois humeurs qu'il renferme, ou par l'introduction de principes hétérogènes, comme le caractère de tout état morbide, il faut pour que la maladie cesse, que la composition du sang revienne à l'état normal ; il faut que ce liquide subisse l'action de la force altératrice qui élabore l'humeur et de la force expultrice qui chasse les matériaux hétérogènes.

Toute maladie offre quatre périodes de *début*, d'*augment*, pendant lesquelles l'humeur reste à l'état cru et commence à s'élaborer; de *maturité*, pour sa *coction* et son élaboration; et ensuite de *déclin*, lorsque l'élimination a lieu, ce qui entraîne la guérison. On en voit un exemple dans le phlegmon où s'observent la fluxion, l'infiltration fibrineuse, la suppuration et l'élimination ou détente de l'état morbide avec cessation de la fièvre, de la douleur, etc.

Il y a dans cette évolution de la maladie une action intelligente aussi supérieure que dans l'accomplissement des phénomènes de la santé, et c'est un travail que le médecin doit surveiller sans troubler la nature dans son travail médicateur, à moins d'indication spéciale.

Pour Galien, la guérison est la terminaison naturelle des maladies aiguës, et la mort n'est que l'exception. Celle-ci est presque toujours la conséquence d'affections de longue durée, où la lésion des solides est suivie de l'altération des forces et des humeurs. — Quand la mort a lieu par suite d'une maladie aiguë, malgré l'action de la puissance médicatrice qui veille à la conservation de l'organisme, cela dépend ou de l'intensité de la cause morbide, ou du défaut de résistance des individus. Cette faiblesse de résistance est la conséquence du défaut d'action des forces par lesquelles la cause morbifique est attaquée, modifiée, expulsée, de sorte que tout en cherchant à diminuer l'intensité des causes, à calmer la violence des symptômes, le médecin doit surtout respecter les forces s'il ne veut pas entraver la guérison. Il faut à cet égard que le médecin ne se hâte pas trop d'agir pour substituer son action à celle de la nature, car « dans toute maladie il y a lutte entre la cause morbide et les forces qui tendent à la chasser de l'économie, d'où il suit que, suivant l'état des forces, la maladie peut être légère ou grave. » (Andral, *loc. cit.*) Et il importe de ne pas intervenir, à moins de nécessité absolue. Comme le dit Galien, « il y a des médecins qui nuisent beaucoup moins, parce qu'ils ne font rien que parce qu'ils font trop », ce qui sera éternellement vrai, et ce que plus tard Morgagni devait redire sous cette forme un peu différente : *Sunt plures medici qui ægros interimunt quia nesciunt ipsi quiescere.*

Dans l'évolution des maladies, les symptômes ne se succèdent pas toujours dans le même ordre, et leur succession constitue les types morbides. La plupart des maladies offrent le type continu, et quelques-unes seulement le type intermittent; exemples : fièvres, douleurs de tête, etc. La rémittence n'est pour Galien qu'une modification du type continu sous forme de paroxysme. C'est ce qu'on voit dans la synoque. Ailleurs, des maladies continues sont accompagnées de phénomènes intermittents, et tous les deux ou trois jours offrent une aggravation marquée de tous les symptômes, ainsi que cela se passe dans certaines synoques avec fièvre tierce. C'est ce qui constituait la *fièvre hémitritée.*

Le type intermittent était alors ce qu'il est encore aujourd'hui, et nous n'avons rien ajouté aux divisions en honneur à l'époque de Galien.

A la terminaison des maladies se rattache la grande question des *crises* et des *jours critiques* que Galien a développé dans deux ouvrages *De crisibus* et *De diebus decretoriis*, ce qui le rattache complétement aux idées du naturisme hippocratique. Il est certain que lorsque les maladies doivent se terminer d'une façon favorable, il y a souvent des phénomènes qui annoncent ce résultat, qui jugent l'état morbide et qui ont été appelés par Hippocrate des *phénomènes critiques*. Tels sont l'*épistaxis*, le flux *hémorrhoïdal* ou *menstruel*, les flux *muqueux*, les *sueurs*, les *parotides*, quelques *éruptions* cutanées, etc. C'est là l'origine de la doctrine des crises, combattue, mais à tort, avec tant d'acharnement par Asclépiade, qui prétendit renverser à la fois le fait de la crise et la désignation des jours où elle devait s'accomplir. — Tous les bons esprits acceptent encore aujourd'hui avec Galien la doctrine des crises, mais celle des jours critiques n'a guère plus de défenseurs. Galien lui-même ne l'a formulée qu'avec répugnance sans y ajouter foi, car il termine cette œuvre *De diebus decretoriis*, en disant : « Dieux immortels ! vous le savez, c'est à la prière de mes amis et en quelque sorte forcé par eux, que j'ai écrit ces lignes en faveur d'une doctrine que je ne partage pas. »

Pyrétologie de Galien. — En dehors de ces travaux de pathologie générale, on trouve dans Galien quelques livres consacrés à des sujets plus particuliers qui, d'après la judicieuse remarque de M. Andral, tiennent le milieu entre la pathologie générale et la pathologie spéciale. Il s'agit du livre *Des fièvres* (*De differentiis febrium*), du livre *Des tumeurs*, et du livre *De locis affectis.*

Dans le traité des fièvres, il définit la fièvre : « une production de chaleur contre nature » à laquelle se rattache nécessairement l'accélération du pouls et de la respiration. — L'excès de chaleur est le phénomène primitif, et comme l'air entré par les poumons qui circule dans les artères a pour mission de rafraîchir le sang et par le sang le corps, il faut que dans la fièvre, pour neutraliser la chaleur, la nature prévoyante en fasse pénétrer davantage dans l'économie, d'où la fréquence de la respiration et l'accélération du pouls.

Cette chaleur contre nature, c'est-à-dire la *fièvre*, est quelquefois primitive, essentielle, sans cause matérielle appréciable, et constitue toute la maladie : c'est la *fièvre essentielle*. Ailleurs, un autre fait la précède, elle en est la conséquence et n'est plus qu'un symptôme. C'est le cas de la fièvre produite par une lésion matérielle et qu'on appelle *fièvre symptomatique*. Nous ne parlons pas autrement aujourd'hui.

Pour Galien, les causes des fièvres sont : 1° les influences susceptibles de modifier la constitution, et 2° les modifications de nos solides.

1° L'*air*, par sa température élevée, par son abaissement, par son mélange avec des principes délétères, tels que des miasmes, des effluves marécageuses, des émanations de maladies contagieuses (phthisie, peste, etc.), peut donner la fièvre. On voit ici que Galien connaissait l'influence des miasmes paludéens sur la fièvre, découverte attribuée à Lancisi, et qu'il connaissait la peste dont voici sa définition : « Fièvre putride accompagnée de tumeurs et de charbons aux aines et aux aisselles. »

Il en est de même des *aliments* qui, par leur quantité et par leur qualité, engendrent des sucs épais et viciés; des *boissons*, surtout des alcooliques; des *poisons* et des *médicaments ;* des *actes de la vie animale*, tels que le chagrin, la colère, etc., qui troublent les actes de la vie organique ; de l'*action musculaire exagérée*, etc.

Toutes ces conditions ne peuvent à elles seules produire la fièvre, et il faut avec elles une aptitude particulière en rapport avec des dispositions organiques spéciales. Elle peut naître dans le cœur et se répandre partout, ou bien, ce qui est le cas le plus commun, prendre sa source dans une partie éloignée, se propager au cœur par continuité de tissu ou par sympathie. Dans le premier cas elle est *primitive*, et dans l'autre *secondaire*. Quand la fièvre est secondaire, elle résulte : 1° d'une altération des humeurs, particulièrement du sang, s'il y a pléthore ou s'il renferme un excès de bile et des sucs mauvais ou putrides qui, par la chaleur du sang, se putréfient en élevant sa température ; 2° d'une altération des solides, fluxion locale dont la chaleur s'étend par continuité de tissu ou par sympathie jusqu'au cœur.

Par le type, Galien divise les fièvres en deux classes, les fièvres continues et les fièvres intermittentes.

Dans la première classe se trouvent, en raison de leur durée, les *fièvres éphémères*, qui durent de un à trois jours; les *synoques*, dont la durée est de huit à quarante jours, soixante et même quatre-vingts jours, et qu'on divise en synoques *simple*, *inflammatoire*, *bilieuse*, *putride*, *pestilentielle*. Sauf la dernière, ce sont les formes de notre fièvre typhoïde. La synoque pestilentielle, maladie toujours grave et putride accompagnée de bubons aux aines et dans les aisselles, n'est autre que la peste, qui, dès ce temps déjà, parcourait l'Orient et s'était montrée à Rome.

Jamais ces fièvres ne passent à l'état chronique; mais dans quelques cas la fièvre ne ressemble pas aux précédentes, elle ne débute pas d'une façon aiguë et elle se prolonge plusieurs mois ou plusieurs années, jusqu'à la mort des malades, car la guérison en est très-rare. Alors il y a un amaigrissement progressif et une fièvre lente, paroxystique, accompagnés d'un état de marasme plus ou moins prononcé. C'est ce que Galien appelait la *fièvre hectique*. Elle n'a point comme les autres son origine dans une altération des humeurs et dépend ordinairement de la lésion des solides, surtout des poumons dans la phthisie; de l'estomac, du foie, etc. Dans quelques cas cependant il y a une *fièvre hectique essentielle* dont le point de départ est dans le cœur, dans laquelle il n'y a pas de lésion appréciable des solides et qui résulte des différentes influences morales, des passions, d'une synoque qui n'a pu aboutir à la guérison, etc.

Dans une seconde classe, Galien place les *fièvres intermittentes*, et il appelle l'attention sur les types tierce et quarte qui, par leur durée, ont pour effet d'amener l'induration de la rate et l'hydropisie. — Ces fièvres ont alors été parfaitement étudiées dans toutes leurs formes, et particulièrement les tierces, dont les accès prolongés, presque réunis, peuvent faire croire à l'existence d'une fièvre continue. — Quelle est la cause de l'intermittence des accès de fièvre? Pour Galien, le phénomène dépend du besoin qu'éprouve la nature de s'y prendre à plusieurs reprises pour élaborer et arriver à l'expulsion de la matière morbifique, et l'apyrexie est employée à préparer l'expulsion d'une nouvelle quantité de cette matière dans l'accès suivant. — C'est une explication humorale qui ne vaut pas moins que toutes celles qu'on a proposées depuis cette époque.

2° *De l'inflammation.* Galien, qui parle à chaque instant de l'inflammation, s'en occupe plus longuement dans le livre *Des tumeurs.* — Comme Celse, il la définit par la *rougeur*, la *chaleur*, le *gonflement* et la *douleur* des tissus. Elle résulte de l'afflux du sang dans les parties. Il se fait, à travers les parois des vaisseaux, une exsudation sanguine, que la force altératrice élabore, modifie, transforme en *pus*, ou bien fait disparaître avant ce temps par *résolution.* — De la bile jaune mélangée au sang infiltré produit l'érysipèle, et quand c'est de la bile noire, il en résulte des gangrènes. — Elle peut rester *locale* ou bien se *généraliser* et occasionner la fièvre par propagation de la chaleur locale au cœur et au reste du corps.

Pour Galien, sauf les cas où l'inflammation résulte d'une cause externe traumatique, elle est sous la dépendance d'un état général de l'organisme. Tantôt alors le sang est en excès, et tantôt il est chargé de matières excrémentitielles ou hétérogènes qui se portent avec lui d'un lieu à l'autre. Tant que dans les parties, les facultés attractrice, rétentrice, altératrice et expultrice restent en équilibre, les humeurs ne s'arrêtent pas; mais si cet équilibre est rompu, les humeurs s'arrêtent, s'accumulent et engendrent le phlegmon. C'est ainsi, par exemple, que si la force expultrice est affaiblie, ce que nous appelons *atonie* ou *adynamie*, dans les fièvres graves et les cacochymies, ce sont les parties les plus faibles qui sont le siége des fluxions et consécutivement de l'inflammation, d'où il suit que si la saignée est utile pour diminuer la masse du sang, et pour arrêter certaines inflammations, elle ne convient pas toujours, et il y a des cas où il est préférable de fortifier les parties que de les affaiblir. — Ces idées de Galien nous font comprendre ce qu'on appelle aujourd'hui les phlegmasies secondaires développées dans la fièvre typhoïde, dans le choléra et dans les typhus, et elles concordent très-bien, comme l'a fait remarquer M. Andral (*loc. cit.*), avec les expériences de Claude Bernard qui, par la section du grand sympathique au cou, paralyse les capillaires d'un côté du visage et détermine la fluxion, la rougeur et la chaleur de toutes ces parties.

Il est impossible de ne pas être frappé de la grandeur de ces vues doctrinales, qui ont précédé de dix-huit siècles les conquêtes de l'expérimentation moderne, et une théorie de l'inflammation qui, comme celle de Galien, tient compte de ses *causes traumatiques*, de ses *causes générales*, qui sont l'*altération du sang* par excès ou pléthore, l'altération du sang par des principes hétérogènes, etc., l'attraction du sang dans les parties pour l'inflammation active, la non-expulsion de ce sang par les organes affaiblis dans les inflammations passives, est une théorie qui mérite la plus grande considération. — D'ailleurs, à part les mots différents de notre langage moderne et de meilleures idées physiologiques sur la circulation, que savons-nous de plus sur la nature de l'inflammation qui change le fond des pensées de Galien? Bien peu de chose. L'exsudation sanguine de Galien a fait place à l'exsudation plastique, et nous savons que le pus est formé de cellules tellement semblables aux globules blancs du sang, qu'on ne peut les en distinguer.

Cette étude du phlegmon, considéré comme une tumeur est suivie de l'étude d'autres tumeurs, de nature particulière, qui diffèrent un peu de celles que produit l'inflammation. Ainsi, l'érysipèle est causé par la bile jaune de l'exsudat sanguin, et il y a les athéromes, les méliceris, les squirrhes, les bubons, l'hydrocèle, les tubercules, mot appliqué à de petites tumeurs de la peau, etc., etc., que Galien rapporte au phlegmon, sans entrer dans de suffisants détails pour exprimer nettement sa pensée.

3° *De locis affectis.* Galien, qui a exploré toutes les parties de la science et à qui l'on doit tant de découvertes d'anatomie et de physiologie, qui s'est montré si remarquable comme philosophe, dans son anatomie, dans ses considérations de pathologie générale sur les causes, les symptômes, la marche et la terminaison des maladies, dans la doctrine des fièvres et de l'inflammation, n'a pas dédaigné d'écrire sur la pathologie spéciale. Son traité *De locis affectis*, digne en tous points des œuvres au milieu desquelles il se trouve, semble fait pour montrer l'importance de la lésion des solides à ceux qui, à l'exemple des méthodistes, pourraient en méconnaître l'importance. — Au moment de l'arrivée de Galien à Rome, la secte méthodique encore vivante soutenait, d'après Thessalus, que dans les maladies, l'état général méritait seul l'attention des médecins, et fournissait toutes les indications thérapeutiques; que la cause des lésions locales n'était pas dans les solides, et enfin, que ces lésions n'apprenaient rien de ce qui concerne l'étiologie ou le traitement.

De pareilles doctrines devaient être énergiquement combattues par Galien, qui professait que la maladie était la conséquence de l'altération des forces, des humeurs ou des solides, et qui soutenait que les lésions locales, par leur action directe, par leur siége et par leurs sympathies, avaient une grande influence sur la thérapeutique. — Il démontre de nouveau qu'il y a des maladies primitivement locales, telles que les changements de forme, de rapports, de situation des parties, des corps étrangers, etc., modifiant le pronostic d'après les fonctions de l'organe lésé, créant des indications thérapeutiques, enfin, pouvant accroître la chaleur normale, et par sa propagation au cœur, puis au reste de l'organisme, produire la fièvre et généraliser la maladie. Reconnaître ainsi les affections primitives ou consécutives des solides, était facile pour les affections locales externes, mais bien difficile en cas de localisation sur les poumons, le foie, le cerveau, etc. — Il aurait fallu connaître l'anatomie pathologique qui n'existait pas encore, et qui ne devait sérieusement commencer qu'au XVIIe siècle, car on ne peut appeler de ce nom les essais anatomo-pathologiques de Galien sur les animaux et sur les singes. — Cette anatomie pathologique comparée n'éclairait que médiocrement la médecine humaine, et ne pouvait servir qu'à démontrer l'importance des connaissances anatomiques et physiologiques sur les progrès de la science.

Dans cet ouvrage un peu prolixe, sans méthode et rempli de répétitions, qu'il nous est facile de juger par la traduction de Daremberg, Galien cherche surtout a établir le rapport des symptômes aux altérations des solides qui leur donnent naissance, tout en sachant bien que ce rapport n'existe pas toujours, et en déclarant que les troubles de fonction d'un organe peuvent dépendre des troubles de l'action ou de la fonction d'un autre organe. — Ainsi, le symptôme le plus saillant d'une maladie de l'estomac peut être dans la tête, consister dans une céphalalgie intense, et réciproquement la lésion du cerveau être révélée par le trouble des fonctions de l'estomac. Il en est de même dans beaucoup d'autres cas, et s'il est juste de dire avec Galien, qu'il n'y a généralement pas de lésion de fonctions sans lésion d'organe, il faut que le principe ne soit pas formulé d'une manière absolue, car de son temps, et encore à notre époque, cette règle souffre d'assez nombreuses exceptions.

Dans le premier livre se trouvent des préceptes généraux sur la recherche de l'altération des solides intérieurs au moyen des symptômes : douleur, trouble de fonction de l'organe malade, matières excrétées, changement de volume, déplacement, etc. Puis viennent des recherches sur l'étude des lésions que présentent les différents organes.

Dans les centres nerveux, les lésions se révèlent par des phénomènes symptomatiques et sympathiques, ce qui était alors un fait nouveau. Galien eut même l'honneur d'être regardé comme fou pour avoir appliqué des remèdes le long de la colonne vertébrale à un sujet paralysé de la main et qu'on traitait pour une maladie des doigts.

Dans l'estomac dont les maladies sont rapportées à la mauvaise direction du régime, à l'insuffisance des sucs digestifs, à la présence de la bile, etc., Galien ne parle pas des altérations de texture, et il insiste surtout sur les souffrances de l'estomac, sympathiques d'une lésion organique éloignée, particulièrement des altérations du cerveau.

Le second livre du *De locis affectis* est en partie consacré à la sémiotique de la douleur que Galien considère comme ayant un caractère différent pour chaque partie et pour chaque organe : la douleur de la phlegmasie des plèvres ou du poumon, la douleur des calculs rénaux et biliaires, etc. Cela est évidemment exagéré.

Il s'occupe ensuite des symptômes de la phlegmasie du poumon et de la plèvre, des causes du délire, de sa durée permanente dans le délire symptomatique et passager, dans le délire sympathique, fait contestable qu'il généralise un peu trop vite lorsqu'il l'applique à tous les désordres fonctionnels passagers et permanents qu'on observe dans l'exercice des fonctions de chaque appareil.

Le troisième livre renferme la profession de foi médicale de Galien, que M. Andral, à l'exemple d'Éloy, considère comme une preuve d'éclectisme. La question est encore à débattre. Si Galien eût choisi dans les doctrines exclusives de son temps ce qui lui semblait convenable pour créer la sienne, on pourrait le considérer comme un éclectique; mais il ne choisit pas seulement ce qu'elles renferment d'utile, il les rassemble, il les fusionne, car, pour lui, la vérité est dans l'association de leurs principes respectifs, l'homme n'étant ni esprit, ni matière, ni humeur, et devant être étudié dans son entier avec son principe de conscience et avec son principe de vie dans l'organisation qui en résulte.

« Pendant ma jeunesse, dit Galien, j'ai étudié les doctrines de toutes les sectes et me suis pénétré de leurs principes. Je n'en condamne et n'en hais aucune, je les comprends toutes. Mon intelligence s'est nourrie des enseignements de la secte empirique, comme des leçons de la secte dogmatique; elle a également puisé à ces deux sources; pourquoi aurais-je de la haine pour l'une ou pour l'autre de ces écoles? Je ne condamne donc ni l'une ni l'autre, mais j'ai compris que la véritable science était dans l'association de leurs principes respectifs. Libre de tout esprit de secte, j'ai pu dire hardiment ce que je pensais. »

En médecine, il est évident que Galien n'a pas plus été vitaliste qu'organicien, solidiste ou humoriste, mais que, tenant compte de tous les éléments constituants de l'homme, il a fait de leur ensemble la base de sa philosophie médicale. N'accordant de préférence à aucun d'eux, ne faisant pas de système absolu représentatif d'une seule des faces de la nature humaine, pensant que les organes sont aussi nécessaires aux forces que le mobile à son moteur, il n'a pas eu à choisir, pour étudier l'homme dans son entier, tel que le montre l'observation, il a été ce que pouvait être un esprit aussi généralisateur, aussi capable de comprendre les choses dans leur ensemble; il a été, qu'on me passe ce mot, il a été *hommiste.* Sa philosophie lui appartient en propre, et c'est avec raison qu'on lui a donné le nom de *galénisme* pour en caractériser toute l'originalité.

Il y a dans ce livre une description de l'*épilepsie*, qui représente à peu de chose près ce que nous disons encore aujourd'hui. C'est une maladie du cerveau produite par une humeur épaisse qui obstrue les voies de l'esprit animal, et qui peut exister sans lésion de cet organe, ou sympathiquement en dehors de toute affection du système nerveux. Elle est caractérisée par des convulsions, par la perte de l'intelligence et par la perte de la sensibilité. Elle s'annonce souvent par un *aura*, c'est-à-dire une sensation singulière qui remonte d'une partie éloignée du corps au cerveau, et détermine alors l'épilepsie. A cette époque déjà, on savait qu'une ligature placée au-dessus du point de départ de la sensation, arrêtait les convulsions, et que si elle avait pour siége une extrémité telle que le doigt ou l'orteil, l'amputation pouvait guérir le malade (*Galien*, trad. Daremberg, p. 571, t. II).

Galien décrit ensuite un certain nombre d'affections nerveuses, qu'avec Archigène, il rapporte à une maladie de la tête ou à un dérangement des fonctions de l'estomac (*loc. cit.*, p. 576), le *vertige*, la *céphalée*, les *paralysies*, dont il essaye de faire connaître le siége dans les nerfs, dans la moelle ou dans le cerveau; l'*apoplexie;* la *mélancolie* ou *hypochondrie*, dont il place comme aujourd'hui le siége dans le cerveau, dans les nerfs et dans un certain nombre d'organes éloignés de l'encéphale, en tête desquels il faut toujours placer l'estomac. C'est une opinion qui mérite d'être remarquée.

Dans cette description, presque entièrement empruntée à Dioclès, il débute en disant : « Il existe pour la mélancolie, comme pour l'épilepsie, une troisième variété, qui tire son origine de l'estomac, et que l'on appelle quelquefois maladie *hypochondriaque* ou *flatulente*. » Vient ensuite la narration des symptômes gastriques et intellectuels de l'hypochondrie, la gastralgie, les ardeurs, les éructations, les idées de crainte et de tristesse, etc. Il cite l'exemple d'un individu qui, « se croyant fait de coquilles, évitait tous les passants dans la crainte d'être broyé ; cet autre, où un malade voyant chanter les coqs en battant de l'aile, imitait la voix de ces animaux en se frappant les côtés avec ses bras ; enfin celui de cet individu qui craignait qu'Atlas, supportant le poids du monde, ne vînt à se fatiguer et jetant là son fardeau, ne se fît écraser en nous faisant tous périr. » (Daremberg, *loc. cit.*, t. II, p. 569.)

Après avoir décrit le *vomissement*, Galien s'occupe des *maladies du foie*. Elles dépendent d'une lésion matérielle de l'organe ou d'une altération de ses forces ou facultés. Cet organe peut être seulement augmenté de volume par l'inflammation, suivie ou non de la formation de pus, ou bien il offre des bosselures inégales, squirrheuses, extrêmement graves et mortelles. Le diagnostic de ces lésions est très-difficile, en raison de la profondeur de l'organe, et aussi en raison de leur siége à sa face supérieure ou inférieure.

Ailleurs, il n'y a pas de lésion apparente, et cependant les fonctions de l'organe sont troublées. C'est une altération de la faculté altératrice des humeurs qui traversent le foie pour former le sang, et qui, étant viciées, échauffent ou refroidissent les organes.

Le foie, altéré dans sa structure ou dans ses fonctions, produit l'*ictère*, l'*hémorrhagie intestinale* et l'*hydropisie*.

a. L'*ictère*, qui dépend d'une lésion matérielle, ou d'un trouble fonctionnel du foie, peut être exceptionnellement produit en dehors de toute maladie de cet organe par une altération du sang par des venins, comme cela s'observe souvent à la suite des morsures d'animaux venimeux. Il résulte aussi d'un affaiblissement de la faculté attractive de la vésicule biliaire, chargée, comme on le sait, de soutirer du sang la bile qu'elle renferme.

b. L'*hémorrhagie intestinale* résulte souvent des affections hépatiques, parce que la circulation sanguine du foie étant empêchée, au lieu de se rendre dans la veine cave, le sang reflue dans l'intestin par les veines mésaraïques et transsude à la surface de la muqueuse. Cela est vrai de quelques affections du foie et encore plus des maladies de la veine porte. Les expériences de Boerhaave, de Lower, sur les animaux auxquels on avait lié la veine porte, et les cas d'oblitération de cette veine, mettent ce fait hors de doute.

c. L'*hydropisie du péritoine*, et ensuite des membres inférieurs, déterminée par les maladies du foie, était parfaitement connue de Galien, et il attribuait quelquefois comme nous cet accident à l'embarras de la circulation hépatique. Seulement, comme il ne connaissait pas le mécanisme entier de la circulation, sa théorie des hydropisies était différente de la nôtre, et entièrement fautive. Il pensait que les sucs alimentaires arrêtés au passage dans le foie, y laissaient leurs parties les plus épaisses, et que les plus liquides, continuant de cheminer vers le cœur, arrivaient dans cet organe, appauvrissaient le sang, condition très-favorable à l'exsudation de ses parties aqueuses dans les espaces vides des organes. C'était pour Galien une hydropisie par appauvrissement du sang, tandis que pour nous l'hydropisie s'explique, au contraire, par l'obstacle mécanique apporté au cours du sang dans le foie.

Galien savait aussi que des hydropisies se produisent aussi sans altération du foie, mais avec des lésions de l'estomac, de l'intestin, ou de l'utérus, et alors il pensait que ces lésions n'agissaient que par l'intermédiaire du foie, où elles provoquaient une intempérie, c'est-à-dire une altération des facultés. D'autres organes agissent de la même façon sur le foie : ceux qui sont au-dessus, comme le poumon et la plèvre, dont l'inflammation peut s'étendre au foie et amener l'ictère ; ceux qui sont au-dessous, comme l'estomac, l'intestin, dont les inflammations ont souvent leur contre-coup dans la glande hépatique. La dysenterie des pays chauds, particulièrement, est souvent suivie d'abcès du foie, et chez d'autres malades d'une hépatite chronique, qu'on a beaucoup de peine à faire disparaître.

Dans un chapitre sur les *maladies de la rate*, Galien établit qu'elles ont beaucoup de rapport avec les maladies du foie, qu'elles sont caractérisées par le gonflement ou la dureté plus ou moins considérable de l'organe, et qu'elles produisent une coloration brune de la peau, due à la présence de l'atrabile dans le sang. Elles sont l'effet ordinaire des fièvres intermittentes prolongées, et quand l'augmentation de volume est considérable, il en résulte la compression du foie, qui détermine une hydropisie du péritoine plus ou moins prononcée. Il y a là une erreur sur laquelle nous n'insisterons pas, car elle a été déjà relevée par M. Andral. En effet, Galien place dans le foie une cause d'hydropisie qui est, au contraire, l'obstacle à la circulation du sang dans la rate par la péritonite chronique qu'elle entraîne ; ou bien la diminution d'albumine du sang causée par la cachexie paludéenne.

Galien s'occupe ensuite de la *dysenterie* qu'il appelle ulcération de l'intestin, et dont il indique les relations avec l'hépatite des pays chauds; de la *lientérie*, du *volvulus*, des maladies des *reins* (abcès du rein, pissement de pus, colique néphrétique, diabète différent de la polyurie causée par une maladie d'estomac et qui est la polydipsie); des maladies de *vessie* dépendantes des parois de l'organe ou des lésions du rein, et de la moelle épinière; des maladies de l'*utérus* organiques, comme le cancer du col, les érosions, les ulcérations, les végétations, l'hypertrophie, etc., ou sans altération de l'état matériel, comme l'*hystérie*, qu'il décrit avec beaucoup de détails.

Il entre même à ce sujet dans les hypothèses les plus singulières sur les causes de ce mal, qu'il attribue à la prédominance du *froid* occasionnée par la rétention de la semence féminine, d'où la nécessité de certaines applications curatives vaginales et enfin du mariage. Ses idées sur la continence chez l'homme sont évidemment le point de départ de sa doctrine au sujet de l'hystérie, et c'est une erreur dont le temps a fait justice. Ce qu'il y a de plus important dans ce chapitre, c'est le passage où, au nom de l'anatomie, Galien (*traduction de Daremberg*, t. II, p. 689), combat l'opinion accréditée de son temps par Platon, que la matrice était un animal dont les mouvements et les déplacements jusqu'au diaphragme pouvaient produire la suffocation.

Un chapitre est consacré à la description de l'*aménorrhée* et de l'*hyperménorrhagie*, donnant lieu à la décoloration de la peau, l'œdème, la dyspepsie, etc.

Galien parle aussi des *maladies de poitrine*, de l'*hémoptysie* avec ulcère du poumon; de la *pleurésie chronique*, de l'*hydropneumothorax*, à l'occasion duquel il cite la fluctuation thoracique, mais s'il nomme le tubercule φυμα, à propos des maladies des vertèbres cervicales détruites par cette tumeur, il ne paraît pas avoir connu la nature, ni l'évolution et les conséquences de ce produit morbide. Il a aussi consacré quelques pages aux *maladies du cœur*, particulièrement à son phlegmon avec dyspnée, fréquence des battements, syncope, défaillance, etc., et aux blessures pénétrantes et non pénétrantes dont il avait observé de nombreux exemples en sa qualité de médecin des athlètes.

Tel est, en résumé, le *De locis affectis*, où Galien a voulu démontrer que, dans les maladies les plus générales, il peut se produire et il se produit des lésions locales importantes pour le pronostic et pour le traitement. Ces lésions locales sont appréciables par l'anatomie, laissent des traces sur le cadavre, ou consistent en simples troubles fonctionnels sans lésions appréciables.

§ IV. — Thérapeutique de Galien.

Les œuvres de Galien renferment un grand nombre de mémoires particuliers sur différents points de thérapeutique, sur l'*utilité de la saignée*, sur les *applications de ventouses*, de *sangsues*, sur l'*emploi des purgatifs*, etc.; mais ce qu'elles contiennent de très-important, ce sont deux livres de thérapeutique générale, le *Methodus medendi* et le *De arte curativa*.

Dans le *Methodus medendi*, qui est rempli de digressions et de polémique, Galien débute en s'adressant à Hiéron pour se plaindre de la manière dont on pratiquait la médecine de son temps. Cette imprécation est des plus curieuses et, chose plus extraordinaire, elle est de tout point applicable à notre époque.

« Ce qui m'a empêché, ô Hiéron, de mettre plus tôt au jour cet ouvrage, ç'a été surtout la crainte de le produire en vain ; car, dans notre siècle, presque personne n'a de cœur à la recherche de la vérité. On est tellement entraîné par l'amour de l'argent, des honneurs, de la volupté, que celui qui s'adonne à l'étude de la sagesse est presque regardé comme un insensé. Pour la plupart des hommes de ce temps, la sagesse, qui est la science des choses divines et humaines, n'existe pas. Ce n'est pas celui qui excelle dans la connaissance des sciences philosophiques qu'ils placent au premier rang, mais celui qui vide le plus de verres. Sont-ils malades, ils n'appellent pas, ils n'enrichissent pas les meilleurs médecins, mais ceux qui les flattent, qui obéissent à leurs caprices. Veulent-ils boire froid, ils le leur permettent ; ils se font, en un mot, leurs complaisants, bien différents des anciens descendants d'Esculape, qui commandaient à leurs malades comme des généraux à leurs soldats, comme des rois à leurs sujets.

» Ainsi se conduisait à Rome l'impudent Thessalus, arrivé à ce degré de témérité qu'il se vantait d'enseigner tout l'art de la médecine en six mois. Attirés par une semblable promesse, on a vu les cordonniers, les tailleurs, les artisans de toute sorte, quittant leurs occupations manuelles, se rassembler en foule autour d'un tel maître, et, au grand détriment du genre humain, se mettre à exercer la plus noble et la plus sainte des professions. Mais c'est une maxime de bon sens reconnue par tous les sages, que l'on ne peut entreprendre sûrement la cure des maladies, si d'abord on ne connaît pas la nature du corps dans toutes ses parties. Aussi Hippocrate, notre maître à tous, nous a-t-il recommandé d'étudier tous les détails de la nature humaine. Il faut, pour établir la légitimité d'une bonne thérapeutique, que l'on étudie dans le corps et sa composition et ses qualités. » Il finit, dit M. Andral, en qualifiant de folie l'opinion des méthodistes qui, faisant abstraction de toutes ces différences de mélanges, ne voient dans toute maladie que deux sortes d'altérations, le *strictum* et le *laxum*. « Ils ne sont pas plus raisonnables que le naturaliste qui, négligeant les caractères nombreux qui distinguent les animaux entre eux, ne s'attacherait qu'à quelques-uns de ces caractères, et, par exemple, diviserait tout simplement les animaux par le seul caractère qu'ils sont ou ne sont pas raisonnables. » (Andral, *loc. cit.*)

Après avoir indiqué la nécessité de remonter du trouble d'action ou de fonction à la lésion de l'organe chargé de la remplir, Galien recommande de rechercher la cause du désordre pour la faire disparaître. Dans le second livre il indique les règles de la nomenclature des maladies d'après leur *siége*, exemples : la pleurésie, l'encéphalite, la métrite ; d'après le *symptôme*, exemples : la paralysie, les vomissements, le hoquet ; d'après la *cause*, exemple : la mélancolie ; d'après la *ressemblance avec les objets extérieurs*, exemples : le cancer, les polypes, l'éléphantiase ; d'après leur *nature*, exemple : le phlegmon ; enfin, d'après la volonté arbitraire des médecins : œdème, furoncle, dotième, qui est peut-être la dothiénentérie, ce qui prouve que du temps de Galien la lésion intestinale de la fièvre typhoïde était déjà connue.

Toute thérapeutique exige la connaissance des conditions ordinaires de la santé, la connaissance exacte de l'état des humeurs, la recherche des indications qui résultent de l'alliance de l'observation et du raisonnement. — Sans la raison qui éclaire l'expérience il n'y a pas de véritable médecin.

Le troisième livre est consacré à divers moyens de traitement des solutions de continuité externes ou internes, des hémorrhagies, des fièvres, de l'inflammation, etc. — Il renferme une remarque très-importante au sujet des ulcères qu'on ne peut cicatriser par le traitement local ; ils dépendent d'une altération du sang qu'il faut guérir, d'où la nécessité d'un traitement local et général.

Le cinquième livre renferme les préceptes relatifs au traitement des hémorrhagies par les petites saignées répétées à de courts intervalles, par des ventouses loin du lieu de l'hémorrhagie, sur la mamelle, par exemple, dans l'hémorrhagie utérine. Contre l'hémoptysie produite par l'ulcère des poumons, outre des petites saignées répétées trois fois par jour, Galien parle des emplastiques, des astringents, des purgatifs s'il n'y a pas de diarrhée, particulièrement des pilules d'aloès, de scammonée, de coloquinte, d'agaric et de gomme arabique, dont il est l'auteur ; du lait d'animaux nourris de plantes balsamiques, de l'exercice modéré dans un air pur, mais pour lui ces moyens ne sont bons qu'avant le début de la fièvre. — Quand les malades ont la fièvre, ce traitement reste inutile.

Le livre VI est consacré aux fractures, aux blessures, aux plaies et aux lésions des muscles et des nerfs.

Dans les livres VII, VIII, IX et X Galien s'occupe du traitement des maladies essentielles et des fièvres éphémères, synoques ou ardentes. Ici la saignée joue encore un grand rôle, et c'est là chose curieuse, puisque aujourd'hui le moyen est abandonné de la plupart des médecins. D'après Galien, la saignée empêchait la fièvre de devenir putride; mais il ne fallait pas y recourir d'une manière systématique. Ce moyen avait ses contre-indications dans le jeune âge, la faiblesse des sujets et l'état des forces; il ne devait être mis en usage que si le sang était altéré dans ses qualités ou si, trop abondant, il produisait l'oppression des forces et la distension des vaisseaux et leur rupture.

Les lotions froides, les bains, l'aération et une faible alimentation étaient les accessoires obligés de ce traitement des fièvres.

Dans les livres XI à XIV, il n'est question que du traitement du phlegmon, des tumeurs et de l'érysipèle. Partout la saignée joue un grand rôle dans cette thérapeutique, mais si l'affection était mixte et produite par l'afflux du sang et de la bile, ce moyen reste sur le second plan, et était remplacé par les vomitifs et par les purgatifs.

Le *De arte curativa*, dont Daremberg nous a donné la traduction sous le titre de *Méthode thérapeutique, à Glaucon*, renferme au début un des principes les plus importants de la thérapeutique, savoir : qu'il faut connaître la nature commune à tous les hommes, et la nature particulière de chaque individu. On y trouve ensuite le traitement des fièvres éphémères, de la fièvre tierce, quarte et quotidienne; des fièvres continues; de l'inflammation, de l'œdème, du squirrhe, des tumeurs de la rate et du foie, des abcès simples et fistuleux du cancer, de l'éléphantiasis, etc. C'est un peu la reproduction de ce qu'on trouve dans le *Methodus medendi*.

Outre ces deux ouvrages, Galien a publié un grand nombre de traités spéciaux de thérapeutique sur l'*ouverture de la veine*, *contre Érasistrate*, et *contre les Érasistratéens*, *sur les moyens de guérir par la saignée;* sur l'emploi des *saignées locales*, ventouses, scarifications, sangsues, etc.

Ce traité sur l'emploi rationnel de la saignée est extrêmement remarquable, et fort riche en indications thérapeutiques. Ainsi Galien indique les affections ou diathèses qui réclament les émissions sanguines (la pléthore, à moins qu'il ne s'agisse d'un enfant ou d'un vieillard); les effets produits par les pertes de sang sur l'organisme, selon les idiosyncrasies, les saisons, etc. ; les cas où, sans maladie ni diathèse, l'homme doit être saigné; l'époque de la maladie où il faut pratiquer la saignée; la veine qu'il convient d'ouvrir (celle du côté malade); les cas qui exigent une ou plusieurs saignées; les indications de pousser l'évacuation sanguine jusqu'à la défaillance (fièvre très-intense), et il parle, en terminant, et de l'artériotomie, et des émissions sanguines locales, en indiquant les moyens de les pratiquer.

Plusieurs autres ouvrages sont consacrés à la *médication purgative*, comprenant à la fois les *vomitifs* et les *purgatifs*. Il y a le *De purgantium medicamentorum facultatibus*, où Galien fait connaître l'action élective de chacun des purgatifs sur la bile jaune, sur la bile noire ou sur la pituite, et un livre sur les *indications des purgatifs*. Dans ce dernier, Galien se demande : *Dans quel cas faut-il purger? Par quels moyens? Quand faut-il purger?*

Il ne faut pas purger les individus parfaitement sains, mais c'est une bonne chose chez les personnes qui, par des malaises, vers le printemps, sont disposés à être malades. Les affections épileptiques et apoplectiques réclament le purgatif de la pituite; les maladies articulaires avec grande chaleur, celles de la bile et celles des humeurs froides, au moyen d'une évacuation du phlegme. En tout cas, les malades doivent être préparés quelques jours d'avance par des boissons acidules et rafraîchissantes.

En comparant l'action des vomitifs à celle des purgatifs, il spécifie les cas où il faut employer les uns plutôt que les autres; ainsi, en été, les vomitifs sont préférables, tandis qu'en hiver, il vaut mieux recourir aux purgatifs. La bile doit être évacuée par le haut, la pituite par le bas, et certaines maladies contre-indiquent formellement l'emploi des vomitifs, telles sont les affections chroniques de la poitrine, l'étroitesse de cette cavité, etc. Ce sont là autant de remarques qui attestent l'expérience de Galien.

Telles sont les doctrines de Galien sur la philosophie naturelle, sur l'anatomie, la physiologie, la pathologie générale et spéciale, enfin sur la thérapeutique. C'est, malgré la destruction de quelques manuscrits, un ensemble extrêmement complet et très-bien ordonné de la médecine au premier siècle de Jésus-Christ. On n'y trouve pas, il est vrai, un exposé méthodique des connaissances médicales semblable à ceux que nous faisons aujourd'hui, car ce sont des traités particuliers écrits, non pour le public, mais pour des amis, et auxquels on n'a pas mis la dernière main. Néanmoins, on sent qu'il y a dans cette œuvre colossale une personnalité puissante, dont la pensée vigoureuse vous saisit, vous étonne et vous contraint à l'admiration, malgré ses écarts, et je dirai plus, malgré ses erreurs. On comprend l'influence d'un tel homme dans le monde, et l'autorité dont il a joui pendant quatorze siècles s'explique par l'immensité de son œuvre. Quand on le compare à Hippocrate, on voit que ce sont des hommes de même ordre, avant tout dévoués à la science et à la vérité, imbus de la même philosophie naturelle, et des mêmes principes d'observation et de morale, ne différant que par la forme. L'un, dans un langage concis et aphoristique, exprime sobrement sa pensée, toujours en peu de mots, tandis que l'autre, plus verbeux, touche souvent à la prolixité. Tous deux représentent en médecine la cause de la nature obéissant à une loi suprême, émanée de Dieu, pour la conservation du type des êtres créés, au milieu des causes de destruction qui les environnent. Ce sont des naturistes.

CHAPITRE IV.

ORIBASE.

Parmi les successeurs inspirés des doctrines de Galien, le plus célèbre est certainement Oribase. Ce médecin, né à Pergame, vécut au IVe siècle de l'ère chrétienne. Il s'attacha de bonne heure à la fortune de Julien, dit l'Apostat, dont il servit les desseins ambitieux, et il le suivit dans les Gaules quand ce prince en fut le gouverneur. Il revint ensuite à Rome avec Julien devenu empereur, et fut envoyé à la questure de Constantinople d'où il fut disgracié et banni en 363, après la mort de son souverain. Réfugié chez les barbares, Oribase soutint ce revers avec une noblesse de sentiments dignes d'éloges, et il se fit une telle réputation par son talent et par ses guérisons, qu'on l'honorait comme un dieu. Rome le rappela dans ses murs. Les empereurs Valens de Constantinople et Valentinien II lui rendirent ses biens confisqués et le laisséren jouir jusqu'à la fin de ses jours de haute réputation et de sa fortune. Il paraît qu'on le regardait comme le plus savant de son époque et un des hommes les plus aimables qui se puissent rencontrer.

Oribase est moins un auteur original qu'un compilateur intelligent. Ses livres sont formés d'extraits empruntés à différents auteurs, et notamment à Galien, dont il partage à ce point les idées, qu'on l'a surnommé le *Singe de Galien.* Sous ce rapport, c'est un *naturiste.* Un grand nombre de ces livres a péri, mais il en reste plusieurs, notamment ce qu'on appelle la Collection médicale, faite d'après les ordres de l'empereur Julien, et dont MM. Daremberg et Bussemaker ont fait une traduction française.

« Empereur Julien, j'ai achevé, suivant votre désir, pendant notre séjour dans les Gaules occidentales, l'abrégé que votre divinité m'avait commandé, et que j'ai tiré uniquement des écrits de Galien. Après avoir loué cette collection, vous me commandâtes un second travail, celui de rechercher et de rassembler ce qu'il y a de plus important dans les meilleurs médecins, et tout ce qui contribue à atteindre le but de la médecine ; je me décidai volontiers à faire ce travail autant que j'en étais capable, persuadé qu'une pareille collection serait très-utile, puisque les lecteurs pourraient y trouver rapidement ce qui, dans chaque cas, convient aux malades. Jugeant qu'il est superflu, et même tout à fait absurde, de répéter plusieurs fois la même chose, en puisant chez les auteurs qui ont le mieux écrit, et chez ceux qui n'ont pas composé leurs ouvrages avec le même soin, je prendrai uniquement dans les meilleurs écrivains, n'omettant rien des matériaux qui m'étaient fournis autrefois par Galien seul, coordonnant mon ouvrage d'après la considération que cet auteur l'emporte sur tous ceux qui ont traité le même sujet, parce qu'il se sert des méthodes et des définitions les plus exactes, *attendu qu'il suit les principes et les opinions hippocratiques.* J'adopterai ici l'ordre suivant : je rassemblerai d'abord ce qui concerne la *matière de l'hygiène et de la thérapeutique,* ensuite ce qui a été dit *sur la nature et la structure* de l'homme, puis ce qui regarde la *conservation de la santé et le rétablissement des forces chez les malades,* après cela ce qui tient à la *doctrine du diagnostic et du pronostic,* enfin je traiterai de la guérison des *maladies et des symptômes,* en un mot de ce qui est contre nature ; je commencerai par les propriétés des aliments. » (Oribase, *Daremberg* et *Bussemaker,* t. I, p. 2.)

Dans le premier volume de cette édition française, il

est successivement question des *aliments usuels* et de leurs qualités digestives; des qualités attribuées aux aliments, selon qu'ils sont atténuants, incrassants, produisant des humeurs visqueuses, crues, des humeurs froides, de la pituite, de la bile, de l'atrabile, etc.; des aliments favorables ou nuisibles à l'estomac; nuisibles à la tête, resserrant ou relâchant le ventre, refroidissants, desséchants, humectants, échauffants, etc.; enfin de la préparation des aliments. Ce livre IV est extrêmement curieux, et montre, par ces détails culinaires, donnés avec la gravité convenable, qu'il n'y a pas de petites choses pour le véritable médecin. Galien, Aétius, Rufus Dioclès, Dioscoride, etc., sont les auteurs des recettes citées par Oribase.

Dans le livre suivant, Oribase expose le bien et le mal qu'on a dit de l'*eau*, ses avantages et ses inconvénients, sa température et les moyens de l'améliorer ou de la purifier. Il parle ensuite du *vin* et de ses espèces; du *vinaigre*, des *vins* et *vinaigres médicamenteux*, etc.

Tout le livre VI est consacré aux *exercices*, au coucher, au repos, à l'abstinence, au sommeil et à la veille, à la conversation, à la déclamation, aux différentes espèces de frictions, à la promenade, à la course, à l'équitation, au mouvement dans les fièvres, à la natation, à la lutte et au combat simulé, à la gesticulation, au jeu de paume, au jeu des haltères, au coït, etc.; et tous ces articles sont extraits de Galien, de Rufus d'Athénée, d'Anthyllus, d'Hérodote, d'Aetius, etc.

Dans le deuxième volume, qui commence par les livres VIIe et VIIIe, Oribase rapporte les extraits les plus importants des mêmes auteurs, mais surtout de Galien, sur les *émissions sanguines* et sur les *évacuations*. Tout ce qu'il est utile de savoir sur les affections qui réclament la saignée, sur sa répétition, sur la quantité de sang à enlever, sur les veines à inciser, sur la manière d'opérer, sur la saignée artérielle, sur les ventouses et sur les sangsues, se trouve indiqué. Relativement aux évacuations, le travail est le même. Quels sont les gens à purger? Comment le faire? Quels sont les moyens purgatifs? Quelle préparation doit subir la personne que l'on veut purger? Toutes ces questions sont résolues au moyen de citations variées, et Oribase parle ensuite des avantages et des inconvénients de l'hellébore, des masticatoires, des fumigations, des errhins, des lacrymatoires, des diurétiques, des hémagogues, des sudorifiques, des vomissements, des injections, des lavements, des suppositoires, etc. Deux chapitres sont consacrés, l'un à la *révulsion* et l'autre à la *dérivation*. Ils sont empruntés à Galien.

Le livre IX renferme les principes relatifs à l'appréciation de l'*air*, de ses variations et qualités, des vents; du lever et du coucher des constellations; des localités, de la chambre des malades et de leur coucher, des exhalaisons salubres ou nuisibles, etc. Il se termine par de nombreux extraits concernant la manière de faire une trentaine d'espèces de cataplasme.

Dans le livre X, Oribase rapporte ce qu'on faisait de son temps en fait de *médication topique*, et la *balnéation*, qui occupait une si grande place dans l'hygiène de l'antiquité, est racontée dans tous ses détails. Après les opinions des médecins de l'époque sur les bains d'eau douce, d'eau de mer, sur les bains artificiels, sur les bains minéraux naturels, sur les bains froids, sur les bains d'huile, sur les bains de sable, sur les bains d'étuve, on trouve celles qui sont relatives à l'usage des emplâtres, des sinapismes, des épilatoires, des onguents, etc.

Les livres suivants, XIVe et XVe, traitent des *médicaments simples*, et ils commencent par des citations de Galien, dans lesquels se trouve l'explication de l'action médicatrice par la prédominance des qualités élémentaires (*chaud*, *sec*, *froid* et *humide*), des substances employées. Toutes ces théories, qui nous semblent si étranges, ont été pendant douze siècles considérées comme le résultat des données de l'expérience, et c'est à ce titre qu'elles avaient cours en médecine. En effet, malgré ses tendances de raisonneur, Galien déclare que c'est par l'expérience qu'il faut découvrir les propriétés des médicaments (*loc. cit.*, tom. II, p. 484). Il indique de cette façon les médicaments qui *échauffent* au premier, au deuxième, au troisième et au quatrième degré; les substances qui *refroidissent* au premier, au deuxième, au troisième et au quatrième degré; les substances qui *dessèchent* et qui *humectent* également au premier, au deuxième, au troisième et au quatrième degré; sur les médicaments *subtils* et à *particules grossières*; sur les médicaments *renforçants*, *maturatifs*, *suppuratifs*, *ramollissants*, *endurcissants*, *relâchants*, *emplastiques*, *purgatifs*, *béchiques*, *désobstruants*, *détersifs*, *diurétiques*, etc.; les médicaments qui purgent la rate, le foie, les reins, le poumon; les médicaments *raréfiants*, *apéritifs*, *condensants*, *resserrants*, *sudorifiques*, *caustiques*, *putréfactifs*, *destructifs*, *cicatrisants*, *attractifs*, *répercussifs*, *astringents*; les médicaments qui provoquent la perspiration, les règles, le lait, le sperme; enfin les propriétés générales de chaque médicament. Il est impossible, malgré les prétentions avouées de n'émettre que des opinions conformes à l'expérience, d'avancer plus de choses incertaines, douteuses, hypothétiques, et d'entasser plus de chimères les unes sur les autres. Il n'y a pas de médecin aujourd'hui capable d'accepter les trois quarts des opinions de Galien ou de Zopyre, sur la matière médicale, et la classification que j'ai citée plus haut en est la preuve évidente.

Le troisième volume de la traduction d'Oribase par Bussemaker et Daremberg est extrêmement intéressant par les notions de philosophie, de physiologie, d'hygiène, de pathologie, d'anatomie et de chirurgie qu'il renferme.

C'est presque une encyclopédie formée d'extraits les mieux choisis dans les auteurs que nous avons cités.

La question des *éléments*, de la *différence des tempéraments* et de la *structure du corps* compose le livre XXI, et celle de la génération est renfermée dans le livre XXII, mais la partie intéressante du volume se trouve dans le livre XXIII où se trouvent des fragments d'Athénée sur l'*habitude;* de Rufus, sur le *régime des jeunes filles;* de Galien, sur la *conception*, sur les *rapports sexuels,* sur la *manière d'élever les enfants*, sur le *choix d'une nourrice*, sur l'*épreuve du lait*, sur les *aphthes des enfants*, etc. Tout ce qui est relatif à l'hygiène de la première enfance est exposé de la façon la plus vraie, la plus conforme à l'observation et nous n'avons guère rien changé à ces préceptes qui sont après quinze siècles la règle de la science actuelle.

Dans les livres XXIV et XXV il n'est question que d'anatomie, et, sauf quelques extraits de Soranus et de Rufus, toute la splanchnologie, et elle est complète, toute l'ostéologie, la myologie et la description des os, des nerfs et des vaisseaux est empruntée à Galien.

Le dernier livre de ce volume est consacré aux *tumeurs contre nature*, à l'inflammation, à la diathèse fluxionnaire, ce que nous appelons aujourd'hui des congestions, aux abcès qui succèdent à l'inflammation, au traitement médical et chirurgical des abcès, à l'excision des côtes, aux abcès du foie, de la rate et du rectum, aux fistules et à leur traitement chirurgical, aux bubons, à la gangrène, à l'érysipèle, aux squirrhes, aux furoncles, etc. Tout ce livre est très-intéressant et au milieu de quelques vues théoriques inacceptables et de certaines pratiques abandonnées de la chirurgie contemporaine, on y trouve des faits importants qui attestent un état très-avancé de la science. Tous ces extraits sont empruntés à Galien, à Antyllus, à Héliodore, à Rufus, à Dioclès, à Mégès, à

Archigène, à Apollonius, c'est-à-dire aux hommes qui avaient alors la plus grande autorité médicale.

Dans le quatrième volume se trouve un autre livre sur les tumeurs comprenant les *stéatomes* d'Antyllus; les *athéromes* d'Héliodore; le *ganglion* de Rufus et d'Héliodore; les *acrochordores* et les *carcinomes* de Rufus; les *acrochordores* et les *formicaires* d'Héliodore; la *contracture* d'Antyllus; le *filet*, les *scrofules*, les *varices des jambes* (Galien); les *varices du scrotum* d'Héliodore; l'*emphysème*, l'*anévrysme*, le *colobome*, l'*éléphantiasis* (Rufus); son traitement par Philamène, etc.

Un livre est ensuite consacré tout entier aux *fractures*. Il est formé d'extraits d'Hippocrate, de Galien et se termine par des articles sur la *carie du crâne* d'Héliodore, sur l'hémorrhagie *méningée* d'Archigène, sur les *hydrocéphales* d'Antyllus, sur les *signes pronostics* d'Archigène, sur l'*exostose* d'Héliodore et sur l'*alopécie*.

Il y a un autre livre sur les *luxations traumatiques* (Hippocrate et Galien); sur les *luxations spontanées* par Asclépiade, de Bithynie; sur l'*amputation* par Héliodore, et sur la *gangrène des doigts*.

Les *lacs* et les *bandages*, ainsi que les *machines* du temps et leur emploi dans la réduction des luxations font l'objet de deux autres livres très-étendus où le chirurgien trouvera d'utiles enseignements pour apprécier l'état de la chirurgie à cette époque reculée.

Restent enfin trois livres : l'un consacré aux *affections des organes génito-urinaires* et aux *hernies;* l'autre sur les *ulcères* en général, et l'on y trouve sous le titre d'*ulcères pestilentiels*, par Rufus, la description succincte de l'angine gangréneuse, ulcéreuse et couenneuse de l'enfance, traitée par le sulfate de cuivre, l'alun de plume brûlée, les purgatifs et la cautérisation. Le dernier enfin a pour objet les *formules médicamenteuses* à employer dans toutes les maladies. Nous regrettons que MM. Bussemaker et Daremberg n'en aient pas donné la traduction.

Si nous ne pouvons juger le mérite réel d'Oribase et ce que son talent a pu avoir d'original, nous devons reconnaître qu'il a rendu un véritable service à la science en choisissant d'après ses idées les morceaux de médecine qui de son temps lui ont paru mériter l'honneur d'une reproduction. Sa compilation nous fait mieux connaître Galien que les livres si souvent prolixes de cet auteur et elle renferme des fragments d'auteurs dont les ouvrages détruits par les révolutions seraient inconnus de nous. A cet égard, le nom Oribase, sectateur de Galien, ne périra point. Cet auteur n'a pas laissé d'œuvre personnelle, cependant on dit qu'il est le premier à avoir fait connaître une forme particulière de mélancolie qui touche à l'aliénation et dans laquelle les malades se croient changés en loups (lycanthropie) et la nuit courent les champs et les cimetières en poussant des cris affreux.

CHAPITRE V.

AÉTIUS.

Aétius est un médecin du ve siècle qui étudia la médecine à Alexandrie, où il la pratiqua avec succès avant de venir à Constantinople. C'est un compilateur qui dans ses livres a publié un grand nombre de fragments de l'antiquité qu'on ne retrouve pas ailleurs. On peut le considérer comme un partisan des doctrines de Galien, et par conséquent comme un naturiste, mais sa crédulité en ferait plutôt un mystique.— C'est, dit-on, le premier médecin de quelque importance qui ait embrassé le christianisme.

Eloy dit qu'il a fait connaître plusieurs maladies nouvelles, particulièrement de celles qui ont les yeux pour siége. Il a publié un livre entier sur les médicaments externes et sur les emplâtres auxquels il accordait une grande efficacité. — Son opinion était très-favorable à l'emploi du cautère actuel ou potentiel et il en conseillait l'emploi répété dans l'asthme, dans la phthisie et dans l'empyème. — On appliquait ce remède sur les os comme le sternum, à la nuque, à la clavicule et sur les pariétaux.

Très-superstitieux, il accordait une très-grande confiance aux amulettes et aux charmes qui étaient très en vogue chez les Égyptiens, et une fois converti au christianisme, on le voit apporter sa foi dans l'exercice de la médecine, en croyant à l'intervention immédiate de la divinité dans la guérison des maladies. — Ainsi, d'après Dezeimeris, il conseillait contre la piqûre des abeilles l'application d'un cachet de fer gravé d'une croix, pensant que le signe du chrétien appliqué sur les parties devait empêcher l'inflammation de se produire. — En rapportant la composition d'un certain onguent, il recommande de dire à voix basse ces paroles au moment de son emploi : « *Que le Dieu d'Abraham, le Dieu d'Isaac, le Dieu de Jacob daigne accorder à ce médicament telle ou telle vertu.* » Ailleurs il conseille pour extraire un os du gosier de prononcer ces mots : « Os, sors de ce gosier comme *Jésus-Christ sortit du ventre de la baleine;* » ou bien encore : « Os, je te conjure par Blaise, martyr et serviteur de Jésus-Christ, de sortir ou de descendre. » — C'était à la fois un naturiste et un mystique.

Les écrits d'Aétius, divisés en quatre livres (*tetrabibles*), formés chacun de quatre sections, comprenant plusieurs chapitres, renferment la médecine et la chirurgie de l'époque, moins les connaissances anatomiques et la partie relative aux luxations et aux fractures. — Ce sont des ouvrages utiles à consulter.

CHAPITRE VI.

ALEXANDRE DE TRALLES.

Alexandre Trallien, ainsi nommé à cause de sa naissance dans la ville de Tralles, en Lydie, vécut au ve ou au vi^e^ siècle, en 560, sous l'empire de Justinien I, dit le Grand. — La preuve, dit Éloy, c'est que dans ses ouvrages il cite fréquemment *Aétius*, un médecin du ve siècle.

Fils du médecin Étienne, et ayant reçu l'instruction la plus soignée, Alexandre voyagea beaucoup en Asie et en Europe, dans les Gaules, en Espagne et en Italie pour venir se fixer à Rome. Il n'écrivit que très-tard, à un âge avancé, mais ce fut un auteur remarquable, le dernier, dit Éloy, « de l'âge qui a précédé la décadence des lettres, qui se soit fait un plan avant d'écrire, et qu'on puisse appeler un écrivain original. » C'est, avec *Arétée*, le meilleur auteur en médecine qui ait paru parmi les Grecs depuis le temps d'Hippocrate.

Il commence par les maladies de la tête, d'où il descend à celles de toutes les parties du corps en suivant un ordre anatomique, et il termine par deux chapitres sur la goutte et sur les fièvres. Dans cet exposé, on le voit s'inspirer surtout de l'observation et de l'expérience pour rechercher le diagnostic des maladies, mais il reste constamment dominé par les doctrines du *divin Galien*, dont il ne s'écarte que rarement mais à regret et par amour de la vérité. — Sous ce rapport Alexandre Trallien peut être considéré comme appartenant à l'école des naturistes, mais comme la plupart des médecins de son temps, il a un pied dans le mysticisme et croyait un peu à la magie. — Sa crédulité thérapeutique était excessive, et on l'accuse d'avoir tiré bien des choses sur les amulettes et sur les enchantements dans les écrits d'*Osthænès*, célèbre magicien de la Perse.

Ses livres sont dédiés à *Cosmos*, le fils de son premier maître :

« Puisque vous désirez, mon cher Cosme, que je vous expose les médications dont j'ai fréquemment éprouvé l'efficacité dans les maladies, je m'empresse d'acquiescer à votre demande en souvenir de la bienveillance dont vous et votre père m'avez honoré.... Je m'estime heureux d'avoir, dans ma vieillesse, cette occasion de vous complaire, et puisque je ne puis désormais supporter la fatigue, j'ai résolu de consigner ici succinctement les connaissances que j'ai acquises par une longue pratique. J'espère que ceux qui liront ce livre sans prévention seront charmés de la clarté et de la concision de mon style. Je me suis étudié à me servir autant que possible de termes communs et usuels, afin de mettre ma diction à la portée du vulgaire même. Nous commencerons par les fièvres éphémérines, suivant la méthode du divin Galien, à laquelle nous tâcherons de nous conformer en ceci comme dans le reste. »

C'est là une explicite profession de foi; mais, comme nous l'avons dit, s'il a pour les doctrines du médecin de Pergame la vénération de son époque, il n'en suit pas moins, pour sa thérapeutique, les leçons de l'expérience. C'est à lui qu'on doit la première mention des *maladies vermineuses* à l'occasion d'un cas de boulimie avec tiraillements perpétuels à l'estomac et céphalalgie chez une femme qui vint lui demander conseil. L'administration d'un purgatif, le *hiera*, la guérit en lui faisant rendre un ver long de douze coudées, sans doute un *ver solitaire* (1). On dit aussi que c'est à lui qu'il faut rapporter l'usage du fer en substance donné à l'intérieur, mais c'est une assertion douteuse : car, en outre de l'histoire de *Mélampe* (d'Argos), qui donna de la rouille de fer à *Iphiclus*,

(1) Il a laissé un traité sur les vers intestinaux, qu'il divisait en ascarides, lombricaux et ténias.

Galien et Oribase parlent de la battiture de fer qu'on administrait contre les maladies des filles. — On lui attribue la saignée des jugulaires qu'il fit pour suppléer à celles des ranines qu'il n'avait pu exécuter, la saignée du pied comme dérivative du crachement de sang, et enfin, dans les fièvres tierces ou quartes, avant l'accès, un vomitif qui avait les plus grands avantages.

Le diagnostic a été supérieurement traité par Alexandre Trallien. — Ainsi, à l'occasion de la dysentérie, il dit, en indiquant l'altération anatomique de cette maladie :

« Si les gros intestins sont lésés, le malade éprouve un violent ténesme et peu de difficulté à se débarrasser des matières fécales; celles-ci sont rarement ou même jamais sanguinolentes; mais presque toujours leur expulsion est suivie de quelques gouttes de sang ou de parcelles de graisse et de chair; la douleur n'est jamais vive et aiguë, mais presque toujours sourde. Les accidents contraires ont lieu si la maladie a son siége dans les intestins grêles.... La véritable dysentérie est toujours accompagnée de l'ulcération des intestins, parce que presque tous les malades rendent une matière puriforme. »

Son histoire de la pleurésie et des symptômes qui la séparent des inflammations du foie n'est pas moins exacte, et je vais la reproduire (Renouard, *Hist. de la médecine*, t. Ier, p. 390).

« Je nomme *pleurésie*, non toute espèce de douleur de côté, mais la seule pleurésie vraie, c'est-à-dire l'inflammation de la membrane qui revêt les côtes. Elle est accompagnée d'une fièvre aiguë, à cause du voisinage du cœur, qui souffre sympathiquement. Si donc vous remarquez chez un malade une respiration difficile, avec une fièvre aiguë, de la toux et une douleur pongitive, vous pouvez assurer qu'il est vraiment pleurétique. Les personnes affectées d'une inflammation du foie ont aussi de la fièvre, et respirent avec peine; leur côté est tendu et douloureux; elles éprouvent une toux sympathique; mais il n'y a chez elle ni point de côté, ni dureté de pouls. »

Voici comment on distingue la pleurésie de l'hépatite :

« On discerne ces deux affections particulièrement au genre de la douleur et à la qualité du pouls. Les pleurétiques ont un pouls dur, qui donne au toucher la sensation d'une scie ; il n'en est pas de même des personnes affectées d'hépatite. Les pulmoniques n'éprouvent non plus rien de pareil, à cause de la mollesse des particules. La toux est aussi différente dans la pleurésie et dans l'hépatite. Dans la première de ces affections, elle est plus violente, et promptement suivie de crachats. Pendant la durée de la maladie, la couleur des matières expectorées indique quelle est l'humeur d'où dérive l'inflammation. Les crachats rouges dénotent qu'elle vient du sang ; les jaunes, de la bile ; ceux qui sont blancs et visqueux annoncent la pituite ; les noirs, l'atrabile. Dans l'hépatite, on tousse, mais on n'expectore pas. Sachez, néanmoins, qu'il arrive quelquefois qu'on n'expectore rien dans la pleurésie ; d'où il suit qu'on aurait tort de considérer comme hépatique tout individu qui tousse sans cracher ; car il y a des pleurésies rebelles et d'une coction difficile : ce sont même les plus dangereuses. L'inflammation peut siéger encore au-dessous des fausses côtes sans s'étendre jusque dans la poitrine ; elle peut aussi être extérieure. Dans ces cas, il n'y a pas d'expectoration ; mais alors les humeurs qui causent la phlegmasie se tournent en abcès, à moins qu'elles ne se dissipent, ce qui arrive rarement. Faites donc attention à tous ces signes, ainsi qu'à la couleur du visage ; les malades atteints d'hépatite l'ont ordinairement pâle ; c'est le contraire chez les pleurétiques. Voilà comment vous discernerez ces derniers. »

Ces extraits montrent assez quelle a été la portée d'Alexandre Trallien comme observateur et comme anatomo-pathologiste ; aussi n'y a-t-il rien d'extraordinaire que son nom soit arrivé jusqu'à nous. Ses écrits, véritable mélange de naturisme, de superstition et d'empirisme, méritent, d'ailleurs, par leur forme littéraire, la réputation qu'ils ont faite à leur auteur. Il est évident, par ce qu'ils renferment, qu'on devait alors avoir déjà ouvert un certain nombre de cadavres.

CHAPITRE VII.

Paul Éginète.

Paul, natif de l'île d'Égine et surnommé l'Éginète, vécut dans la première moitié du VIIe siècle. Il avait étudié à Alexandrie et devint promptement célèbre. Sa réputation fut très-grande chez les Arabes en raison de ses études sur les maladies des femmes et sur les accouchements, et ils l'avaient surnommé *accoucheur* (cawâbély).

On lui doit un ouvrage intitulé : *Extrait des anciens ouvrages sur la médecine*, où il reproduit, en les choisissant, la plupart des idées de Galien, d'Aétius et d'Oribase. Son intention était de vulgariser la science, mais ce ne fut pas un simple copiste, car il avait une valeur réelle comme médecin, plus encore comme chirurgien, et il a laissé dans la chirurgie des idées originales qui lui font le plus grand honneur.

Comme doctrine, il est difficile de le classer exactement, car il participe du méthodisme et des naturistes. Cependant sa conformité d'opinions générales avec Galien doit le faire considérer comme un sectateur indépendant du médecin de Pergame.

Paul Éginète a rapporté l'observation d'une rachialgie épidémique avec paralysie des extrémités qui avait pris naissance en Italie et qui, de là, parcourait les pays voisins ; c'était, sans doute, une méningite cérébro-spinale, et la paralysie, qu'Éginète rapporte à une métastase critique, semblait dépendre des efforts salutaires de la nature. — De temps à autre, il s'y joignait une épilepsie dont les suites étaient presque toujours mortelles (c'était, sans doute, le tétanos final de la méningite rachidienne), et cette maladie était traitée avec de l'eau froide par quelques médecins italiens (Sprengel, *Hist. de la médecine*, t. II, p. 222).

Il connaissait la phthisie calculeuse dont Alexandre Trallien avait déjà parlé; les dépôts réputés laiteux, la goutte, qu'il considérait comme le résultat du luxe et de l'oisiveté, dont la forme dépendait de la prédominance des humeurs cardinales et qui avait pour cause la condensation des humeurs superflues sur les articulations à la suite d'un vice de nutrition provoqué par la plénitude excessive de l'estomac.

La partie chirurgicale de ses œuvres, que tout le monde pourra désormais apprécier en lisant la bonne traduction française qu'en a donné M. René Briau, est de beaucoup la plus importante.— Il pratiquait la bronchotomie sans intéresser les cerceaux cartilagineux et ne coupait que la membrane interposée entre eux. — Les chapitres sur l'hydrocéphale, sur la paracentèse dans l'ascite pratiquée au-dessous du nombril, sur la distinction des anévrysmes vrais et faux qui ont un bruissement dans la tumeur, sur l'ouverture des abcès internes par les caustiques, sur l'opération de la taille périnéale oblique latéralement au raphé, sur l'hydrocèle et le varicocèle, sur la hernie, sur le trépan immédiat dans les fractures du crâne, sur les fractures et sur les luxations, sur les inflammations de matrice et sur les injections qu'elles réclament sont des plus instructifs et seront toujours utilement consultés par les chirurgiens. Le plus grand éloge qu'on puisse faire de ses œuvres c'est qu'elles ont été le point de départ des études nouvelles de la renaissance, et particulièrement de Fabrice d'Aquapendente, qui a tiré de lui une partie de ses doctrines.

CHAPITRE VIII.

RHAZÈS. — LES ARABES.

Il est heureux que les compilations d'Oribase, d'Aétius, de Paul Éginète et de quelques autres, nous aient conservé les fragments d'ouvrages importants publiés par les médecins célèbres des premiers siècles de notre ère, car les invasions des barbares au sein de la civilisation romaine et la conquête de l'Orient par les sectateurs de Mahomet devaient, par leur vandalisme, priver l'esprit humain de ses plus glorieuses conquêtes. De tous les coups portés à la civilisation, le plus terrible, celui qui n'a jamais été réparé et pour les auteurs duquel on n'aura jamais assez de mépris, ce fut, en 640, la destruction de la bibliothèque d'Alexandrie, au nom de l'islamisme, par Amran, le second successeur de Mahomet. Après la conquête de la ville, la bibliothèque, riche, dit-on, de 500 000 volumes, fut livrée aux flammes, et pendant six mois, dit l'historien Abulpharage, les livres furent employés à chauffer les bains publics.

La nuit se fit presque subitement dans l'intelligence humaine, et lettres ou sciences, tout disparut dans la destruction de l'empire d'Orient et d'Occident. L'éclipse ne fut pas de longue durée. Dès que la ferveur du prosélytisme des princes musulmans se fut un peu refroidie, la raison politique reprit le dessus et les califes se firent, mais trop tard, les protecteurs des arts, des sciences, du commerce et des lettres. Le mal était accompli. Quoi qu'il en soit, une fois la domination arabe consolidée en Égypte, en Syrie, en Judée et dans l'Orient, en Afrique et au sud de l'Europe, dans l'Espagne, les institutions littéraires et les écoles se rouvrirent partout, des académies se fondèrent, et celle de Bagdad devint la plus célèbre du moyen-âge. Les plus grands sacrifices furent faits pour retrouver les écrits des philosophes échappés au désastre de la conquête ; on les faisait traduire en arabe et on multiplait les manuscrits de tout genre pour refaire ce qu'on avait volontairement détruit. Ainsi passa des Romains aux Arabes le sceptre de la science et de la littérature, et c'est par ces derniers que la civilisation, d'abord retardée, a repris sa marche progressive jusqu'à la brillante époque de la renaissance.

Dans tous ces cataclysmes subis par les empires, la médecine était tombée au degré le plus bas du mysticisme théurgique ou démoniaque, de la magie, de la sorcellerie et de l'empirisme. Les grands principes de la science qui ont fait la gloire d'Hippocrate et de Galien, régnaient affaiblis sur la scène du monde, étouffés par l'ignorance et la superstition; mais avec les Arabes la médecine, comme toutes les autres parties de la science, reprit son essor vers une destinée meilleure.—Avec les débris du passé grec et romain se fit une médecine arabe qui, en apportant son faible contingent de choses nouvelles, nous a transmis le galénisme tel que nous le connaissons aujourd'hui.

Rhazès, d'origine persane, est le premier médecin considérable qui soit fourni par l'époque arabique. Il vivait à la fin du IXe siècle. C'était un homme très-distingué, universel, connaissant, dit-on, la musique, l'astronomie, les mathématiques, la chimie, la médecine, et il était, à trente ans, un professeur si célèbre de l'Académie de Bagdad, qu'on venait de très-loin assister à ses leçons. Il vécut jusqu'à quatre-vingts ans, en pratiquant la médecine, et il mourut en laissant différents ouvrages dont le plus considérable est intitulé : *Continent*. C'est encore la reproduction du galénisme avec quelques additions qui ne sont pas sans importance, notamment au sujet de la variole et de la rougeole. Sous ce rapport les médecins arabes dont nous aurons à parler sont des *naturistes*.

De tous les historiens de la médecine, *J. Freind* est celui qui a le mieux étudié Rhazès, et si après l'avoir consulté on lit la traduction de *Mead* sur le traité de la petite vérole et de la rougeole, on aura une idée parfaite de ce qu'a été l'auteur arabe dont nous parlons.

Le *Continent* se compose de dix livres : 1° sur l'anatomie (extraits d'Hippocrate, de Galien et d'Oribase);

2° sur la signification des tempéraments (extraits d'Hippocrate sur les humeurs; de Galien sur les tempéraments; d'Oribase, d'Aétius et de Paul Éginète) ; 3° sur les aliments et les simples (extraits d'Hippocrate sur la diète; de Galien sur les aliments et les facultés; d'Aétius, d'Oribase, de Paul) ; 4° sur la conservation de la santé (extraits de Galien et d'Aétius) ; 5° sur les maladies de la peau et sur les cosmétiques (extrait de Galien) ; 6° sur les *victu peregrinantium ;* 7° sur la chirurgie (extraits d'Hippocrate, de Paul, d'Oribase et d'Aétius) ; 8° sur les poisons (extrait de Paul); 9° sur la guérison des maladies (extraits d'Hippocrate, de Galien, d'Aétius, d'Oribase et de Paul); 10° sur les fièvres (extraits d'Hippocrate sur les crises ; de Galien sur la différence des fièvres et sur la méthode thérapeutique à Glaucon, d'Oribase, d'Aétius et de Paul).

En outre de cette compilation, Rhazès a publié un grand nombre de faits tirés de sa pratique et qui indiquent une grande expérience, ainsi qu'on peut le voir dans le troisième livre de ses *Aphorismes* et dans le *Traité des cas merveilleux.*

Ainsi, pour ces derniers, Léon l'Africain dit que Rhazès, passant un jour dans les rues de Cordoue, vit le peuple assemblé, demanda la raison de ce concours, et apprit qu'un citoyen qui se promenait était tombé mort. Il s'approcha, et, après avoir examiné cet homme, il se fit promptement apporter des baguettes qu'il distribua à ceux qui l'environnaient, en garda une pour lui, et exhorta les assistants à l'imiter. Alors il se mit à frapper le corps immobile du citoyen sur toutes les parties, et spécialement sur la plante des pieds; les autres en firent autant. Le reste de l'assemblée les regardait comme des fous, mais au bout d'un quart d'heure, l'homme que l'on croyait mort commença à se remuer ; il revint ensuite parfaitement à lui, au milieu des acclamations du peuple, qui criait au miracle. Almansar n'eut pas plutôt appris cet événement, qu'il fit venir Rhazès, et lui dit en le complimentant : « Je vous connaissais pour un excel-» lent médecin, mais je ne vous croyais pas homme à » ressusciter les morts. — J'avoue que j'entends la mé-» decine, répondit Rhazès, mais je ne sais pas rendre la » vie aux morts; c'est l'ouvrage de Dieu. Quant à ce que » je pratiquai dernièrement avec tant de succès, je ne » l'ai trouvé dans aucun livre de médecine, ni ne le tiens » d'aucun maître; mais il m'arriva de faire en compagnie » le voyage de Bagdad en Égypte. En entrant dans les » déserts, quelques Arabes, gens de qualité, se joigni-» rent à nous. En chemin faisant, un d'entre eux se » laissa tomber de son cheval, comme s'il eût été mort. » Un vieillard de notre troupe mit pied à terre sur-le-» champ, et coupant une poignée de verges, il nous en » distribua à tous, et nous commençâmes à nous exer-» cer sur le prétendu mort, comme nous fîmes, il y a » quelques jours, sur le citoyen de cette ville et avec le » même succès. Tout le mérite de la cure se réduit donc » à avoir remarqué que le cas du citoyen était le même » que celui de l'Arabe; quant à l'événement, c'est un » pur hasard... » Ce récit plut à Almansar, qui dit avec admiration à Rhazès que le pays qu'il habitait pouvait se vanter de posséder en lui un Galien; à quoi Rhazès répliqua modestement : *L'expérience vaut mieux que le médecin*, mot profond, qu'un homme de vrai mérite et dédaigneux des suffrages de la foule, seul, peut trouver. (Éloy, *Dict. historique de la médecine*, t. IV, p. 6.)

On cite de lui un curieux traitement de la sciatique emprunté à *Archigènes*, et qui consiste dans une violente révulsion opérée sur le rectum. Il donnait des *clystères extrêmement forts*, avec de la coloquinte et du nitre, au point de produire des évacuations ensanglantées. Rhazès ajoute qu'il avait vu pratiquer cette méthode à l'égard de plus de mille personnes, sans qu'il en eût jamais vu une où ce remède eût manqué de bien réussir, à moins que ce ne fût dans un cas si invétéré, qu'il ne pouvait se guérir sans y mettre le feu. (J. Freind, *Histoire de la médecine*, 2me partie, p. 29.)

Il a publié un livre sur les *maladies des enfants*, le premier de ce genre qui ait paru dans l'antiquité; un livre sur le *ver de Médine*, sur le *spina ventosa*, qu'on n'avait pas encore décrit, et parmi une foule d'autres traités, il en est un relatif aux qualités du médecin, qu'il est juste de citer pour faire connaître la manière dont on comprenait les devoirs de la profession médicale à cette époque éloignée. Ce livre est composé de deux parties : l'une relative aux qualités du médecin qu'on doit choisir, et à qui l'on doit obéir; l'autre pour les différentes charlataneries des imposteurs.

Des qualités nécessaires dans le médecin que l'on choisit pour se confier entièrement à sa conduite (1).

Il est d'une très-grande importance de considérer, en premier lieu, comment et à quoi le médecin que vous voulez choisir a employé son temps, et comment il s'est appliqué dans ses études particulières. Si l'on peut être certain qu'il a lu et examiné les livres des anciens médecins avec diligence et application, et qu'il a eu grand soin de comparer leurs ouvrages les uns avec les autres, nous pouvons, avec justice, concevoir une bonne opinion de lui. Si, au contraire, nous trouvons qu'il a employé la meilleure partie de son temps à tout autre chose que ce que nous venons de dire; s'il paraît se plaire avec excès à la musique, à boire et à d'autres mauvais déportements, nous ne pouvons pas estimer beaucoup ni sa personne, ni son savoir. Mais s'il peut nous paraître qu'il a toujours été fort studieux et appliqué, il faudra considérer ensuite quel est son génie, s'il a de l'esprit, quel en est le tour, s'il a beaucoup fréquenté les personnes capables de disputer avec lui et de contredire à ses sentiments, quelles raisons nous pouvons avoir de

(1) J. Freind, *Histoire de la médecine*, 2e partie, p. 33.

croire qu'il arrivera jamais à la capacité et aux talents nécessaires pour bien examiner, connaître et guérir les maladies.

Nous devons encore nous informer combien de temps il a passé à converser avec ces mêmes personnes que nous venons de spécifier, et si, par leur moyen, il a appris l'art de bien juger, aussi bien que celui d'apporter du soulagement à un malade. Il sera de plus fort important d'observer s'il entend bien lui-même ce qu'il a prétendu étudier ou s'il ne l'entend pas; si nous voyons qu'il l'entende parfaitement bien, la question suivante sera de savoir s'il s'est adonné à visiter les malades, et s'il a réussi à les guérir de leurs maladies. Nous devons être certains qu'il a pratiqué dans les grandes villes fort peuplées, où il y ait, par conséquent, un grand nombre tant de malades que de médecins; et si nous trouvons, après nous être informés de ces deux circonstances en particulier, qu'il a, à cet égard, toutes les qualités requises, nous pouvons avec sûreté dire qu'il est habile médecin, et le préférer à tous les autres. Mais s'il arrivait qu'on trouvât qu'il lui manque l'une de ces deux dernières qualités, il serait à souhaiter que ce soit plutôt celle qui regarde la pratique de son art (je ne dis pas néanmoins qu'il l'ignore absolument, et qu'il n'en sache pas du moins quelque chose), que s'il ne savait rien du tout de ce qu'ont dit ou écrit les anciens. Car un homme qui est bien versé dans leurs ouvrages, et qui les a bien étudiés et bien digérés, peut aisément parvenir, avec l'aide d'un peu de pratique, où d'autres qui ignorent absolument ce genre de littérature ne parviendront jamais. Je veux dire ceux qui ont peu de fonds d'eux-mêmes, et qui doivent tout ce qu'ils savent aux longues conversations qu'ils ont eues avec des gens qui ont pratiqué dans des lieux où il y a des médecins et des malades en abondance. Mais si quelque écolier prétendant savoir quelque chose se donne pour un maître, quoiqu'il ne sache rien, ou s'il n'a seulement que quelque petit commencement, quelque ébauche de science, s'il entend peu ce qu'il lit, ou du moins s'il n'a pas encore l'usage et le jugement que demande sa profession, on ne doit nullement se fier en lui, ni se reposer aucunement sur ses talents. Il n'y a pas même d'apparence qu'il y devienne jamais fort habile; car il est impossible qu'un homme, quand même il vivrait longtemps, arrive jamais à la perfection dans une science comme est la médecine, aussi difficile qu'elle est importante; à moins qu'il ne marche constamment sur les pas des anciens, tant l'étendue de cette science passe de loin les bornes de la vie humaine. Ce n'est pas seulement ici une vérité à l'égard de la médecine ; c'en est une aussi à l'égard d'un grand nombre d'autres auxquelles on s'applique pour en faire sa profession. Les auteurs qui ont perfectionné cet art ne sont pas en si petit nombre qu'on puisse bien les étudier et les entendre en peu d'années. Mille peut-être y ont travaillé pendant mille ans. Un homme qui les étudie avec soin et application fera par leur moyen autant de découvertes, dans la courte période de sa vie, que s'il avait vécu mille ans à l'étude de la médecine. Mais si l'on vient une fois à négliger la lecture ou l'étude des anciens auteurs, que peut une personne seule espérer de faire? Quels que soient ses talents, son génie, sa capacité, quelque supériorité qu'il ait à tous ces égards par-dessus tous les autres hommes, quelle proportion peut-il y avoir de tout ce qu'il est capable de faire tout seul et ces trésors immenses que nous avons dans les anciens? En un mot, un homme qui ne lit point les ouvrages des savants médecins de l'antiquité, et qui ne connaît pas, du moins en partie, la nature des maladies avant même qu'il visite les malades, lorsqu'il les visitera, négligera ces mêmes maladies, ou par ignorance, ou par méprise, parce qu'il ne sera pas capable d'en juger, n'en ayant eu aucune connaissance auparavant.

Des imposteurs ou charlatans.

Il y a tant de ces petits artifices avec lesquels les charlatans ou médecins prétendus en imposent aux personnes crédules, qu'un livre entier, si j'avais dessein d'en faire un exprès, ne suffirait pas même à les comprendre tous. Mais rien n'égale leur impudence et leur effronterie, si ce n'est la criminelle certitude où ils sont qu'ils tourmentent les gens, et leur causent de cruelles douleurs dans leurs derniers moments, sans aucune apparence de raison. Tantôt il y en aura qui se vanteront de pouvoir guérir l'épilepsie, et qui feront pour cela une ouverture au derrière de la tête en forme de croix; puis ils prétendront avoir tiré de la plaie quelque chose qu'ils avaient tenu caché jusque-là dans leur main. D'autres vous diront qu'ils peuvent tirer des serpents et des lézards du nez de leurs malades, et ils feront semblant d'en venir à bout en mettant dans les narines la pointe d'un instrument de fer qu'ils y tournent jusqu'à blesser exprès cette partie et en tirer du sang ; puis ils montreront une espèce de petit animal artificiel qu'ils ont fait eux-mêmes auparavant avec de la substance de foie, etc. Il y en a qui se vantent de pouvoir ôter des yeux ces petites taches blanches qui y croissent quelquefois; mais avant d'introduire leur instrument dans l'œil, ils y placent avec adresse un petit morceau de quelque chiffon de linge bien blanc, et puis ils prétendent en l'en ôtant avec leur instrument que c'est là la petite tache blanche qu'ils en viennent d'ôter. Il y en a qui entreprennent de tirer de l'eau de l'oreille en la suçant. Mais que font-ils? Ils ont dans leur bouche un petit tuyau plein d'eau, ils laissent couler cette eau dans l'oreille par un des bouts de ce tuyau; puis, l'attirant par l'autre, ils la rejettent après devant la compagnie, prétendant l'avoir tirée de l'oreille. D'autres prétendent tirer de la même manière des vers qu'ils disent qui croissent ou dans l'oreille ou à la racine des dents. D'autres vous tireront, disent-ils, des grenouilles que vous avez dessous la langue; ils font une incision dans cet endroit, y fourent un de ces animaux encore fort petit, et l'en tirent ensuite fort aisément. Que dirai-je de plus? Il n'y a pas jusqu'à des os que ces charlatans ne fourent dans les plaies et dans les ulcères; et puis, après les y avoir laissé quelque temps, ils les en retirent enfin comme s'ils étaient venus là d'eux-mêmes. Les uns prétendent tailler un malade de la pierre : ils font l'opération, ont une pierre dans leur main, qu'ils montrent ensuite, et ne manquent pas de dire qu'il y en avait deux dans la vessie, afin qu'on croie qu'ils en ont tiré celle-là. Quelquefois ils introduisent la sonde dans la plaie; mais, n'étant que des ignorants sans principes et sans règles, ils ne peuvent pas même par là distinguer s'il y a une pierre ou s'il n'y en a point, et à tout hasard montrent celle qu'ils avaient toute prête pour dire qu'ils l'ont enfin tirée. Les autres font une incision au fondement pour guérir, disent-ils, les hémorrhoïdes, et à force de recommencer cette ridicule opération, causent à la partie une fistule ou un ulcère dont il n'y avait pas auparavant la moindre apparence. Quelques-uns vous disent qu'ils tireront du flegme ou de la matière visqueuse ressemblant à du verre, tant de la verge que de toute autre partie du corps; mais ils se contentent de faire sortir de l'eau d'un petit tuyau qu'ils ont mis auparavant dans leur bouche. On en voit qui prétendent pouvoir ramasser toutes les humeurs qui sont répandues dans tout le corps, et les rassembler toutes dans un même endroit en frottant seulement cet endroit avec du jus de cerises d'hiver, qui cause une inflammation subite, et ils demandent ensuite qu'on les récompense comme s'ils avaient, en effet, guéri la maladie. Après cela, ils frottent l'endroit avec de l'huile, et la douleur se dissipe en un moment. Il y en a d'autres qui font accroire à leurs malades qu'ils ont avalé du verre, et, prenant une plume qu'ils enfoncent dans le gosier, ils les excitent à vomir, ce qui leur fait rejeter la drogue qu'ils leur avaient eux-mêmes fait avaler par le moyen de cette plume. C'est ainsi que ces imposteurs tirent dehors bien des choses qu'ils ont eu l'adresse d'introduire dans les endroits dont ils les font sortir, non sans danger d'exposer très-souvent leurs malades à des accidents beaucoup plus funestes que ceux pour lesquels on les a appelés, et qui finissent enfin par la mort de ces personnes trop crédules. Ces imposteurs ne passeraient pas si aisément qu'ils font lorsqu'ils ont affaire à des personnes d'esprit et de jugement, si ce n'était que ces mêmes personnes ne s'imaginent pas qu'on les veuille tromper, et ne doutent nullement de l'habileté de ceux qu'ils emploient. Mais enfin il arrive qu'on les soupçonne, et qu'on examine de plus près leurs opérations prétendues, et alors toute l'imposture se découvre. On ne doit donc jamais, si l'on est sage, hasarder sa vie à si bon marché, en se confiant à de semblables charlatans, ni prendre aucun de leurs prétendus remèdes, qui ont été si funestes à tant de personnes si faciles à tromper.

Ne croirait-on pas, en lisant ces lignes, se trouver en plein XIXe siècle, vis-à-vis de cette plaie honteuse du charlatanisme qui déshonore notre profession, et qu'on n'a pas encore pu guérir. C'était alors comme à présent, et comme dans l'antiquité grecque. C'était, comme ce sera toujours, un vice de l'humanité en tant qu'humanité, plutôt qu'un vice inhérent à la profession.

Maintenant que nous connaissons Rhazès comme compilateur et comme moraliste, voyons-le comme nosographe dans l'œuvre dont on lui attribue tout le mérite dans la description de la petite vérole et de la rougeole (Mead, *Œuvres*, t. II, p. 474. Traduction du Traité de Rhazès sur la petite vérole). Il ne faudrait pas juger cette monographie avec les idées de notre temps, essentiellement narrateur et réaliste, car on en prendrait la plus triste opinion. En effet, Rhazès, qui ne croit pas être le premier à parler de la petite vérole, ne décrit pas cette maladie. Il en parle comme d'une chose connue, et tout ce qu'il dit des symptômes est si nul, qu'il n'y a pas lieu d'en rien conclure pour le diagnostic. Ce chapitre ne renferme même rien qui révèle l'existence des pustules varioliques, et si, à l'occasion du pronostic, la mention de ces pustules ne se trouvait pas, on ne saurait pas ce que c'est que la variole.

Ce traité de la petite vérole et de la rougeole, écrit *au nom du Dieu souverainement bon et miséricordieux*, pour lequel l'auteur implore la grâce du Tout-Puissant, *qui ne laissera pas cette bonne œuvre sans récompense*, renferme quatorze chapitres : deux sur les causes du mal, un sur les symptômes, dix sur le traitement, et enfin le dernier sur les petites véroles et rougeoles susceptibles de guérison, et sur celles qui ne le sont pas.

La première phrase du livre indique la connaissance ancienne de la maladie. « Ceux d'entre les médecins qui disent que le grand Galien ne fait aucune mention de la petite vérole, et qu'il ne connaissait point cette maladie, n'ont jamais lu ses ouvrages, ou ne l'ont fait que d'une manière très-superficielle, car dans un de ses traités, on trouve : « *Ceci convient, et doit être mis en usage, de telle et telle manière, même dans la petite vérole.* » Mais si l'on connaissait la petite vérole dans l'antiquité, on ne l'avait pas décrite, et ce premier essai, si insuffisant qu'il puisse paraître, est aujourd'hui le plus grand titre de gloire du médecin arabe.

Pour Rhazès, « la petite vérole survient quand le sang éprouve un mouvement de fermentation putride, qu'il élève des vapeurs, et qu'il passe de l'état de mout, auquel on peut comparer celui de l'enfance, à l'état de vin fait, qui ressemble mieux à celui des jeunes gens. »

« La petite vérole elle-même n'est que l'effet de cette chaleur et de cette fermentation qui a coutume de se faire alors. » (Mead, *loc. cit.*, t. II, p. 477.)

Elle sévit sur les enfants et chez les sujets blancs, humides, replets, bien colorés ou bilieux, à la fin de l'automne ou au commencement du printemps. Ce qu'il dit de la petite vérole s'applique à la rougeole.

Les symptômes décrits par Rhazès sont purement constitutionnels : « fièvre, douleur de dos, démangeaison du nez, sommeil inquiet, respiration pénible, nausées, » et sont donnés comme semblables dans la variole et dans la rougeole. — Dans ce chapitre unique, consacré aux symptômes, il n'est fait aucune mention des pustules varioliques ni de leur mode de développement. Le côté descriptif de la maladie est tout à fait sacrifié au traitement, que l'auteur expose avec les plus grands détails. Il est évident que pour lui la médecine avait vraiment pour but la guérison des maladies, et qu'on n'avait pas encore découvert le principe formulé par un nosographe moderne : « *Une maladie étant donnée, déterminer sa place dans un cadre nosologique.* »

Le traitement se composait des indications suivantes : 1° des moyens de se préserver de la petite vérole avant son apparition, et de ceux d'en diminuer la violence après qu'elle s'est manifestée ; 2° comment il faut s'y prendre pour faciliter l'éruption ; 3° précaution à mettre en usage pour préserver les yeux, les paupières, les oreilles, les narines, le gosier et les articulations des accidents qui pourraient leur arriver ; 4° comment on peut accélérer la maturité des boutons ; 5° comment on accélère le desséchement des croûtes ; 6° de quelle manière on peut faciliter la chute des écailles de la petite vérole et des croûtes qui se forment sur l'œil ou sur le reste du corps ; 7° des moyens d'enlever les traces de la petite vérole ; 8° du régime alimentaire qui convient à ceux qui sont attaqués de la petite vérole ; 9° de la manière dont doit être entretenu le ventre du malade pendant toute la maladie. — C'est un exposé complet et parfait de la thérapeutique des varioles. Mais ce n'est pas tout : un dernier chapitre par lequel se termine l'ouvrage est relatif au pronostic et est intitulé : *Des petites véroles et des rougeoles susceptibles de guérison et de celles qui ne le sont pas.*

Là, le praticien émérite se révèle tout entier et il n'y a rien à reprendre dans ses observations. Deux de ses propositions vont justifier notre jugement.

« La petite vérole, dont les pustules sont blanches, grosses, discrètes, en petit nombre, dont l'éruption se fait promptement et facilement, sans une chaleur excessive ni une fièvre trop considérable, sans de grandes inquiétudes ni de grandes anxiétés, et de manière que tous ces symptômes diminuent à mesure qu'elles sortent et cessent entièrement après leur sortie complète ; cette petite vérole, dis-je, est bénigne, et l'on en guérit facilement. Les moins dangereuses, après celles-ci, sont celles où les pustules sont blanches et grosses, quoique nombreuses et cohérentes, pourvu toutefois qu'elles sortent facilement, et que l'éruption diminue l'ardeur de la fièvre et l'inquiétude du malade.

» Il y a une sorte de pustules qui, quoique blanches et grosses, sont néanmoins mortelles : ce sont celles qui sont confluentes, et qui s'étendent de manière que plusieurs d'elles communiquent ensemble, et occupent un très-grand espace, ou bien celles qui forment des cercles fort étendus, et qui ont une couleur de graisse. » (Rhazès, *loc. cit.*)

Rien n'est plus vrai que cet aphorisme, toutes les fois que j'ai vu les pustules d'un varioleux s'aplatir et prendre l'aspect graisseux ou plâtré, la mort en a été la conséquence.

CHAPITRE IX.

HALY-ABBAS.

Haly-Abbas, médecin arabe et philosophe, surnommé le magicien, vivait à la fin du xe siècle, environ cinquante ans après Rhazès. Il eut une très-grande réputation et écrivit un livre ayant pour titre : *Almaleki* (ouvrage royal), dans lequel figurent toutes les branches de la médecine. — Sauf la matière médicale qui était en partie nouvelle, ses idées sont celles de Galien, aussi doit-on le considérer, malgré les critiques qu'il lui adresse, comme appartenant à son école.

CHAPITRE X.

AVICENNE.

Avicenne est un médecin mahométan qui naquit en Perse, à Bochava, vers 980 de notre ère chrétienne, et mourut en 1036. De fortes études d'Euclide, d'Aristote et de l'Alcoran le familiarisèrent avec les mathématiques, la philosophie et les choses religieuses. C'est alors qu'il vint faire de la médecine à Bagdad, où il acquit une si grande réputation, qu'on le nomma plus tard le *prince des médecins.* Attaché en qualité de médecin au gouverneur de sa province natale, le neveu du sultan Jasochbagh, il reçut l'ordre de l'empoisonner, ce qu'il se garda bien de faire, mais il en fut puni, car le gouverneur ayant appris le danger qu'il avait couru sans en avoir été instruit, le fit mettre en prison pendant deux ans. — Il ne pouvait échapper, puisque puni par le sultan dont l'ordre n'avait pas été exécuté, ou maltraité par le gouverneur qui lui devait la vie, la bonne comme la mauvaise conduite devait aboutir à la même peine. (Dezeimeris, *Dict. hist. de la méd.*, t. I, p. 215.)

Avicenne a été très-diversement jugé. Tenu en très-médiocre estime par les uns, qui le disaient louche en médecine et aveugle en médecine, il était fort considéré par les Arabes qui le considéraient comme un second Galien, auquel, du reste, il a emprunté le fond de toutes ses publications. — Mandataire érudit du galénisme, ce fut un naturiste.

Quoi qu'il en soit de ces appréciations, il y a un fait qui parle plus haut que toutes les critiques des historiens, c'est l'autorité de son nom et de ses ouvrages qui ont été classiques, ainsi que ceux de son maître Galien, pendant près de six siècles.

Les ouvrages d'Avicenne portent le nom de *Canon*, qui veut dire LOI, et en effet ils furent la loi et le code médical de l'Asie et de l'Europe pendant plusieurs centaines d'années. Sprengel (*loc. cit.*, p. 506, t. II) et Renouard (*loc. cit.*, p. 418, t. I) en ont donné une assez longue analyse.

Le *Canon* est une compilation qui se compose de cinq livres : deux pour les principes de la physiologie, de la pathologie et de l'hygiène, conformément aux principes de Galien ; deux pour les traitements de toutes les maladies connues ; un pour la composition et la préparation des remèdes, et c'est ici seulement que l'auteur apporte son contingent personnel d'observation, d'expérience et de crédulité. — On pourra juger de l'auteur et de la manière raisonnante de l'époque par les extraits suivants :

« La médecine est une science qui fait connaître les dispositions du corps humain en tant qu'il est susceptible d'être amendé ou modifié, dans le but de la conservation et du rétablissement de la santé.

» Quelqu'un objectera peut-être que la médecine étant divisée en théorique et pratique, j'ai tort de lui donner le nom de science, ce qui est censé la mettre au rang des connaissances purement spéculatives. Mais je répondrai à cela qu'il y a des arts exclusivement théoriques et d'autres exclusivement pratiques ; la médecine, de même que la philosophie, est tout à la fois théorique et pratique.

» Quand nous admettons dans une science deux branches, l'une théorique et l'autre pratique, nous attachons aux mots théorique, pratique, une signification différente du vulgaire, et qu'il est bon d'expliquer. Nous ne voulons pas dire, par exemple, qu'une branche de la médecine est consacrée à démontrer et l'autre à opérer, mais nous voulons faire entendre qu'il y a dans la science médicale deux parties : l'une qui traite des principes, sans avoir en vue leur application ; l'autre qui expose les règles d'après lesquelles on doit opérer. Ainsi, quand on dit en médecine qu'il y a trois sortes de fièvres et neuf tempéraments ou complexions, on fait de la science spéculative. Au contraire, quand on dit qu'il faut employer les répercussifs, les réfrigérants et les incrassants au début des apostèmes chauds, ensuite les répercussifs concurremment avec les émollients, enfin les émollients unis aux résolutifs, sur le déclin de la maladie, on fait alors de la science pratique. »

Dans la seconde partie du *Canon* où se trouve l'exposé des connaissances pratiques du temps, on peut voir la manière dont on entendait la description des maladies. — En voici un extrait relatif à la variole que le docteur Renouard a traduit (*loc. cit.*, t. I, p. 421).

« *De la variole.* — Le sang éprouve quelquefois une ébullition pareille à celle qui survient dans les sucs végétaux, et qui produit la désagrégation des parties. La cause naturelle de cette ébullition n'est autre que les résidus du sang menstruel qui se trouvent dans la matrice au moment de l'imprégnation, ou qui y sont déposés postérieurement, résidus engendrés par les aliments de mauvaise qualité, de l'espèce de ceux qui raréfient les substances du fluide sanguin et la font entrer en ébullition, jusqu'à ce que sa partie saine se dégage et domine, comme cela arrive naturellement dans le suc du raisin, qui se purifie par la fermentation et se convertit en une liqueur d'une composition uniforme, après avoir expulsé l'écume épaisse et la lie terreuse.

» Les symptômes précurseurs des varioles sont ordinairement la douleur du dos, les démangeaisons du nez, les frayeurs durant le sommeil, un picotement dans toutes les parties du visage, une courbature générale. La face devient rouge, les yeux de même ; ceux-ci se remplissent de larmes. Des taches nombreuses et enflammées se montrent sur la peau. Le malade éprouve des bâillements fréquents ; il a la respiration gênée et la voix enrouée ; il rend une salive épaisse. Sa tête est pesante, douloureuse, sa bouche est sèche. Il éprouve dans le gosier et dans la poitrine une constriction pénible. Ses pieds tremblent et se renversent. Tout cet appareil morbide est accompagné de fièvre. »

Ce tableau, qui frappe par son insuffisance, est la reproduction presque littérale de celui de Rhazès, principalement pour la théorie du mal, et montre bien la forme nosographique du temps. — En voici une autre preuve tirée de la description des rougeoles :

« *Des morbilies.* — Pour les écrivains du moyen âge, les morbilies comprennent la rougeole, la scarlatine et la roséole. Les morbilies, dit Avicenne, sont une espèce de varioles bilieuses. Il n'y a presque pas de différence entre ces deux sortes d'affections, sinon que les morbilies, provenant de la bile et d'une moindre quantité de matière morbide, ne dépassent quasi point la superficie de la peau, et ne forment dans le principe aucune éminence, aucune saillie, qui exige une cure particulière ; tandis que les varioles produisent dès leur apparition des élevures, des pustules. Les morbilies sont un peu moins graves et moins apparentes que les varioles ; mais les signes de leur invasion paraissent à peu près les mêmes. Cependant l'anxiété de l'estomac, la gêne de la respiration, l'inflammation générale ont plus d'intensité dans les morbilies, au lieu que la douleur du dos est moins vive. Cette douleur a pour cause, dans les varioles, la plénitude du sang qui distend la veine placée le long de la colonne dorsale ; car les varioles dérivent de l'abondance du sang corrompu, tandis que les morbilies proviennent de la véhémence de la corruption de ce liquide. L'éruption variolique s'accomplit pour l'ordinaire d'une manière subite. »

Le défaut est ici non moins grand que dans l'exposition des causes et des signes de la variole, et l'hypothèse règne ici en maîtresse de l'observation négligée. En effet, d'après Avicenne, les varioles et les rougeoles sont des maladies réputées semblables, provenant de la bile (*hypothèse*), et dans cette dernière la matière morbide ne dépasse quasi point la superficie de la peau (*deuxième hypothèse*). Les signes de leur invasion sont à peu près les mêmes (*erreur*). La douleur du dos a pour cause la plénitude de la veine placée le long de la colonne dorsale (*troisième hypothèse*).

Malgré ces défauts, la réputation des ouvrages d'Avicenne s'était tellement répandue en Asie que la plupart des médecins arabes du XIIe et du XIIIe siècle n'étaient occupés qu'à en faire des abrégés pour les élèves. En Europe même, l'engouement pour cet écrivain fut tel, que pendant longtemps les professeurs des facultés de médecine se bornaient à le lire en chaire pour l'expliquer et s'en faire les commentateurs. *Guerner Rolfink* les expliquait encore à Gênes au XVIIe siècle. On faisait de même à Louvain, dans les Pays-Bas, où *Plempius* publia son commentaire en 1658, et cette méthode fut aussi longtemps en honneur à Montpellier. — Galien et Avicenne furent ainsi les oracles de la science médicale au moyen âge.

CHAPITRE XI.

ALBUCASIS.

Albucasis, médecin arabe, natif de Cordoue, vivait au commencement du XIIe siècle et mourut en 1122.

Imbu des idées de Galien, de Paul d'Égine et de Rhazès, qu'il reproduit presque littéralement, il écrivit un abrégé de médecine théorique et pratique qui est surtout remarquable par le traité de chirurgie qui le termine.

Dans la partie médicale se trouve la reproduction des chapitres sur les maladies des enfants, sur les maladies arthritiques, sur les médicaments capables de causer la mort, et sur la petite vérole de Rhazès.

Sa chirurgie, récemment traduite par le docteur Lucien Leclerc, est infiniment plus originale, et les éloges que lui donne Fabrice d'Acquapendente n'ont rien que de très-mérité. On y voit beaucoup de figures de chirurgie. Par ce médecin s'est opérée la réintégration dans la pratique d'opérations importantes depuis longtemps négligées. Il a extirpé le polype du nez; il a fait la bronchotomie; il a employé la pierre infernale et a fait pour la cautérisation plus qu'on avait encore jamais osé faire.

Pour lui les caustiques ne devaient jamais être employés que chez les sujets d'une constitution sèche et chaude. Tous les métaux étaient bons pour cautériser par le feu, mais sa préférence fut pour le fer rouge. Il l'employait dans le tic douloureux, aux commissures des lèvres ou derrière les tempes; dans la cataracte en brûlant le sommet de la tête; dans les luxations spontanées autour des articulations; dans la lèpre noueuse; dans les ulcères cancéreux à leur circonférence; dans les hémorrhagies, conjointement avec la division du vaisseau, les styptiques ou la ligature qu'on attribue généralement à *Ambr. Paré;* dans les déviations de la colonne vertébrale; et, dit Éloy, dans les hernies.

Dans ce livre, composé de trois parties, la première est relative à l'emploi du cautère, la seconde traite des opérations qui s'exécutent avec l'instrument tranchant, et la troisième est consacrée au traitement des fractures et des luxations en général abandonnées à des ignorants pour lesquels on avait un profond mépris. Il est le seul des auteurs anciens, dit Éloy (*loc. cit.*, t. I, p. 72), qui ait donné la description des instruments de chirurgie et parlé de l'usage qu'il convient d'en faire à chaque opération. Il ne se borne point au manuel, il pousse son attention plus loin, car il avertit du danger auquel on est exposé en opérant. Toutes les fois qu'il en prévoit quelqu'un, il en indique les causes et fait connaître les moyens qu'on doit employer pour les prévenir ou les dissiper. Tout cela lui a mérité une réputation qui est passée jusqu'à ses ouvrages; c'est d'eux que les chirurgiens du XVIe siècle ont tiré la plupart des choses qu'on apprécie dans leurs écrits.

CHAPITRE XII.

AVENZOAR.

Avenzoar est un médecin arabe qui naquit à Séville, où il vécut au commencement du XIIe siècle, a peu près au même moment qu'*Averrhoes*. On dit qu'il connut Avicenne. Sa carrière, très-longue puisqu'il mourut, dit-on, à cent cinq ans, fut très-brillante, et il mérita le surnom de sage ou d'illustre. Non-seulement il connaissait la médecine, mais il avait étudié la chirurgie et la pharmacie, bien que ces deux dernières branches de la science fussent très-déconsidérées de son temps et qu'il dût se justifier de s'en être occupé, dans la crainte qu'on ne l'accusât d'avoir manqué à la dignité professionnelle.

Avenzoar fut un médecin très-distingué, dont les doctrines tiennent du naturisme par Galien qui les inspire, et de l'arabisme par la chirurgie, la pharmacie et la matière médicale de l'époque. Sprengel dit même que ses idées sur la cause qui conserve la vie et le mélange régulier des humeurs, malgré leur tendance à la putréfaction, sont d'autant plus remarquables qu'à cet égard il semble avoir tracé la route à l'immortel Stahl. En effet, il combat l'opinion de la supériorité de certains organes les uns sur les autres, et il ne veut accorder le premier rang ni au cœur ni au cerveau, parce que tout est lié dans le corps et qu'il existe une intime connexion entre ces deux organes. Son culte pour Galien était excessif, car il le prend toujours pour guide dans ses théories médicales ; il le cite à tout propos, et plein de déférence pour cette grande autorité, il rapporte le fait suivant :

« Un jour qu'il était embarrassé par un cas difficile

pour lequel il avait interrogé plusieurs médecins sans savoir quel parti prendre, il prit la résolution d'aller consulter son père qui demeurait dans une ville fort éloignée de la sienne. Le bon vieillard se contenta pour toute réponse de lui indiquer un passage de Galien, qu'il lui ordonna de lire, ajoutant que s'il ne venait point à bout, après l'avoir lu, de guérir cette maladie, il ne devait jamais s'attendre à réussir. Cet avis eut tout le succès qu'il pouvait désirer; il guérit son malade; ce qui leur donna beaucoup de satisfaction à l'un et à l'autre. » (Éloy, *loc. cit.*, t. I, p. 209.)

Avenzoar, dont l'ouvrage intitulé *Thaisser compendium* est analysé longuement par J. Freind, s'est beaucoup occupé d'ostéologie pour traiter convenablement les luxations et les fractures. Il a ouvert un certain nombre de cadavres, et c'est ainsi qu'il est arrivé à indiquer l'anatomie pathologique des abcès du médiastin, de la péricardite, de l'hydropisie du péricarde, et des concrétions cardiaques fibrineuses, qu'il appelle *polypes du cœur* (J. Freind, *loc. cit.*, 2e partie, p. 42, 46 et 47). — Il s'est occupé de la dysphagie, pour laquelle il conseille l'usage de lavements nourrissants auxquels il attache une grande importance, sans savoir que si les lavements nourrissent c'est que le gros intestin a aussi ses chylifères (J. Freind, *loc. cit.*, 2e partie, p. 53). — On lui doit aussi des remarques sur la sensibilité des os et des dents, fait jusqu'alors contesté; sur la phthisie que produit l'ulcération de l'estomac; sur une maladie causée par des excroissances de l'estomac; sur l'angine produite par la paralysie de l'œsophage; sur l'aphonie en rapport avec l'engorgement squirrheux de la langue; sur la bronchotomie; enfin, sur le trépan, sur les calculs urinaires et sur différentes parties importantes de la chirurgie.

CHAPITRE XIII.

AVERRHOES.

Averrhoes, né à Cordoue, vécut peu après Avenzoar, dans le XIIe siècle, et mourut à Maroc en 1178, selon les uns, en 1206, selon les autres. — Ce fut un homme distingué, surtout en philosophie où il se montra le disciple passionné d'Aristote. En médecine il fut le sectateur indépendant et libre de Galien, dont il s'éloigna un peu en fait de détails. On a de lui un *Abrégé de médecine* qui n'est qu'une pâle reproduction des livres de ses prédécesseurs, et qui a joui après sa mort d'une très-grande renommée, si l'on en juge par le nombre des éditions auxquelles il a été vendu. C'est toujours l'anatomie de Galien, légèrement modifiée, et la pathologie de Rhazès et d'Avicenne surchargée d'une polypharmacie qui est arrivée jusqu'au XVIIIe siècle.

CHAPITRE XIV.

ACTUARIUS.

Pendant que la nation arabe s'élevait au sommet de la puissance sociale en Asie et avait conquis le sud de l'Europe, la nation grecque descendait de jour en jour les degrés de la civilisation, et nul médecin célèbre ne sortit des entrailles de son peuple pendant la période des sept siècles qu'illustrèrent les Arabes. A la fin du XIIe ou au commencement du XIIIe siècle, il en est un cependant qui mérite d'être signalé et dont le nom est arrivé jusqu'à nous. C'est Actuarius (Jean) fils de Zacharie. On le considère comme le dernier des médecins grecs de l'antiquité. Ce fut un naturiste suivant presque à la lettre les dogmes de Galien, sur lequel il renchérit par ses subtilités.

Sprengel et P. Renouard, qui paraissent l'avoir étudié avec soin et qui portent sur lui un jugement très-favorable, en font un compilateur habile parmi les médecins de deuxième ordre. Actuarius a beaucoup écrit, et le plus considérable de ses ouvrages parmi ceux qui nous restent, composé de six livres, a pour objet la *cure des maladies*. C'est la doctrine de Galien et de ses successeurs, en abrégé et mise dans un ordre parfait. La doctrine des jours critiques s'y trouve exposée avec soin et défendue par des arguments de haute valeur. C'est le premier ouvrage grec où l'on fasse mention des médicaments nouveaux introduits par les Arabes, tels que les purgatifs doux (la casse et le séné), les sirops, les juleps, les liqueurs distillées. On n'y trouve cependant rien sur les varioles, sur les morbilies, sur le spina ventosa et sur les autres affections décrites par les médecins de cette nation.

Son traité des esprits animaux, divisé en deux livres, est en entier inspiré de Galien, car on y voit que l'homme est formé de deux substances différentes : l'âme et le corps ; que l'âme humaine diffère de celle des brutes ; qu'elle est une émanation de la divinité, une substance simple douée de qualités diverses, immortelle, intelligente et impassible de sa nature, quoique capable de ressentir la douleur et le plaisir par l'intermédiaire des esprits qui la lient intimement au corps. Maintenant que sont ces esprits ? D'où viennent-ils et quelles sont leurs altérations ? Actuarius répond :

« Le suc le plus pur des aliments digérés par l'estomac se rend au foie, où il sert à la composition des esprits naturels, qui sont les instruments de la faculté concupiscible de notre âme..... Ceux-ci se portent avec le sang dans la veine lambdoïde, dont une branche descend vers les régions inférieures et l'autre monte au ventricule droit du cœur. De là les esprits et le sang passent dans le ventricule gauche pour y être élaborés de nouveau et changés en esprits vitaux, que les artères distribuent dans toutes les parties du corps..... Or, il existe à la base du cerveau un entrelacement admirable de vaisseaux artériels et veineux extrêmement déliés qu'on nomme *plexus réticulaire*. C'est là que les esprits vitaux contenus dans le sang subissent une troisième atténuation, qui les transforme en esprits animaux. Ces derniers sont en rapport immédiat avec l'âme ; par eux cette substance immatérielle perçoit les sensations des objets extérieurs et exécute les fonctions les plus élevées. » (Renouard, *Histoire de la médecine*, t. I, p. 462.)

Chacun reconnaîtra ici la reproduction des hypothèses de Galien sur la vie et sur le rôle de l'âme humaine dans l'organisation, hypothèses que la science moderne a pour jamais condamnées, pour étudier l'essence de la force qui remue la matière vivante et en dirige les molécules vers des formes déterminées, quoique mille fois différentes les unes des autres. Mais ce qu'Actuarius a mieux réussi, c'est l'indication de la physiologie morbide. — « La santé peut s'altérer de deux manières : 1° lorsque les humeurs du corps, étant trop abondantes ou viciées dans leur composition, laissent exhaler des vapeurs confuses qui troublent la lucidité des esprits, obscurcissent les sensations de l'âme et jettent le désordre dans ses opérations ; 2° lorsqu'une des qualités élémentaires, le chaud ou le froid, le sec ou l'humide, est en excès dans une partie quelconque et donne lieu à une intempérie. » L'auteur passe alors en revue l'influence des diverses espèces d'aliments, du sommeil et de la veille, de l'exercice, du repos, des passions, des remèdes et de tous les agents hygiéniques et thérapeutiques. Le but de la médecine est de conserver la transparence des esprits, de favoriser la coction des humeurs, d'empêcher leur altération ou leur surabondance, enfin de rétablir l'équilibre des qualités alimentaires. Telle fut, avec ses hypothèses et ses erreurs, la doctrine d'Actuarius ; mais si on la juge avec les idées de l'époque, on voit qu'elle a tout le mérite d'une chose claire, correcte et bien présentée.

CHAPITRE XV.

JEAN LE MILANAIS, ROMUALD, ÆGIDE ET L'ÉCOLE DE SALERNE.

Pendant le règne des Arabes dans le littoral de la Méditerranée, plusieurs savants qui avaient fui l'Égypte après la destruction de la bibliothèque d'Alexandrie, vinrent en Sicile jeter les fondements de cette école de Salerne, d'abord inconnue, et qui devait, du xe au XIIIe siècle, acquérir une si grande réputation. Placée dans un climat exceptionnellement doux, sur le passage des croisés qui se rendaient en Asie et qui en revenaient accablés des maux les plus divers, cette école, où se cultivaient les principes d'Hippocrate et de Galien, eut un succès mérité par les services que ses professeurs rendirent à la science et à la profession.

Il en est sorti, en 1100, un livre qui est arrivé jusqu'à nous, dont le titre est : *Préceptes diététiques de l'école de Salerne,* et qui a pour auteur Jean le Milanais. Composé pour Robert, duc de Normandie, fils de Guillaume le Conquérant, qui s'était arrêté au retour d'une croisade dans l'intention de se faire soigner d'une blessure au bras, cet ouvrage a un véritable intérêt rétrospectif. Il donne assez bien l'idée de la médecine à cette époque, et il est très-utile à consulter. Sa forme, d'ailleurs, est très-agréable et il est écrit en vers léonins, ou en aphorismes qui ont joui d'une assez grande réputation. En voici la dédicace et les principaux dogmes. (*École de Salerne*, traduction de Levacher de la Feutrie.)

SUR LA CONSERVATION DE LA SANTÉ (aphor. 1).

Si tu veux de tes ans prolonger la durée,
Soupe peu ; du vin pur ménage la versée ;

Marche après ton repas ; ne dors point dans le jour ;
De l'urine et des vents crains en toi le séjour ;
Chasse loin les soucis ; évite la colère :
C'est ce qu'écrit Salerne au bon roi d'Angleterre.

MOYEN DE SE PASSER DE MÉDECIN (aphor. II).

Es-tu sans médecin ? Je vais t'en donner trois :
Gaieté, diète, repos ; obéis à leurs lois.

DE L'AIR (aphor. X).

Si je peux me choisir une libre atmosphère,
L'air pur, clair et serein, est l'air que je préfère.
Des marais, des égouts, l'horrible puanteur
Offense l'odorat et soulève le cœur.

DU MANGER (aphor. XV).

Que l'estomac soit libre, avant que de manger,
Qu'il soit net ; autrement c'est pour le ménager.
Au cri de l'appétit ne ferme point l'oreille,
De manger à propos il fait signe à merveille.

(Aphor. XVI.)

Ne bois jamais sans soif, ne mange point sans faim ;
Et la faim et la soif sont un bon médecin.
Mais qu'ici comme ailleurs la raison te modère,
L'une ou l'autre en excès te mettrait dans la bière.

(Aphor. XVII.)

Veux-tu vivre longtemps ? Borne ton appétit :
Le sobre ne meurt point ; le médecin l'a dit.

DU BOIRE (aphor. XXI).

Bois souvent en dînant, jamais hors des repas ;
Toujours à petits coups, pour narguer le trépas.

(Aphor. XXII.)

L'estomac refroidi devient méchante meule,
Si l'on s'obstine à boire aux repas de l'eau seule.

DU PAIN (aphor. XXIV).

Que ton pain soit nouveau, mais qu'il ne soit plus chaud ;
N'en mange point de frit, ni de fait au réchaud ;

Que la pâte venant de farine choisie,
Ait levé comme il faut; que les yeux de la mie
Satisfassent les tiens, et qu'un goût savoureux
Fasse dire à chacun : ce pain est amoureux.
En un mot, qu'il soit pur, c'est le seul pain utile ;
Ne mange point de croûte, elle enflamme la bile.

Viennent ensuite d'autres préceptes sur l'usage des viandes, de la friture, des volailles, des poissons, des légumes, des racines, du dessert, des fruits, des vins, etc.; sur les assaisonnements, les épices, sur le sommeil, sur certains remèdes, sur la saignée, les bains, le jeûne, etc. Malheureusement beaucoup de ces aphorismes sont d'une naïveté banale, et traduits en français ils perdent encore beaucoup du charme qu'ils offrent quand on les lit en latin.

DU SOMMEIL (aphor. LXXX).

Six heures de sommeil suffisent à chaque homme,
Le paresseux de sept pourra faire sa nuit,
Mais que nul ne prétende à l'obtenir de huit.

CONTRE LA PETITE VÉROLE (aphor. CXX).

Crains-tu pour tes enfants la petite vérole?
Fais-les inoculer. Moyen, dis-tu, frivole?
Fais-leur donc éviter et les varioleux,
Et de toucher à rien qui puisse venir d'eux.

DE LA SAIGNÉE (aphor. CXXXI).

Ne saignez point avant la dix-septième année,
Trop de force et d'esprit s'en vont par la saignée ;
Et pour les réparer, le meilleur aliment,
Le vin et le bouillon agissent lentement.

(Aphor. CXXXVIII.)

Dans les maux trop aigus, examinez à peine,
Et dès le premier jour, ouvrez, rouvrez la veine.
N'épargnez point le sang d'un sujet vigoureux ;
Mais ménagez l'enfant, ménagez le vieux.

Le printemps, pour cela, vous permet davantage ;
Dans les autres saisons il faut être plus sage.

Je bornerai là ces extraits, qui sont des meilleurs parmi les aphorismes que l'école de Salerne nous a laissés. Ils n'ont pas une très-grande importance, mais ce sont des curiosités utiles à connaître.

Dans le même siècle où parurent ces aphorismes se distinguèrent deux autres médecins qui continuèrent les traditions galéniques, ce furent Ægide et Romuald.

Romuald était évêque de Salerne et membre du collége de médecine de cette ville. Il fut consulté par le roi Guillaume Ier, par son fils Guillaume II, malades des suites d'un empoisonnement, et il devint le médecin du pape.

Ægide, natif de Corbeil près Paris, fit ses études à Salerne et revint en France, où il devint médecin de Philippe-Auguste. On a de lui un livre sur le *pouls*, un autre sur l'*urine* et un commentaire versifié sur l'antidotaire de Nicolas.

L'école de Salerne était fortement organisée. Les ordonnances de Roger de Naples sur l'autorisation à donner aux médecins qui voulaient exercer, et celles de son petit-fils Frédéric firent beaucoup pour mettre un terme aux exploits du charlatanisme et pour donner un rôle important à cette école. D'après ces ordonnances, tout médecin qui voulait exercer dans le royaume de Naples devait être examiné par le collége médical de Salerne. Il devait être marié, âgé de vingt et un ans, faire preuve de sept ans d'études, avoir expliqué publiquement l'*Articella* de Galien, le premier livre d'Avicenne ou un passage des aphorismes d'Hippocrate. S'il répondait convenablement, on lui donnait le titre de magister. Les droguistes devaient aussi se pourvoir d'un certificat de capacité attestant des connaissances, et ils ne le recevaient qu'après serment de ne rien préparer que d'après l'antidotaire de l'école approuvée par l'État. La pratique de la chirurgie était aussi réglée par ordonnance, car ceux qui voulaient pratiquer cette branche de la médecine devaient prouver qu'ils avaient assisté aux leçons, qu'ils s'étaient surtout adonnés à l'anatomie, *sans la connaissance de laquelle on ne peut pratiquer une opération chirurgicale ni traiter une plaie ou un ulcère.* Au reste, on peut consulter sur ce sujet Sprengel, qui est entré à cet égard dans les plus grands détails.

CHAPITRE XVI.

ÉTUDES SUR PARACELSE.

SOMMAIRE : Sa vie. — Des influences morbifiques. — Nature de l'homme. — Constitution des corps de la nature : soufre, mercure, sel. — Causes morbides, visibles et invisibles. — Du principe actif des corps et de leur quintessence. — De la spécificité. — Des arcanes. — Thérapeutique.

« Avant la fin du monde, un grand nombre d'effets
» réputés surnaturels s'expliqueront par des causes
» toutes physiques. » (PARACELSE.)

Au XVe siècle, lors du grand mouvement religieux et scientifique qui entraînait les esprits d'élite à l'occasion de la réforme; après la découverte de l'Amérique, de l'imprimerie et d'un nouveau système du monde, la médecine se sentit tout à coup remuée jusque dans ses fondements par un flot d'idées nouvelles et inconnues. Aristote était contesté comme Hippocrate et Galien. Leur autorité, jusque-là souveraine, commençait à être méconnue, et à la tyrannie des idées anciennes succédait une période orageuse de discussion et de libre examen dans laquelle devait s'accomplir une grande révolution médicale. C'est alors que surgit l'audacieux novateur Paracelse, ce génie de la chimie moderne, trop dédaigné de nos savants, réformateur de la médecine ancienne et promoteur de la spécificité thérapeutique des métaux encore admise aujourd'hui.

Sa vie ne fut qu'une longue lutte contre les universités, contre les académies et contre les esprits vulgaires ligués contre lui, et comme toujours systématiquement dévoués au culte des idées anciennes. C'est ce qui lui suscita tant d'inimitiés. Mais soutenu par de nombreux sectaires, il put affronter hardiment les tempêtes, et répondit par l'injure aux injures de ses ennemis.

On ne connaît Paracelse que par des articles de biographie où se trouvent les mêmes calomnies et les mêmes injures. C'est la reproduction des outrages qui lui furent adressés de son vivant par Th. Éraste et ses nombreux adversaires, et il est fâcheux que nous n'ayons pas une analyse complète de ses œuvres, afin de pouvoir juger directement et en dehors des passions soulevées par ses doctrines. Malheureusement tous les ouvrages qui portent son nom n'ont été publiés qu'après sa mort dans un latin extrêmement difficile à lire, avec des expressions imagées, métaphoriques ou mystiques, et ils sont d'une grande obscurité à la lecture. Ces obstacles n'ont pas rebuté M. Figuier, M. Cap, et surtout M. Bordes-Pagès, qui dans la *Revue indépendante* de 1846, a pris la peine de traduire un grand nombre de passages les plus importants, pour faire connaître l'existence orageuse, la philosophie et les doctrines médicales de l'homme qu'il faut considérer comme l'un des plus illustres fondateurs de la chimie et de la thérapeutique modernes. On trouvera dans les pages qui suivent les parties les plus importantes de cette traduction.

Théophraste Bombast, ou Paracelse, naquit en 1493 à Einsiedlen, en Suisse. Son père était médecin et lui donna ses premières leçons de chimie. En âge de voyager, il visita les différentes universités d'Allemagne et se livra partout à l'alchimie. C'est lui qui, le premier, utilisa les propriétés des minéraux contre les désordres du corps vivant et qui fit le premier cours public de chimie en Europe. On n'a pas l'idée des haines et des colères soulevées par ces doctrines nouvelles, et Paracelse fut représenté comme un ivrogne, un castrat, un ignorant, un fou, un impie, une bête féroce, un suppôt du diable digne du bûcher, etc., etc. Courtin à Paris, Thomas Éraste, médecin de l'empereur d'Allemagne, depuis longtemps oubliés, se sont surtout distingués dans cet échange d'injures avec « cet insolent souffleur de cendres, ce vagabond, ce distillateur impudent », qui se disait leur maître et brûlait les livres de Galien. Il n'y a pas jusqu'au moderne inventeur de l'empirisme, Bacon, qui ne l'ait affreusement maltraité au nom même de l'expérience qui était le fond de sa méthode et qui faisait la force de ses découvertes. Il l'accuse d'avoir, par ses spécifiques, déchiré l'unité de l'univers, surpassé Galien en mensonges et pollué les choses saintes en les mêlant aux profanes. « Les autres n'avaient été que les défenseurs de l'expérience ; toi, Paracelse, tu l'as trahie, et tout en invoquant la nature, tu en as corrompu les sources.... Enfant adoptif des ânes, heureux d'avoir trouvé Séverin pour polir ton langage ! » Puis sachant bien que Paracelse avant lui s'était fait le champion des vérités expérimentales, il ajoute à ce sujet, pour rehausser son propre mérite : « Soit, mais parce qu'un sanglier a tracé par hasard la lettre A sur la terre, faut-il le croire capable de faire une tragédie » (1)?

Paracelse, aigri, profondément irrité de tant d'injustice, rendait à ses ennemis outrage pour outrage, et il luttait contre eux avec une vigoureuse ardeur, détruisant peu à peu sa santé, perdant le sommeil et entrant quelquefois dans la nuit dans de subites fureurs qui, au dire d'Oporin, son élève, lui faisaient prendre l'épée pour

(1) Ces outrages ont été reproduits par Leclerc, par Sprengel, par Renauldin dans la *Biographie* de Michaud, et par tous les biographes de Paracelse.

frapper les murailles et tout ce qui l'entourait. C'est là ce qui l'a fait considérer comme fou ; mais comment croire cet Oporin, son secrétaire intime devenu son ennemi, dans les accusations qu'il lance contre son maître ?

Paracelse, qui respectait beaucoup Hippocrate, avait le plus profond dédain pour le galénisme et pour la philosophie scolastique, qu'il trouvait impropre aux découvertes et à laquelle il préférait l'observation et l'étude de la nature. Comme le fait remarquer M. Pagès, il était à sa manière et avant Bacon le promoteur de la méthode expérimentale, ce qui le rendait très-fier vis-à-vis de ses ennemis les philosophes. « Oh ! vous me suivrez et je ne vous suivrai pas, leur disait-il ; ma monarchie croîtra et la vôtre périra. Quand vous me démoliriez, Théophraste luttera contre vous-mêmes après sa mort. » Il avait raison. Ses œuvres ont survécu, et ses disciples continuant la lutte, apostrophaient leurs adversaires de la façon la plus injurieuse : « Race de païens, vous n'êtes que des cuisiniers, avec vos laitues et vos cataplasmes ; nous, nous employons les forces vives cachées dans les métaux..... Comme la neige n'ébranle pas les Alpes, ainsi vos outrages n'ébranlent pas nos doctrines. »

Après une lutte de vingt années et malgré ses prétentions à une panacée susceptible de prolonger la vie, Paracelse mourut en 1541, à l'âge de quarante-sept ans, non par empoisonnement ni à l'hôpital, comme Renauldin l'a dit dans la *Biographie universelle* de Michaud, mais à l'auberge du *Cheval blanc* de Salzbourg, et d'une maladie lente, avec la plénitude de ses facultés, glorifiant le Seigneur et laissant tous ses biens aux pauvres. Combattues par l'envie et la routine, ses doctrines furent cependant accueillies par un certain nombre d'esprits d'élite, notamment par Lazare Rivière, qui les enseigna publiquement à la faculté de Montpellier. C'est la négation des idées théoriques de Galien sur les quatre éléments et les qualités fondamentales ; c'est l'appel à l'expérience et à l'observation pour chercher ce qui guérit; c'est la découverte d'un grand nombre de médicaments nouveaux, particulièrement du mercure dans la syphilis, du soufre dans la gale; c'est enfin la doctrine de la *spécificité* des causes et des agents thérapeutiques. Il y a là de quoi suffire à la gloire d'un homme, et malgré les excentricités que lui reproche l'histoire, son nom ne périra pas.

Ce qui guérit indique la nature du mal, et ce sont à la fois des remèdes et des causes morbifiques qu'il faut découvrir au lieu de discuter sur les quatre humeurs comme le font les galénistes. Tel est le but de l'ouvrage appelé *Paramirum*.

Paracelse admet cinq ordres principaux d'influences morbifiques : l'influence astrale, *ens astrale ;* l'influence du mauvais régime, *ens venini ;* l'influence naturelle, *ens naturale ;* l'influence spirite, *ens spiritale*, et l'influence divine, *ens Dei.*

Ens astrale. — Les astres ne changent pas le fond de la nature ni de la semence de l'homme ; ils nous servent comme le soleil au germe et donnent aliment à notre vie, et leur influence nous est aussi nécessaire que le bois au feu. Ils agissent sur le milieu qui nous entoure, qui conserve et protége tout, ciel et terre, créatures et éléments, car tout vit dans cette atmosphère universelle qu'il désigne sous le nom de grand M, signe mystérieux exprimant le magnétisme, l'électricité, l'éther ou un agent inconnu de l'air.

C'est une émanation échappée des astres, qui souille et qui infecte ce grand M, comme on voit de chaque individu sortir une émanation salutaire ou fâcheuse. Un lac a-t-il son M en bon ou en mauvais état, les poissons y abondent ou périssent, et sa richesse dépend des qualités ou des viciations de son M. Ainsi s'expliquent, par cette influence inconnue, la production de la peste, du choléra, les typhus, et toutes les épidémies qui ravagent le genre humain. Il en résulte des vices nombreux qui portent sur le sang, sur la tête, sur les veines, ou qui produisent des hydropisies, des fièvres, etc.

« Dès lors, les changements qui arrivent dans le ciel impriment aux animaux, aux plantes, aux fruits, des modifications très-variées, selon que ceux-ci sont eux-mêmes bien ou mal disposés, selon qu'ils sont, par exemple, forts ou faibles. Tel se trouve bien d'une influence, tandis qu'un autre en est gravement dérangé. C'est ainsi que l'univers est opposé à l'homme, et l'homme à l'univers. Une maladie causée par les astres ne peut cesser tant que dure l'influence spéciale qui l'entretient. » (*Fragmenta ad Paramirum*, Bordes-Pagès.)

Paracelse tâche d'approfondir la nature de ces influences, et, pour cela, il cherche les relations de chaque sphère céleste avec les différentes parties des corps en indiquant l'action des minéraux sur elles. Comme dans son esprit les métaux représentent chacun leur astre, le fer et Mars ; cuivre et Vénus ; plomb et Saturne, etc. ; d'après l'action des remèdes, il en déduisait la nature de l'influence sidérale. — C'est là une des nombreuses erreurs de Paracelse.

Ens venini. — Les aliments indispensables à tous les corps vivants renferment, à côté de l'essence qui nourrit, une matière nuisible, que Paracelse appelait *venin*, de sorte que le régime alimentaire est souvent une cause de maladie.

« Non que chaque chose ne soit bonne en soi, mais il faut s'en bien servir : le pain lui-même, dans certains cas, n'est-il pas pernicieux ? Or, Dieu a donné à chaque animal un *alchimiste* qui siége dans son estomac, et qui sépare le bon du mauvais, qui garde le premier et rejette le second. (*Ce n'était pas la peine de se fâcher si fort contre les forces attractrice, rétentrice, altératrice et expultrice de Galien, pour en arriver à penser comme lui, ne pouvant que changer de mots.*) Si l'alchimiste est faible, et qu'il ne puisse bien faire le départ, il s'ensuit des maladies, le poison de l'aliment se répandant dans notre corps ; car l'homme en santé est comme de l'eau claire qui peut se teindre de toute espèce de couleur, c'est-à-dire s'infecter de toute espèce de venin. Or, cette corruption naît de deux manières : *localement*, c'est-à-dire par le poison qui s'arrête dans la partie et n'en est pas chassé ; ou par *émonctoire*, c'est-à-dire qu'étant rejeté par l'alchimiste vers les organes excréteurs, le nez, la peau ou la vessie, il lèse ces parties par sa présence. Les animaux ont des chimistes plus subtils les uns que les autres : la vache se nourrit d'herbe, et le lait de celle-ci nourrit l'homme ; l'un vient en aide à l'autre pour la perfection de son travail ; le feu, l'air, l'eau, etc., peuvent gâter et affaiblir l'alchimiste, et c'est en cela que ces éléments sont quelquefois nuisibles. » (Pagès, *loc. cit.*)

Ens naturale. — Paracelse donnait le nom d'*influence naturelle* à la force qui dirige le microcosme et qui est de tout point comparable à l'influence qui règle le cours et les révolutions des astres. — Par elle, le petit monde humain se gouverne et se nourrit de lui-même, « l'aliment ne lui sert que comme le fumier au champ, et par elle se produit, à l'intérieur, (une) véritable liqueur de vie (*liquor vitæ*), qui, selon qu'elle est bonne ou mauvaise, engendre la santé ou la maladie.

Ens spiritale. — Sous ce nom d'*influence spirite*, Paracelse désigne l'action d'une substance invisible et impalpable qui se manifeste par le corps visible et palpable. Cette substance *ens* n'est pas le corps auquel elle est unie, mais elle peut agir sur lui jusqu'à le rendre malade et elle peut toute seule être malade.

« Chaque animal a un esprit de cet ordre. Vous avez le vôtre ; j'ai aussi le mien ; eh bien ! nos esprits se parlent entre eux comme il leur plaît sans que nos langues s'en mêlent. Vous savez qu'on éprouve quelquefois de la sympathie ou de l'antipathie pour une personne qui ne nous a rien fait ni en bien ni en mal. C'est encore là le fait de ces singuliers invisibles, qui, sans consulter la raison, contractent entre eux des amitiés et des haines, se repoussent avec obstination ou se poursuivent d'un mutuel amour. C'est la volonté qui engendre ces esprits souvent opposés à la raison ; elle les produit par l'énergie de son effort, comme le silex produit le feu. De même que nos corps, ces esprits ont leur mode spécial d'action, et il se fait des luttes entre eux. Si je veux nuire à quelqu'un, et que ma volonté soit plus ardente que la sienne, je le blesse ; sinon, c'est lui qui l'emporte, et par suite mon corps peut s'affecter et dépérir.

C'est la théorie des *charmes*, des *philtres* et des *sorts* expliquée par une cause naturelle précédant l'apparition de ce qu'on appelle aujourd'hui le magnétisme. — L'analogie est si grande, qu'on pourrait en faire une identité. En effet, Paracelse ajoute qu'on peut rendre quelqu'un malade par la seule puissance de la volonté.

« Un nécromancien n'a qu'à fabriquer une figure de cire à votre intention ; vous souffrirez de tout ce qu'on fera à cette image, non par votre corps, qui est sain en soi, mais par votre esprit. Alors tous les remèdes qui s'adressent à votre corps sont inutiles, et c'est ainsi qu'il arrive que par la force de la volonté on peut rendre quelqu'un boiteux ou aveugle. Telle est la force de la malédiction. Et ne t'amuse de tout ceci, ô médecin, tu ne sais pas quelle est la puissance de la volonté. »

Vient ensuite le ridicule de cette théorie.

« Voulez-vous avoir raison d'un voleur ? Vous n'avez par votre volonté qu'à fixer son esprit à l'image de cire ; vous le forcerez de revenir se faire tuer au lieu du crime. Quant à lui, il n'en peut faire autant à votre égard si vous êtes honnête homme, car son esprit est plus tremblant et plus faible. Dans vos songes, il vous arrive d'appeler à vous l'esprit de votre ennemi et de le blesser. »

En traduisant ainsi ce passage, M. Pagès fait remarquer que tous ces phénomènes rapportés à la sorcellerie et à l'intervention du diable par les contemporains de Paracelse sont, par lui, ramenés à une cause naturelle, émanation animale, fluide, substance invisible, impalpable, etc., dont la volonté active la production et qu'elle remue pour agir à distance sur les corps qui nous environnent. — Telles sont bien les prétentions du magnétisme animal moderne.

Ens Dei. — Dominé par les idées religieuses de son temps, Paracelse, continuant sa réforme d'Hippocrate et de Galien, opposés, comme on le sait, à l'intervention directe de la divinité dans les maladies range, au contraire cette intervention dans le nombre des influences morbifiques.

L'influence divine joue un grand rôle dans sa pathologie.

« Sans doute, tout vient de Dieu, santé et maladie ; et les quatre espèces d'*êtres* déjà signalés viennent de lui ; mais il s'agit des maladies que Dieu envoie comme un châtiment spécial. Cette influence divine se trouve alors mêlée aux causes naturelles, en sorte que nous n'en pouvons suivre la trace. Quand l'expiation est terminée, Dieu permet aux médecins de guérir ; sinon il livre le malade à des praticiens inhabiles, qui jouent alors le même rôle que les médecins du purgatoire. » (Bordes-Pagès.)

Dans son livre *De orig. morb. ex trib. prim. substant.*, Paracelse s'occupe de la nature de l'homme et des causes morbides inhérentes à sa personne, résultant de son autocratie.

L'homme est composé d'un corps que l'on voit et que l'on touche; d'une âme corporelle qui préside à son organisation et d'une âme intelligente et immortelle.

« Tout a sa fin, le juste comme l'impie. La médecine n'y peut rien ; car vient un moment où la mort, qui est le licteur de Dieu, doit nous amener devant lui ; le médecin ne peut que dire : Lève-toi et pars. Le corps alors reste en terre, l'âme va devant Dieu ; mais, au dernier jugement, les trois substances se réuniront dans leur fleur et dans leur essence.... Alors il n'y aura plus ni médecine ni médecins. » (Pagès, *loc. cit.*)

Pour lui, l'homme est composé de *soufre*, de *mercure* et de *sel*, comme tous les corps de la nature, et les vices du corps résultent de la disproportion de ses éléments. —C'est le même langage que celui de Galien. Seulement, pour Galien, les éléments étaient métaphoriquement représentés par la *terre*, l'*eau*, l'*air* et le *feu*, tandis que Paracelse leur donne des noms différents en rapport avec les premiers essais de l'analyse chimique. — Il les désigne sous les mots de *soufre*, c'est-à-dire ce qui brûle ou déflagre; de *mercure*, c'est-à-dire ce qui fume, se sublime ou se volatilise (et n'a aucun rapport avec le métal de ce nom); de *sel* enfin, c'est-à-dire ce qui est solide ou à l'état terreux.

Ce sont aussi des mots génériques, car il y a une infinité de soufres, de mercures et de sels, et les éléments des anciens, qu'il ne rejette pas entièrement, sont eux-mêmes composés des trois principes chimiques élémentaires.

Le soufre, le mercure et le sel entrent dans la constitution du corps de l'homme comme de tous les autres corps de la nature, et la vie les y maintient jusqu'à la destruction de l'individu.

Leur diminution et leur disproportion relative, leur disgrégation et leur accumulation sur une partie engendrent la plupart des maladies.

« La disgrégation des éléments est la source de nos maladies. Le *sel*, en s'accumulant quelque part, corrode et ulcère, d'où les cancers et les gangrènes; le *soufre*, le *mercure*, déplacés, causent mille maux. Au milieu de cette discorde des éléments, la mort s'avance, qui presse et détruit l'empire, domptant l'un après l'autre les éléments divisés, à moins que le médecin n'intervienne. Celui-ci répare par la consoude les parties ulcérées par le sel, raffermit par le safran ce que le soufre a dissous, épaissit au moyen de l'or ce qu'a trop subtilisé le mercure. »

Puis, rendant à la nature médicatrice l'hommage que lui ont toujours rendu les véritables observateurs, il ajoute :

« Et cependant la nature a sa part dans ce travail, nous n'en sommes que les aides; c'est elle qui fait bourgeonner la plaie que nous recouvrons d'un médicament. »

Dans ses idées sur la transformation des aliments et

sur le rôle de l'alchimiste intérieur qui opère sur eux pour en extraire les parties analogues et assimilables, Paracelse conclut que toute digestion mal faite laisse dans le corps un résidu ou *tartre*, qui est le point de départ d'une foule de maladies (*De origine morbor. ex tartaro*).

« Tout aliment a une partie nutritive qui se coagule en chair et de plus un excrément. Si ce dernier n'est point expulsé, il se coagule aussi dans le corps, et il y devient la source de mille maux ; car, selon la partie où il se jette, il constitue la pierre, la gravelle, ou bien il forme des végétations, des verrues, des lèpres, des hydropisies. Chaque aliment produit un résidu et un tartre différents : le poisson, un tartre argileux ; les légumes, un tartre visqueux. L'art du médecin, c'est de prescrire un régime qui, se fondant avec les aliments, chasse du corps ce mauvais principe....

» L'estomac n'est qu'un serviteur public, qui en travaillant pour tout le corps ne dispense pas chacun des membres de faire une séparation particulière. Chaque organe a donc son estomac particulier, et doit cuire son propre aliment. Il s'ensuit la formation d'autant de résidus différents qu'il y a d'organes. Ainsi le cœur, le poumon, le cerveau ont chacun leur digestion et leur excrétion particulières. Si ces excrétions se coagulent en tartre, il survient des affections de ces organes. Le sang, la moelle, les chairs ont aussi leurs résidus ; si ceux-ci ne s'échappent pas par la sueur ou l'urine, il advient des lèpres, des gouttes, des sciatiques. Regardez l'urine, elle est l'image des excrétions de tout le corps. »

Il y a des causes invisibles de maladie, les transmissions héréditaires (*Ens seminis*), l'influence de l'imagination de la mère et les émanations subtiles, miasmatiques des corps privés de la vie apparente.

« 1° La matrice nourrit l'enfant comme la terre nourrit l'arbre, et tel est le but de la femme (*propter matricem mulier genita est*).... La mère peut vicier l'enfant comme la terre vicie l'arbre, et le père transmet le mal par un esprit invisible qui affecte l'esprit de la matrice.... »

Malgré ses idées de réforme, l'influence du temps déteint sur Paracelse et, comme le remarque Pagès, ses esprits sont plus ou moins corporels, nés de la matière, agissant sur des esprits, ce que nous appelons des *forces*, et ce qu'au temps de Galien on appelait des *facultés*.

2° Les sens ne montrent que la moitié du monde, et l'entendement nous montre l'autre moitié, que Paracelse appelle l'architecte intérieur. — Pour lui, la foi, c'est-à-dire l'état moral de la conviction réelle ou fausse, peut engendrer des maladies. N'a-t-on pas dit que la foi soulevait des montagnes? C'est elle qui par l'imagination de la mère engendre les difformités et les vices de conformation des fœtus. Mais c'est un effet qu'on exagère souvent, car rien de moins fondé que l'intervention des saints dans la production de certaines maladies. L'épilepsie de saint Valentin, le feu de saint Antoine, ou mal des ardents, la danse de saint Guy, la syphilis de saint Denis, ne sont que des effets naturels, et il n'y a que le diable qui ait pu inspirer l'idée contraire.

Suit ici un passage où les écarts d'imagination et le mysticisme se révèlent d'une façon saisissante :

3° Paracelse, qui croyait au vampirisme et à la cruentation, attribue aux vertus naturelles des tombeaux la cause de certaines guérisons et de certaines pestes. Si grand que soit cet écart de raison, il n'est pas injustifiable, car, dans une momie, la partie active du corps n'est pas toujours celle que voient nos yeux.

« Vingt livres d'une substance se réduisent à une once de quintessence, qui est cependant la partie médicinale... C'est pourquoi moins il y a de corps, plus il y a de vertu médicinale (*quo minus corporis est, eo magis virtutis in medicina*). Et si l'homme peut faire une pareille réduction de vingt livres de substance à une once d'essence, combien mieux ne fera pas l'homme invisible (c'est-à-dire la force naturelle qui décompose le cadavre).

» Ainsi bien des prodiges réputés miraculeux ou diaboliques sont dus aux propriétés inhérentes aux corps naturels. »

Il est impossible de mieux indiquer ici le principe

d'analyse chimique auquel nous devons les alcaloïdes, c'est-à-dire les principes actifs des végétaux, ou, comme le pense M. Pagès, le principe qui devait servir plus tard à l'édification du système d'Hahnemann.

L'idée d'extraire le principe actif ou *arcane* des substances qui exercent sur nous leur influence, a été pour Paracelse l'origine d'un livre intitulé *Paragrane*, où il démontre comment il faut entendre cette extraction et où, se glorifiant lui-même en réclamant la liberté de discussion nécessaire au progrès de la science, il en appelle à l'avenir pour confirmer l'importance de ses découvertes.

« ..... Ma médecine a pour bases la philosophie, l'alchimie, l'astronomie et la vertu ; vous les adopterez..., et vous me suivrez, toi Avicenne, toi Galien, toi Rhazès, toi Montagnana, toi Mésué ; vous de Paris, vous de Montpellier, vous Suèves, vous Misaiens, vous de Cologne et de Vienne ; vous que nourrissent le Danube et le Rhin ; vous, îles de la mer : Italie, Dalmatie, Athènes ; toi Grèce, toi Arabe, Israélite. Je serai votre maître, vous nettoierez mes fourneaux... Mon école triomphera de Pline et d'Aristote, qu'on appellera à leur tour *caco-Pline* et *caco-Aristote* (les ennemis de Théophraste Paracelse l'avaient appelé *caco-phraste*).... Voilà ce que produira l'art d'extraire les minéraux.... L'alchimie convertira en alcali votre Esculape et votre Galien ; vous serez purgés par le feu ; le soufre et l'antimoine vaudront plus que de l'or.... Que je plains l'âme de Galien !... Ne m'a-t-on pas adressé de la part de ses mânes des lettres qu'on a datées de l'enfer ! Qui aurait cru qu'un si grand prince de la médecine pût mourir et s'enrôler au c.. du diable ?

» Vous m'accusez de plagiat... Il y a dix ans que je n'ai pas lu un seul de vos livres.... Ce que vous m'avez appris s'est évanoui comme neige ; je l'ai jeté au feu de la Saint-Jean pour que ma monarchie fût plus pure.... Vous voulez me mettre en poussière,... me condamner au feu.... Je reverdirai, et vous serez des figuiers desséchés.... Le ciel corrigera ses astronomes, la terre et l'eau auront de nouveaux philosophes ; la lumière de la nature retrouvera son alchimiste.... »

Ainsi annonçait-il alors la venue des Newton, des Laplace, des Lavoisier, des Berzelius, des Dumas, des Liebig, etc.

« Ce qui fait un médecin, ce sont les cures, et non pas les empereurs, les papes, les Facultés, les priviléges, les Académies.... Quoi! parce que je guéris le mal vénérien, le plus virulent de tous les maux, qui n'épargne ni potentats, ni peuples, vous me traînez dans la boue!... Vous êtes de la race des vipères, et je ne dois attendre de vous que du venin.... Imposteurs!... Si je pouvais défendre ma tête chauve contre les mouches aussi facilement que ma monarchie (ma doctrine) contre vous!.. Vous ignorez même les simples; vous demandez à votre pharmacien : qu'est ceci? qu'est-ce cela?... Je ne vous confierai pas un chien....

» Pour ne pas hanter les cours des rois, est-ce que j'en vaux moins? Un serment vous rend-il plus habiles?... Le public vous dément.... Les boucles de mes souliers en savent plus que Galien et Avicenne.... Un jour viendra où le ciel produira des médecins qui connaîtront les *arcanes*, les mystères, les teintures; quel rang aurez-vous alors?... Qui fera des cadeaux à vos femmes? Qui leur donnera des bijoux, des colliers.... » (Bordes-Pagès, *loc. cit.*)

Ce jour a commencé, et déjà la quinine, la morphine, la vératrine, la santonine, etc., etc., arcanes tant souhaités de Paracelse, montrent que, malgré ses écarts et ses prétentions à une domination absolue, sa philosophie chimique n'égarait pas l'avenir. Il y faut reconnaître le germe tout entier de la *chimiatrie.*

Malgré les calomnies d'Éraste, qui ont terni aux yeux de la postérité la mémoire de Paracelse, on ne peut s'empêcher de reconnaître dans ses doctrines une certaine grandeur. Faire de la vertu et de la philosophie, c'est-à-dire de l'observation, à l'exemple des anciens, la base de la médecine en y ajoutant la nécessité de l'astronomie et de l'alchimie, c'était assurément ennoblir l'art auquel il était si passionnément dévoué, et inaugurer pour lui une nouvelle ère de conquêtes scientifiques. Même en philosophie Paracelse est un réformateur. Aristote et les siens sont à ses yeux des théoriciens superficiels, n'allant pas au fond des choses, « ignorant le fond et la racine d'où vient le fruit. » Empirique à sa manière, l'autorité des sens est illimitée, et le positivisme moderne ne s'exprime pas autrement que lui.

« La vraie philosophie est aussi facile à distinguer que le bruit du Rhin ou que celui des tempêtes. Car enfin ce que les yeux voient, ce que nos mains touchent, notre tête le perçoit et le comprend. Eh bien ! c'est cette intelligence secrète qui vient en nous par la contemplation de la nature, qui est la philosophie.

» Mais pour distinguer le soleil et la lune, il faut regarder et non pas fermer les yeux. La spéculation seule n'a jamais rien fait en médecine (quelle admirable pensée !). Il faut donc que le médecin observe et qu'il se voie dans tous les détails de ses membres comme à travers une eau claire où l'on distingue le moindre cheveu ; mais qu'il se voie non-seulement dans lui-même, mais encore tout le monde extérieur, dont il n'est que le reflet et le miroir. Les médecins qui n'y regardent pas font des maladies à leur fantaisie. Ils disent : Ceci est phlegme, cela mélancolie ; ils font des songes à plaisir. »

Dans ce mélange de vérités et d'erreurs, de foi crédule et même de superstitions grossières, il y a quelque chose de remarquable et qui montre, à travers la fougue des paroles, une hésitation d'esprit en rapport avec la servilité scientifique des générations qui, pendant 1200 ans, avaient subi le joug de l'autorité. Paracelse réclame la liberté de discussion, se fait dans la science le champion d'un empirisme à l'aide duquel il va inaugurer la recherche des propriétés particulières des corps, principe actif ou arcane des plantes, etc. Mais cette idée généralisée lui fait croire à l'existence d'un principe analogue dans les astres et dans tous les minéraux, et, embarrassé lui-même par les idées superstitieuses de son temps, il croit à la magie, au vampirisme, à l'influence des tombeaux, etc.

Toutefois, dans cette idée du principe actif des corps et du rapport de l'homme avec le monde extérieur devait sortir un principe de pathologie générale de la plus haute importance, je veux parler de la *spécificité.*

Cette spécificité nosogénique ou thérapeutique est la création de Paracelse. Elle a été le point de départ d'une grande réforme pharmaceutique en amenant la destruction de la polypharmacie et l'emploi de substances isolées, d'une action connue, au lieu des mélanges trop nombreux qu'on donnait alors aux malades. Elle a été et sera toujours la condamnation sans appel des doctrines médicales qui ont voulu faire ou qui font de l'anatomie pathologique, la base de la médecine, ignorant qu'un élément anatomique morbide ne révèle pas la nature du mal, et par conséquent n'a aucune importance en nosologie. C'est donc une découverte de premier ordre. Paracelse voyait dans l'homme le reflet du monde extérieur et il disait :

« C'est d'après le monde externe qu'il faut composer tout l'homme.

» Ce qui guérit donne la mesure du mal, et quand on connaît le spécifique de l'un, on connaît la spécificité de l'autre.

» Vous dites : Voilà un mal du sang, du phlegme. Mais, ô yeux de lynx, où l'avez-vous vu ? Savez-vous bien qu'il y a autant d'espèces de sangs qu'il y a de sucs et d'herbes ; que le sang végète et se repose comme font les plantes. La pivoine guérit seulement une espèce d'épilepsie ; le gui du chêne une autre. »

C'est là une spécificité constatée par l'empirisme.

« Cherchez au dehors ce qui correspond à votre mal du dedans par sa ressemblance de nature ; il y a un mal de l'arsenic, un autre de l'alun. Ne dites pas une colique venteuse, mais une colique de musc, si c'est le musc qui la guérit.

» Cherchez dans tout le monde externe ce qui correspond à chacun de vos membres internes. Si vous ne savez pas comment la rouille vient au cuivre, vous ne saurez pas comment la lèpre vient à l'homme, ni comment on la guérit. Chaque objet dans le petit monde a son homologue dans le grand. Il ne faut donc pas ajouter à la violette du sucre, ni mêler ensemble ce que la nature a laissé simple.

» Cherchez plutôt à extraire qu'à composer, à savoir ce qu'il y a de caché dans chaque objet plutôt qu'à tout confondre : trouvez les rapports de chacun de nos pores à chaque pore extérieur ; comparez l'arcane à l'arcane, le mal au mal. Qu'est-ce qui voit dans les yeux ? Est-ce le froid ? Non. Est-ce le chaud ? Pas davantage. Il y a dans chaque partie un arcane (c'est-à-dire une force spécifique).

» Or, chaque élément reste ce qu'il est de sa nature. Le froid reste froid, le feu reste feu ; les éléments sont fixes. L'humide (l'eau-forte) a sa chaleur fixe (c'est-à-dire sa nature corrosive, spécifique), qu'il est impossible de chasser par le froid physique.

» Il est donc faux que les contraires guérissent par les contraires. Vous ne devez pas chasser l'arcane, mais au contraire aider l'arcane interne au moyen de l'arcane extérieur qui lui correspond, et, par son aide, le fortifier contre les éléments contraires qui tendent à l'abattre.

» Chaque homologue externe guérit son homologue interne ; le mercure extérieur guérit le mercure de l'intérieur ; la mélisse, sa mélisse... Ainsi, étudiez tout par la lumière de la nature qu'allume l'esprit saint, sinon c'est le diable qui vous éclaire. »

A part cette idée fausse de la corrélation des astres et des corps extérieurs avec les différentes parties de l'homme si magistralement admise par Paracelse comme théorie de la spécificité et de l'action des arcanes ou forces vives des corps sur les organes vivants, le fait des actions spécifiques est empiriquement reconnu comme vrai, et c'est sur lui que reposent les plus belles conquêtes de la thérapeutique moderne. Toutefois, dans cette lutte du réformateur contre ses adversaires, si la violence de l'orgueil l'emporte au delà de toute convenance, il ne s'élève jamais que sur ses ennemis terrassés et s'humilie devant la puissance de Dieu et de la nature. Comme Hippocrate et comme Galien, il professe les dogmes de la *nature médicatrice*, et avant ce principe : *je le pansay, Dieu le guarit*, de Paré, il avait dit : *Armez la nature au moyen des arcanes, et elle se défendra d'elle-même,* » ce qui est identiquement la même chose.

L'alchimie, cette nouvelle base qu'il apporte à la médecine, est l'art d'extraire les essences, les quintessences, les forces vives, les principes actifs des corps à travers la gangue qui les compose, pour rechercher la vertu incorporelle, invisible, de ces quintessences, ce qu'il appelait l'*arcane* ou le *mystère*, chose plus grande encore que la quintessence et dont le secret est au-dessus de la connaissance humaine. A-t-on bien eu raison de railler ces arcanes? Cela est douteux. En effet, si l'on supprime ce mot d'arcane devenu ridicule pour le remplacer par le mot d'action spécifique, le sens est philosophiquement le même. Personne n'ignore aujourd'hui qu'en parlant de la quintessence du quinquina, arcane de la fièvre, on veut parler du sulfate de quinine alcaloïde dont la découverte est due à l'application des idées de Paracelse, que beaucoup de chimistes modernes ont tourné en dérision.

« Mes adversaires raisonnent et spéculent : ma spéculation, c'est l'invention, la *découverte des propriétés*. De là vient notre divorce. »

Si ce principe philosophique, qui est encore la méthode de la chimie et de la thérapeutique moderne, est de Paracelse, il faudra convenir qu'on a eu tort de faire de lui, sur la foi de ses contemporains jaloux, un fou, un ignorant et un charlatan digne du mépris de la postérité. Pour lui :

« L'alchimie est « l'estomac extérieur qui prépare chaque chose pour » son astre. Elle ne fait pas de l'or ; il n'y a que les insensés qui aient » cette prétention, mais elle fait des arcanes », ce qui veut dire qu'elle découvre les principes actifs des corps dont elle fait des spécifiques.

» La nature nous offre toutes les choses brutes, c'est à nous à les parfaire. Le boulanger, le vendangeur, le tisseur sont alchimistes, et quiconque prépare une chose pour la tourner au profit de l'homme.

» Quoi de plus brut que de manger de la chair crue, de se couvrir de peaux ? Il l'est autant de broyer au hasard une foule de médicaments ensemble. Il faut savoir calciner chacun d'eux, les sublimer, opérer des transmutations successives : ce sublimé d'une première opération joue le rôle de terre pour une seconde.

» Comme il faut que la terre pourrisse le germe, de même il faut détruire un corps *pour en dégager l'arcane* ou *force vive.*

» Sachez que chaque chose a sa vertu ; autre est celle des pousses, autre celle des fleurs, autre celle des fruits mûrs et non mûrs ; et chaque chose peut avoir plusieurs vertus.

» Or, l'alchimiste est le serviteur de la nature ; où elle a fini son œuvre, il la commence, et comme il faut du temps pour qu'un germe devienne un épi, il faut du temps pour mûrir et préparer l'arcane : l'arcane n'est qu'au bout. Sur ce sujet, que m'apprennent Mésué et tous vos livres ? Dans vos livres, les arcanes sont suffoqués par de grossiers mélanges et perdent leurs vertus.

» Vous parlez de *correctifs* que vous ajoutez pour adoucir une substance. Mais corriger véritablement, c'est ôter le poison : un serpent est corrigé quand, ayant séparé la tête et le venin, vous pouvez le donner en bouillon. Un arome masque une mauvaise odeur, mais ne la détruit pas.

» Séparez donc Mars de Vénus (c'est-à-dire le fer du cuivre), Saturne du soleil, s'ils sont mêlés ; pour cela, tout doit passer par le feu...

» Voilà ce que j'enseigne. N'est-ce pas le fondement de l'art ? Suis-je un hérétique ou un insensé ? Oh ! vous me suivrez, et je ne vous suivrai pas ! Ma monarchie croîtra, la vôtre périra. Quand vous me démoliriez, Théophraste luttera contre vous-mêmes après la mort ! »

Théophraste Paracelse avait bien auguré de l'avenir : son nom ne périra pas.

Dans un autre livre (*Archidoxe*, t. II, p. 3 à 40), Paracelse expose les principes de sa philosophie naturelle, soit pour démontrer la constitution du *microcosme*, c'est-à-dire de l'homme, soit les principes de la séparation des éléments ou de l'extraction des *quintessences*. Le chimiatre est ici aussi vitaliste qu'Hippocrate.

« L'homme est formé d'une partie visible, qui est le corps, le sang et la chair, et d'une partie invisible, qui habite ce corps et qui voit, palpe et entend.

» L'organe n'est donc que l'écrin, le logis de la faculté. Quand il est défectueux, la faculté déloge.

» Que fait alors le médecin ? Il épure la maison afin que l'esprit puisse opérer en elle.

» Ainsi l'art peut tantôt dégager l'esprit, retenu dans le corps comme le feu dans le bois vert ; tantôt l'y retenir, comme on bride un cheval ou comme on musèle un chien enragé. »

Paracelse ne parle ici que de ce qu'il nomme âme corporelle végétative, sentante, vitale, et non de l'âme corporelle pensante, raisonnable et immortelle.

« Tout corps est donc, par la vertu de l'esprit, doué d'un certain mouvement qui peut être de deux espèces.

» Le mouvement volontaire dans lequel l'imagination enflamme la force végétative, sans que nous sachions comment. Ainsi, sans l'aide de mes mains, je dirige mes yeux où je veux, et je cours d'autant plus vite que j'imagine plus vivement l'action.

» L'autre mouvement est une attraction que la force du mouvement de l'intérieur fait de ce qui est extérieur (l'absorption). C'est ainsi, par exemple, que la chaleur du dedans boit, par la peau, l'eau du dehors, en sorte que les vaches, sur les Alpes, passent tout l'été sans boire autrement...

» Il y a des personnes qui ont passé un long temps sans manger, ne vivant que d'air et de la vie du globe ; mais nos travaux exigeant de grandes réparations, il nous faut des aliments plus solides...

» Or, comme l'encre et le vin teignent promptement l'eau, ainsi, et bien plus vite encore, l'aliment se répand dans tout le corps ; puis chaque membre le convertit à sa ressemblance, d'autant plus vite que l'aliment lui est plus analogue.

» Eh bien, de même que pour les aliments, le corps a pour les médicaments une attraction singulière ; il les transmute en ses propres membres, et il le fait d'autant plus promptement qu'ils sont à l'état de quintessence. »

Comme on le voit, l'alchimie ne fermait pas les yeux de Paracelse aux lumières de la philosophie, et s'il combattait les idées médicales de Galien, il professait sur la nature de l'homme les mêmes principes que lui.

Sa réforme est tout entière dans la recherche des quintessences. Voilà ce qu'il entendait par ce mot :

« Toute substance est composée de plusieurs éléments différents associés.

» Mais parmi eux il y en a un qui domine les autres et qui imprime à la substance tout entière son propre caractère.

» Eh bien, c'est cet élément dominant qui porte le nom de quintessence, quand il est dégagé du mélange. Ici c'est l'eau, ailleurs le feu ; dans un autre corps, tout autre principe qui est l'élément essentiel. *Il est au sein des autres comme dans son logis ; il faut briser la maison pour l'en dégager.*

» L'art consiste à faire subir à la substance diverses opérations pour fixer la quintessence, après l'avoir délivrée de la boue ou gangue qui la masque.

» Dans une substance composée, chaque élément reste lui-même, quoique dominé par un majeur ; et, quand on a extrait la quintessence, les autres éléments ne périssent pas ; ils gardent chacun leurs propriétés spécifiques... Ainsi, la quintessence, c'est la vie, la force, la propriété des choses ; c'est l'élément très-pur séparé de tous les autres, qu'il teint de son unité ; c'est lui qui donne à l'or sa belle couleur.

» Autant il y a de substances de nature différente, autant il y a de quintessences particulières.

» L'essence ou la vie d'un parfum, c'est son odeur ; celle de l'ortie, c'est ce qui nous brûle la peau ; celle du feu, l'air qui l'entretient ; celle du vif-argent, sa chaleur interne et cachée et son froid externe ; celle de la chair et du sang, l'esprit de sel qui les préserve de la corruption... Enfin, celle de l'homme, un feu céleste et invisible, un air qui l'entretient. Tous les ambiants prêtent secours à l'homme, qui doit prendre de chacun d'eux la vie qui va à sa vie.

» Dans chaque bois, dans chaque herbe, dans chaque fleur, de même que dans chaque métal, est donc logée comme dans sa maison une essence différente, qui est la vie de la substance, et à l'égard de laquelle le reste n'est que *pure crasse*.

» Elle est très-petite en quantité et très-grande en qualité ; un peu de fiel rend amère cent fois autant d'eau ; un peu de safran jaunit une grande quantité de ce liquide.

» Elle n'est pas nécessairement froide, chaude ou humide ; elle peut être plus froide que neige, plus chaude que flamme, sans pour cela changer de propriétés ; elle guérit, non par la température, mais par sa force intrinsèque (*vis insita*) et sa grande pureté.

» Ainsi il y a des essences sans nombre, les unes narcotiques, d'autres amères, d'autres douces, d'autres rajeunissantes.

» Quelle maladie, quelle infirmité pourrait résister à ces pures quintessences, sinon cette mort nécessaire qui doit enfin séparer l'âme du corps.

» L'esprit de vie des métaux est permanent, car une fois extrait et recueilli, on peut le conserver. Mais l'esprit de vie des animaux est mortel : on ne peut le séparer et le recueillir à part, bien que de la chair morte on retire encore quelques autres genres d'essences. »

Paracelse indique ensuite les différents procédés d'analyse par sublimation, par calcination et par distillation, à l'aide desquels on peut extraire les quintessences :

« Autant il y a de vertus, autant il y a de préparations différentes; et celui-là sait les fondements de la médecine qui sait préparer. »

Puis, emporté par un élan bien naturel d'enthousiasme sur l'usage de ces quintessences ou principes actifs des corps, il dit :

« A chaque mal on peut opposer un adversaire qui triomphe de lui. Elles s'adressent, qui à la tête, qui aux reins, qui aux os, qui aux cartilages, qui aux poumons, qui aux paralysies, qui aux hydropisies. Elles peuvent rendre la voix à l'un, la vie à l'autre, donner à un lépreux une peau toute neuve ; qui sait même ? rendre à une personne de cent ans la vigueur qu'elle avait à vingt.

» Cette vertu par excellence, incorporelle, invisible, qui a une chose (soit une quintessence, soit un autre objet) d'agir dans notre corps et de nous guérir, voilà ce qui constitue l'*arcane* ou le *mystère*, lequel est plus grand encore que la quintessence, mais dont le secret est au-dessus de la connaissance humaine.

» C'est avec son aide qu'on pourrait changer d'âge et prolonger la vie, soit des hommes, soit des plantes. Déjà, en donnant à la racine d'une ortie son arcane matériel, qui n'est que la quintessence, on la fait vivre un an de plus.

» Il est certain que la vie des métaux se renouvelle, qu'ils meurent (c'est-à-dire qu'ils perdent leur éclat, leur ductilité, leur ténacité, en s'oxydant ou en se combinant avec d'autres corps); mais ils peuvent ressusciter ensuite, c'est-à-dire qu'on peut les dégager de leurs combinaisons, et leur faire reprendre leur première vie.

» L'homme ne pourrait-il pas se *rénover* de même? Non, car nous ne sommes pas engendrés de semence (c'est-à-dire d'une matière séminale), mais de l'être de l'homme (c'est-à-dire d'une nature spéciale, incorporelle); dès lors, notre germe une fois détruit ne revient pas.

» Seulement, de même que pour un arbre, on peut renouveler, à l'aide de l'art, nos fleurs et nos fruits, nous ôter la lèpre en restaurant le sang, nous repeindre, ressusciter l'*homuncule philosophique*, le *petit homme spagirique* (c'est-à-dire l'aliment chimique de la vie), qui de *pygmée* deviendra *géant*. Mais ce qui fait le fond de la vie ne se renouvelle pas.

» Ainsi la vie, comme le feu, se relève ou s'éteint, selon la liqueur qu'on lui donne.

» Un élément peut nous rendre ce qu'un autre nous ôte; on peut allonger les périodes de chaque âge, en sorte que celui qui mourrait plus tôt mourra plus tard ; mais la liqueur de vie qu'il faudrait nous donner pour vivre indéfiniment nous est encore inconnue.

» Quant à l'essence des plantes putréfiées, elle se cache dans la terre comme un lion fatigué après le combat, mais ensuite elle entre plus active dans le corps des plantes nouvelles. »

A moins d'exiger du passé les connaissances du temps présent, il serait aussi injuste de chercher dans l'alchimie de Paracelse les connaissances de la chimie moderne, que de reprocher à cet homme éminent le langage exceptionnel, imagé, métaphorique et mystique dont il a dû faire usage pour être compris des savants de son époque. C'est cependant ce qu'on a fait, sans réfléchir que des faits nouveaux ayant entraîné la nécessité d'un langage nouveau, et une acception différente des mots en circulation, cette différence de langue dans une même science jetait dans l'histoire de la chimie une confusion regrettable, cause des jugements erronés ou contradictoires portés sur l'un de ses plus illustres fondateurs.

Sans doute, l'alchimie de Paracelse ne saurait soutenir la comparaison avec la science moderne. Mais si l'on tient plutôt compte de la méthode et des principes fondamentaux d'analyse que des faits de détails découverts par de vulgaires émancipateurs, il est évident que Paracelse n'a pas mérité les outrages faits à sa mémoire ou à sa personne, et que ce génie méconnu doit être replacé au rang des plus illustres chimistes.

L'idée d'extraire le principe actif d'une substance, qu'on lui donne le nom d'arcane, de quintessence ou de force vive, est l'origine de toutes les découvertes récentes dont chacune a fait la fortune et la gloire de son auteur. La quinine, la morphine, la vératrine, la santonine, etc., sont des couronnes posthumes à déposer sur la tête de celui dont on a fait un misérable insensé.

L'idée d'appliquer ces principes actifs ou quintessences aux différents états morbides pour en découvrir les arcanes, c'est-à-dire les spécifiques, est encore l'idée féconde de la thérapeutique moderne, et si petit que soit le nombre des spécifiques, il est encore assez grand pour que chacun soit convaincu de leur existence et de la nécessité d'en découvrir de nouveaux. Leur découverte est encore une gloire dont il faut faire honneur à Paracelse.

Sous beaucoup de rapports donc, il y a lieu de réhabiliter le nom injustement calomnié de Paracelse. Mystique, il a eu le tort de laisser pénétrer dans la science une partie de son mysticisme, qui était celui de son époque, mais, réformateur convaincu, il a inauguré l'ère de l'expérimentation et de l'analyse chimique. On lui doit en grande partie la méthode et la philosophie qui régissent la chimie moderne ; la médecine a reçu de lui la doctrine de la spécificité, et, s'il faut l'en croire, la découverte du mercure comme spécifique de la vérole.

Il n'a jamais pu être un esprit vulgaire, celui qui, au XVe siècle, a pu dire prophétiquement : « Avant la fin du monde, un grand nombre d'effets réputés surnaturels, s'expliqueront par des causes toutes physiques. »

CHAPITRE XVII.

VAN HELMONT.

SOMMAIRE : Sa vie. — Sa philosophie. — Sa chimie et sa physique. Principe qui meut la matière et engendre les formes. Constitution des corps, des éléments et des gaz. — Sa médecine. De l'archée, des ferments, nature du principe de vie, force spécifique de chaque semence. — *Blas* général, altératif et moteur, ou force altérante et motrice. — Vivification du sang. — Puissance inhérente à chaque organe. — Siége de l'âme sensitive au centre épigastrique. — Il y a six digestions de l'aliment. — Des vents intestinaux. — Nature des maladies, valeur de l'anatomie pathologique; gale. Épine de la pleurésie germe de la goutte. — Alliance de l'âme immortelle avec l'âme sensitive. Effets vénéneux du fruit défendu. — Action du gouvernement ou sympathies. Égarements de l'école anatomique. — Nouvelle matière médicale créée par la chimie. — Action dynamique des médicaments.

Trente-six ans après la mort de Paracelse, naquit un homme éminent qui, s'inspirant des doctrines alchimiques et médicales de ce réformateur, devait continuer son œuvre tout en croyant jeter les bases d'un système nouveau : ce fut Van Helmont.

Ce médecin, né à Bruxelles en 1577, perdit son père à l'âge de trois ans, et malgré les instances de sa mère qui le suppliait de rester grand seigneur, il se livra à l'étude avec toute l'ardeur d'un roturier. Profondément versé dans la connaissance des langues grecque, latine et arabe, il s'occupa successivement de philosophie, de magie, de sciences naturelles, et enfin de médecine. Doué d'une imagination très-vive peu en rapport avec les exigences sévères du travail des sciences, il ne tint pas assez compte de la tradition et se montra trop dur pour le passé. Comme Paracelse il prétendit faire table rase de tout ce qui avait été fait avant lui pour asseoir les fondements d'une science nouvelle. Ce sont là des prétentions que ratifient bien rarement l'histoire. Chaque science est une souche vivante qui, recevant toutes les greffes conformes à sa nature, pousse de nouveaux rejetons, perd de vieilles branches et conserve une vitalité que ne sauraient à leur gré détruire les réformateurs. Est-il bien sûr d'ailleurs que ceux qui prétendent ainsi détruire et faire table rase de toutes leurs anciennes connaissances pour fonder un système, dépouillent le vieil homme autant qu'ils le pensent et ne se servent pas contre le passé qu'ils renient de ce que le passé leur a transmis de beau, de solide et de vrai? Van Helmont, tout entier à ses études, se crut le pouvoir de renouveler la médecine. Son organisation impressionnable et rêveuse devait lui fournir cette illusion. Surexcité par son ardeur, il eut, comme Pascal, Socrate et tant d'autres intelligences de premier ordre, des extases, des visions scientifiques dont il avait conscience et qu'il raconte dans ses œuvres, ce qui l'a fait considérer par quelques aliénistes comme un fou à mettre sur la liste des génies dont s'honore l'humanité et qui, pour eux, ne sont que des esprits différemment malades. Malgré sa vivacité d'imagination, son ardeur de réforme et ses convictions, Van Helmont resta dans la lutte aussi modéré que Paracelse son maître le fut peu, et sut toujours, en attaquant les doctrines de ses adversaires, respecter leurs personnes.

Sa méthode est celle de l'observation. Il proteste avec force contre les écarts du raisonnement des écoles de son temps, et, s'il ne sut pas toujours s'y conformer lui-même, du moins a-t-il fait effort pour y ramener la science. « La logique des écoles n'enfante que jactance et désordre. Celui qui m'enseigne la préparation de la pierre calaminaire me démontre quelque chose, mais celui qui aligne un argument en *Barbara*, que m'apprend-il, sinon une science de mots ?... » Van Helmont est peu connu à cause de la lecture difficile du style de ses œuvres. Il n'a pas été traduit, et l'on n'a de lui que des études biographiques incomplètes. Il en est plusieurs cependant toutes modernes, par MM. Guislain, Marinus, Michéa, Chevreul, Bordes-Pagès et Cap, qui commencent à montrer ce savant sous son véritable jour. Nous distinguerons surtout celle qu'on doit à M. Bordes-Pagès, l'auteur de la belle étude sur Paracelse dont j'ai eu occasion de parler (1). Elle nous montre dans Van Helmont le philosophe, le chimiste et le médecin.

En philosophie, Van Helmont est l'adversaire d'Aristote et de la logique avec laquelle les écoles de son temps croyaient faire avancer la science. Un syllogisme ne prouve rien, et l'observation directe appliquée à l'étude des faits lui semble infiniment préférable. Voici comme il comprend le principe qui meut la matière et engendre les formes :

« J'entre dans une maison déserte, dit-il, il me faut balayer les immondices qu'on y a laissées, rechercher ce qui est inconnu, écarter les mauvaises traditions et vérifier exactement chaque objet en détail. » (*Causæ et initia naturalium*, p. 27-32.)

« Jusqu'à ce jour, les écoles ont attribué la génération de tous les corps aux mélanges des quatre éléments : l'air, la terre, le feu et l'eau. Aristote distingue quatre causes : la *matérielle*, la *formelle*, l'*efficiente* et la *finale*. Il prétend *que le principe du mouvement et du repos, dans le corps, est quelque chose qui est inhérent par soi et non par accident.*

» Tous ces principes sont erronés : la nature est un ordre de Dieu, par lequel une chose est ce qu'elle est et fait ce qui lui a été commandé de faire.

» On se figure dans les écoles le premier moteur comme un être qui, immobile lui-même, pousserait de son bâton les divers corps de la nature. Cette conception est toute idolâtrique. Le glorieux moteur de

(1) *Revue indépendante*, 1846. Tout ce qui est compris entre guillemets est traduit par M. Pagès.

l'univers, par le seul effet de sa volonté, a mis dans les objets une vertu, une puissance, un agent d'après lesquels ils se meuvent ensuite d'eux-mêmes. Et en réalité il n'y a que deux causes : la *matière* et l'*agent*.

» L'agent, c'est la force séminale, l'*archée*, ou le principe créé de Dieu, qui fait qu'une chose est et devient spécifiquement ce qu'elle doit être. Chaque animal, comme chaque végétal, comme chaque minéral, a un ouvrier, un Vulcain, un architecte intérieur, une *aura* cachée, un principe recteur qui constitue le noyau spirituel de l'objet et dont les éléments extérieurs ne sont que l'écorce et la gousse. C'est donc l'archée qui opère dans la matière séminale le travail générateur qui se revêt d'un vêtement corporel, qui règle les formes, les propositions, les instincts du nouvel être, et qui transforme tout dans le corps, d'après son type ou son image. » (*Archeus faber*, p. 33-34.)

« La matière, c'est l'élément auxiliaire ou corporel à l'aide duquel le principe séminal se développe. Elle constitue ces eaux desquelles sortent tous les corps de la nature, et dans lesquelles ils sont plus tard ramenés tous, par le moyen des principes recteurs. Par là s'explique ce texte de la Genèse, où il est dit que le souffle de Dieu (c'est-à-dire les principes actifs) flottait sur les eaux.

» L'archée et la matière sont deux causes qui ne peuvent agir l'une sans l'autre ; et toutes deux ensemble forment l'être concret.

» Aristote prétend qu'un être vivant naît de la corruption d'un autr vivant par la chaleur... Mais premièrement, la mort n'est point une corruption ; c'est une cessation de la vie. L'archée s'envole ou s'étein comme un flambeau, sans que la corruption l'atteigne. C'est seulement après que le corps en a été délaissé qu'il tombe en ruines et perd sa forme.

» Alors, des *ferments* étrangers qui toujours méditent le changement, étant apportés par l'air, introduisent la corruption dans la matière morte ; ils l'imprègnent de leur odeur et y étouffent le baume vital, à moins qu'on n'associe les chairs à des substances fixes comme du sucre, du miel, du sel. Ce sont donc ces fragments qui, attaquant la matière privée de vie, la désagrégent et la disposent à recevoir de nouveaux esprits.

» Les anciens ont méconnu ces ferments, et de là leurs vaines idées sur les effets de la corruption. Mais il est certain que la matière peut se corrompre sans engendrer des êtres vivants, et que ceux-ci peuvent mourir sans que leurs corps se corrompent.

» Quant à la chaleur, elle ne féconde que par accident; elle ne sert qu'à exciter l'architecte séminal qui organise l'individu selon le type de son espèce. Prendre la chaleur pour cause, c'est prendre la lime pour le serrurier.

» Le père lui-même n'est pas le générateur de l'enfant; il ne fournit que le ferment séminal, il n'est que l'occasion de sa génération. Si la matière seule produisait l'être nouveau, on verrait les parents estropiés produire des enfants mutilés comme eux. Mais le véritable générateur du nouvel être c'est un Vulcain intérieur, créé de Dieu, et dont la forme est incorruptible; il est immédiatement efficient dans l'embryon, et persiste avec lui jusqu'à la mort. Sans cet architecte caché, le ferment séminal livré à lui-même tomberait en putréfaction.

» Dès lors, au lieu de dire avec Aristote que *ce qui engendre est autre chose que ce qui est engendré*, il faut dire, au contraire, que *ce qui engendre fait partie de l'engendré.* »

Cette philosophie se rapproche singulièrement de celle de Paracelse; et, quoi que puisse dire son auteur, on en retrouve l'origine dans les livres d'Hippocrate et de Galien. Tous admettent une force première, principe de toute forme individuelle, ayant pour aide une faculté ou un agent susceptible de modeler la matière. Le langage n'est plus le même; les mots de terre, d'eau, d'air et de feu, employés métaphoriquement, comme ceux de soufre, de sel, de mercure dont se servait Paracelse, prennent une signification différente qui permet l'équivoque; mais si l'on tend à pénétrer dans l'esprit des doctrines au lieu de s'en tenir à la lettre, on ne tarde pas à être convaincu qu'elles ont une origine commune, et que, semblables aux individus que modifient les âges, les lieux, les climats, l'éducation, elles se sont métamorphosées par l'action du progrès dans la succession des siècles.

Dans ses études sur la constitution intime des corps,

sur leurs éléments, sur les gaz qu'il commence à connaître, Van Helmont dit :

« Les écoles se préoccupent de cette question : si chaque élément perd ou non ses qualités dans le mixte, et s'il y a lutte ou combat entre eux.... Mais un élément c'est ce qui ne se résout en rien, et qui reste le même à quelque opération qu'on le soumette. C'est à tort que Paracelse a prétendu que l'eau en s'évaporant s'annihile ; j'ai vu l'eau vaporisée se condenser de nouveau et conserver exactement la même quantité qu'auparavant. L'or, à quelque opération qu'on le soumette, se trouve toujours avoir le même poids. Quand on décompose le verre, on y trouve toujours la même quantité de sable et de cendre qu'on y avait employée. Un élément n'en détruit point un autre. Dieu aime la concorde et l'harmonie : la guerre des éléments est un conte de vieille. » (*Elementa*, p. 42.)

« Mais les éléments peuvent s'imbiber l'un de l'autre ; l'eau se loge dans le vide de l'air. Mais l'air ne se change point en eau dans les cavernes pour y former l'origine des fontaines, comme le prétend Aristote. C'est la terre humectée qui, du fond des mers, rapporte l'eau au sommet des montagnes par des veines intérieures, de sorte que l'eau jaillit quand on ouvre ces veines.

» Chaque élément reste donc ce qu'il est ; il n'y a que les esprits séminaux qui puissent y opérer des transmutations. L'alcahest de Paracelse convertit en eau les corps les plus solides. C'est ainsi que, selon la nature de l'esprit séminal (c'est-à-dire des agents spécifiques), les eaux qui, d'après la Genèse, sont la matière première élémentaire, peuvent être changées en toutes sortes de terres, de plantes, de fruits, d'animaux, de météores. En voici un exemple : une branche de saule du poids de 5 livres plantée dans un vase contenant 200 livres de terre, et arrosée seulement d'eau de pluie ou d'eau distillée, pesa au bout de cinq ans 169 livres, et la terre n'avait perdu que 2 onces de son poids. L'eau donc s'était convertie en 164 livres de bois. » (*Complexionum atque mistionum elementalium figmentum*, p. 88.)

» ..... Le feu et la lumière paraissent être de même nature, et ne différer entre eux que par la connexion et l'intensité. Ils sont un être neutre, qui est moins une substance et plus qu'une simple propriété.... Aussi le feu ne se nourrit pas ; il ne transforme rien en soi ; son rôle est de séparer ; il détruit toutes les semences ; *il change en gaz leurs matières combustibles.* »

Ayant vu diminuer l'air d'une cloche où brûle une bougie, il devine que ce n'est plus un élément simple et qu'il renferme des parties qui se détruisent par la combustion. C'est en germe la découverte de Lavoisier. « *Alors l'air passerait à quelque chose de plus simple et d'antérieur à lui, et il cesserait d'être élément.* »

C'est lui qui invente le mot de *gaz* pour désigner un fluide plus subtil que les huiles essentielles, ayant un principe intime qui le fait autre qu'une simple vapeur, et sous le nom d'*esprit sauvage* (acide carbonique), il fait connaître « le gaz qui se développe dans la combustion du charbon, dans la fermentation du moût des raisins, dans celle du miel, des fleurs, des fruits et des feuilles contuses, et qui éclate en mille atomes de l'explosion du salpêtre, du soufre et du charbon combinés. »

Le mécanisme de l'évaporation spontanée de l'eau amenant la pluie était connu de lui.

« Il y a un gaz de l'eau qui, même sous un froid glacial, ne laisse pas de s'évaporer.... On sait quelle mauvaise odeur répandent certains nuages dans les régions basses ; il faut qu'ils s'élèvent et se subtilisent pour se débarrasser des miasmes fétides qui pourraient donner la mort aux créatures vivantes. C'est dans l'air que se fait ce départ. L'air, c'est le firmament de la pensée, qui sépare les eaux d'avec les eaux ; il contient diverses couches de gaz aqueux qui sont les sources de la grêle et de la neige.... Le *blas* des astres (leur influence) en ouvre et en ferme les portes, et chaque astre a les siennes, de là les vents et les tempêtes.

» Mais, dans ce mouvement perpétuel de la nature, aucun élément ne périt ; l'eau descend et remonte de la terre au haut des airs sans qu'une seule goutte se soit perdue depuis l'origine du monde.... Ainsi tous les éléments vivent ; ils concourent au bien de l'homme et à la conservation du monde ; le fil des actions n'est jamais interrompu, chaque créature obéit aux fins assignées par son créateur, l'homme seul le néglige. » (*Blas aquæ*, p. 59. — *Blas meteorum*, p. 65.)

Sans doute ce ne sont là ni la chimie ni la météorologie modernes, et cette intervention de Dieu et des textes bibliques dans la science n'aurait plus de succès aujourd'hui. Mais il faut faire la part des idées de l'époque, et comprendre que dans ces temps de mysticisme général, cet appel à l'examen de toutes choses par l'expérience et par l'observation, exigeait un grand effort d'intelligence. Il faut savoir enfin que ce n'était qu'un *commencement* de la science, le *début* d'une physique et d'une médecine nouvelles greffées sur l'ancienne médecine, et que, sans être trop sévères pour des erreurs qui sont celles de l'époque, il faut honorer les premières conquêtes scientifiques de ces vaillants esprits qui n'ont eu de leur vivant que des outrages pour récompense de leurs travaux.

En médecine, Van Helmont est le disciple immédiat de Paracelse, tant sous le rapport du rôle qu'il attribue *aux forces* que de l'influence des agents substantiels impondérables qui régissent la matière et lui impriment une forme et une destinée spéciales. Aux propriétés spécifiques des corps bruts et des corps vivants dont il repousse l'action sympathique, il substitue, en ne s'occupant que des êtres animés, le fait d'*une force première* aidée d'*un ferment* spécial, dirigeant leur matière à la forme prédéterminée.

Tout ce qui vit commence, s'accroît et périt, et suppose un principe recteur qui conduit « la tragédie » de toute créature vivante.

Ce principe recteur, Van Helmont l'appelle *Archée* ou *Architecte*, c'est-à-dire constructeur des corps; l'*Esprit vital*; le *Vulcain*, ou le forgeron qui allume la chaleur vitale et qui fabrique nos membres; l'*Être séminal*, ou force inconnue, ou propriété spécifique de la semence, ce que de nos jours Blumenback a nommé *Nisus formativus*; d'autres, *Force plastique*, *Principe vital*, *Propriétés vitales*, *Fluide nerveux* ou *Force nerveuse*, *Magnétisme animal*, *Électricité animale*.

Tous les êtres renferment un semblable principe, d'un ordre plus ou moins élevé suivant leur nature, et auquel obéissent les *ferments.* Il y a dans cette grande idée, qui plus tard a servi de base aux théories prématurées de Sylvius et de Willis, quelque chose que la science moderne ne doit pas répudier, et dont elle tirera le parti le plus heureux.

« Un *ferment* est ce qui convertit quelque chose en sa propre forme par une vertu séminale. C'est ainsi qu'un peu de levûre imprime son type à toute une masse de farine d'orge et la convertit en bière ; puis, quand sa vertu s'est dissipée, cette bière redevient eau.

» Toutefois, ces ferments ne sont point encore la vie ; ils disposent seulement la matière à la recevoir, ils s'emparent d'une substance morte, ils en détruisent la première forme, et la mettent sur le chemin d'une vie nouvelle. Mais le véritable vivificateur c'est une autre *aura* ou *archée,* sorte de gaz spirituel, que le générateur inspire à la semence avec sa propre image et la prescience des formes à donner.

» Il est vrai qu'un ferment pousse quelquefois son entreprenante audace jusqu'à former une âme vivante. Ainsi s'engendrent des poux, des vers, des punaises, hôtes de notre misère, nés soit de l'intérieur même de notre substance, soit de nos excréments. Vous n'avez qu'à boucher avec une chemise sale un vase plein de froment, vous verrez s'y engendrer des rats, produit étrange de l'odeur du blé et du ferment animal attaché à la chemise.... »

A part ce que cette dernière assertion renferme d'inexact, il est certain que comme loi générale la fermentation est bien, comme le dit Van Helmont, l'origine du développement d'un très-grand nombre d'animaux ou de végétaux parasites.

Ces ferments agissent sur la matière pour la dissocier ; ils la subtilisent et la transforment en faisant entrer les éléments qui restent inaltérables dans des combinaisons nouvelles.

« C'est ainsi que le ferment de l'estomac rend le sucre acide; que le poisson convertit l'eau salée de la mer en une chair suave; que le ferment d'un vase infecte et fait moisir l'eau la plus pure; que les végétaux changent en bois l'eau de pluie; que les rivières, les fontaines, les étangs conçoivent des semences ; que la rosée devient sucrée; que le vent lui-même, incorruptible à l'air, est altéré sous terre.... Les ferments, par le moyen de la vertu séminale, jouent donc toutes sortes de rôles sur la scène du monde. » (*Imago fermenti imprægnet massam semine*, p. 90.)

Il faut savoir qu'en accordant à la *fermentation* une si grande part dans la manifestation des actes vitaux, Van Helmont ne se méprend pas sur la signification du phénomène qu'il signale, car il le considère comme un effet d'une cause plus puissante, c'est-à-dire du principe recteur de l'animalité, y compris l'homme, ou, si l'on veut, de l'*archée*. Ce principe, ou esprit vital, est plus qu'un simple accident de la matière et moins qu'une substance impérissable ; car, ainsi que M. Pagès le remarque, Van Helmont n'accorde le nom de substance

« Qu'à ce qui n'est annihilable ni par la puissance de la nature, ni par celle de l'art; en sorte qu'il n'y a que les esprits immortels qui soient véritablement substances, c'est-à-dire appelés à toujours subsister. Il prétend que l'âme vitale, de même qu'une lumière, s'allume au moment de la conception, sous l'influence du ferment fourni par les parents ; qu'elle préside au développement du corps, dure autant que la vie, et s'éteint avec elle. Notre corps est donc un logement qui organise une *aura* spéciale, un principe moteur, ce τὸ ἐνορμῶν d'Hippocrate ; dites agent nerveux, si vous voulez, cela ne changera rien aux faits. Puis, quand le logis est suffisamment préparé, l'âme ou l'esprit immortel, qu'il faut bien distinguer de l'âme vitale, vient l'habiter en s'unissant à celle-ci. »

Chaque être a sa force particulière qui le maintient ce qu'il est, ce que Paracelse appelait son esprit spécifique ; esprit d'un ordre différent, plus ou moins élevé, d'après le rôle qu'il doit remplir. De cet esprit résulte la spécificité de chaque semence, et il y en a quatre espèces, ce qui, pour Van Helmont, constitue quatre degrés dans la forme et dans la hiérarchie des créatures.

« 1° *La forme essentielle*. C'est le cas des êtres dont le caractère essentiel est d'avoir une forme arrêtée : ainsi les cristaux, le soufre, les liquides, les terres.

» 2° *La forme vitale*. C'est quand les êtres ont déjà un prélude de vie, par exemple les aliments.

» 3° *La forme substantielle*. C'est le cas des animaux qui vivent, sentent et se meuvent, c'est-à-dire des êtres qui, avec une forme déterminée, ont quelques attributs d'une substance bien qu'ils soient périssables.

» 4° Enfin la *substance formelle*, c'est-à-dire un esprit immortel, qui est uni à un corps sous une forme donnée : c'est le cas de l'homme. » (*Formarum ortus*, p. 104.)

Le mot *forme* indique ici la destination des êtres ayant des forces spécifiques graduées. D'après M. Pagès, ce ne sont d'abord que des forces inférieures arrêtant les formes du monde inorganique, puis des forces plus parfaites créant la vie latente dans le monde organique non animé; ailleurs, des forces s'élevant presque aux fonctions d'âme substantielle, et les quatrièmes, enfin, constituant des individualités impérissables qui procèdent d'une lumière supérieure et éternelle, source de toute vie.

Il y a entre ces forces des rapports intimes et immédiats.

« Bien que l'archée d'un être vivant soit éteint, son cadavre cependant conserve quelque chose de sa vie première, et quand il sert d'aliment à un nouvel individu, il transporte chez celui-ci ce reste de ses qualités. Ainsi, un goût de chou se conserve dans la chair du lapin qui en a été nourri; le porc a le goût des coquillages qu'il mange sur le bord de la mer; la grive, celui du genièvre; le poisson des marais sent la vase. Les aliments, en devenant une partie de nous-mêmes, gardent donc un reste plus ou moins obscur de leur vie première; c'est ce que Van Helmont appelle une *vie moyenne*, c'est-à-dire qui est entre celle de l'individu d'où ils proviennent et celle du nouvel être dans lequel ils sont entrés, et il appelle *ambulantes* ces qualités qui passent d'un être à l'autre.

» Eh bien, c'est de cette vie moyenne que résultent la puissance des médicaments et la cause des maladies ; car l'hôte étranger qui a logé sa vie en nous irrite notre archée par sa présence, et le porte à se perdre par ses propres fureurs. Les poisons, par exemple, introduisent en nous leur propre vie, ils oppriment la nôtre ; ou bien, par une connexion qu'ils contractent avec elle, ils l'entraînent dans leur sphère d'action, ils l'imprégnent de leur image, de leur contagion, de leur propre lumière (ou vertu), et ne faisant qu'une seule unité, tantôt ils font prédominer l'*idée canine* (hydrophobie), tantôt ils lui font produire des cancers et bourreler le corps. Quelquefois ils excitent de vives idées de fureur, sans matière palpable de fièvre. »

Au-dessous de l'*Archée* qui ordonne et coordonne, il y a donc le *ferment* qui sert de moyen d'action. Chez l'homme, cette action constitue la vie, c'est-à-dire une force générale, *Blas humanum* ou *Blas humain*, divisé en *Blas alterativum* ou *Blas altératif*, et *Blas motivum* ou *Blas moteur*, désignations qui s'appliquent à la vie végétative et à la vie de relation admise par tous les physiologistes. Seulement, la manière dont Van Helmont comprenait la vie végétative et la circulation qui en est la base ne saurait être acceptée, puisque le cours du sang ne lui était pas connu, et qu'il en était réduit à discuter les hypothèses de Galien sur le rôle de l'air enfermé dans les artères.

Ses idées à ce sujet différaient cependant des idées reçues.

« L'air respiré n'est pas destiné, comme le dit l'école, à empêcher que le sang ne s'enflamme pas trop sous l'influence du feu vital. Un soufflet anime le feu au lieu de le rafraîchir, mais l'air introduit par la respiration sert à séparer, à évaporer les parties du sang qui ne se convertissent ni en chair ni en esprit vital. Le sang, pour se volatiliser, a besoin de deux ailes d'air et de ferment, sinon ses résidus formeront des nodosités, des squirrhes, des apostèmes, causeront la fièvre et l'asthme.... L'hiver nous mangeons davantage, parce qu'alors l'air est plus dense, la respiration plus active, et, par conséquent, les séparations (sécrétions) le sont aussi.

» Les aliments et les boissons s'élèvent donc peu à peu au grade de chyme, de chyle, de cruor veineux, de sang artériel, d'éther très-subtil ou d'esprit vital qui sert de lit à l'âme immortelle. Ainsi se continue ce Vulcain de la vie par des perfections successives et appropriées. Autant le sang veineux diffère du chyle, autant le sang artériel diffère du veineux.

» Un aliment mis directement dans les artères ou dans les veines n'y deviendrait pas du sang ; il a besoin d'être élaboré dans le cœur, vivifié et individuellement illuminé. L'esprit du vin nous enivre, parce que cet étranger, introduit tout à coup dans le cœur et la tête, n'a pas été préalablement travaillé dans les officines d'une manière suffisante.

» Et il ne faut pas regarder l'aliment comme une rosée que les vaisseaux sanguins répandent sur les parties : chaque animal, au moyen de son ferment, fait du même pain une conversion différente ; mais, de plus, l'esprit vital lui imprime, dans chaque partie, le cachet de sa destination spéciale. Ainsi l'esprit optique (l'innervation rétinienne), quoique de même nature que celui du goût, ne sait pas goûter, ayant reçu d'autres attributions. Le même esprit devient donc tactile à la main, gustatif à la bouche, visuel dans l'officine optique, moteur dans la moelle épinière, etc., selon la fonction spéciale de la partie.

» Il possède une salure balsamique qui le garde contre la corruption. Mais ce n'est point en tant que salé que l'esprit vital remplit ces fonctions, mais en tant qu'illuminé de vie, c'est-à-dire pourvu d'une lumière, non pas brûlante, ou ignée, ou visible par ses rayons, mais d'une lumière formelle, spécifique, qui individualise, et il y a autant de ces lumières qu'il y a de créatures vitales. Il existe devant Dieu une république et des légions innombrables d'esprits lumineux ; car il y en a plus encore que nous ne voyons de corps sublunaires.

» Il est donc ridicule de confondre la lumière vitale (force vitale) avec la chaleur. S'il se produit des érysipèles qui semblent brûler, ou bien des gangrènes, des eschares, des érosions, c'est en vertu de sels vitaux corrosifs, dégénérés, mis hors la loi, proscrits de la république vitale ; le sang dissous devient alors ichor, virus, ictéritie ; la nature corrompue dans son propre blas (force altérante ou motrice) s'irrite, prend les armes contre elle-même, et se blesse d'une infinité de manières. Aussi ces accidents ne se voient-ils que chez les vivants, et nullement dans le cadavre. » (*Endemica*, p. 155. — *Spiritus vitæ*, 157.)

Tout en admettant que la vie imprime aux organes la direction nécessaire à la fin de l'être vivant, Van Helmont n'a pas, comme on l'a dit, si légèrement délaissé l'étude des organes. Il insiste tout particulièrement sur leurs propriétés différentes, qu'il considérait presque comme des entraînements passionnés irrésistibles, et c'est là ce qui l'avait conduit à reconnaître dans chaque organe une force en rapport avec ses fonctions. Cela n'est pas si ridicule qu'on l'a dit, car enfin il est bien évident, comme l'a dit Bordeu, que les glandes hépatiques, rénales, pancréatiques, salivaires, ont des propriétés différentes, et qu'elles sont l'agent par lequel l'être pourvoit instinctivement, et fatalement, à ses besoins.

L'estomac a une activité et des qualités particulières. C'est un viscère vivant, qui goûte, flaire et prend ou repousse les aliments. L'utérus réagit sur toute l'organisation de la femme (*propter solum uterum est mulier id quod est*). C'est le point de départ de l'hystérie, etc.

Entre tous, l'estomac, en outre de ses qualités spéciales, a une influence particulière sur tout le corps. C'est en quelque sorte le *siége de l'âme sensitive*, en ce sens que, bien que toutes les parties soient vivantes, soient sensibles, c'est surtout dans ce viscère que retentissent les contre-coups des passions, des troubles des autres organes, des miasmes et des poisons.

A cette occasion, Van Helmont, indiquant l'action des troubles de l'âme sensitive sur l'intellectuelle, donne cette définition de la folie, reproduite à notre époque par M. Moreau : « La folie est le songe de l'homme éveillé » (*dementia nihil nisi somnium vigil*, p. 247).

A cette action de l'estomac se joint celle de la rate qui lui envoie son ferment, en sorte que les archées de ces deux viscères forment un *duumvirat* qui réagit sur tout le reste du corps, car toutes propriétés de chaque organe et de chaque tissu, c'est-à-dire les archées secondaires, ne sont que des lieutenants de l'estomac. Leur puissance relève de la sienne; et c'est ce concours dans l'état de santé ou de maladie, qui est l'origine des *sympathies* sur lesquelles repose l'action de la vie.

D'après ces idées, Van Helmont refait une nouvelle étude de la digestion, dont l'interprétation, faite au point de vue chimique, indique un réel progrès sur les connaissance du temps.

Les écoles avaient admis trois digestions : l'intestinale, l'hépatique et l'assimilatrice. Van Helmont en admet six (*sextuplex digestio alimenti humani*, p. 167). La digestion de l'aliment humain a six degrés ; elle se fait dans six officines, dont chacune a son ferment et abhorre le ferment de la partie voisine..... Non qu'il y ait jalousie entre les ferments, mais un amour purement aveugle de la fin que chacun doit remplir.

C'est dans l'estomac que se fait la première digestion. Le duodénum fait la seconde ; la troisième est faite par le fiel, « qui convertit en sel la crème acide de l'estomac » ; dans le foie s'opère la quatrième ; dans le cœur et dans les artères, où arrive *l'aura vitale*, s'accomplit la cinquième, et la sixième enfin se fait dans les cuisines particulières des membres (*in culinis singulis membrorum*, p. 178). Il y a autant d'estomacs que de membres à nourrir (*sunt totidem stomachi quot membra altilia*, p. 178). Ces estomacs siégent au dedans de chaque partie solide.

Il serait sans doute puéril de considérer cette manière d'envisager la digestion comme une chose parfaite. Chacun en voit les défauts. Mais, en interprétant le sens obscur de cette physiologie naissante, on voit que si Van Helmont ne connaissait pas les détails de la digestion telle que nous la professons aujourd'hui, il en avait deviné le mécanisme.

Elle s'opère : 1° au moyen d'un ferment (la *pepsine*) et du suc gastrique dans l'estomac ; 2° au moyen du ferment pancréatique qui émulsionne la graisse dans le duodénum ; 3° à l'aide du fiel qui forme des sels de soude avec la crème acide de l'estomac; 4° en passant dans le foie pour se mêler à la glycose; 5° en passant dans le cœur et dans les artères, où arrive l'*aura vitale*, c'est-à-dire l'air introduit par les poumons; 6° enfin dans tous les tissus où s'accomplit l'acte de nutrition moléculaire, terme final de la digestion. Telles sont les six digestions de l'aliment humain.

« Quant aux vents intestinaux, il y en a autant d'espèces que de ferments digestifs différents. Ceux qu'on lâche en rotant ne sont que de l'esprit sauvage (acide carbonique); ils éteignent une bougie; ceux qu'on pousse par le bas brûlent au contact d'une lampe allumée avec une flamme qui offre des couleurs diverses, comme l'arc-en-ciel (hydrogène carboné ou sulfuré). Ces gaz sont une sécrétion de l'intestin, et empêchent les parois intestinales de s'accoler et de se flétrir. »

Qu'est-ce que la maladie? Les écoles, dit Van Helmont, la définissent une lésion des actions, ce qui est faux; car la lésion d'action est un phénomène secondaire. Dans certaines maladies, quelques diathèses, cette lésion d'action n'existe pas dans l'intervalle des paroxysmes. Il y a des modifications de la vie elle-même dans l'intimité de l'âme sensitive, exemple : les maladies chroniques et héréditaires.

La santé, c'est l'intégrité de la lumière vitale; la maladie, c'est cette lumière troublée, éteinte ou dégénérée.

Les écoles «catarrheuses» n'ont pas compris ce texte d'Hippocrate, que tout mouvement, tant vers la maladie et la mort que vers la santé, dépend immédiatement de l'*impetum faciens*, ou âme vitale (*omnem motum ad morborum, mortem, atque sanitatem efficienter fieri ab impetum faciente spiritu*); ni cet autre principe, que les natures elles-mêmes sont les médicatrices des maladies (*ipsas naturas esse morborum medicatrices*), et par conséquent qu'elles les produisent aussi (*morborum factrices*). Le poivre, le vésicatoire, le caustique, ne produisent rien sur un mort : c'est donc le principe de vie qui produit les phénomènes de la vésication et ceux de la brûlure. C'est l'archée qui allume la fièvre, qui pervertit ses sucs, ses excrétions, et détermine toutes sortes de lésions, hydropisies, calculs, squirrhes, cataractes, cancers, ulcères. C'est cet *impetum faciens* troublé qui, excité par une cause occasionnelle, trouble les fonctions et désorganise la matière selon une idée et des fins arrêtées.

Quand un anatomo-pathologiste trouve une lésion des solides, il dit : « Voici un viscère qui pourrissait depuis longtemps. » Et voilà la cause de la mort. Non pas, dit Van Helmont, la vraie cause n'est pas cette altération qu'on voit, mais bien le principe qui l'a produite.

La gale, qu'on traite par des saignées et par des purgations, ne guérit que par des frictions sulfurées qui détruisent un germe contagieux développé dans la peau, dont la pustule est le fruit; de même, les goîtres et les cancers qui résultent d'un ferment virulent viciateur des sucs destinés à nourrir.

« Quelle folie de ne combattre que les produits de la corruption et non la racine ! »... De même que le ferment digestif, selon son espèce, convertit l'aliment en homme, en chat, en poule, ainsi il y a autant de genres d'altérations qu'il y a de virus différents. Les caustiques agissent en mettant à mort ces ferments étrangers, ces fabricants d'ulcères (*scabies et ulcera scholarum*, p. 255). »

Les organes qui donnent accès à l'air, le nez, le larynx, les poumons, ont une faculté gardienne, et quand le froid fait impression sur ces parties, la muqueuse sécrète un suc muqueux qui les protége, etc.

Certaines maladies sont traitées par un seul remède, les saignées répétées, qui ôtent le sang et les forces, et font désister de son travail la nature frappée d'horreur, tandis qu'il vaudrait mieux arrêter le principe même de la fluxion. La pleurésie est de ce nombre. Elle est due à un aiguillon interne, et, de même qu'une épine dans le doigt y attire le sang et l'inflammation, de même il y a dans la plèvre, *métaphoriquement parlant*, une épine, c'est-à-dire un acidulé, un venin, un stimulant, qui souille l'archée et mortifie la chair. — Si le venin se propage au poumon et l'irrite, la conséquence est semblable, et il se fait une pleuro-pneumonie.

« Alors, vous répétez les saignées et les purgatifs pour arrêter l'augment ; et, quand au fond même de la maladie vous l'abandonnez à la nature et aux jours critiques, vous la laissez dégénérer en phthisie ; ou bien, si quelque sujet jeune et robuste en réchappe, vous attribuez sa guérison à vos moyens, et vous prenez de là prétexte pour en tuer des centaines d'autres... C'est l'épine radicale, c'est le virus qu'il fallait extirper par un remède balsamique spécial. Une fois cette épine ôtée, aussitôt cessent la douleur furieuse, la fièvre, la toux et les crachats sanguinolents, à moins que l'aiguillon n'ait déjà trop vivement imprimé son cachet dans la partie ou laissé quelque aposthème, qui joue le rôle d'épine à son tour (*pleura furens*, p. 317). » (Traduction de Bordes-Pagès.)

La goutte est de même un caractère morbide imprimé au principe de la vie.

« Elle se transmet inexorable jusqu'aux petits neveux, et se perpétue séminalement, en sorte qu'un père goutteux, même avant d'en avoir éprouvé les attaques, engendre un fils goutteux comme lui. Douce ou cruelle, son essence est la même ; elle dort longtemps, et ne paraît que quand son fruit est mûr. Aux approches de l'accès, l'esprit vital engendre un acide fermental, premier indice de corruption (nous disons aujourd'hui acide urique). La région précordiale devient plus susceptible quant aux aliments et à l'air ; une fièvre éphémère s'allume : la douleur se fait sentir dans l'articulation, et comme une trompette elle y appelle le suc aqueux du corps, comme pour laver la partie. La synovie (mot créé par Paracelse) s'épanche et s'agglutine dans le foyer ; puis, se desséchant, elle forme ces productions caséiformes, calcaires, crétacées, et d'autres monstres pierreux, qui déforment la superbe structure de l'homme. Les écoles, que font-elles contre cette maladie ? Elles répandent à flots le sang, qui est pourtant fort innocent ; car que de fois ne s'est-il pas renouvelé sans que le germe de la goutte ait été détruit! Elles ouvrent des cautères, elles font des scarifications, elles purgent, et ne font qu'affaiblir le malade et user la vie. La nature, à la suite de ces pertes, saisie d'épouvante, s'adoucit et paraît soulagée, mais bientôt la goutte reparaît anomale et plus formidable. C'est que l'acide fermental, ainsi que les tufs de l'articulation, ne sont pas la vraie goutte, mais ses produits; les attaquer, c'est s'en prendre aux effets et non à la cause. Quand même vous couperiez le doigt malade, vous ne guéririez pas la goutte. La tumeur suit la douleur et ne la précède pas. C'est dans son essence séminale qu'il faut détruire cette affection.

» Distinguez donc une maladie d'avec ses produits.

» Pour guérir un calculeux, il ne suffit pas d'extraire la pierre de la vessie, il faut détruire la disposition lapidifique des reins qui peut la reproduire; car c'est l'archée rénal qui engendre le calcul par un égarement de sa fonction. La soustraction de la cause matérielle n'enlève pas toujours la maladie; quand vous avez retiré l'épée d'une plaie, il faut calmer les fureurs de l'archée, irrité par la présence de cette étrangère.

» Mais, d'un autre côté, la maladie première peut avoir disparu tandis que ses produits persistent, *et les effets, à leur tour, deviennent cause de maladie*. Aussi le calcul vésical, à titre de corps étranger, peut décliner l'organe, produire des hémorrhagies et la mort; la sanie d'un ulcère peut corroder des parties saines; et l'eau de l'hydropique, qui n'est qu'un simple effet, erreur de l'archée des reins, peut en s'amassant suffoquer le malade; *il faut donc s'en prendre tantôt à la maladie, tantôt à ses produits.* » (Bordes-Pagès, *loc. cit.*)

Van Helmont s'essaye ensuite à faire comprendre l'alliance de l'âme immortelle et de l'âme sensitive d'après un songe, puis à expliquer l'action du mal physique et de la douleur, ce qu'il fait au moyen du péché originel, en disant que le fruit défendu, de nature *vénéneuse*, avait eu pour effet d'allumer le feu de la concupiscence, l'insurrection de l'archée et la transmission héréditaire de tous les désordres.

Il n'avait pu observer les malades sans remarquer l'action exercée par certains organes sur les autres, et il donnait à ce phénomène le nom d'*actio regiminis*, action que la structure ne saurait expliquer.

« Les écoles ne comprennent pas que deux objets puissent agir l'un sur l'autre si elles ne voient pas une chaîne matérielle et continue qui les fait communiquer..... Ainsi, sans qu'il soit toujours besoin de connexions et de canaux, nos organes font chacun ce qu'il doit faire; ils sont entre eux dans une dépendance mutuelle et aveugle..... J'admets assurément l'importance des canaux, des conduits, des actions corporelles ; il y aurait de la folie à nier cela; mais il ne faut point perdre de vue l'*actio regiminis* qui s'exerce dans le corps humain. La barbe vient des testicules, puisque les castrats la perdent; les eunuques diffèrent du tout au tout des individus entiers. Cependant, entre les testicules et le menton il n'y a ni canaux particuliers, ni fibres, ni vapeurs ; non plus qu'entre les plumes du coq ou les cornes du taureau et les testicules de ces animaux. Mais ces organes, de même que l'utérus, agissent sur ce corps par une action sympathique ; ils ont un influx impalpable comme la lune a le sien. »

Toutes les études de Van Helmont devaient aboutir à une nouvelle méthode thérapeutique fondée, comme celle de Paracelse, sur les vertus des simples de chaque substance, c'est-à-dire des principes actifs renfermés dans chaque substance.

Sans croire que la nature puisse tout faire par elle-même pour la guérison des malades, il pense qu'il faut souvent venir à son secours et l'aider dans son travail par des moyens appropriés.

« Tant que ces médecins ont ignoré la pyrotechnie (chimie), ils ont pu dire qu'ils ne faisaient que traiter les maladies; mais depuis que Paracelse a mis sur la voie des arcanes, ils peuvent se flatter de les guérir. Exemple : le soufre contre la gale et le mercure contre la syphilis, qui avaient été indiqués par Paracelse.

» Pour produire l'effet médicateur, le remède n'a pas toujours besoin d'être digéré et absorbé, ni de pénétrer matériellement jusque dans l'intérieur des viscères. Il suffit que sa présence dans l'estomac fasse impression sur le principe recteur de la vie. Celui-ci, averti par la sensation du remède, modifie ses actes, et produit la médication dans le parties du corps les plus reculées. Plus un remède est subtilisé en atomes, mieux l'estomac en tire parti.

» Les remèdes agissent donc par une éjaculation de leurs forces, par une vertu dynamique, par une odeur, un goût, une effluve, un baume dont l'action est quelquefois instantanée. Quand vous appliquez un emplâtre à une plaie, vous ne pensez pas que cet emplâtre se change en chair ; il opère magnétiquement par sa seule présence ; il en est de même des remèdes internes. Plus une nature est spirituelle, plus elle est puissante (*quo spiritalior, eo potentior est*, p. 617). C'est le même principe de Paracelse : moins il y a de corps et plus il y a de vertu médicinale (*quo minus est corporis, eo magis virtutis in medicina*). Une substance saupoudrée de sa matière peut communiquer des qualités puissantes à une grande quantité de vésicules. Regardez à la qualité plus qu'à la quantité.... Il n'en est pas en médecine comme en mathématiques : dix fois plus d'aliment ingéré ne fait pas dix fois plus de nutrition.... On s'étonne qu'un remède puisse agir aussi subtilement sur la vie. Mais personne n'oserait s'appliquer sur la peau un plumasseau souillé du pus d'un pestiféré. Pourquoi un remède ne ferait-il pas en bien ce que ce virus fait en mal ? Une piqûre venimeuse n'est presque rien quant à la quantité, et sèche ou humide la dent de l'enragé n'en communique pas moins l'idée contagieuse. De même les antidotes agissent par une vertu séminale, qui efface dans l'archée l'idée morbide que lui avait fait concevoir le venin ; mais ils restent eux-mêmes externes par rapport à la vie. » (Bordes-Pagès, *loc. cit.*).

Chaque substance de la terre renferme un agent, quelquefois un poison, qui devient un héroïque remède entre les mains du médecin qui en a l'intelligence.

Ces puissances médicatrices, emprisonnées au sein des pierres et des herbes, crient vers le Créateur : Nous sommes ici en vain ; personne ne vient nous dégager de nos chaînes !

C'est par l'action du feu qu'on découvre ces substances et qu'on reconnaît les propriétés des corps.

Chaque substance a sa vertu spécifique, et une chose n'est un poison que relativement.

Certaines substances renferment plusieurs propriétés qu'on ne peut extraire, ce qui oblige à les donner à l'état de crudité. Ailleurs, on se sert de l'eau, de l'alcool ou de la calcination pour isoler leur principe d'action ; mais le grand séparateur, c'est le feu, et Van Helmont, pour ce motif, s'appelait *philosophus per ignem*.

Il n'y a jamais absolue nécessité de saigner, de purger ni d'ouvrir des exutoires. Le vrai remède, c'est celui qui, par une vertu spécifique, détruit le venin excitateur de la fièvre.

« Puisque les chiens ont un ferment digestif qui dissout les os sans léser leur estomac, il ne serait pas impossible de découvrir un agent qui développerait du côté des urines un agent capable de dissoudre la pierre dans la vessie. Nul solide ne résiste à l'action de l'*alcahest* (réactif secret et inconnu). L'unité du principe de vie nous permet d'espérer que nous découvrirons l'unité du remède, c'est-à-dire une panacée pour toutes les maladies.

» Il y a une force magique magnétique ou sympathique, un éther universel, *magnale magnum*, qui relie toutes choses, et les tient en correspondance mutuelle, de même que dans une lyre une corde qui vibre en fait vibrer une autre.... Au dernier jour, il suffira à l'auteur de la nature de reprendre les esprits séminaux répandus dans la matière, aussitôt les étoiles tomberont, et le monde actuel périra. »

Si abrégée que soit cette analyse des idées et des doctrines de Van Helmont, elle est suffisante pour établir leur importance, et pour être juste envers ce génie méconnu de ses contemporains, l'histoire doit le placer aux premiers rangs de la phalange de ceux qui ont contribué aux progrès du naturisme.

CHAPITRE XVIII.

ÉTUDE SUR STAHL.

SOMMAIRE : L'animisme n'est qu'un naturisme transformé. — Prologue sur la philosophie d'Hippocrate. — Éloigner de la médecine ce qui lui est étranger. — Différences entre le mécanisme et l'organisme. — Distinction du mixte et du vivant. — Justification des doctrines de l'auteur. — Vraie théorie médicale comprenant : la vie et la santé, les tempéraments, les choses non naturelles, les passions, les maladies, surtout les hémorrhagies et les congestions sanguines, les mouvements et les spasmes, la fièvre, la phthisie, les hémorrhoïdes, etc.

De toutes les transformations du naturisme antique, idée purement païenne, la plus curieuse est celle qui a eu Stahl pour auteur, et il faut l'envisager comme la conséquence des idées religieuses de l'époque. En effet, la philosophie règle le mouvement des sciences, et la médecine, qui n'échappe pas à cette autorité, reflète constamment par ses doctrines les principes de la philosophie dominante. L'époque où vivait Stahl était essentiellement religieuse et théocratique. Saint Thomas faisait loi en théologie, et la pensée chrétienne de la nature de l'homme, considéré comme une âme utilisant les organes pour la fin voulue par le Créateur, devait avoir son écho en médecine. Stahl fut le porte-voix de cette doctrine. En se plaçant sous l'œil de Dieu, qu'il invoquait au début et à la fin de chacun de ses ouvrages, il théocratisait la médecine et créait cet animisme dont les vicissitudes sont celles de la foi, car il trouve surtout ses partisans parmi les fidèles du christianisme. Il n'y a pas à se le dissimuler, l'animisme est la manifestation d'un esprit chrétien. Ses adeptes sont tous animés de la même pensée religieuse. et il n'a d'adversaires que ceux qui, avec raison, repoussent l'alliance de la science et de la foi, ou que ceux qui se sont faits les partisans de l'athéisme et du matérialisme.

Né à Anspach en 1660, Georges-Ernest Stahl vint étudier la médecine à Iéna sous la direction de Wedel. Il fut nommé professeur à l'Université de Halle par la protection de son collègue Fr. Hoffmann, dont il devait être plus tard le plus violent adversaire; il devint médecin du roi de Prusse Frédéric-Guillaume Ier en 1716, et il mourut à Berlin en 1734.

Dès son apparition dans le monde médical à ses débuts, par sa dissertation inaugurale, publiée en 1684 à l'âge de vingt-quatre ans, Stahl a montré ce qu'il devait être plus tard au point de vue philosophique. Il n'a pas longtemps cherché sa voie; il s'y est engagé du premier coup, et le reste de sa vie, conforme à ses commencements, n'a eu pour but que le développement de ses premières idées de jeunesse.

Sa dissertation inaugurale, faite « *avec l'aide et la permission du suprême auteur de toutes choses* », a pour titre : DES INTESTINS; DE L'ART DE BIEN CONNAÎTRE ET DE GUÉRIR LEURS AFFECTIONS MORBIDES ET LEURS SYMPTÔMES. Il commence par établir que les parties du corps animal qui tombent sous nos sens ne sont que les instruments « *de l'âme* », et qu'elles tombent à l'état « *de confusion et de mort par la retraite de l'agent microcosmique qui les dirigeait.* » Sa pensée éclate tout entière à propos du mouvement péristaltique des intestins, dont il discute les causes, et lorsqu'il dit : « *Je me fais un plaisir de déférer plutôt cette influence à l'âme et à son action immédiate, comme étant dans le corps de l'homme la seule cause efficiente de tout mouvement et comme étant la seule capable d'agir au choix de sa volonté.* » A part ces appréciations nécessaires pour établir sa méthode philosophique, l'auteur reste entièrement dans les détails anatomiques de son sujet. Il commence par étudier la substance des intestins, qui comprend les propriétés générales communes aux différentes parties, c'est-à-dire aux cinq tuniques qui le composent; les propriétés matérielles des intestins à leurs différentes régions, de l'estomac, du duodénum, du jéjunum, de l'iléon, du cæcum, du côlon et du rectum, sous le rapport de leur volume, de leur profondeur, de leur site et de leurs connexions, et il s'occupe ensuite de leur physiologie : « Aucune partie, aucun organe, dit-il, n'agit dans notre corps que d'une manière instrumentale, c'est-à-dire sous l'influence d'une prédestination, » et alors il intitule son chapitre : *De la fin organique des intestins, et du but final de leur organisme formel.* La finalité est, en effet, un des meilleurs arguments à produire en faveur de la doctrine du principe dirigeant de l'organisation. Quand il a terminé tout ce qui concerne la physiologie de l'intestin, par la contenance absolue de ces viscères et par leur contenance relative au temps, c'est-à-dire par le mouvement péristaltique qui les retient en faisant cheminer les aliments, il aborde la pathologie, d'abord par les lésions de consistance, de forme, de longueur, de calibre et d'obstruction; par leurs changements de place, par leurs lésions de contenance relative, par leurs altérations de mouvement, par leurs troubles de sensibilité, enfin par la thérapeutique de ces différents états morbides. Il suit le même ordre, passe en revue le traitement de chacune des lésions qu'il a signalées, et là, reprenant avec méthode son point de départ, il indique succinctement les moyens curatifs en faveur de son temps, et qui, pour la plupart au moins, sont encore ceux que nous employons aujourd'hui.

Nous lui devons un peu plus tard, sur la *Philosophie d'Hippocrate*, un prologue inaugural à l'occasion de la thèse de Cober en 1704.

Ce fut une occasion pour lui de dire publiquement combien lui étaient chères ses études philosophiques, car il débute par cette phrase de Sénèque : « La philosophie est une chose si sainte, qu'elle fait les délices de ceux qui, ne pouvant en savourer les exquises délectations, s'en servent comme d'un faux apanage. » Ce prologue n'est qu'une paraphrase de la fameuse sentence hippocratique : « Le médecin philosophe se rapproche de la divinité », paraphrase ayant pour but d'interpréter plus sagement la pensée de son auteur, évidemment mal comprise par ceux qui l'ont exprimée en disant : « Le médecin philosophe est semblable à Dieu. » A cette occasion, Stahl développe ce qu'il veut dire en citant cet admirable passage du traité *De la bienséance*, où sont indiquées, à la gloire de la profession médicale, les qualités qu'Hippocrate attribuait au médecin :

« Il convient de bien saisir et comprendre tout ce que je viens de dire, afin de pouvoir appliquer convenablement à la médecine ce qui est dit de la sagesse, et d'appliquer à cette dernière tout ce qui est dit de la médecine. Le médecin, en effet, qui aime et cultive la sagesse, est presque divin, c'est-à-dire presque semblable à un dieu, car tout ce qui a des rapports avec la sagesse se trouve aussi faire partie de la morale médicale : tels sont, en effet, le mépris de l'argent et du gain, la pudeur et le respect, la modestie dans les vêtements, une bonne réputation, un jugement sain, une juste appréciation des choses, la douceur, l'aménité, l'activité, la politesse, la propreté, une précision digne dans le langage, l'art de savoir distinguer les choses qui sont le plus souvent utiles et même nécessaires à la vie, afin que, par une intelligente discrétion, le médecin philosophe puisse se mettre à l'abri de la crainte des revers de fortune auxquels s'exposent l'avare et le superstitieux. »

Toute la pensée de ce prologue est là, et c'est une exhortation de morale professionnelle faite en l'honneur de la philosophie et de la pratique médicale.

La troisième partie comprend une série de traités médico-philosophiques et critiques destinés à servir d'introduction à la *Vraie théorie médicale*. Stahl s'y montre entièrement à découvert avec ses mérites et ses défauts, et, après avoir lu les quatre dissertations qui composent cette série, il est impossible de ne pas connaître parfaitement leur auteur. Elles ont pour titre :

1° *Sur la nécessité d'éloigner de la doctrine médicale tout ce qui lui est étranger.*

2° *Recherches sur la différence qui existe entre le mécanisme et l'organisme.*

3° *Distinction à établir entre le mixte et le vivant.*

4° *Justification de ma doctrine et de mes écrits jusqu'en* 1707.

La première dissertation, datée de 1707, et qui a pour but d'établir l'inutilité de ce que l'on appelle aujourd'hui les sciences accessoires, pourrait prendre pour épigraphe cette phrase de l'auteur (p. 216) : « *Là où le physicien finit, le médecin commence.* » On ne pourrait, sans parti pris, disconvenir de la vérité de ce principe; mais, en l'exagérant, comme le fait Stahl, chimiste et anatomiste à la fois, la science moderne ne peut l'accepter.

Sans doute, la brièveté de la vie et l'amour sérieux de l'art médical nous obligent à en bannir les choses étrangères. Mais il faut s'entendre sur ce qu'on appelle les choses étrangères à l'art médical et ne pas y comprendre « *la minutieuse anatomie* » ni la *chimie*, en disant, au chapitre intitulé : « *L'anatomie n'est donc pas indispensable au médecin* » (p. 235) :

« Je dirai donc que je nie de la manière la plus formelle que dans l'universelle *structure*, dans la *structure*, dis-je, et dans la *texture* des diverses parties organiques du corps, — considérées tant d'une *manière spéciale* au point de vue *mécanique*, que d'une manière générale au point de vue de leur contexture et de leur structure, — il puisse s'y trouver la moindre des choses qui intéresse et regarde directement le médecin, quelque chose que l'homme de l'art doive *absolument* savoir et ne doive pas absolument ignorer. »

Il est vrai qu'il ajoute quelques lignes plus bas :

« Ce n'est pas que je professe le moindre dédain pour l'anatomie, et que j'éprouve pour elle la moindre répugnance ou que j'en proscrive *absolument* l'étude ; ce n'est pas non plus que je veuille qu'on la néglige, non ; mais ce qu'il y a de réel et de constant, c'est que je nie formellement que l'anatomie soit une partie intégrante de l'art médical, qu'elle lui appartienne en propre et qu'elle lui soit d'une utilité effective, bien loin qu'elle lui soit tout à fait indispensable. »

De tels correctifs équivalent à une condamnation, et il est fâcheux que de telles phrases se trouvent dans le chapitre consacré à la nécessité d'écarter les choses étrangères à l'art médical. Il est évident que, parmi les élèves auxquels les maîtres diront que l'anatomie n'a pas d'utilité effective en médecine, il en est bien peu qui voudront affronter les dégoûts et les fatigues qu'entraîne cette étude à ses débuts.

L'éloignement de Stahl, anatomiste, pour l'anatomie à enseigner aux médecins, n'est rien en comparaison de l'antipathie de Stahl, chimiste resté célèbre, contre la chimie médicale. « Pour ce qui est de la chimie, écrit-il, page 237, il est encore vrai de dire que, jusqu'à ce jour, cette science doit être regardée comme complétement étrangère et inutile à la vraie théorie médicale. » Que Stahl se moque, et en cela il a raison, des fantaisies chimiques auxquelles on doit les créations d'acide *hémicrânique*, d'acide *ophthalmique*, d'acide *odontalgique*, d'acide *anginique*, d'acide *pleurétique*, etc., je le comprends; mais les erreurs et les écarts d'une science d'application ne prouvent rien contre les données exactes de cette science, et l'expérience des deux siècles qui se sont écoulés depuis l'anathème lancé contre la chimie par Stahl prouve une fois de plus la vérité de cet aphorisme de Celse :

Non crimen artis quod professoris est.

En s'écriant avec énergie :

« Mais, vains efforts, inutiles labeurs ! L'iatrochimie n'a été qu'un leurre lancé jusqu'à ce jour aux imaginations faciles et crédules ; et ne voit-on pas encore en ce moment une grande partie de nos savants modernes se laisser prendre à cet appât trompeur, sans s'apercevoir seulement qu'ils s'éloignent de la vraie science médicale, qui seule peut satisfaire à leur universelle attente. »

Stahl a engagé son génie passionné sous les nuages de l'avenir qui, malheureusement pour lui, ont jeté sur ses affirmations le plus éclatant démenti. L'avenir, c'était Lavoisier apportant l'explication de la chaleur animale ; Thenard, Dumas, Berzelius, Orfila, Liebig, créant la chimie organique; Spallanzani, Tiedemann, Blondlot, Cl. Bernard, découvrant le mécanisme de la digestion, et tous ceux qui ont constitué l'édifice encore si incomplet de la chimie contemporaine.

A part ces erreurs de la partialité d'un grand esprit, il y a dans cette dissertation quelques pensées aussi heureuses qu'importantes sur la vie et sur l'influence des théories en médecine. Répondant à une idée assez répandue, même de nos jours, *que la théorie n'influe en rien sur une heureuse pratique*, il dit d'un ton qui fera plaisir à plus d'un jeune médecin distingué dont on redoute l'inexpérience :

« Ce qui, dans ma jeunesse, alors que je me livrais à mes études médicales, affectait vivement mon esprit, c'était d'entendre le vulgaire même tenir habituellement ces propos indécents à l'égard des médecins : Que le *meilleur* théoricien (le peuple dit le *plus savant*) est souvent celui qui obtient le moins de succès dans le traitement de ses malades. On voit même souvent les praticiens les plus expérimentés appuyer encore aujourd'hui (1) de leurs suffrages de pareilles sottises, en lançant sur les jeunes médecins le venin de leur malicieuse envie, et déversant sur eux tout le fiel de leur amère et méchante faconde, répétant sans cesse que la pratique diffère beaucoup de la théorie ; ils ne craignent pas d'ajouter que, dans la pratique, non-seulement on oublie peu à peu les plus importantes maximes théoriques, mais encore (ce qui mérite ici une mention particulière) que cet oubli est vraiment nécessaire pour exercer avec succès la pratique de l'art médical. » (Page 216.)

Il ne faudrait pas voir dans ce dépit rétrospectif de Stahl le souvenir seulement d'un sentiment d'intérêt blessé; non, ce serait le petit côté de la question, et de pareilles scories n'existent point dans les œuvres du fondateur de l'animisme. En s'exprimant comme je viens de le dire, ses visées sont plus hautes et n'atteignent rien moins que le problème des sources de la connaissance, en opposant les prétentions de l'empirisme à la puissance de la raison. Ce qui lui était pénible à entendre, comme il le dit lui-même, c'était ce langage qui signifiait *qu'il faut être sourd aux cris de la raison, car elle n'est jamais d'accord avec l'expérience.* Stahl ne pouvait hésiter, et, voyant là des paroles inspirées plutôt par une sorte de cabale médicale que par la saine raison, il proteste contre ce langage, qui semblerait faire que les plus instruits sont les moins capables de donner des soins aux malades.

L'autre pensée par laquelle Stahl termine sa dissertation est relative à la prescience de la vie. Ne voulant pas admettre la définition de quelques philosophes, que le mouvement soit la vie ni que le mouvement dépende des propriétés de la matière, il établit que la nature est la source de la vie par son énergie propre et par les excrétions qu'elle détermine.

(1) Les hommes n'ont pas changé, car on peut dire qu'en 1864 c'est encore comme en 1707.

« Il en est autrement de la *nature*, auteur et soutien de notre vie, de la nature animale, dis-je, c'est-à-dire de l'âme.

» C'est par le mouvement, en effet, que *l'âme humaine* accomplit son œuvre *dans* et *sur* le corps, autant et aussi longtemps qu'elle le peut; mais on ne saurait dire d'une manière absolue et vraie que le *mouvement* c'est la *vie* dans le vrai sens de ce mot. C'est encore par le *mouvement circulatoire des humeurs* que la *nature* opère le phénomène de la vie ; mais ce n'est point une raison pour cela de dire que la *circulation des humeurs* c'est la *vie*, car elle n'en est qu'un simple instrument, voire même éloigné. La *nature animale*, enfin, préside à l'existence, à la durée de l'être et l'entretient au moyen d'*incessantes sécrétions* et d'*excrétions* convenables des matières non-seulement *inutiles*, mais encore *nuisibles* : personne néanmoins n'oserait soutenir que ces sécrétions et ces excrétions constituent la vie; elles n'en sont réellement que le suprême et plus immédiat *instrument* auquel la nature a recours pour rejeter au dehors tout ce qui lui est impropre et étranger, pour retenir et assimiler au-dedans tout ce qui est utile en vue de la conservation du corps.

» C'est de cette manière que s'accomplit la vie, ce grand phénomène de la *conservation du corps humain* et de la *mixtion*; c'est ainsi que s'effectue *sa préservation* contre toute corruption, à laquelle il est d'ailleurs si naturellement exposé par sa propre constitution matérielle. » (Page 249).

Il n'y a pas d'autre raison de la conservation vitale que la *nature*, l'art médical ne possédant *aucun* moyen de secours qui soit capable d'y suppléer dignement en cas de suspension ou d'arrêt. Sa puissance se montre partout, même chez les brutes; elle s'exerce en santé comme en maladie, et, sans cette *autocratie méthodique* de la nature, il n'y a pas de conservation vitale possible. « Par elle, dit-il en terminant et en reproduisant la pensée antique, l'homme sujet aux maladies les plus affreuses se trouve spontanément délivré de ses souffrances et est rendu à la santé après avoir été arraché à une mort imminente. » Tout cela est très-vrai; mais encore faut-il ne rien exagérer, car, et c'est là que brille le médecin véritablement instruit, si l'art médical ne peut refaire les organes altérés, il peut les débarrasser de ce qui les gêne, il peut favoriser l'exercice de leurs fonctions, en un mot aider à la nature, écrasée par des efforts supérieurs aux siens. Comptons beaucoup sur la nature, cet excellent médecin qui vient toujours au secours de ses confrères, et ne dit de mal sur personne; rien de mieux, mais comptons aussi sur nous, sur nos propres forces, qui peuvent nous sauver ou nous perdre suivant l'à-propos de leur application. Toutefois, à choisir entre ces deux auxiliaires, *du remède* ou *de la nature*, je suis de l'avis d'Hippocrate et de Stahl, et je dirai, en retournant une phrase célèbre : *Melius nullum remedium quam anceps.*

Le second traité médico-philosophique servant de préface à la vraie théorie médicale a pour titre : *Recherches sur la différence qui existe entre le mécanisme et l'organisme.* C'est une dissertation de haute portée dans laquelle Stahl débute par des considérations philosophiques sur la nature des choses, et particulièrement sur les différences qui existent entre le hasard et le destin, l'un instable et incertain, sans but final et posé d'avance; l'autre, au contraire, indiquant une fin constante, inévitable et prévue.

C'est alors qu'en étudiant le *mécanisme* pour indiquer ses différences avec l'organisme, il considère le premier comme une machine qui fonctionne « sans aucun but réel, n'importe le *motif*, la *manière* et la *fin* de son mouvement par rapport aux autres corps.» (Page 288.) C'est un instrument, rien de plus, tandis que l'organisme a ce caractère, de constituer la nature de toute raison, c'est-à-dire la cause instrumentale. Le mécanisme est subordonné à l'organisme, mais peut subsister par lui-même, sans jamais atteindre naturellement et directement au caractère distinctif de l'organisme. Celui-ci se reconnaît à sa destination et à son intervention actuelle pour la production d'un effet tout spécial, unique, et réellement si exceptionnel qu'il résulte d'une raison de constitution spécifique et formelle différente de la constitution générique matérielle. Stahl cite alors comme exemples le cours d'eau, mécanique fluide dont s'empare l'industrie humaine dans des intentions et vers une fin sociale arbitraire, au moyen de canaux, de réservoirs, de bassins, de chutes, pour en faire des instruments et une sorte d'organisme; l'horloge, qui peut marquer les heures, et qui n'est qu'une machine tant que la main d'une personne habile ne la règle pas d'une façon convenable et ne l'a pas montée pour lui donner son caractère d'organisme.

Il y aurait beaucoup à dire sur les comparaisons souvent employées par la philosophie, et qui, dans l'espèce, ne donnent pas à la doctrine de Stahl tout l'appui qu'y recherche son auteur. Elles sont sans force à nos yeux, et il nous semble que Stahl eût été bien plus fort si, au lieu de se laisser aller à des subtilités qui ne seront pas bien comprises, il eût fait du mécanisme l'agencement matériel subitement créé pour l'usage fonctionnel que représente l'organisme, considérant celui-ci comme l'auteur de la création progressive et de l'entretien du mécanisme, sans aucun autre secours que lui-même. Un mécanisme se créant seul au fond de la terre, dans les airs et dans les profondeurs d'un autre mécanisme, n'est pas simplement un mécanisme comparable à la locomotive ou à l'horloge construite par un ingénieur, il y a là, dans le germe de tout ce qui sera un organisme et avant l'apparition de tout organe, un mouvement sans muscles, une sensibilité sans nerfs, et dans ce qui sort de la matière amorphe, une forme distincte qui, sous l'influence d'un ingénieur invisible, quoique tout-puissant, feront certainement le mécanisme dont plus tard aura besoin l'organisme pour se maintenir sous le ciel, se perpétuer tout aussi savamment qu'il s'est produit, et disparaître en laissant son mécanisme en gage à notre mère commune qui est la terre.

Le *développement par soi-même* : voilà en quelques mots, si nous ne nous trompons pas, la différence de l'organisme avec les mécanismes qui réclament toujours l'intervention d'une main étrangère. Stahl a constamment tourné autour de cette solution sans la donner, et il nous semble que c'est là ce qu'il a voulu dire en parlant *du mouvement qui conserve la constitution matérielle du corps* (p. 317); de *l'action de l'âme sur le corps* (p. 332); de l'*étymologie du mot âme* (p. 335); de *la conscience de la vie*, etc.

Loin de nous la prétention de mettre nos raisons à la place des arguments de Stahl, mais en analysant ce traité si remarquable où nous signalons une obscurité dans la définition même des choses en discussion, lorsque d'ailleurs nous partageons les idées de l'auteur sur la différence à établir entre le mécanisme et l'organisme, il nous a semblé utile de donner une définition plus nette de ce qu'il fallait entendre par organisme.

Pour Stahl, la force qui compose, meut et fait agir le mécanisme du corps, et en fait un organisme, n'est, on le pense bien, pas autre chose que l'âme, et l'on va en voir la preuve dans ce qui suit. C'est la conclusion du chapitre.

« Tout ce qui vient d'être dit pourra suffisamment faire comprendre comment un agent qui a l'intelligence et la volonté d'un but et qui ne veut une fin qu'à cause d'elle-même, doit posséder des organes en rapport proportionnel avec ce but final ; il doit être capable de diriger et de gouverner convenablement et dignement ses organes pour atteindre une telle fin ; il doit savoir, enfin, comment ces organes, d'ailleurs si directement et si efficacement utiles à ce but final, doivent, à bon droit et justice, être compris n'existant que pour lui.

» En effet, s'il est réel que toutes ces choses aient lieu avec une convenance qui soit telle, que tout ce qui est vital et tout ce qui s'observe dans l'ordre de la vitalité, soit sensiblement administré par des fins nécessaires ; que l'on reconnaisse donc alors le véritable travail de la nature dans l'administration savante et habile de l'économie vitale ; que l'on conçoive les causes et les rapports des appétits et des aversions, tant des sens que des affections de l'âme, pour la conservation et la préservation du corps ; que l'on daigne comprendre aussi la raison, soit de l'efficacité en général, soit du mode ou des effets en particulier des affections de l'âme sur les actions du corps ; et qu'auparavant, la *synergie* de la nature, absolument nécessaire à l'art médical, soit enfin reconnue, bien nettement vue et fidèlement respectée, non-seulement en acceptant ce secours si désiré qu'elle nous porte, mais encore en l'aidant quelquefois, en la suivant, en l'épiant et la soulageant, en la débarrassant et en préparant les matières et les voies avec autant de sage prudence que d'habileté. »

Quelques lignes plus bas, il termine en disant :

« Je suis donc fermement convaincu et je pose pour fondement de toute ma doctrine que le corps humain est simplement et naturellement organique, et qu'il est l'*instrument* ou l'officine de l'*âme raisonnable*. Devant être formé et conservé en vue des besoins de l'âme, le corps doit, sous tous les rapports possibles, être gouverné par des mouvements sagement proportionnés et directement analogues à une fin désirée vers laquelle ils conspirent sans cesse.

» D'où résulte, d'une manière réciproque et différente, l'efficacité morale et affective des périls du corps sur l'âme, et l'efficacité pathético-physique de l'âme sur le corps, tant dans la structure et la formation que dans l'usage et le mouvement de ce même corps ; d'où résulte, enfin, cette puissance efficace de l'âme sur le corps, en vertu de laquelle il est préservé de dangers si divers, ou délivré des maux qui l'ont déjà atteint. »

Telle est la fin du traité, mais on connaîtra encore mieux l'homme en lisant cette dernière phrase additionnelle : « C'est en rendant de sincères et profondes actions de grâces au ciel que je termine ainsi cette dissertation sur la *différence* qui distingue l'organisme du mécanisme, sur la vérité et sur la nécessité de cette distinction dans le corps de l'animal, et principalement dans le corps de l'homme.

« A Dieu seul en revienne toute la gloire! »

Le troisième traité du prologue à la vraie théorie médicale, s'intitule ainsi : *Véritable distinction à établir entre le mixte et le vivant du corps humain*. Il renferme une longue discussion sur la nécessité de distinguer les *mécanismes* des *organismes* physiques; ceux-ci, des *organismes vivants*, ces derniers les uns des autres; les agrégats physiques, des *mixtes* du même genre; ceux-ci des mixtes organiques et vivants; le mixte végétal, du mixte animal; ce mixte animal, du mixte humain; mais dans tout cet exposé de termes non définis, la pensée de l'auteur reste confuse, et il ne s'en dégage nettement qu'un seul fait : c'est que la *mixtion*, ou le mélange qui constitue le corps vivant, est sujet à se dissoudre et à se corrompre, dès que le *principe naturel*, *permanent et immanent* de la vie s'en est séparé. Tout le livre tourne autour de cette idée que le mixte est sujet à se corrompre, tandis que le vivant est préservé en tant que vivant de la corruption par la *raison sociale* (p. 380), qui unit toutes les parties du mélange corporel dans une solidarité réciproque; par ces agents vitaux que l'antiquité appelait tantôt *nature* et tantôt *âme*, dénominations qu'il accepte et qu'il prend à son tour comme point de départ de sa doctrine.

C'est ce principe vital, actif et vivifiant de l'homme doué de la faculté de raisonner, c'est-à-dire l'*âme raisonnable* (p. 395), qui est le principe du vivant contraire aux tendances de décomposition du mixte agissant d'une façon différente chez l'homme que chez les animaux, d'où la fréquence plus grande des maladies chez le premier que chez les autres.

Revenant de nouveau sur ce fait que le corps est l'instrument de l'âme (p. 405), il cherche dans le corps quelles sont les conditions matérielles de la vie, et il les trouve dans un acte mécanique, le *mouvement* (p. 415), de préférence à l'hypothèse des *esprits*, du *baume vital*, de la *puissance astrale* (ENS ASTRALE), ou d'un être intermédiaire entre l'*âme* et le *corps*, entre l'*esprit* et la *matière*, entre le *matériel* et l'*immatériel* appelé *ens medium* par van Helmont.

Le mouvement est la cause instrumentale de la conservation de cette chose que l'on appelle la vie, et c'est par lui que les matières, non-seulement hétérogènes et contraires à la disposition naturelle du corps, mais encore très-dangereuses, se trouvent éliminées et rejetées entièrement au dehors au moyen d'une perpétuelle et successive agitation, afin que tout effet nuisible au corps leur soit désormais impossible (p. 416).

Sans dire comme quelques philosophes : *La vie, c'est le mouvement*, expression qu'il considère avec raison comme ambiguë, si ce n'est inexacte, il dit : *Le mouvement est l'instrument de la vie*, locution très-différente par la finalité qu'elle laisse entrevoir et que l'on comprend à merveille par les développements qu'il lui donne en indiquant que ce mouvement est le principe des sécrétions et des excrétions, d'où résultent la crase naturelle de la vie, et le rejet des substances qui pourraient lui être contraires. Au reste, voici son résumé (p. 426) :

« J'espère donc que, d'après ce qui vient d'être dit, on ne pourra plus désormais reprocher la moindre obscurité ni le moindre doute à ce principe dogmatique de ma doctrine médico-physiologique, savoir : que la vie ou la conservation du corps, au point de vue de la corruptibilité, sans cesse imminente de l'agrégat, toujours exempt néanmoins de l'atteinte réelle de la corruption ; la vie, dis-je, s'accomplit et se maintient dans le corps à l'aide d'un simple acte mécanique, formellement incorporel ou immatériel, je veux dire par le mouvement, et cela, certes, d'une manière très-spéciale, par l'élimination des matières hétérogènes et leur perpétuelle séparation, en tant que étrangères et nuisibles à l'économie, de tout ce qui est bon et pur, afin que, par cette opération incessante et par cette séparation soigneuse et préalable, le corps organique de l'homme soit perpétuellement conservé dans la plus parfaite intégrïté.

» J'ose aussi espérer avoir suffisamment démontré non-seulement comment le corps, en tant que simplement *mixte*, diffère du corps *vivant*, et comment, en tant que vivant, il doit nécessairement être *mixte*, mais encore ce qu'on doit entendre par *vie corporelle*, c'est-à-dire en vertu de quoi le corps est dit *vivant ;* je crois encore avoir convenablement prouvé de quelle manière et par quelle méthode ce phénomène, je dirai mieux, cet acte que nous appelons la vie du corps s'accomplit ; par quels moyens, enfin, elle s'établit, s'exécute et se maintient ainsi pendant un laps de temps indéterminé. » (Page 427.)

Après ces conclusions, on pourrait croire les dissertations achevées, mais il n'en est rien. Stahl, tout en disant qu'il ne veut pas être prolixe, rentre dans la discussion, en indiquant la puissance de l'âme sur les mouvements vitaux, sur la maladie et sur les difformités; l'action de la nature sur le rétablissement spontané d'un grand nombre de malades; les conditions dans lesquelles le médecin doit être simple expectateur; les moyens d'agir sur les mouvements vitaux en excitant les passions, ou en provoquant les sécrétions et les excrétions; enfin diverses hypothèses sur le rôle du médecin dans les maladies, qui doit maintenir, protéger et défendre la vie du corps.

Le traité suivant a pour titre : *Défense et indications justificatives sur les écrits publiés de* 1683 *à* 1707 *par Stahl.* C'est un ouvrage de polémique utile à consulter. Il montre sous une autre forme les idées de l'auteur et fait assez bien connaître les difficultés qu'il a eu à vaincre. On sent le chef d'école aux prises avec les hostilités ouvertes et les attaques invincibles. Ses réponses sont souvent impersonnelles et s'adressent à quelqu'un en général plutôt qu'à des noms propres. Toutes les publications stahliennes antérieures à 1707 s'y trouvent passées en revue avec la critique des objections soulevées par elles au moment de leur apparition, et sous ce rapport c'est un opuscule intéressant à consulter.

Avec le tome troisième commence le morceau principal des œuvres de Stahl, la *Vraie théorie médicale*, dont la première partie est toute physiologique, tandis que l'autre ne comprend que les choses de la médecine.

Dans la première partie Stahl traite la physiologie d'une façon toute différente que ne le fait notre école moderne. Il la prend de très-haut, dans ses généralités philosophiques, dédaignant un peu trop le détail des actes fonctionnels, qui, en définitive, sont le but de la science véritable. En fait de digestion, la finalité est quelque chose, surtout pour le philosophe et l'homme du monde, mais le mécanisme de la fonction et les réactions chimiques des aliments avec les liquides sécrétés sont pour le médecin d'une utilité infiniment plus grande.

En commençant par la définition de la *vie* et de la *santé* il considère l'une comme la conservation d'un corps éminemment corruptible, c'est-à-dire la faculté ou force à l'aide de laquelle ce corps est mis à l'abri de l'acte corrupteur, caractère qui sépare le corps vivant de ce qu'il appelle le corps simplement mixte, et l'autre comme étant la puissance d'exercer régulièrement les fonctions. Il s'occupe ensuite du but final du corps, de la disposition matérielle du corps à la vie, de la structure du corps en général et des lois organiques qui président à la conservation vitale. Ce chapitre est celui dans lequel Stahl pénètre le plus dans les profondeurs du sujet. Il revient à son idée du mouvement considéré comme cause de l'acte vital, et c'est dans la circulation des humeurs et du sang qu'il fait résider l'instrumentation de la vie. De l'énergie de ce mouvement des humeurs à travers les parties poreuses du corps, de son influence sur la pensée ou sur la disposition naturelle de l'âme à penser résultent les *tempéraments*, question importante que l'auteur traite avec une originalité restée célèbre.

Des tempéraments. — Après une critique assez vive de la division ancienne des tempéraments, qui reposait sur la prédominance des qualités élémentaires, telles que le *chaud*, le *froid*, le *sec* et l'*humide*, sur les conditions tirées partie des *humeurs*, partie des *solides*, ou de *quelque partie solide* en particulier, Stahl pose en principe que les tempéraments résultent du mélange différent des éléments constitutifs des *humeurs* formant le *sang*. D'après lui, il y a un tempérament ou mélange des humeurs dit *colérique* ou *bilieux*, un second dit *phlegmatique*, un troisième *sanguin* et le quatrième *mélancolique*. Dans le premier cas, les humeurs contenant une quantité notable de matière sulfureuse sont légèrement fluides et très-aptes à un prompt échauffement ou à une rapide fermentation corruptive. Dans le second, les humeurs dites aqueuses sont beaucoup plus fluides et ne sont presque pas sujettes ni aux violentes inflammations ni aux fermentations, tandis qu'elles sont exposées à toute dégénérescence saline et putride. Dans le troisième, les humeurs conservent un terme moyen entre les deux modes, gardent un état de fluidité convenable et jouissent d'une vivacité, d'une couleur et d'une douce chaleur naturelle. Enfin dans le quatrième, les humeurs du corps possèdent une grande consistance, s'épaississent pendant leur fluidité normale, sont moins sulfureuses et deviennent plus terreuses et plus inertes. Avant d'aller plus loin et d'exposer les caractères de la structure du corps, inhérente à chacun de ces tempéraments, il est impossible de ne pas faire remarquer combien sont chimériques et vaines les altérations humorales indiquées par l'auteur.

« *Tempérament sanguin.* — Les personnes douées d'un tempérament sanguin sont douées d'une structure et d'une texture lâche, extrêmement poreuse et spongieuse. Cette structure, en effet, est d'une texture si spongieuse et si délicate dans les parties solides ayant une certaine mollesse (comme le tissu charnu, par exemple), que le sang, bien qu'abondant, circule à son aise et avec la plus grande liberté dans les mailles d'un tissu lâche et diffus. C'est pourquoi les corps construits dans de telles conditions et ayant de pareilles dispositions naturelles, possèdent un système vasculaire de petit calibre, de telle sorte que le sang, occupant un très-grand espace dans l'étendue de ces parties poreuses, doit être contenu en moins grande quantité dans les vaisseaux mêmes.

» Et comme le sang, dans les corps ainsi constitués, est naturellement très-fluide, il résulte de cette espèce de mobilité proportionnelle du sang s'harmonisant si bien avec la facilité des voies à parcourir, une prompte et favorable progression du mouvement circulatoire, qui se maintient et dure assez longtemps. C'est pour cela que chez les individus sanguins et chez lesquels il existe une parfaite analogie mutuelle entre les humeurs et les parties, non-seulement la circulation ou mouvement progressif des humeurs s'accomplit tranquillement et librement, mais encore les sécrétions et les excrétions, ainsi que l'acte universel de la vie, s'opèrent de la manière la plus régulière et la plus satisfaisante.

» *Tempérament bilieux.* — Chez les sujets doués d'un tempérament *colérique* ou *bilieux*, la texture corporelle est comparativement plus serrée, plus consistante, moins diffuse, moins lâche, moins épaisse et moins spongieuse dans les parties charnues surtout. Voilà d'où vient que ces parties paraissent plus amaigries, quoiqu'elles soient cependant assez pleines et d'une couleur quelque peu vermeille.

» Mais comme le sang des personnes bilieuses est extrêmement subtil et légèrement fluide, une petite capacité des pores et des méats suffit à son mouvement et à sa circulation. Du reste, une impulsion plus forte du sang à l'aide d'une plus énergique contraction du cœur propre à ce genre de tempérament, supplée à cette étroitesse des voies circulatoires ; d'ailleurs, en pareil cas et avec une semblable constitution, les vaisseaux sanguins ont une capacité plus grande ; c'est-à-dire que, la masse sanguine occupant chez ces individus une moins grande étendue dans toutes les parties du corps, il faut nécessairement qu'ils soient en plus grande quantité dans les vaisseaux eux-mêmes. Toutes les fonctions vitales se passent du reste assez régulièrement dans de pareilles constitutions, et tout ce qui s'éloigne du type normal est aussitôt réparé par un acte vital d'autant plus énergique qu'il est ordinaire et même propre et particulier à ce genre de tempérament ; en sorte que le mouvement du pouls reçoit effectivement une nouvelle et plus énergique impulsion.

» *Tempérament phlegmatique.* — Chez les sujets lymphatiques dans lesquels le sang est mêlé à une substance plus aqueuse, et est par conséquent léger et peu consistant, il arrive aussi que tous les autres tissus solides sont d'une mollesse telle, que par elle on peut aisément comprendre quel est l'accord, le rapport intime et naturel qui existe entre les parties solides et les fluides. En effet, quoique ceux qui ont pour partage une fluidité trop aqueuse du sang aient aussi le reste de l'économie corporelle d'une texture extrêmement lâche et poreuse, de telle sorte que les voies soient largement ouvertes à la matière fluide ; il arrive cependant, en de pareilles circonstances, que les tissus de ces mêmes parties sont doués d'une mollesse intime et particulière, en vertu de laquelle les fibres qui composent ces tissus sont profondément et abondamment imbibées d'une humidité aqueuse. Voilà d'où vient que lorsque de pareils tissus se gonflent, ils conservent une sorte de mollesse toute particulière, et que ces parties dans un tel état de gonflement, se comprimant les unes contre les autres, offrent au passage du sang épaissi une résistance d'autant plus grande que le gonflement est plus marqué. Or, c'est là ce qui procure à ces personnes lymphatiques, outre ce gonflement, cette mollesse des tissus, cette diminution de la chaleur naturelle des corps, ainsi que cette couleur si pâle, si remarquable, qui est si commune et comme propre et particulière à ces sortes de tempéraments.

» De pareilles constitutions organiques ont des vaisseaux sanguins étroits et resserrés ; et chose vraiment remarquable qu'on ne doit pas oublier ! une pareille crase sanguine et une semblable structure et texture du corps favorisent beaucoup plus que tout autre genre de tempérament une abondante collection de la graisse, c'est-à-dire de l'embonpoint.

» *Tempérament mélancolique.* — Les sujets dits mélancoliques ont les tissus de leurs organes plus épais et à l'abri de toute espèce de mollesse, soit physique, soit morale ou vitale. Les parties poreuses, plus denses que dans tout autre tempérament, offrent un aspect plus serré, comme on le dit vulgairement, une constitution plus sèche et comme plus amaigrie. C'est précisément pour ce motif que les individus doués d'un pareil tempérament paraissent avoir les chairs plus denses et plus fermes et les os plus développés que les autres personnes.

» En outre, la consistance et la densité des tissus se refuse à laisser circuler aussi facilement et aussi profondément le sang déjà trop consistant par lui-même ; à peine pénètre-t-il jusque dans les mailles étroites de la peau, mais non pas suffisamment pour lui communiquer une couleur tant soit peu vermeille. Aussi, voilà pourquoi les mélancoliques sont généralement d'un teint pâle, livide, tombant même sur le noir.

» En revanche, les individus qui ont une pareille constitution, sont doués, en dédommagement d'une texture si dense, d'une capacité si considérable des vaisseaux ; leur pouls est un peu lent, mais énergique et très-développé. »

A cet exposé des tempéraments littéralement emprunté à Stahl, je préfère les données de la médecine moderne, qui sont beaucoup plus compréhensibles et un peu moins hypothétiques. Nos tempéraments sanguin, bilieux, phlegmatique et nerveux sont infiniment plus vrais et mieux définis que ceux de Stahl, et l'on en trouve un de plus, le tempérament nerveux, dont il est impossible de ne pas tenir compte. Si les caractères anatomiques des tempéraments, tels que les comprenait Stahl, laissent beaucoup à désirer, il n'en est pas de même de leur manifestation intellectuelle et morale.

« Les sujets *sanguins* jouissent d'une liberté complète d'esprit ; ils sont naturellement gais, calmes, voluptueux ; ils aiment à se procurer abondamment les choses qui leur sont agréables, et savent se les ménager habilement ; ils aiment le repos ; ils sont parfaitement aptes aux affaires de peu d'importance, avides d'honneurs, recherchant la gloire, surtout quand ils peuvent l'acquérir sans trop de difficultés ; naturellement sincères, francs, sans ruse ni astuce, ils ne sont ni portés ni propres à la dissimulation ; ils sont les défenseurs de l'équité et de l'égalité ; impropres aux affaires difficiles, et hésitant devant les choses qui demandent une prompte décision, ils manifestent même de la crainte et de l'inquiétude en face d'obstacles subits et graves, devant lesquels peuvent surgir certains dangers; incapables de donner un sage avis dans les moments pressants qui font pressentir un péril imminent, ils se livrent au désespoir aussitôt qu'il se présente; mais ils sont tout rayonnants de gloire et de bonheur s'ils peuvent se sortir d'une mauvaise affaire. En d'autre termes, ils exaltent avec emphase leur habileté et leur valeur une fois qu'ils ont surmonté une difficulté; mais ils sont d'une timidité extrême lorsqu'ils éprouvent la moindre contrariété, tandis que, aussitôt après que le danger s'est dissipé, ils prônent bien haut leur génie, et sont complétement rassurés.

» Les personnes à *tempérament bilieux* jouissent aussi, le plus souvent, du libre essor de leurs facultés intellectuelles; ils sont même assez calmes pour ne pas manifester de la crainte au moment du danger, et attendent avec assez de résignation ce qui peut leur arriver de fâcheux : aussi sont-ils vigilants, alertes et vifs; ils sont aptes et prompts aux affaires, et manifestent surtout dans leur administration une vivacité, une adresse et une habileté sans exemple; peu patients quand il surgit des embarras, emportés et violents par nature, ils sont toujours prêts à résister et à lutter avec opiniâtreté contre tout obstacle qui vient renverser ou contrarier leurs projets; intrépides dans le danger, ils sont ardents et fougueux dans l'emploi des moyens propres à le dissiper; ils sont actifs et laborieux dans le besoin, et si parfois il leur survient quelque chose de très-fâcheux, ce n'est pas là pour eux un motif de devenir timides; ils deviennent même téméraires, et portés à trouver une excuse de leur défaite dans la grandeur des dangers qu'ils s'exagèrent plutôt que de ne pas en tenir compte. Ils sont, par cela même, glorieux, fiers, méprisant et dédaignant facilement les autres; naturellement courageux, ils ont en horreur l'oisiveté; toujours prêts à agir, ils persistent résolûment dans leurs entreprises, jusqu'à ce qu'ils aient atteint le but qu'ils se sont proposé.

» Les *sujets phlegmatiques*, au contraire, sont indolents, lâches et engourdis; ils jouissent, sans doute, des plaisirs et des biens qu'ils possèdent, mais en manifestant à cet égard une satisfaction des plus insignifiantes, provenant évidemment d'une profonde appréciation, d'un sentiment intime du peu d'importance de ces objets, mais bien certainement plutôt d'un jugement froid et d'une sensibilité complétement engourdie.

» Ils poussent l'esprit de sécurité et l'amour du repos jusqu'à l'oisiveté et à l'engourdissement le plus absolu; ils sont lents, apathiques et négligents dans toutes leurs actions; généralement ennemis du travail, se dégoûtant facilement de leurs travaux ordinaires, et se montrant enfin languissants et exténués de fatigue à la moindre occupation; impropres à toute affaire, ils sont sans soucis, avares par-dessus tout, dans la crainte principalement qu'en perdant les biens présents ils ne soient forcés de se livrer à de nouveaux travaux.

» Ils sont méticuleux, timides et inquiets à la moindre difficulté qui surgit dans leurs affaires, se livrant facilement au désespoir dans les dangers pressants; ils affectent une plus parfaite tranquillité d'âme dans les moments extrêmes (comme, par exemple, à l'instant de la mort) que dans les épreuves dangereuses moins graves, mais par lesquelles ils sont si profondément impressionnés.

» Les *mélancoliques*, d'ordinaire assez confiants et rassurés à l'égard des choses présentes, sont continuellement dans le doute pour l'avenir, dont ils se défient sans cesse, car ils sont naturellement défiants et soupçonneux.

» Ils pèsent et apprécient les choses avec justesse et discernement, sans haine et sans passion; ils font preuve d'un jugement droit et sain dans l'estimation des choses utiles et agréables, fâcheuses ou contraires, incertaines et dangereuses, à moins que leur esprit ne soit absorbé et sans cesse attentif à ce qui peut leur arriver de pire que le mal qu'ils éprouvent déjà et dans lequel ils sont tombés.

» Voilà pourquoi ils sont circonspects, vigilants, prévoyants et pensifs; d'une assiduité rare, ils sont toujours prêts à des travaux modérés et attentifs à ceux qui sont nécessaires; industrieux, soucieux, pleins de sollicitude et de vigilance, ils sont infatigables, à moins que la crainte et le tremblement qui en est la conséquence ne viennent, dans les choses dont les résultats sont douteux, abattre et saper leurs forces. Dans les événements sérieux et hérissés de grandes difficultés, ils sont moins faciles à se désespérer que prompts à prendre une détermination extrême en vue des maux qui leur paraissent d'une imminente gravité et qu'attentivement appliqués à parvenir à leur but. Les sujets mélancoliques sont, en outre, fermes dans leurs résolutions, attendu surtout qu'ils n'entreprennent jamais rien sans raison valable et majeure, mais alors seulement que la chose leur a paru très-importante. Ils sont ennemis de la fraude, si ce n'est lorsqu'ils croient nécessaire d'user de ruse et d'adresse; amis de la justice et de l'équité, ils abhorrent par cela même la fourberie et la dissimulation lorsqu'ils connaissent franchement la vérité d'un mensonge. Véridiques autant qu'il est donné à l'homme de l'être, ils sont généralement des juges intègres et incorruptibles; ils sont de sincères et fidèles amis, mais difficiles à se laisser aller et peu confiants. Généralement équitables et bons, ils ne sauraient avoir, à leur tour, confiance en la justice des autres; car ils sont naturellement soupçonneux, et voient toujours les événements sous un aspect fâcheux. » (Page 115.)

L'originalité et la finesse de cette étude morale des tempéraments ne sauraient échapper à personne et révèlent un talent de premier ordre. Il est difficile d'analyser avec plus de vérité l'influence de la constitution physique sur les facultés morales, et sauf quelques affirmations un peu exagérées ou contestables, comme celle-ci « *avides d'honneurs, recherchant la gloire quand ils peuvent l'acquérir sans trop de difficultés* », p. 112, ou cette autre, p. 115 : « *Ils sont ennemis de la fraude, si ce n'est lorsqu'ils croient nécessaire d'user de ruse et d'adresse* », les effets moraux de tempérament sont racontés par Stahl avec une vivacité et une variété d'expressions qui ne sauraient passer inaperçues.

A l'étude des tempéraments succède celle de l'activité vitale, différente selon les périodes de la vie, très-considérable pendant les sept premiers septénaires, et diminuant à partir de la cinquantième année sans qu'on puisse en donner la raison satisfaisante. Pour lui, l'usure de l'organisation, la constitution vicieuse de la matière et des organes n'expliquent rien, et il déclare ne pas comprendre pourquoi « l'acte vital conservateur qui se maintient pendant cinquante, soixante-dix et même cent ans, ne peut point manifester perpétuellement sa puissance. »

Après avoir montré le mouvement des humeurs et du sang constituant une partie de l'instrumentation de la vie, formant les tempéraments et entretenant l'activité vitale, Stahl revient pour la développer sur son idée que les *sécrétions* et les *excrétions* sont les *véritables derniers actes de la vie*. Pour lui, en effet, ces deux fonctions ne sont pas des actes mécaniques ou chimiques, elles sont le résultat de l'*action d'un agent directeur très-spécial ainsi que d'une très-sage et habile direction élective.* » (Page 141.) La lymphe, le sérum, la sueur, l'urine, le mucus, la bile, les excréments, le sperme, le lait, la salive, la graisse, etc., sont les preuves de cette action élective.

Dans la section suivante, Stahl étudie l'influence des *choses non naturelles* sur la vie : 1° l'air, 2° les aliments, 3° les aliments et les boissons, 4° le sommeil et la veille, 5° les passions de l'âme ou affections de l'esprit, 6° enfin les humeurs qui doivent être excrétées.

1° *De l'air.* — A l'époque de Stahl on ignorait complétement le rôle attribué plus tard à l'air dans la respiration, dans l'hématose et dans la calorification par Lavoisier. Alors, on ne considérait cet agent que comme un moyen de déplisser les bronches, les vaisseaux du poumon, et par cela même de précipiter le cours du sang dont l'activité engendrait de la chaleur. On ne savait pas davantage qu'il y eut du gaz oxygène dissous dans le sang et dont le contact et l'échange au sein des tissus produisaient une notable élévation de température. De ce défaut de connaissances résultait de nombreuses erreurs, et Stahl a pu écrire : « Pour ce qui est de l'air, bien qu'il ne soit pas absolument nécessaire à la vie, ce qui est démontré par l'existence du fœtus dans le sein de sa mère sans qu'il ait aucune communication avec l'air atmosphérique, il devient d'une absolue nécessité après sa naissance..... » (Page 244.) Nous ne ferons pas à Stahl le reproche d'ignorer les découvertes de Lavoisier ou de Magnus, mais c'est une remarque importante à faire si l'on veut comprendre la théorie singulière, et désormais à oublier, de Stahl sur la respiration.

2° *Aliments et boissons.* — Stahl ne connaissait pas mieux la théorie de la digestion que celle de la respiration, aussi ne sort-il guère des vulgarités du sujet qu'il traite en hygiéniste superficiel plutôt qu'en physiologiste étudiant les modifications intimes de l'aliment depuis son introduction dans l'estomac jusqu'à son animalisation. C'est ce qu'on juge plus sûrement encore à l'occasion d'un chapitre intitulé *De la nutrition*, qui se trouve un peu plus loin (p. 318), et où, au milieu d'appréciations remarquablement élevées, se trouvent des erreurs que les connaissances arriérées de l'époque font comprendre sans les excuser.

3° *Mouvement et repos; 4° des excréments.* — Ces deux chapitres ne renferment que des notions d'hygiène vulgaire aussi anciennes que la médecine.

5° *Du sommeil.* — Le chapitre sur le sommeil rappelle immédiatement l'attention du lecteur sur le philosophe médecin qui a montré dans l'analyse des facultés de l'âme une si grande expérience du sujet.

Le *sommeil* est pour les *organes des sens* ce que le *repos* est au *mouvement volontaire.* C'est un mode d'activité de l'âme, « un effet auquel l'âme se prête, qu'elle laisse librement s'accomplir, ou mieux encore comme un phénomène que l'âme elle-même *doit*, *peut* et *veut* habituellement se charger de produire et d'exécuter avec un ordre et une méthode à elle propres. » (Page 288.) Il y a là une véritable erreur du physiologiste, car s'il est incontestable que, si le sommeil est indispensable à la lucidité de l'état de veille et à la prompte disposition de l'âme à sentir et à penser, il est certain que la fatigue des organes des sens en est le point de départ, et que c'est à l'épuisement de la sensibilité sensorielle qu'il faut en attribuer la manifestation. A cet égard, le sommeil s'impose à l'activité humaine, et c'est là un effet du physique sur le moral contre lequel celui-ci peut entreprendre une lutte temporaire dans laquelle il finira toujours par succomber.

L'activité humaine peut résister au sommeil, mais il faut que tôt ou tard elle cède à la fatigue ; la lutte est impossible et le bourreau qui, par ses excitations continuelles empêche l'homme de s'endormir, ne met pas plus de huit jours à le tuer.

Tout ce que dit Stahl des effets de l'*activité de l'âme*, des *passions*, de l'*habitude*, des *tempéraments* bilieux, mélancoliques ou sanguins ; des *âges* sur la durée et sur la lourdeur du sommeil, ne change rien à cette manière de voir. L'homme s'endort forcément après avoir épuisé la sensibilité propre aux organes des sens, absolument comme lorsqu'il a épuisé la force contractile des muscles par le mouvement, il prend le repos nécessaire à la reproduction de la contractilité.

Dans le chapitre suivant consacré à l'effet des *affections de l'âme*, Stahl, après avoir déclaré que les actes vitaux ont par leur régularité et par leurs altérations une grande influence sur les mouvements de l'esprit, déclare qu'il y y a réciprocité et que les affections de l'esprit ont une telle influence sur les actes vitaux, « que les affections morales les plus légères ont un grand retentissement de l'organisme et y produisent quelquefois des effets très-fâcheux, provoquant tantôt un excès, tantôt un défaut dans les mouvements vitaux. » (Page 299.) La joie, la colère, la frayeur, le dégoût, etc., provoquent dans l'acte circulatoire de grands et soudains changements, ayant une grande influence sur la production secondaire des maladies les plus variées. L'habitude, affection de l'âme qui nous porte à entreprendre et à exercer normalement et convenablement certaines actions, a une influence analogue, et l'on sait, en effet, qu'elle est l'origine d'accidents pathologiques plus ou moins graves. Tout cela explique à merveille l'influence du moral sur le physique, et c'est un point désormais acquis à la science.

Il ne suffisait pas à Stahl de rechercher les conditions générales de la *constitution* et de la *conservation* de l'homme. Voulant approfondir davantage ce sujet, il revient sur ses pas et s'occupe de nouveau de la nutrition. Son intention est de faire connaître les circonstances spéciales (p. 318), et dès les premières lignes il pose le problème à son point de vue, en termes suffisamment explicites pour ne pas laisser prise à l'équivoque.

Voici comment il s'exprime :

« *Dans le phénomène de la nutrition, l'âme manifeste une puissante énergie, tant de volition que de direction motrice proportionnée à des intentions certaines.* Ses différentes phases sont l'*appétit;* l'introduction des aliments dans la bouche et leur mélange avec la salive ; le séjour des aliments dans l'estomac et les intestins ; le broiement et le ramollissement convenable des aliments nécessaires à former la crase corporelle ; la distribution de la matière alimentaire aboutissant à l'assimilation de ses particules. Nul doute que dans la nutrition, la vie, différente selon les âges et les constitutions, n'agisse différemment sur la masse alimentaire pour y prendre, selon les tissus et même dans les parties différentes d'un même tissu, des molécules particulières en leur imprimant *une direction proportionnée à des intentions certaines.* »

Mais il y a dans cet acte des phénomènes chimiques qui constituent la théorie moderne de la digestion, et sous ce rapport, Stahl, qui dédaigne profondément la partie physique du sujet (p. 318), se place volontairement et pour toujours bien au-dessous de notre physiologie actuelle.

Ici, le seul mérite de Stahl est de rapporter à l'âme ce qu'il attribue à la vie en général, afin d'éviter l'erreur de quelques-uns de ses contemporains, qui pensaient que certaines parties des animaux prises en nourriture sont plus propres à la nutrition de certains organes que ne le sont d'autres parties différentes de ces mêmes animaux. Il voulait évidemment parler des adeptes de Van Helmont, car il fait comprendre que cette manière de voir suppose l'existence de ces *esprits architectes* intimement unis à la substance matérielle de ces portions animales dont nous nous nourrissons, et qui, pour ce motif, devraient déployer et exercer leur énergique efficacité dans un tout autre corps. Dans la crainte qu'on ne l'accuse de rapporter des choses que personne n'a jamais dites, il cite avec une certaine ironie des exemples qui sont aussi curieux que divertissants ; il se demande comment on a osé prétendre que la tunique interne de l'estomac des poules ait la faculté de donner de la force et de la vigueur à l'estomac ; comment l'utérus du lièvre en tant qu'animal fécond pouvait avoir la propriété de guérir la stérilité des femmes ; et comment les poumons de renard ont la puissance de remédier aux affections pulmonaires de l'espèce humaine. Sous ce rapport, il est superflu d'ajouter que la critique de Stahl était fondée, et que sa doctrine, bien que trop générale, était mille fois supérieure à de telles absurdités.

Après l'exposé des principes de la conservation de l'individu devaient venir ceux qui concernent la conservation de l'espèce, et la section IV de ce volume a pour objet la *génération*. Bien que cet exposé se ressente beaucoup de l'époque de sa publication pour le rôle accordé à la femelle dans la reproduction des êtres, puisque la science ne connaissait alors que les travaux de Malpighi sur l'œuf des gallinacés et qu'elle ignorait ceux de Graaf et de Baër, Stahl reste toujours à la même hauteur philosophique et ses conclusions sont toujours identiques. La matière n'est rien et elle obéit à une action étrangère.

« Attribuer à l'âme humaine cette puissance de *former* le corps et de l'entretenir par une *nutrition* continuelle durant toute la vie, ce n'est point lui imposer une fonction plus difficile que celle que nous lui attribuons en lui assignant la puissance de *régir* et de *diriger les mouvements du corps ;* c'est là, sans contredit, un fait dont les sages appréciateurs sont pleinement convaincus. » (Page 386.)

Cet argument, qui est devenu celui de tous les animistes, se retrouve presque textuellement dans le livre récent de M. Bouillier sur l'*unité du principe vital et de l'âme pensante.* La crainte de n'être pas assez explicite tourmentait Stahl, car il ajoute aux lignes précédentes le paragraphe suivant :

« Si nous revenons si souvent sur ces matières, c'est afin que l'on n'oublie jamais que le rôle principal appartient ici aux *actions* et nullement aux *matières*, et que ces actions ne s'exécutent pas *dans* mais bien *sur* ces matières ; de telle sorte que ces dernières sont absolument passives, généralement très-indifférentes à l'égard des actions, et purement obéissantes à la *disposition tout active et l'arrangement qu'en fait l'âme pour confectionner telle ou telle structure, telle ou telle forme :* c'est là ce qu'il importe de remarquer. » (Page 386.)

Pour Stahl, qui avait adopté les travaux de Malpighi pour les généraliser, la matière de la formation du fœtus était fournie par la femelle, et contrairement à Leuwenhoeck, qui pensait que le principe matériel venait de l'homme, il devina que chez la femme il devait en être de même que dans le règne animal. Il écrit même cette phrase significative à propos des grossesses extra-utérines dans les trompes de Fallope :

« Elles constituent dans l'espèce humaine les conduits à travers lesquels les ovules sont transportés des ovaires dans la cavité utérine et tiennent exactement la place des trompes utérines des espèces bestiales qui produisent plusieurs petits à la fois, et qui, conservant ordinairement dans ces trompes non pas un seul, mais plusieurs fœtus, les y portent jusqu'à parfait développement et même jusqu'au jour de leur naissance. » (Page 389.)

Une fois ce fait établi, Stahl donne les détails de la formation du fœtus par ses adhérences à l'organisme maternel, il indique ses enveloppes, sa position, le terme de sa délivrance et un peu le mécanisme de sa naissance. Ce sont des choses qu'il suffit d'indiquer.

Après avoir achevé l'étude de tout ce qui peut se rapporter d'une manière directe à l'acte même de la conservation vitale, Stahl déclare qu'il n'est pas moins utile d'étudier un acte qui, bien qu'il ne paraisse pas concourir directement à la conservation de la vie, est du moins d'une grande utilité pour faire éviter au corps les plus communes occasions de destruction, et que l'on retrouve dans toutes les fins principales de la vie humaine. Il s'agit du *sens en général* et des *sensations*, cela fait l'objet de la section V.

D'après Stahl, la *fin première* de la sensation est de toute manière la conservation de la structure du corps par le moyen des mouvements volontaires locaux, en mettant le corps à l'abri de tout objet nuisible ou en l'éloignant de tout ce qui pourrait l'affecter péniblement, et la sensation est un phénomène actif de l'âme 1° parce qu'il y a pour elle nécessité de conserver la structure du corps; 2° parce qu'elle agit *sur* et *par* les organes sous l'influence du sentiment.

Les nerfs ne sont alors que l'instrument suprême et immédiat de la sensibilité à l'aide duquel la perception ou notion réelle des espèces sensibles est transmise à l'âme. Ils n'agissent que sous l'empire de cet agent moteur qui les met en action, selon l'impulsion de la volonté, et en tant que ce mouvement impulsif est volontaire.

Malheureusement pour cette doctrine, il y a deux espèces de sensibilité : l'une *consciente*, qui peut aider l'homme à se défendre contre ce qui pourrait nuire à la structure de son corps, à condition que l'objet nuisible se montre en face ou dans l'état de veille ; et l'autre *inconsciente*, incarnée dans les tissus, quelle que soit leur structure. La première a pour instrument des nerfs communiquant les impressions aux centres nerveux qui réagissent par la volonté ; et la seconde, indépendante des nerfs, paraît être un des attributs de la vie, car elle existe avant l'apparition du système nerveux, à une époque où la réaction a déjà lieu, mais sans l'auxiliaire de la volonté. Au point de vue physiologique, ces faits contredisent absolument la théorie de Stahl, qui demande à la volonté plus qu'elle ne peut accorder, et son ensemble n'eût pas été modifié, si tenant compte des actes prévoyants mais inconscients de la nature, il lui eût laissé la toute-puissance d'action contre les perceptions sensibles et insensibles dont les nerfs et les tissus non pourvus de nerfs sont l'instrument de propagation.

Malgré ses idées dogmatiques, Stahl ne dédaignait pas les lumières de l'observation, et, comme le premier empirique venu, il disait que la pathologie devait consister dans l'observation exacte et sérieuse des maladies, tant sous le rapport de leur caractère universel, qui nous aide à découvrir quels en sont le siége, la marche et les symptômes, que sous le rapport des causes dont la juste appréciation nous fournit les indications thérapeutiques qui en découlent et les médications propres à en triompher.

Nonobstant ce principe, dont il s'écarte assez facilement, Stahl expose la pathologie spéciale avec un grand bonheur d'observation, mais il ne pénètre pas au fond des questions, qu'il ne fait qu'effleurer sans les résoudre. Son exposition est une lumière pour la pathologie ; elle la fait comprendre d'une certaine manière à qui la connaît déjà, mais elle ne l'apprendrait pas à celui qui l'ignore. C'est le manifeste d'un chef d'école, et non le tableau de nos maladies. Qui ferait ainsi aujourd'hui ne trouverait pas de lecteurs. Nous détestons la prolixité, et en médecine il est certain que les preuves valent mieux que les hypothèses.

Stahl débute par quelques considérations sur l'étude des causes efficientes ou instrumentales, procatarctiques, c'est-à-dire occasionnelles, ou prédisposantes, c'est-à-dire antécédentes, et enfin continentes, et il s'occupe de la *souffrance en général.*

Dès le berceau, l'homme tout entier n'est que maladie, a dit Hippocrate. Cela est vrai, mais sont moins malades 1° ceux qui, suivant un régime de vie simple et frugal, mettent un juste rapport entre la quantité et la qualité de leurs aliments ; 2° ceux qui, menant une vie active et laborieuse, sont plus spécialement soumis aux fatigues du corps qu'aux travaux de l'esprit ; 3° ceux qui sont exempts des passions vives et des mouvements immodérés de l'âme ; 4° enfin, ceux surtout qui, complétement à l'abri de toute perturbation accidentelle et violente, s'accoutument peu à peu à certaines commotions devenues plus faciles à supporter plutôt par le fait même de leur fréquente répétition que par leur propre modération.

Sont au contraire plus souvent malades ceux qui usent d'un régime plus varié que simple, ceux qui, plongés dans la nonchalance et dans l'oisiveté, se livrent avec excès aux plaisirs de la table ; ceux dont les mœurs sont un peu trop relâchées ou qui se laissent aller aux caprices et aux aberrations de leur esprit, ce à quoi sont particulièrement exposés les gens qui font un usage immodéré de la faculté de raisonner ; ceux qui ont des habitudes morbifiques, et enfin ceux qui ont chez leurs parents des maladies héréditaires.

Mais, quoi qu'il arrive, il y a chez le malade une énergie morbide qu'anéantit ordinairement l'énergie vitale au moyen de laquelle le corps retrouve son équilibre et rentre dans son intégrité. Cette pensée revient à chaque page et fait l'objet de deux chapitres, l'un (p. 42) ayant pour titre : *Disposition apparente du corps à subir des lé-*

sions, et de la force vitale à s'opposer à la transformation de ces lésions en maladies, et l'autre (p. 45), dans lequel Stahl indique la cause de ce phénomène.

La section IV est consacrée aux véritables causes particulières des maladies : telles que la *pléthore*, l'*épaississement du sang*, la *diversité naturelle des mouvements extraordinaires nécessaires*, c'est-à-dire l'action vitale individuelle, la *disposition du tempérament à la maladie*, la disposition suivant les âges, etc.

Après cette étude de ce que Stahl appelle « la disposition tant du corps que de l'économie vitale touchant les causes et les effets opposés à l'ordre et au caractère naturel des choses », vient l'exposé « des espèces subalternes d'affections plus simples », *hémorrhagies*, *congestions sanguines*.

§ Ier. — Hémorrhagies.

Les hémorrhagies spontanées d'un sang pur et vermeil, sans douleur ni malaise, sont des évacuations utiles dont on méconnaît trop souvent l'importance finale. Leur retour est utile ainsi que leur régularité, réglé par l'habitude, « ce vrai tuyau de toute direction motrice », et leur suppression est chose dangereuse. C'est une nécessité incontestable de connaître et de bien apprécier, d'une part, la puissante efficacité des efforts et des mouvements tendant à l'excrétion libre du sang, et d'autre part, les phénomènes particuliers qui suivent inévitablement de tels efforts, impuissants à atteindre leur but final, salutaire, et qui leur succèdent d'une manière naturelle, régulière et proportionnée.

Les hémorrhagies par violence, telles que les lochies, les épistaxis précédées de prurit ou d'écorchure nasale ; les hémoptysies et les métrorrhagies, suite d'un effort ;

les hémorrhagies par traumatisme ou par *crainte du danger* que court l'économie corporelle à l'occasion des stases et des engorgements qui peuvent résulter d'une trop grande abondance de sang ; forment la seconde classe d'hémorrhagies admise par Stahl.

D'après lui, la vraie disposition causale aux hémorrhagies est la pléthore, aidée du mouvement tonique formant ce *molimen hæmorrhagium*, ou effet hémorrhagique, qui précède tous les écoulements sanguins de cette nature. Ces hémorrhagies, proportionnées à la surabondance actuelle du sang, sont très-utiles : 1° en vue d'un but final déterminé, et elles sont nécessaires pour éviter de plus graves dangers ultérieurs, attendu que la nature juge plus convenable de prévenir ces fâcheux effets que d'en attendre les funestes conséquences ; 2° elles sont naturellement constantes, régulières et s'accomplissent ordinairement sans accidents, d'une manière paisible, tranquille, normale, et avec une périodicité qui ne se dément presque jamais, ainsi qu'on le voit par le retour régulier des menstrues chez les femmes ; 3° toutes celles qui sont spontanées, c'est-à-dire ayant lieu sans le concours d'une cause violente externe, s'accomplissent à l'aide de certains mouvements et de directions particulières ; 4° plus les obstacles éprouvés par ces mouvements dans leur effectuation sont grands, plus aussi sont variés et manifestes les symptômes qui en résultent et rendent plus embrouillée la conception du fait en lui-même ; en sorte que, méconnaissant l'action réelle et la direction des mouvements vitaux vers une fin salutaire, et prenant le change par le concours de ces circonstances étrangères, on est entraîné dans des erreurs bien graves en regardant comme simplement passifs et morbides les actes entrepris par l'agent vital conservateur.

De l'hémorrhagie nasale. — Cette hémorrhagie, produite par les causes générales des hémorrhagies, est, dans sa manifestation spontanée, un acte toujours salutaire, prévenant et soulageant diverses affections, tandis qu'au contraire bien des incommodités sont le résultat inévitable d'un désordre ou d'un arrêt survenu dans la libre excrétion du sang. L'époque inconvenante de ces hémorrhagies, leur trop grande abondance, leur retard et leur disparition, produisent les épanchements, les gonflements, les engorgements, les stases, les inflammations suppuratives, la gangrène des fièvres aiguës et malignes, des apoplexies, etc., etc.

Ici, comme partout, apparaît le doctrinaire partisan systématique des causes finales, car il déclare que « l'homme seul, parmi les êtres vivants et animés, est exclusivement sujet au phénomène habituel et ordinaire des excrétions hémorrhagiques », et on le voit un peu plus loin dire que l'activité d'une hémorrhagie se trouve dans une intention erronée amenant après elle une aberration dans l'intention des mouvements vitaux et provoquant une excrétion violente, précipitée, désordonnée et surtout opiniâtre. Tout en acceptant l'idée d'un *consensus* qui relie entre elles toutes les parties d'un être vivant, il est évident qu'il y a exagération dans l'opinion qui consiste à prêter une intention bonne ou mauvaise à tous les actes morbides. Dans beaucoup de cas ces phénomènes sont la conséquence d'actions étrangères contre lesquelles il n'y a pas moyen de résister.

De l'hémoptysie. — Des considérations vagues et hypothétiques sur la fréquence et les causes de l'hémoptysie remplissentl es premières pages de ce chapitre. Les effets ne sont pas indiqués avec plus de précision, et Stahl finit par conseiller contre cet accident l'usage des amulettes (p. 185), en raillant les vaines théories de ceux qui croient que les hémoptysies dépendent de la rupture, de la diérèse ou de l'érosion des vaisseaux pulmonaires.

De l'hématémèse. — A part l'indication d'un remède réputé spécifique contre l'hématémèse (35 gouttes d'huile essentielle de millefeuille trois fois par jour, aux heures des repas), ce chapitre sur l'hématémèse est à peu près aussi vague que le précédent.

Du flux hémorrhoïdal. — Bien que les hémorrhoïdes et le flux qu'elles entraînent aient été bien connus d'Hippocrate, qui en avait tracé les caractères généraux, leur appréciation n'était pas chose très-vulgaire au temps de Stahl, qui signale, en commençant, l'oubli des connaissances anciennes à cet égard. Pour lui, un état morbide précède l'apparition des hémorrhoïdes, dont elles sont en quelque sorte la crise ; leur permanence est nécessaire et leur suppression ou leur guérison dangereuse. A leur disparition succèdent, en effet, l'hydropisie, l'asthme nerveux et convulsifs, les coliques nerveuses, les inflammations du foie, de la rate et du mésentère, l'hématémèse, toutes les conséquences de l'étisie et de l'apoplexie, l'hypochondrie vraie, la mélancolie et la manie, etc. On ne peut s'empêcher de voir là les conséquences fausses d'un système qui, tout en prétendant recevoir de l'observation la lumière dont l'esprit a besoin, se sert de vues théoriques pour torturer les faits et en déduire plus qu'ils ne peuvent donner. Tout ce tableau des souffrances causées par les hémorrhoïdes, vrai par exception, est faux si on le considère d'une manière générale, et dans notre climat au moins il y a des hémorrhoïdes passives produites par la constipation et les tumeurs du ventre, dont la guérison n'offre aucun danger.

De l'hématurie. — Le vague et l'incertitude qui règnent dans les considérations cliniques de Stahl sur l'hématémèse, sur l'hémoptysie, sur le flux hémorrhoïdal, sont encore plus marqués ici. Ce sont toujours les mêmes principes généraux, excellents pour la cause générale des hémorrhagies, mais insuffisants pour la connaissance approfondie des hémorrhagies d'un viscère profond. Ce qu'il faut ici, c'est l'étude des lésions qui produisent l'écoulement du sang, et, il faut le dire à la décharge de l'auteur, l'anatomie pathologique toute à faire n'avait pas encore donné à la science la précision qu'elle possède aujourd'hui. Au point de vue dynamique, l'histoire des hémorrhagies, telle qu'on la trouve dans Stahl, ne manque pas de grandeur, mais elle a le défaut de tout embrasser, ce qui est une erreur, et elle laisse entièrement de côté ou à peu près tout ce qui se rattache à la dégénérescence des organes.

Des hémorrhagies utérines. — Stahl confondait le flux menstruel avec les hémorrhagies utérines, et en considérant ce dernier, dont il ignorait le mécanisme, comme utile, comme salutaire et comme indispensable, il confondait deux choses essentiellement différentes.

Comparer le flux menstruel au flux hémorrhoïdal, c'est-à-dire un acte physiologique à un état morbide, est chose impossible, et si le flux menstruel trop abondant ou retenu est une cause de maladie, ce qui est très-réel, il faut reconnaître que le désordre ne ressemble point à celui qui résulte d'une hémorrhagie utérine ordinaire. Tout ce que dit Stahl de l'époque et de la cessation des règles, des causes de leur retour et de leur disparition brusque, est fort exact; mais cela ne représente en rien l'histoire des hémorrhagies utérines, telle que nous la comprenons aujourd'hui.

De la lochiorrhée. — Tel est le nom que Stahl donne aux *lochies*, écoulement muco-sanguinolent qui succède à l'accouchement et dure quelques semaines. Ce n'est pas la conséquence de la plaie utérine produite par le décollement du *placenta*, et c'est une hémorrhagie n'ayant rien de traumatique. Elle résulte :

« De l'activité réelle et franche des mouvements vitaux, seuls capables de diriger d'une manière régulière et successive le phénomène éruptif, tant dans la durée que dans la proportion, sa marche tranquille et sa terminaison naturelle. Rien serait plus irraisonnable et contraire à l'expérience que de vouloir attribuer à une cause simplement mécanique de tels actes se passant dans un corps vivant et animé. » (Page 268.)

Le flux lochial est avantageux, et sa suppression produit dans ce premier moment des *fièvres aiguës inflammatoires*, des *douleurs nerveuses de l'utérus*, des *altérations graves du mésentère*, et plus tard l'aménorrhée et des affections hystériques hypochondriaques et spasmodiques. Ce sont là autant d'assertions contraires aux résultats de l'expérience.

Hémorrhagies vraiment passives.

Si Stahl a, par système autant que par défaut de connaissances, exagéré le rôle de l'action dynamique dans la production des hémorrhagies, qu'il appelait pour cette raison *actives*, il n'a pas méconnu celles qui constituent les hémorrhagies *passives* étrangères aux actes vitaux spontanés de la nature. Ce sont celles qui résultent de la rupture des vaisseaux, de l'arrachement des tissus, des plaies et des blessures profondes des parties organiques, et des érosions vasculaires internes. Nulle part il n'est question des hémorrhagies mécaniques par compression des vaisseaux, des hémorrhagies produites par les tubercules non ulcérés du poumon, des hémorrhagies du cerveau par oblitération des artères cérébrales, des hémorrhagies par altération du sang, etc., c'est-à-dire de celles qui sont de beaucoup les plus nombreuses et pour lesquelles l'étude approfondie de la structure matérielle du corps humain est absolument nécessaire.

§ II. — Des congestions sanguines.

Après l'étude des hémorrhagies, Stahl commence celle des congestions sanguines, indiquant plutôt un état réel d'activité qu'un simple état de passivité, et devenant la source de divers états passifs connus sous le nom de *fluxion*, d'*engorgement*, de *stase* et d'*obstruction*. C'est là une vue importante et depuis cette époque un peu trop négligée.

L'acte impulsif de la congestion est un mouvement tonique actif aboutissant à l'obstruction, où il n'y a rien que de passif, état remarquable et négatif de toute activité. Il peut se faire partout, et détermine, avec la présence du sang, une tension locale avec irritation gravative, rougeur, chaleur et gonflement des parties. Il se produit ordinairement chez les pléthoriques, avec l'*intention spontanée d'un allégement de la masse sanguine* (p. 286), c'est-à-dire d'un effort hémorrhagique. On l'observe d'une façon périodique ou intermittente, et il aboutit soit à l'*hémorrhagie*, soit au *rhumatisme*, c'est-à-dire à des déplacements congestifs rapides, soit à l'*inflammation*, soit à la *douleur*, considérées au point de vue de sa provenance congestive.

1° *Congestions sanguines en tant qu'actes hémorrhagiques.* — Les congestions hémorrhagiques ont lieu dans l'enfance, vers la tête ; à l'adolescence et chez l'adulte, vers la poitrine ou vers l'anus ; et parmi les maladies qui en résultent, Stahl cite le coryza, la toux humide, la diarrhée, les tumeurs froides œdémateuses ou squirrheuses, etc. Ce sont là des assertions à démontrer.

2° *Du rhumatisme.* — Pour Stahl le rhumatisme est une

affection idiopathique, c'est-à-dire *subsistant par soi* (p. 297), constituant une espèce particulière et propre qu'on ne doit jamais regarder comme cause d'autres maladies et comme capable d'engendrer d'autres espèces morbides auxquelles on donne aussi parfois le nom d'*idiopathiques* ou d'*essentielles*. C'est une forme de la congestion. Il engendre certaines maladies qui comprennent à leur tour diverses espèces morbides spécifiques qu'il vaudrait mieux regarder comme effets que comme causes (p. 299). C'est un des meilleurs chapitres de la *Vraie théorie médicale*, et les données qu'il renferme, même pour l'époque, ont été confirmées par l'observation ultérieure.

3° *De l'inflammation.* — Quand la congestion produit la stase du sang, il se fait une coagulation, et c'est le premier effet matériel de l'état inflammatoire. La chaleur, le gonflement, la rougeur, la tension et la douleur viennent ensuite, et après, arrivent la *résolution* ou la *suppuration*, la *mortification* et la *gangrène*, avec un état fébrile plus ou moins prononcé.

Il y a trois sortes d'inflammations : l'*érysipèle*, le *phlegmon* et l'*abcès*.

Partout la stase sanguine en est le point de départ, et le médecin, dès le début, doit tendre à l'empêcher en modérant la violence du mouvement fluxionnaire, et si après d'inutiles tentatives la suppuration s'établit normalement, il doit saisir avec habileté le moment opportun pour faciliter au pus sa sortie. Il veillera ensuite à la purification des tissus lésés, afin que la nature, dans son acte médiateur, puisse, sans entrave et d'une manière régulière, arriver à la consolidation et à la cicatrisation complète des parties affectées.

Des douleurs. — Pour Stahl, les douleurs qui ne puisent pas leur source dans des causes externes dépendent communément tant de l'effet que de l'acte propre de la congestion. Brûlantes, ardentes, prurigineuses, pongitives et lancinantes, mordicantes, tensives, gravatives, *glaciales* ou *horripilantes*, *versatiles*, *âcres*, *aiguës*, *térébrantes*, etc., ou innommées, leur cause est originairement la même. C'est là une erreur, et ici nous devons noter une omission importante relative aux souffrances causées par les maladies organiques des nerfs et par les névralgies, où il serait difficile de démontrer l'existence d'une congestion.

Sous le titre : *Des mouvements insolites qui se produisent dans le corps*, Stahl a décrit les altérations et les anomalies morbides des mouvements vitaux et animaux, et cela comprend : 1° les *variations toniques anormales ;* 2° les *spasmes ;* 3° les *convulsions ;* et 4° les *défectuosités des mouvements vitaux*. C'est une des plus importantes sections de la *Vraie théorie médicale*.

C'était l'idée de Stahl, fort exacte d'ailleurs, que l'exercice régulier des mouvements vitaux et animaux suppose dans les parties un degré suffisant de vigueur et d'énergie, variable selon les circonstances, qui est le *ton* et que l'on appelle *mouvement tonique*.

Mais si ces mouvements toniques affectent une marche irrégulière, sont violents, désordonnés, lents, languissants, précipités, etc., il s'établit une véritable aberration et confusion dans la régularité des fonctions organiques.

1° *Variations anormales des mouvements toniques.* — L'acte et le mouvement toniques sont le point de départ de la progression universelle des humeurs, et ils peuvent être augmentés ou diminués. C'est par eux que s'expliquent la chair de poule, l'horripilation, le rapetissement des parties, les sécrétions et excrétions par lesquelles se terminent les fièvres aiguës, les crispations, les angoisses épigastriques, cardiaques, etc.

2° *Spasmes.* — L'exagération du mouvement tonique qui soumet les membres à une roideur permanente en les enlevant au pouvoir du malade, forme le *spasme*, ordinairement partiel, quelquefois général et formant le tétanos. Elle engendre le torticolis, la contracture des membres, de l'œsophage, de l'estomac, de l'intestin, la strangurie, le ténesme, les crampes, etc.

3° *Convulsions.* — Les alternatives de contraction et de relâchement des parties musculaires constituent les convulsions, et elles résultent des causes morales, des maladies aiguës, des corps étrangers de l'oreille, de l'irritation du système nerveux, de la constipation, des lombrics, etc.

4° *Défectuosité des mouvements.* — Le dernier genre de lésion des mouvements vitaux dont s'occupe Stahl comprend : 1° les *débilités* proprement dites ou l'absence complète des forces; 2° l'*impuissance* et le *tremblement* des organes ; 3° la *paralysie ;* 4° enfin l'*apoplexie* et l'*hémiplégie.* Ce ne sont pas les degrés différents de la lésion des mouvements toniques, mais des espèces différentes, et elles consistent « dans un relâchement extraordinaire du mouvement tonique vital. » (Page 428.) Stahl ajoute même : « Quant anx causes médiates qui finissent par produire dans l'organisme cette grande *atonie*, il nous répugne de nous servir à leur égard des expressions à la mode, et de les rapporter à l'obstruction des nerfs et à l'interception de l'influx des esprits. De pareilles expressions, en effet, ne réveillent aucune idée, ne facilitent pas la découverte d'un agent thérapeutique convenable, ne résolvent pas les difficultés insurmontables à tout traitement médical, ne sont nullement en harmonie avec un phénomène si remarquable, et n'indiquent en rien comment il se fait qu'une obstruction de cette espèce arrive aussi rarement; il est donc bien évident que leur emploi affecté est sans excuse et ne vaut pas plus que si l'on avait franchement gardé le silence. Ce qu'il y a de certain, en outre, c'est que cette vieille hypothèse qui fait retomber toute la faute sur le système nerveux et sur la suspension de l'influx des esprits vitaux, n'est aucunement d'accord avec la vérité, attendu qu'en pareil cas il n'y a purement et simplement que défectuosité dans le mouvement tonique vital. Il est dès lors logique de penser que, après avoir perdu la cause de leur origine, les actes volontaires soumis à une direction n'ont plus lieu. »

Cette manière d'envisager les paralysies plutôt comme lésion des mouvements vitaux que comme la conséquence d'une altération matérielle du système nerveux, est la pensée dominante de Stahl. C'est évidemment là une exagération, et sans nier que dans beaucoup de cas il ne puisse se produire des paralysies essentielles, ces faits sont infiniment moins nombreux que les cas de paralysie symptomatique, et il serait plus conforme à la réalité de faire à ces dernières une place plus grande qu'aux autres. Or, Stahl a fait précisément le contraire, et il a même presque entièrement méconnu le groupe des paralysies symptomatiques.

§ III. — Des fièvres.

Une section tout entière de la *Vraie théorie médicale* est consacrée à l'étude de la *fièvre* et des *fièvres en général*.

La fièvre, phénomène utilitaire, destinée à favoriser l'atténuation du sang par le mouvement local, consiste « dans une altération remarquable et assez uniforme du mouvement du sang, constamment accompagnée de sensations alternatives de chaleur, de froid, et d'atonie ou d'impuissance d'exécuter librement les mouvements volontaires. » Elle a ses périodes d'*invasion*, d'*augment*, d'*état* et de *terminaison* par crise ou lysis. Elle tend à l'élimination des matières qui, d'une manière directe ou éloignée, poussent à la dissolution du corps vivant.

Après avoir signalé les causes *internes* et *externes* de la fièvre, Stahl en étudie les effets, la marche *continue* ou *intermittente*, la durée *aiguë* ou *chronique*, et revenant de nouveau sur la fin avantageuse de ce phénomène eu égard à la conservation de l'individu, il en déduit le traitement par la proscription énergique de tout ce qui pourrait entraver le travail de la nature. C'est en s'adressant au médecin qu'il dit :

« Il verra combien il serait désavantageux de combattre par des tentatives téméraires les salutaires efforts et les mouvements généreux de la nature, de les affaiblir par des moyens inopportuns, ou même de les négliger sous un prétexte quelconque ; il comprendra combien il est utile, au contraire, et à tous égards, de suivre sans réserve, en éludant les autres modes de curation, la méthode naturelle qui est indiquée par cette observation souverainement importante, et qu'on ne devrait jamais oublier, savoir : « Que c'est précisément à l'aide des assauts » fébriles ainsi que des effets légitimes et proportionnés de l'attaque, » que les hommes sont intégralement délivrés des fièvres, *par la puis-* » *sance spontanée de la nature*, en dehors de tout concours de la mé- » decine, et sans l'intervention d'aucun moyen artificiel. »

Toute la fin de cette partie consacrée aux fièvres n'est que le développement de cette pensée en termes différents, qui ne sont qu'une apologie assez bien motivée, on doit en convenir, des efforts de cette *nature médicatrice* dont il a été tant de fois question jusqu'ici. C'est là où il dit que la fièvre présuppose une énergie appréciatrice des choses et des actes à effectuer, et en faisant appel à l'observation il en fait ressortir l'importance par ces mots :

« Loin de négliger ou de troubler en quelque manière les actions fébriles, franches ou réelles, qui, par des sécrétions successives et proportionnées, par des excrétions opportunes, par une efficace expulsion de la matière morbifique, opérée à l'aide de ces actes préservateurs, tendent simultanément à une issue dont le résultat est la conservation salutaire de la vie, l'art doit, au contraire, les respecter, les diriger, les aider même en quelque sorte, et les pousser sagement vers leur fin naturelle. Telle est notre théorie générale des fièvres. » (Page 463.)

Tous ceux qui ont étudié la médecine avec soin et observé beaucoup de malades seront de l'avis de Stahl sur ce point : Laisser agir la nature dans les fièvres dont on ne connaît pas la cause et n'intervenir que sur des indications précises, quand on sait ce qu'on veut obtenir et pourquoi on agit, telle doit être la règle de la pratique.

La troisième partie de la *Vraie théorie médicale* est consacrée à la pathologie très-spéciale et à l'étude de chaque espèce morbide en particulier. De là des répétitions que nous tâcherons d'éviter en nous bornant à faire ressortir les pensées de l'auteur sur quelques points nouveaux, et à montrer les mérites très-réels de son talent d'observation. Dans cette troisième partie, Stahl revient sur la question des hémorrhagies et décrit l'épistaxis, l'hémoptysie, l'hématémèse, les hémorrhoïdes, l'hématurie, l'hémorrhagie utérine, en indiquant les maladies qui se rattachent plus particulièrement à chacune d'elles.

Ainsi l'hémoptysie est l'occasion pour lui de décrire la *phthisie* d'une façon très-remarquable. C'était pour Stahl une maladie héréditaire, produite soit par l'hémoptysie, soit par la congestion pulmonaire, et produisant l'ulcération des poumons. Sans ulcération des poumons « ayant pour compagne assidue la fièvre hectique », il n'y a pas de phthisie, car il ne veut point appeler de ce nom le marasme, la consomption, l'*étisie*, dus à des causes toutes différentes. Sauf l'indication du tubercule, la lésion pulmonaire était alors considérée comme indispensable à la constitution de la maladie, et cette lésion lui était si bien connue qu'il dit :

« Une fois l'ulcération établie, quelle que soit la partie restreinte où elle s'est greffée et localisée, son opiniâtreté devient telle qu'on doit la regarder désormais comme incurable. » (Tome V, p. 60.)

Puis il ajoute :

« En voilà bien assez, sans doute, pour ranger parmi les hontes de la science médicale cette superstitieuse crédulité qui porte les hommes à faire journellement un impudent trafic de ces ingrédients dont l'emploi répugne à l'expérience et au simple bon sens. »

A l'hématémèse Stahl rattache le *mal hypochondriaque*, qu'il décrit, tantôt comme la conséquence d'un engorgement de la rate, tantôt comme le résultat d'une gêne à la circulation de la veine porte ou de la circulation menstruelle, mais on voit qu'il n'a sur ce syndrome que des données assez confuses.

Son chapitre sur les hémorrhoïdes, justement renommé, renferme une description de cette maladie faite autrement que nous ne la faisons aujourd'hui. La partie descriptive y est sacrifiée à la partie dogmatique; mais il n'y a pas lieu de s'en plaindre, car rien d'essentiel ne manque, et les faits arrivent juste à leur place pour justifier le rôle que l'auteur attribue à la circulation hémorrhoïdale, à son influence sur les fonctions circulatoires, digestives ou intellectuelles, et pour faire comprendre l'utilité de certains flux hémorrhoïdaires. Il y a évidemment là de l'exagération ; mais on ne peut disconvenir que, dans les climats chauds spécialement, les hémorrhoïdes et le flux sanguin qu'elles entraînent ne soient tels que les représente la description de Stahl. On se demande cependant quel rapport cet auteur a pu trouver entre la sciatique et les hémorrhoïdes pour faire de la première de ces maladies une annexe de l'autre. Sans doute les hémorrhoïdes peuvent localement agir sur le plexus sacré et amener une sciatique ; mais cela est assez rare, et cette névralgie reconnaît d'autres causes toutes différentes. D'ailleurs, la description qu'en donne Stahl est fort incomplète et à tous égards laisse beaucoup à désirer.

Ce volume renferme un long chapitre sur le flux menstruel et sur la métrorrhagie ; mais il est évident que l'auteur n'a pas la moindre idée du rôle physiologique de la menstruation. C'est là une erreur du temps. Ainsi il écrit :

« Personne ne soutiendra que le flux menstruel soit une chose absolument indispensable à la femme, pas plus qu'il n'est une fonction contre nature (lorsque sa marche est régulière) ; il est plus raisonnable de penser que c'est un genre d'évacuation que l'on peut ranger parmi les choses non naturelles, et qui se prête admirablement au bien-être de toute l'économie, quand il s'effectue avec une régularité successive, tandis que par ses défectuosités il peut engendrer toutes sortes d'indispositions. » (Tome V, p. 127.)

Telle est son opinion sur le flux menstruel. Il ne soupçonne pas davantage la cause de son abondance ou de sa diminution ou de sa suppression, car il attribue la première à la pléthore et les autres à la faiblesse. On sait au contraire aujourd'hui que les règles excessives sont beaucoup plus souvent la conséquence de l'anémie et de l'état de faiblesse qui prédispose à la phthisie pulmonaire. Mais si la dissertation de Stahl pèche un peu par sa base physiologique, elle devient plus vraie sous le rapport clinique et dans ce qui a trait aux conséquences de l'aménorrhée, de la dysménorrhée et de la ménopause. Ainsi l'hystérie, dont il fait une sœur de l'hypochondrie, en regardant ces maladies comme « convulsives, spasmodico-nerveuses », est la conséquence ordinaire des désordres de la fonction utérine.

« S'il n'y a pas entre l'affection hystérique et les évacuations viciées de la matrice un lien immédiat et direct, il existe au moins un rapport de succession que l'on doit reconnaître ici comme le fondement vrai de tout mal, ce qui fait qu'on ne peut s'attendre à aucun soulagement réel et durable, sans la correction, le rétablissement ou l'amélioration du flux menstruel ; du reste, toute négligence, à cet égard, serait infailliblement suivie des dangers les plus graves, surtout si l'on porte son attention et que l'on dirige la médication vers un but absolument contraire. » (Page 176, t. V.)

Pour lui, toute l'hystérie est sympathique des désordres de la fonction utérine, et bien qu'il ne la décrive pas dans ses phénomènes avec la minutieuse exagération des nosographes contemporains, il en donne une excellente idée, de façon à conduire le médecin dans une thérapeutique aussi vraie que rationnelle.

L'*hématurie* ou pissement du sang ; la *néphrite* simple et calculeuse, dans ses rapports avec la sciatique et la goutte ; la théorie de la formation des *calculs des reins et de la vessie ;* les différentes espèces d'*hydropisie ;* les affections congestives comprenant la *céphalée*, le *coryza*, l'*odontalgie*, le *rhumatisme*, les *affections inflammatoires*, la *gangrène*, le *cancer*, le *squirrhe*, les *affections spasmodiques*, notamment l'*épilepsie ;* l'étude de l'*arthrite* et de la goutte, comprenant leurs différences, leurs corrélations, leurs causes, leurs conséquences, enfin les *paralysies;* les *délires* et les *affections nerveuses* (aliénation, érotomanie, fureur utérine, hypochondrie, hallucination, monomanie, rage et hydrophobie), remplissent la fin de ce volume. Ce sont des descriptions plus spéciales que générales, où se retrouve l'esprit philosophique de l'auteur, atténué par le détail des faits pathologiques. Il faut toujours en arriver là. Des hauteurs d'une doctrine dominant toute l'étendue d'une science il faut descendre si l'on veut en connaître tout le domaine. Qui reste dans les nuages s'expose à perdre de vue la terre où il est obligé de vivre, et s'il est d'une absolue nécessité de s'élever pour reconnaître le pays et la route que l'on veut suivre, il faut, dans la vie réelle et pratique, se servir de ce qu'on a appris en s'élevant pour arriver au but qu'on se propose. Ce n'est pas tout de regarder en haut, il faut savoir ce qui se passe à ses pieds. Ainsi a fait Stahl. Mais dans cette partie de sa tâche, il est évidemment inférieur à lui-même, et nous ne lui en faisons pas un reproche. Si les principes généraux et les vérités fondamentales d'une science varient peu, en revanche les vérités de fait changent sans cesse; ce fait que l'on croit vrai aujourd'hui et par lequel on remplacera la vérité d'hier, sera probablement l'erreur de demain, quand aura surgi la découverte d'une nouvelle vérité de fait. A cet égard la science pratique et les vérités de fait au temps de Stahl ne sont plus sur beaucoup de points notre science ni ce que nous appelons des vérités. Il ne faut donc pas juger la pathologie spéciale de Stahl par la nôtre, sous peine de nous donner un avantage immérité sur lui. Ses descriptions rentrent un peu dans le domaine de la curiosité historique plutôt que dans celui de la critique, et il ne faut y rechercher qu'une chose, c'est la pensée doctrinale. Sous ce rapport, si l'homme s'y montre moins à découvert que dans les traités qui précèdent, et il était impossible qu'il en fût différemment, on le retrouve toujours semblable à lui-même, subordonnant à l'action vitale les phénomènes du mécanisme humain.

Parmi les autres traités de Stahl il en est un qui a fait beaucoup de bruit et qui a une très-grande importance, je veux parler de celui qui a pour titre *De vena portæ, porta malorum hypochondriaco, splenetico, suffocativo, hysterico, colico, hæmorrhoidariorum*. Ce traité a été traduit dans une thèse de M. J. Brongniart sur la *dyscrasie vei-*

neuse. Après avoir fait l'anatomie et la physiologie de la veine porte, en montrant que la respiration et les contractions péristaltiques des intestins sont la cause du cours du sang dans son intérieur, Stahl s'occupe de la question pathologique. Il montre que les maladies de cette veine se rattachent à quatre points principaux : 1° les changements survenus dans la capacité de la veine, soit à cause du resserrement des ramifications veineuses, soit à cause de l'épaississement du sang qui, par reflux, produit l'engorgement des parties situées au-dessous ; 2° les altérations de consistance du sang devenu trop épais par les aliments acides, visqueux, gras, féculents, etc. ; 3° les troubles passifs du cours du sang dans le système même de la veine porte ; 4° enfin les troubles des mouvements actifs des solides et des liquides dépendant du système de la veine porte, c'est-à-dire l'affaiblissement du mouvement tonique des capillaires amenant les congestions des viscères du ventre, suivis de dyspepsie, de flatulence, d'hémorrhoïdes, etc., troubles désignés sous le nom d'*hypochondriaco-splenico-coliques.*

Tout cela est très-exact. Il n'est pas douteux que tous les désordres de la circulation porte soient suivis de congestions spléniques, intestinales, utérines, organiques, hémorrhoïdaires, etc., qui engendrent des malaises souvent indéterminés, amenant l'hypochondrie, l'hystérie, les hémorrhoïdes, la dyspepsie, le nervosisme, etc.; mais il n'y a pas que cela qui puisse produire ces accidents. La science a marché, et il faut ajouter à ces vérités un peu confuses de Stahl les troubles de la sécrétion gastrique, pancréatique et biliaire, ceux de la fonction glycogénique du foie et de l'action de la rate sur les globules rouges du sang. Toutes ces circonstances exercent une action réelle sur l'*état hypochondriaco-suffocativo-hysterico-colico-hæmorrhoidariorum*, et c'est cette action toute primitive qui réagit ensuite sur la circulation de la veine porte. Il ne faudrait donc pas rapporter aux troubles primitifs de cette circulation un état morbide déterminé par d'autres causes, et où le désordre de la circulation porte n'est au contraire qu'un effet purement mécanique et secondaire.

Nous en avons assez dit dans cette exposition des détails de l'œuvre de Stahl pour montrer quelle a été la force de ce champion du naturisme habillé en animiste. Tout le monde n'aurait pas été également propre à réaliser cette transformation et à personnifier ce que les hippocratistes appelaient la *nature* dans un être immatériel considéré à la fois comme principe de la conscience et de la vie. Il fallait pour cela une organisation privilégiée, une haute aptitude philosophique et un savoir médical rare à cette époque. Stahl offre toutes ces qualités, mais la première, au point de vue de sa doctrine, c'est sa qualité de philosophe chrétien. Ici je ne juge pas, mais je constate, parce que l'historien qui passerait à côté de cette circonstance particulière de la vie de Stahl ne comprendrait pas les origines ni les développements de l'animisme. En supprimant ce fait, on éteint le flambeau qui éclaire la *Vraie théorie médicale*, et l'on reste devant la doctrine sans pouvoir en découvrir la raison d'être. Chrétien vraiment philosophe, logicien vigoureux, anatomiste distingué, mettant les organes au-dessous de leurs forces d'action, chimiste supérieur ayant contribué à la naissance de la chimie moderne par ses découvertes du *phlogistique* et des *ferments;* physiologiste poursuivant le secret des actions normales comme prélude des actions morbifiques ; enfin médecin aussi avancé qu'on pouvait l'être de son temps, tel a été Stahl. Il serait injuste de lui contester ces mérites, et l'esprit d'opposition des systèmes contraires au sien a toujours eu tort de l'amoindrir pour le faire oublier. On ne refait pas l'histoire, et la partialité des historiens ne prévaut que pour un temps contre la réalité. La doctrine de Stahl a eu et aura ses éclipses, mais elle occupera toujours une place d'honneur dans l'esprit des médecins distingués. Elle renferme un principe impérissable, car sous le nom d'*animisme* elle accorde à l'âme le rôle que d'autres attribuent à la nature, et, il faut le reconnaître sans honte, la nature est le premier des médecins.

Stahl n'a qu'un seul tort, c'est de n'avoir pas vu qu'entre l'âme, principe de la vie, et le mécanisme de la vie, c'est-à-dire l'organisation, il y a quelque chose d'intermédiaire et de particulier, qui est à la vie ce que la transmission nerveuse est à la contraction musculaire ; ce que la vapeur et l'électricité sont aux organes d'une locomotive ou d'un télégraphe ; enfin ce que l'ingénieur est à la machine dont il réalise la conception. En attribuant à l'âme la direction des fonctions, il lui a donné des attributs au-dessous de sa nature, essentiellement libre et incorporelle, et la belle pensée de l'animisme n'a été délaissée que pour avoir méconnu les véritables éléments de la nature de l'homme, qui sont, d'une part : l'*agent vital* promoteur de la matière organique dans la création ou dans l'entretien des organismes, et de l'autre, l'*organisation* avec toutes ses propriétés de tissu. Laissez à l'agent vital son rôle subalterne d'agent de formation et d'entretien, ainsi qu'aux propriétés organiques leur rôle d'exercice fonctionnel, et l'animisme ainsi modifié, ralliera bientôt autour de lui tous les dissidents du vitalisme, et ceux qui soutiennent ce principe fondamental, que l'*organisation n'est pas la vie*, vérité qu'un poëte moderne a si bien exprimée en disant :

« Non, ce globe n'est pas ton père,
» Le nid n'a pas créé l'oiseau. »

CHAPITRE XIX.

ÉTUDE SUR BARTHEZ ET SUR LE VITALISME.

SOMMAIRE : Comment le vitalisme succéda à l'animisme. — Du principe vital selon le professeur Fizes. — Barthez adopte l'idée d'un principe vital distinct de l'âme pensante pour expliquer les mouvements de la vie. — Ce principe n'ayant rien de mécanique est immatériel comme l'âme, et il tient sous sa dépendance : 1° les forces musculaires et toniques ; 2° les forces sensitives ; 3° la chaleur vitale, et 4° les sympathies. — Réfutation de cette doctrine par Cuvier. — Doctrine de l'auteur de ce livre à cet égard. — L'âme est le principe de la vie ayant à son service, pour la formation et l'entretien du corps, un agent spécial distinct de l'organisation. — L'agent vital est une substance matérielle diluée dans le germe, et est incorporé à la substance des êtres dont il forme la bonne ou mauvaise nature. — On peut agir à volonté sur l'agent vital. — Des maladies et de la divisibilité de l'agent vital. — L'agent vital n'est pas la vie, mais doit être considéré comme étant la condition matérielle de la vie. — On suspend l'action de l'agent vital par le froid, la chaleur et les poisons. — Dans le vitalisme de Barthez, l'homme est pourvu de deux âmes et d'un corps, tandis que dans le vitalisme de l'auteur, il n'y a que l'âme pensante, un agent vital matériel distinct de l'organisation, et enfin l'organisation.

Il y a dans la philosophie des sciences, et particulièrement en médecine, des principes fondamentaux de grandeur et de sécurité dont l'importance n'est jamais mieux comprise qu'au moment où ils s'abîment sous les coups répétés du scepticisme, de la raillerie et de cette critique impuissante qui ne sait que détruire. Qui s'en inspire, marche droit à son but, et qui les néglige, ne tarde pas à trébucher. Ils sont le lien et la force de toutes les parties constitutives de l'ensemble. En dehors de ces principes, il n'y a plus que cette anarchie scientifique dont le refuge est l'empirisme. Détruits sous un nom que le temps ou l'habitude ont vieilli ou fait passer de mode, ils ne tardent pas à renaître, et leur utilité les ramène toujours à l'esprit des générations nouvelles.

Le *naturisme* a ainsi laissé derrière lui les germes du *pneumatisme*, de l'*archéisme* et de l'*animisme*, qui ne sont au fond que la même idée revêtue d'un costume différent et désignée d'un nom nouveau.

Malgré son retentissement, la doctrine de Stahl n'a jamais pu conquérir tous les suffrages. Les médecins ont toujours répugné à considérer l'âme raisonnable et libre, cette lumière de la conscience et ce principe de toute responsabilité morale, comme l'agent des fonctions vitales inférieures dans ce qu'elles ont de fatal et d'inconscient, comme une substance capable de s'altérer, d'être malade ou fragmentée par un chirurgien.

Les *Petites vies* de Bordeu et sa *Sensibilité générale ou partielle* n'ont pu davantage suffire pour rendre compte de la multiplicité des actes vitaux sympathiquement coordonnés dans un but supérieur de conservation individuelle, et l'animisme abattu, il fallut le relever.

Comme dans les sociétés monarchiques on entend dire : Le roi est mort, vive le roi ! les partisans de la force vitale ne laissent jamais vacant le trône de leur opinion, et sous des noms divers lui rendent un perpétuel hommage.

A l'animisme succéda ainsi le *vitalisme* dont Barthez fut le brillant porte-drapeau.

Le nouveau pontife fut-il toujours bien inspiré dans la forme qu'il crut devoir donner au dogme de la puissance vitale ? Dans cette métamorphose du naturisme, réussit-il à concilier les droits de la philosophie et de l'observation? C'est ce que je vais rechercher en étudiant son œuvre.

Bordeu, qui n'acceptait pas la personnification de la

Nature des anciens, des *Archées* de Van Helmont ni de l'*Ame* de Stahl, croyait cependant à la réalité d'une cause générale des phénomèmes vitaux et de la coordination de ces phénomènes pour la conservation de l'être, et il en avait chargé la sensibilité. Il admettait une *sensibilité générale* et des *sensibilités propres*, tout autant de sensibilités individuelles, spéciales, et même indépendantes, qu'il y a d'organes et de tissus. C'étaient là pour lui les *forces de la vie*, et il réclama indirectement, mais très-malicieusement, contre Barthez, lorsque celui-ci commença à parler de son *principe vital*. Il fit remarquer que cette idée avait déjà été lancée en public par un autre, le professeur Fizes, et que Barthez n'avait fait que la reproduire.

« Notre professeur Fizes, dit-il, ne cessait de nous parler du *Principe vital*..... Il nous permettait quelques demandes, et nous lui en faisions pour nous instruire..... Nous lui demandions pourquoi ce principe créateur de toute action dans le corps, et créateur d'une fièvre quelquefois salutaire, procurait aussi la fièvre destructive de la vie. Nous demandions enfin ce que c'est que ce principe vital qui opère le blanc et le noir, qui préside à ce qui lui est opposé comme à ce qui est nécessaire à son existence? Fizes nous en donnait plusieurs définitions, mais toutes obscures, n'apprenant rien. »

Le système de Fizes, continue Bordeu, paraissait être dans l'oubli; le nom du principe vital commençait à vieillir, mais il vient de prendre un nouvel éclat entre les mains d'un de ses successeurs.

M. Barthez, s'élevant bien au-dessus de son devancier, n'a retenu que son expression. Il n'est point mécanicien comme Fizes, mais il le suit dans ce dégoût qu'il avait pour la *nature des anciens*, pour l'*archée*, pour l'*âme* des stahliens, et peut-être pour la *sensibilité* et la *motilité vitale* (c'était la doctrine de Bordeu).

« Ainsi le *principe vital*, continue Bordeu, n'est plus la mécanique du corps dépendant de sa structure; il n'est point la nature, il n'est point l'âme, la sensibilité de l'élément animal : comment et en quoi en diffère-t-il? Ce sera à MM. Lamure et Venel, et ensuite à M. Fouquet, qui s'est déclaré ouvertement pour la *sensibilité*, à éclaircir ce qui peut avoir trait à cette question. Je me contente de les interpeller en passant. Ils diront s'il n'est pas vrai que nous faisons jouer à la *sensibilité* le même rôle qu'on attribue aujourd'hui au principe vital. » (*Œuvres complètes*, p. 971.)

Quoi qu'il en soit, par les développements donnés au sujet, par l'importance de l'argumentation, par le nombre des preuves et même par son titre de : *Nouveaux éléments de la science de l'homme*, Barthez a pour toujours attaché son nom à un des plus grands problèmes de philosophie naturelle qu'il soit donné à l'homme d'aborder. Il l'a fait avec plus de talent que de vérité, car en laissant dans l'ombre certaines difficultés que je signalerai, il lui sera impossible d'arriver à une solution définitive. Malgré tous ses mérites, son travail restera incomplet ou insuffisant, et il faudra que l'idée, mûrie par de plus sérieuses méditations, prenne une forme nouvelle dans le cerveau d'un autre philosophe.

Barthez, fort enthousiaste de Newton dont il admirait et la méthode et les découvertes relatives aux lois de l'attraction planétaire, crut avoir fait, pour la nature de l'homme expliqué par la présence d'un principe vital hypothétique, ce que l'auteur anglais avait réalisé en formulant les lois de la gravitation. Il ne vit point que ce n'était là qu'un mot. Ne voulant pas, comme Fizes ni comme Bordeu, accorder à l'âme la cause de l'action spontanée dans toutes les parties du corps, parce que « la nature et les facultés de cet être n'ont été définies que par des notions purement métaphysiques ou théologiques » (p. 20, t. I), il rapporte les divers mouvements qui s'opèrent dans le corps humain « à deux principes différents dont l'action n'est point mécanique. L'un est l'âme pensante, et l'autre le principe de la vie » (t. I, p. 20).

Il appelle principe vital de l'homme la cause qui produit tous les phénomènes de vie dans les corps humains. Le nom de cette cause lui est assez indifférent, et il peut être pris à volonté. S'il préfère celui du principe vital, c'est qu'il présente une idée moins limitée que le nom d'*impetum faciens* (το ενορμον) que lui donnait Hippocrate, ou autres noms par lesquels on a désigné la cause des fonctions de la vie (t. I, p. 47). Pour lui, enfin, ce principe est distinct du corps et de l'âme, et l'on ignore s'il est « une substance ou seulement un mode du corps humain vivant » (t. I, p. 61).

Est-ce quelque chose de matériel ou n'est-ce rien de tangible ? Barthez n'en sait rien ; il déclare même ne pas se soucier de résoudre le problème. « Il ne m'importe qu'on attribue ou qu'on refuse une existence particulière et propre à cet être que j'appelle principe vital » (p. 107). — Il le matérialise à chaque instant, mais dans sa pensée il n'y a rien là qui l'oblige. C'est pour la commodité du langage; « dans tout le cours de cet ouvrage, dit-il, je personnifie le principe vital de l'homme pour pouvoir en parler d'une façon plus commode. Cependant, comme je ne veux lui attribuer que ce qui résulte immédiatement de l'expérience, rien n'empêchera que dans mes expressions qui présenteront ce principe comme un être distinct de tous les autres et existant par lui-même, on ne substitue la notion abstraite qu'on peut s'en faire comme d'une simple faculté vitale du corps humain qui nous est inconnue dans son essence, mais qui est douée de forces motrices et sensitives » (p. 107). Cette manière de s'exprimer a de graves inconvénients; elle a occasionné des méprises qui ont beaucoup nui à Barthez. Il faut parler comme on veut être entendu, et quand on professe que le principe vital est affecté de maladies graves (t. II, p. 312), qu'il est affaibli, qu'il agit de telle ou telle façon qu'après la mort il se réunit au principe de l'univers (t. II, p. 339), comment ne pas croire qu'il s'agit d'un être réel plutôt que d'une abstraction?

A ce principe vital métaphysique, Barthez attribue : 1° les *forces musculaires et toniques* formant la cohésion des tissus ; 2° les *forces sensitives générales et partielles* étudiées dans les solides et dans les liquides ; 3° la *chaleur vitale*, phénomènes qui ne sont que des propriétés de tissu ou la conséquence d'actions électro-chimiques, et 4° les *sympathies*. Barthez aurait pu lui accorder encore l'établissement des autres fonctions, puisque toutes sont sous la dépendance de la vie, et l'on ne voit pas comment, à côté des facultés motrices, sensitives et calorifiques inhérentes au système nerveux, il ne parle pas des fonctions respiratoires, digestives, sécrétoires, etc., qui constituent l'ensemble de l'être vivant. Si bien inspiré que soit Barthez dans la première idée de son œuvre, corrélative de celle des autres naturistes, il reste trop constamment dans les hauteurs inaccessibles de la spéculation intellectuelle, dans les généralités du mouvement de la vie, et il n'aborde aucune des difficultés pratiques de la question qu'il a voulu résoudre. Ce n'est pas tout de proclamer la qualité de principe de la vie et la nécessité qu'il y a d'admettre chez l'homme un principe vital différent de l'âme raisonnable, consciente et libre, car d'autres l'ont fait ; il faut, pour sortir des voies battues, dire sans équivoque ce qu'est ce principe, et, si on ne le peut, énoncer au moins les phénomènes ou les lois qui permettent d'en démontrer l'existence. Quand un physicien parle de l'attraction planétaire et de la gravitation, il s'occupe de la nature du phénomène, il le constate, et il en établit les lois d'une façon mathématique par des calculs que chacun peut vérifier. Barthez, qui a voulu imiter la méthode de Newton, et qui semble avoir calqué ses raisonnements sur ceux de l'astronome anglais, constate bien que les phénomènes vitaux, différents de ceux de la matière brute, doivent avoir une cause différente, ce que les anciens avaient déjà dit, mais rien n'indique là l'existence d'un principe vital autre que l'âme, et en admettant cette assertion, chacun peut voir qu'il ne s'agit là que d'une hypothèse.

Barthez ne sait en effet quelle est la nature de ce principe; c'est tantôt une abstraction, l'x des algébristes, et tantôt, au contraire, une substance que modifie l'âge, le climat ou la maladie. De plus, si la nature du principe vital est inconnue et aussi peu importante à connaître que celle de la gravitation, les phénomènes au moyen desquels on en découvre l'existence, sont-ils reconnus comme vrais par tous les médecins? les lois de son exercice sont-elles enfin révélées? Non. Barthez ne fait connaître aucune des lois de la vie, aucun de ses attributs, et les phénomènes sur lesquels il appuie son hypothèse sont l'existence, des forces motrices, des forces sensitives, de la chaleur animale et des sympathies. Or de ces quatre phénomènes, les trois premiers dépendent entièrement de certaines propriétés de tissu, sont des fonctions du système nerveux, du système musculaire, de l'absorption d'oxygène au poumon et dans les tissus, et à cet égard les fonctions glandulaires, digestives, etc., pourraient être invoquées au même titre comme une preuve de l'existence du principe vital. Il est évident qu'il n'y a pas là autre chose que des manifestations de la vie organisée, et ces phénomènes n'ont pas le caractère de lois comparables à celles qui nous font admettre une force de gravitation.

Quant à la sympathie, c'est peut-être le seul phénomène qui par ses allures échappe un peu à la localisation des propriétés de tissus et qu'il faille considérer comme un attribut de la vie; encore doit-on reconnaître que dans beaucoup de cas c'est une manifestation du système nerveux. Barthez n'a donc apporté à l'appui de son hypothèse du principe vital aucun phénomène nouveau, ni formulé aucune loi qui la convertisse en fait général de physiologie. Il n'a popularisé qu'un mot en le substituant à ceux qui avaient cours sur la même idée. C'est aussi l'opinion de Cuvier, qui a dit à cette occasion : « Son principe vital, qui n'est ni matériel, ni mécanique, ni intelligent, est précisément ce qu'il fallait expliquer. Dire que le phénomène de la contraction musculaire est un effet du principe vital, que la sensibilité est un autre produit de ce même principe, c'est énumérer des phénomènes, mais ce n'est pas les expliquer. Barthez attribue au principe vital ces phénomènes, et il croit avoir répandu sur eux une grande lumière, tandis qu'il n'a fait que les énoncer en d'autres termes. »

Tant que les philosophes ne sortiront pas du vague et des généralités de la question, il sera impossible que la doctrine du principe vital puisse rallier à elle tous les médecins désireux de voir les principes généraux de la science s'accorder avec les exigences de l'observation. Que m'importe le principe vital? dit l'un. En quoi peut-il modifier les pratiques de l'art? dit l'autre. Et tous les deux se déclarent ennemis des principes abstraits dont les lois sont inconnues, et qui restent, par cela même, sans application. En effet, le principe vital, compris à la façon de Barthez, n'est qu'une occasion de vaines discussions métaphysiques sur l'unité ou la dualité du principe de la vie. N'y a-t-il qu'un principe immatériel de la vie, dont les forces différentes président à la raison, à la conscience, à la sensibilité et aux opérations vitales nécessaires à la conservation de l'être, comme le croient la plupart des médecins de Paris qui accordent aux propriétés des humeurs, des tissus et des organes une action autocratique réelle? En existe-t-il deux également intelligents de leur fin, l'un pour la raison, la volonté, la conscience et la responsabilité morale; l'autre, au contraire, pour la vie et la responsabilité de l'être physique, tous les deux immatériels et impérissables, le premier sensible et libre, l'autre inconscient et l'esclave des propriétés physiques de la matière introduite dans le corps vivant ou des propriétés vitales des tissus; celui-ci enfermé dans le corps comme dans une boîte sans s'occuper de ce qui s'y passe, l'autre étant la fatalité de l'être pour son développement matériel et pour sa conservation limitée? C'est ce que Barthez ne démontre pas. Il affirme qu'il en doit être ainsi, parce que dans sa pensée les phénomènes de la vie indiquent une cause spéciale, mais cette raison, également invoquée par les naturistes et les animistes, est tout aussi probante pour la doctrine de la *nature* ou de l'*âme* présidant à la vie que pour la doctrine du principe vital. A cet égard, les raisons de Barthez ne sont pas valables. Ce qu'il eût fallu démontrer par un grand renfort de bonnes preuves, c'est la différence des deux principes immatériels constituant la nature de l'homme, l'*âme* d'abord, le *principe vital* ensuite, *cette âme de seconde majesté*, comme l'appelle si poétiquement le professeur Lordat. Or, Barthez a évité la difficulté en laissant à ses successeurs et à ses adeptes le soin de la résoudre. C'est là l'écueil du *vitalisme* auquel il a attaché son nom, écueil dangereux où trébuche l'observation et où la raison vient se briser au détriment de la doctrine. M. Bouillier, qui tout récemment a repris la question dans le même sens que Stahl (*De l'unité de l'âme pensante et du principe vital*), l'a surabondamment démontré. C'est l'âme qui est le principe de la vie; il n'est pas besoin d'en admettre deux, car ce que fait la seconde peut être réalisé par la première, et l'existence d'un second principe immatériel, non mécanique, ayant pour attributs la formation et la direction des organes, ne se comprend pas.

En effet, il n'y a au-dessous de l'âme, et à son service, qu'un agent subalterne des forces conservatrices de l'être désigné par ces mots : *force vitale*, ou mieux *agent vital*, et s'il n'y a un principe de vie distinct de l'organisation, auquel on doive rattacher certains phénomènes du développement des êtres, ce principe, qui devient le mobile de la matière vivante au point de l'attirer et de la faire tourner fatalement dans un cycle déterminé, me semble parfaitement saisissable. C'est une substance matérielle qui, par son mélange au germe, devient l'essence et le principe de conservation des organes vivants ; c'est, au service de l'âme maîtresse, un élément qui renferme tous les autres en puissance, mais au moins dans cet agent physique, une fois démontré, nous retrouvons la raison d'être de toutes les maladies innées, du plus grand nombre des maladies accidentelles et de tous les phénomènes physiologiques connus. Ce n'est plus le vague et l'incertitude de la doctrine hypothétique de Barthez condamnée par la raison, c'est quelque chose de précis comme l'expérience raisonnée, et chacun peut se convaincre de la vérité du fait par des observations nouvelles. En effet, comme nous l'avons démontré dans notre livre *De la vie et de ses attributs*, où déjà nous avons combattu l'idée d'un principe vital, immatériel et abstrait, c'est-à-dire d'une seconde âme, il est indispensable d'admettre l'existence d'une force vitale indépendante des organes et des propriétés organiques, force vitale dont nous avons laissé pressentir l'origine et la nature en la considérant comme l'effet d'un *ferment* physiologique propre à chaque espèce, à chaque individu, et dont le rôle serait de mouvoir la matière dans un certain ordre commandé par la nature des espèces (1), des races et des personnes. Si, comme nous nous proposons de le faire connaître, c'est là le premier agent des organes de la vie, puisqu'il commande à tous les autres, et qu'il est destiné à les former bons ou mauvais selon sa nature et sa provenance, il est évident que c'est là un principe de vie avec lequel la philosophie et la médecine doivent compter. C'est en dehors de l'âme immatérielle et libre, seule origine de la vie, une théorie nouvelle dont la base serait l'existence d'un principe de vie matériel, susceptible de modification, et par cela même tombant sous l'analyse. Aux métaphysiciens, laissons donc l'étude de l'âme et de ses différentes facultés; ne gardons pour nous, médecins philosophes, avec l'affirmation de ce principe, que l'étude de l'*agent vital* qui lui est subordonné pour créer les tissus, les organes et tout l'ensemble de l'être

(1) Les *ferments*, qu'on fait dériver du mot *fervere* (bouillir), viennent plutôt de *ferre* (porter) et de *mens* (esprit) ; ce sont des substances organiques vivantes constituant des organismes inférieurs, lesquels se reproduisent en nombre incalculable, en absorbant certains éléments du corps avec lesquels ils sont en contact, de façon à engendrer des produits nouveaux très-divers.

Ils absorbent de l'oxygène, exhalent de l'acide carbonique, et produisent de la chaleur. Sans une certaine température et une certaine humidité, ils n'agissent pas. Le froid paralyse leur action ainsi que les poisons, et particulièrement l'acice phénique, le soufre, etc. Ce sont eux qui mettent la matière organique en mouvement pour la décomposer, afin de la reproduire, ou pour l'attirer dans des combinaisons nouvelles appartenant à des êtres d'une organisation plus compliquée. Leur forme est invariable, et même, dans les êtres dont ils favorisent la formation, ils se reproduisent au bout d'un temps quelquefois très-long sous la forme qui leur est propre. Tous les infusoires, tous les pollens, tous les spermatozoaires sont des ferments qui, étant placés en condition convenable, présentent les propriétés que nous venons de faire connaître, et se reproduisent pour recommencer la série des phénomènes qui leur a donné naissance.

dont les fonctions résultent ensuite de l'ensemble des propriétés organiques.

C'est un sujet sur lequel je me propose de revenir, lorsque, après avoir exposé les bases de l'anatomisme et de l'organicisme, et ayant achevé l'histoire de toutes les doctrines médicales, je dirai ma pensée sur l'inconvénient des systèmes absolus qui n'envisagent qu'une seule des faces de la nature humaine ; mais pour l'instant il m'est impossible de ne pas en dire quelques mots pour montrer le défaut capital de la doctrine de Barthez.

Toute doctrine qui ne s'appuie que sur un des éléments de la nature de l'homme, si elle est vraie par un de ses côtés, est nécessairement fausse par ce qui lui manque des autres. A force de ne vouloir tenir compte, les uns que de l'âme à la fois chargée des fonctions morales et des opérations matérielles de la vie, les autres que de la *nature*, du *pneuma*, de l'*archée*, de la *sensibilité générale*, du *principe vital*, etc.; les autres enfin que des organes et de leurs propriétés, les médecins n'ont édifié que des systèmes sans valeur et sans durée, plaçant l'observateur devant un homme de fantaisie qui n'est point dans la nature. Il n'y a de vraie doctrine médicale que celle qui tient compte des trois éléments constitutifs de l'homme, l'*âme*, le *ferment séminal* et l'*organisation* avec ses propriétés de tissu.

Il est bien évident que l'organisation et le mécanisme de l'être vivant ne rendent pas compte de la vie, de son origine, de son développement, de ses modifications et de la spontanéité qui préside à la conservation des individus ou des espèces.

Les plus illustres de nos maîtres l'ont reconnu. Dans le passé, ce fut la doctrine d'Hippocrate, d'Arétée, de Galien ; et dans les temps modernes nous voyons que Paracelse, Van Helmont, Stahl, Fizes, Bordeu, Barthez, etc., se sont faits les défenseurs de cette opinion, qui a pour elle le double appui de la raison et de l'expérience. Stahl est, entre tous, le médecin qui a le plus contribué à la propagation de cette vérité au profit de l'animisme, et il faut bien dire qu'il a grandement réussi. Non, l'organisation n'explique pas les fonctions de la vie, car l'organisation ne crée pas plus les fonctions qu'elle ne crée les organes; c'est au contraire la fonction à remplir qui forme les tissus dont l'assemblage constitue les organes appelés à fonctionner de telle ou telle manière, qui les maintient pendant la durée des êtres, et c'est le but à réaliser qui fait la différence des organisations. Celui qui n'a pas étudié l'embryogénie et qui envisage l'homme tout développé pour en découvrir la nature, ne la connaîtra jamais. En effet, dans l'homme, la vie est tellement sous la dépendance de l'intégrité des principaux organes, qu'une atteinte sérieuse portée à l'un d'eux entraîne promptement la mort, et il est facile de croire alors que ce sont les organes qui font la vie. Il n'y a cependant là que des apparences trompeuses, et, ici comme partout, le témoignage des sens a besoin d'être rectifié par la raison. Une fois développés, les organes, sans doute, remplissent certaines fonctions, et il est évident que de leur intégrité dépend la régularité de l'exercice fonctionnel. Mais si par l'embryogénie on recherche la cause du développement des organes, de leur conservation à travers la rénovation continuelle de leur substance par la nutrition de leur métamorphose, on s'aperçoit bien vite que ces phénomènes ne sont plus la conséquence de l'organisation; qu'avant eux, il y a quelque chose pour les entretenir; enfin qu'ils sont l'effet d'une cause extérieure, produisant par eux la vie telle que nous l'observons. Ce quelque chose extérieur, incorporé au germe pour faire et pour maintenir l'organisation, c'est-à-dire le mécanisme de la vie, durant autant que l'être lui-même, à l'état de combinaison ou de dilution intime dans tous les tissus, c'est le *ferment séminal*, et la vie dure autant que son action qui s'épuise avec l'âge ou qui ne s'interrompt que par des circonstances accidentelles. A cet agent qui attire la matière vivante extérieure dans le cycle vital de chaque individu se rapporte ce que l'on a dit de la nature de l'archée, de l'âme, et enfin du principe vital.

Recherchons donc maintenant, par des observations exactes, et nous les empruntons pour la plupart à notre livre : *De la vie et de ses attributs*, quelles sont les preuves à l'appui de cette doctrine. Nous les exposerons ainsi qu'il suit :

« 1° Les organes ne créant pas les fonctions, tandis qu'au contraire les fonctions à remplir créant les organes, et maintenant la forme des êtres conformément au type de l'espèce, il en résulte qu'un agent vital et étranger dirige le mouvement de la matière vivante.

» 2° Les attributs de la vie n'étant pas en rapport avec la structure des parties, puisqu'ils existent en dehors de toute organisation, ces attributs dépendent d'un agent vital combiné avec la matière organisée.

» 3° La vie étant la conséquence d'un agent vital formant l'organisation qui lui devient nécessaire pour fonctionner, selon le type de l'espèce, quelle est la nature de cet agent, et peut-on le considérer comme un ferment séminal ? »

§ Ier. — Les organes ne créant pas les fonctions, tandis qu'au contraire les fonctions créant les organes et maintenant la forme des êtres selon le type des espèces, il en résulte qu'un agent vital étranger dirige le mouvement de la matière vivante.

Burdach a dit : « L'idée de la fonction crée son organe pour se réaliser. » Il avait raison ; en effet, ce sont les fonctions que l'être vivant est appelé à remplir qui créent sa forme, ainsi que les organes dont il sera pourvu. L'œuf, l'ovule, le germe, n'ont pas d'organisation déterminée ; ce sont des cellules remplies de granulations nageant au sein d'une matière amorphe, et destinées à pourrir si le contact du ferment séminal n'arrête cette décomposition et ne met leur matière en mouvement pour réaliser la forme d'un nouvel être (1). Ils n'ont pas de structure appréciable. On n'y trouve pas de tissus ni d'organes susceptibles d'expliquer leur sensibilité inconsciente, que j'appelle l'*impressibilité*, ni leurs mouvements. A peine ont-ils été fécondés et placés dans des conditions convenables, qu'ils attirent à eux de l'oxygène et qu'ils rejettent de l'acide carbonique; leur température s'élève ; des mouvements s'accomplissent au sein de leur matière amorphe, et ils commencent à faire les tissus d'où sortiront les organes de la vie future et indépendante. Les rudiments du centre nerveux rachidien apparaissent; du sang se forme et circule sans les vaisseaux et sans le cœur, qui ne viennent qu'après ; les viscères se dessinent, puis les membres, et enfin l'être est graduellement formé. Il a respiré sans poumons, puisqu'il a absorbé l'oxygène, rejeté l'acide carbonique et fait de la chaleur avant d'avoir ces organes; il a ressenti les

(1) Les ovules et les germes sont des cellules empruntant à l'être d'où ils proviennent *un atome du ferment* par lequel il vit, qui est dilué dans toute sa substance, et qui se trouve incorporé à toutes les cellules qui en sortent. Chaque cellule est vivante ; elle constitue un petit organisme complémentaire du grand, et à ce titre celle du germe jouit de la vie éphémère commune en attendant la vie propre qu'elle recevra dans la fécondation. En elle repose une quantité infinitésimale d'agent vital, ce qu'il faut pour lui donner non-seulement la forme et les diathèses de la mère, mais encore les diathèses et la forme d'un aïeul dont les éléments étaient restés en puissance dans l'organisation maternelle.

impressions extérieures avant d'avoir de cordons nerveux de sensibilité; sa matière s'est agitée avant d'avoir des organes de mouvement, et du sang a pu se former et courir avant d'avoir des vaisseaux ni de cœur pour agent d'impulsion. L'impressibilité, le mouvement, la respiration, la circulation, etc., précèdent donc les organes par lesquels ces fonctions s'exécutent chez l'être adulte, et ce sont ces fonctions, c'est-à-dire la nécessité du but à remplir, qui ont graduellement formé les organes. En voici de nouvelles preuves empruntées à l'étude des animaux.

L'*hydre d'eau douce*, sorte de petit sac garni de tentacules, étant retournée comme un doigt de gant, digère par sa peau devenue intérieure, et respire au contraire par sa surface interne, jadis chargée de la digestion, mais par violence convertie en surface extérieure tégumentaire.

Quand cette *hydre d'eau douce* est coupée en morceaux, chaque fragment possède tous les éléments de la vie, car il reforme graduellement autant de polypes complets qu'il y avait eu de divisions. N'y a-t-il pas là dans cette reproduction d'un être par un seul de ses fragments la preuve des efforts d'un agent vital distinct de son organisation diluée dans sa substance, et d'une de ses parties créant un nouvel être comme il l'avait déjà fait avec son germe primitif.

Dans la section en deux morceaux d'une *planaire*, la tête reproduit l'estomac, et le tronc, qui contient l'estomac de son côté, reconstruit la tête, etc. On a bientôt deux planaires.

Dans les fausses membranes des séreuses enflammées qui s'organisent ou se font des vaisseaux capillaires, c'est le globule sanguin qui paraît le premier, qui crée des lacunes, et les lacunes à leur tour se convertissent en vaisseaux.

Enfin la structure d'un organe peut varier sans que la

fonction cesse de s'accomplir. Ainsi la *respiration* se fait chez l'homme et chez les êtres vivants par des organes de structure essentiellement différente et tellement dissemblable, qu'on ne saurait à priori reconnaître leurs usages. L'homme respire par des poumons, les poissons par des branchies, les insectes par des trachées, les végétaux par les feuilles ; enfin chez les mollusques et les infusoires, c'est la peau qui respire, car la fonction respiratoire n'a plus d'organe spécial. La *circulation* se fait par des vaisseaux renforcés d'un cœur contractile, ou par des vaisseaux sans l'auxiliaire d'un cœur, ou enfin par des lacunes sans vaisseaux. La *sensibilité* s'exerce avec des nerfs ou avec des centres nerveux, ou enfin sans le secours de ces organes. Le *mouvement* se réalise avec des muscles et des fibres contractiles ou sans organes appréciables comme dans la matière amorphe de quelques infusoires et dans les granulations vivantes. Enfin il n'est pas jusqu'à l'*intelligence localisée* dans le cerveau chez les êtres supérieurs qui ne puisse s'exercer sans cet organe et sans tissu nerveux, comme on l'observe chez les animaux inférieurs. Chacun sait, en effet, que l'*hydre d'eau douce* dont on a coupé la partie inférieure du corps, ressemble à un vase sans fond, percé comme le tonneau des Danaïdes ; eh bien, quand l'animal veut se nourrir d'une mouche, après s'en être emparé avec ses tentacules, il l'introduit dans son sac, mais la voyant sortir par l'autre bout qui est ouvert, il la saisit et l'introduit de nouveau, ce qui est suivi du même résultat ; alors il se fâche, reprend l'insecte, l'introduit et le maintient dans son corps tout le temps nécessaire à la digestion. Si ce n'est pas là raisonner sans cerveau et sentir sans cordon nerveux, qu'est-ce donc autre chose que l'influence de l'agent vital veillant à la conservation de l'être dans lequel il est incorporé.

Des infusoires même entièrement dépourvus de structure, les *paramécies*, se font la guerre, s'attaquent, se poursuivent, s'évitent et se rencontrent enfin pour s'anéantir comme s'ils avaient l'honneur de jouir des bienfaits de la civilisation. (Voy. *De la vie et de ses attributs*, p. 123 et suiv.)

Il semble donc que la matière vivante puisse penser, sentir, se mouvoir, respirer, etc., sans organes distincts, et qu'il y ait en elle un principe d'action et de vie autre que celui des viscères particuliers, toujours les mêmes et sans cesse en mouvement.

La vie n'est donc pas l'effet d'une organisation dont elle précède et dirige le développement, dont elle fabrique les organes pour les assembler conformément au type de l'espèce, enfin dont elle renouvelle plusieurs fois l'ensemble en maintenant toujours la forme des êtres. Elle est la première cause physique de ce mécanisme qui, dans l'âge adulte, devra la dominer au point d'en paraître le principe, mais elle en reste aussi distincte que le chauffeur sur la locomotive qui l'emporte et le tue lorsqu'un des rouages du mécanisme vient à se briser. En se combinant à la matière des tissus, l'agent vital ne cesse pas d'être lui-même et d'agir comme chef de la fédération organique ; mais les organes, dont l'ensemble constitue le mécanisme vivant, doués de propriétés propres, peuvent à leur tour, par leurs désordres, rompre l'harmonie et produire la destruction du tout.

Ainsi s'explique le rôle réciproque de l'*agent vital* créateur des organes, conservateur de la forme des êtres et du *mécanisme organisé*, dont les fonctions entretiennent la durée de l'homme. C'est l'agent qui forme et entretient ce que le mécanisme est ensuite chargé de réaliser.

§ II. — Les attributs de la vie n'étant pas en rapport avec la structure des parties, puisqu'on les observe en dehors de toute organisation, il faut que ces attributs dépendent d'un agent vital combiné avec la matière vivante.

Quand on fait dépendre la vie de l'organisation et qu'on la considère comme un effet du mécanisme vivant, la structure de la substance implique rigoureusement sa fonction et ses attributs, et il y a entre ces deux termes un rapport évident de cause à effet. Mais si l'on considère la vie comme une cause dirigeant la matière organique vers telle ou telle forme d'organisation, la modalité de la vie peut bien varier avec la structure ; mais l'agent vital n'en reste pas moins la cause des métamorphoses successives de l'être, et il a des attributs distincts de la structure des organes. Ainsi, en dehors des fonctions dévolues à tel ou tel agencement des tissus et des organes, il y a dans toute matière vivante, quel que soit l'être auquel elle devra appartenir, des attributs vitaux qui n'appartiennent qu'à elle et qui dépendent de la vie. Si ces attributs sont ceux de la matière amorphe où réside l'agent vital, et s'ils existent en dehors de la structure organique, ce que nous allons établir, il est certain qu'il faut les rapporter à l'agent vital lui-même, dont ils sont la manifestation personnelle et directe.

Quels sont ces attributs? Je les ai déjà fait connaître ailleurs (voy. *De la vie et de ses attributs*) ; ce sont : l'*impressibilité*, l'*autocinésie* et la *promorphose*.

1° *Sentir* sans organes de sensibilité, *se mouvoir* sans organes de mouvement, *prendre une forme* particulière en vertu d'une action séminale variable, tels sont les attributs de cette substance qui se combine en se diluant dans la matière des germes pour créer un être temporaire comme cette puissance elle-même. Cette sensibilité, tout à fait inconsciente et inhérente à la matière organique, est celle de l'ovule fécondé qui commence son évolution et dont l'accroissement moléculaire se fait fatalement par suite d'une affinité vitale incontestable. C'est celle des globules du sang, des cellules qui viennent accroître les organes et remplacer celles qui se détruisent. C'est celle enfin de toutes les parties du corps dépourvues de cordons nerveux et qui ne sont pas moins susceptibles de ressentir les impressions extérieures, de s'enflammer, de se désorganiser et de guérir.

2° *Se mouvoir par soi-même*, sans muscles ni fibres contractiles apparentes, tel est le second attribut de la matière vivante que Thalès appelait l'*autocinésie*.

N'est-ce pas ce qu'on observe dans la segmentation de l'ovule fécondé, et dans la formation des premières cellules embryonnaires, dans le mouvement des granules qui s'associent pour former les noyaux et les parois cellulaires, dans tous les mouvements moléculaires constitutifs des tissus ou des organes, et cela indépendamment des muscles ou des fibres contractiles qui ne sont pas encore formés ? N'est-ce pas encore ce qu'apprend l'étude des animaux et des végétaux ? Chacun va pouvoir en juger.

L'embryon d'une annélide, la *grande Térébelle nébuleuse*, qui n'est qu'une masse homogène sans aucun muscle appréciable, se contracte cependant en tous sens, se ramasse en boule et prend toutes les formes.

Les *Amibes*, semblables à une goutte de vernis vivant sans forme déterminée, glissent en masse sur le porte-objet du microscope en présentant les figures les plus diverses et les plus irrégulières.

Certains *Rhizopodes*, couverts d'un test, forment un corps sans organisation définie, et cependant ils poussent à volonté, sur leur surface, des prolongements qui leur servent de moyen d'appui pour s'élever sur les parois polies d'un verre, et après ils font rentrer cet organe temporaire dans la masse commune où il se confond comme ferait un filament soulevé au-dessus d'un corps visqueux.

Il semble que la volonté d'agir ait le pouvoir de créer des organes pour l'action, fait qu'on observe aussi, d'après M. de Quatrefages, dans la *Gromie* et dans la *Milliole*.

Les cellules du *Chara vulgaris*, les granulations du *pollen*, les spores des *Algues d'eau douce;* tous les spermatozoaires, les *globules rouges* et les *globules blancs* du sang, etc., malgré leur absence d'organes moteurs, offrent des mouvements corpusculaires et des mouvements d'ensemble extrêmement remarquables, dus à cette force motrice vitale, appelée *autocinésie*. Ici encore, c'est l'attribut, incarné dans la matière, qui la dirige pour créer les organes et leurs fonctions. C'est la vie indépendante, non de la matière, mais du mécanisme organisé (1).

3° Enfin *prendre une forme particulière* et tout conduire sciemment d'après une idée préconçue pour réaliser le type des espèces, des races et des variétés selon les différentes actions séminales, voilà le troisième attribut de la vie. Dès l'instant de l'imprégnation, la matière du

(1) Le noyau des psorospermes (parasites des poissons) est du volume d'un globule du sang. On le voit se dégager peu à peu à l'aide de mouvements de contraction lents des valves qui le tenaient emprisonné, et se mouvoir à la manière des amibes à travers les organes et les tissus avant de reproduire de nouvelles générations de psorospermes.

On trouve ces parasites dans tous les organes des poissons où ils forment des amas plus ou moins volumineux. Ils n'existent pas dans les muscles du tronc et des centres nerveux. Leur siége de prédilection est la rate et les reins. Ils suivent dans leur développement le trajet des ramifications artérielles logées dans des follicules formés aux dépens de la gaîne celluleuse des artères. (Balbiani, *Comptes rendus*, t. LVII, p. 157, juillet 1863.)

germe qui va se mouvoir prendra une direction certaine et prévue ; elle construira un type conforme à sa race et à son espèce, et loin d'être asservie à une organisation qui n'existe point, c'est elle qui imposera à l'organisation commençante la marche à suivre, les métamorphoses à réaliser, la forme à revêtir et jusqu'à une certaine durée d'existence. Cette force de la forme façonne les tissus et les organes selon son essence, elle ne reçoit rien d'eux, et leur donne tout. C'est la vie supérieure à l'organisation, antérieure à ses actes, et distincte du mécanisme d'où l'on voudrait la faire sortir. Qui façonne les tissus? qui forme les organes? qui embellit leur enveloppe? qui maintient le type des êtres à travers la rénovation de leur substance produite par le mouvement d'échange accompli dans l'acte de nutrition moléculaire? qui dirige l'*affinité vitale* et met chaque molécule à sa place : l'atome musculaire au muscle ; l'atome osseux dans l'os ; l'atome nerveux dans le cerveau, etc. ? qui conserve l'individu dans la courte durée, prévue, de son existence fugitive? sinon la *force de la forme*, luttant contre les propriétés de la matière entraînée vers d'autres combinaisons. Toutes les observations attestent l'existence de cette *promorphose*, c'est-à-dire de la force plastique, *nisus formativus* de Blumenbach, force *morpho-plastique* de Flourens ; donc l'action précède au lieu de suivre l'apparition des organes de la vie, et par conséquent démontre la puissance d'un agent vital distinct de l'organisation.

§ III. — LA VIE ÉTANT LA CONSÉQUENCE D'UN AGENT VITAL FORMANT L'ORGANISATION POUR FONCTIONNER SELON LE TYPE DE L'ESPÈCE, QUELLE EST LA NATURE DE CET AGENT, ET PEUT-ON LE CONSIDÉRER COMME UN FERMENT SÉMINAL?

Si toutes les observations et toutes les expériences démontrent l'existence d'un *agent vital* doué d'attributs particuliers, distincts des propriétés inhérentes aux organes vivants, agent dont l'action précède et entretient le mécanisme organique qu'il forme de lui-même, par degré, en s'y associant pour un temps variable, il est impossible de soutenir que la vie soit un résultat de l'organisation. On doit au contraire dire : *La vie est une cause qui crée, conserve et prolonge l'organisation.* Maintenant quelle est la nature de cette force qui entretient et qui perpétue les espèces. par des lois invariables? Est-ce *Dieu* lui-même, partout présent et partout actif dans la nature, dont l'intervention directe conduirait par une force invisible ce bouillonnement de la vie sur la mort? Est-ce la *nature*, en donnant à ce mot le sens que lui donnait Buffon, c'est-à-dire « *l'ensemble des lois voulues par le Créateur pour l'existence des choses et pour la succession des êtres?* » Est-ce le *pneuma*, comme le pensait Athénée, c'est-à-dire une sorte d'air ou d'éther parcourant les vaisseaux du corps vivant? Est-ce une force occulte, dite *archée*, ayant pour siége principal l'estomac et se divisant entre les principaux organes? Est-ce l'*âme raisonnable?* Est-ce enfin le *principe vital*, seconde puissance immatérielle de l'homme, n'ayant rien de mécanique, aussi abstraite que l'âme raisonnable, mais destinée aux actions vitales, volontaires et involontaires, tandis qu'à celle-ci serait réservé le domaine des choses de l'intelligence, de la volonté, de la conscience, de la morale et de la religiosité? Nous venons de dire, dans notre critique de Barthez, ce qu'il fallait penser de toutes ces opinions, et en ce qui touche le principe vital admis par ce dernier auteur comme une seconde âme dont les attributs n'étaient pas déterminés, nous avons démontré ce qu'il y avait d'inadmissible dans cette hypothèse. Ce n'est plus le moment d'y revenir. Laissant aussi de côté la discussion des autres opinions sur l'intervention directe de Dieu, ou sur le rôle de la nature, de l'archée, de l'âme, dans les phénomènes vitaux, puisque nous nous sommes déjà expliqué à cet égard, nous ne dirons plus qu'un mot sur la nature de l'agent vital, instrument de l'âme, dont nous avons prouvé l'existence et démontré les attributs.

Quel est donc cet agent? Nous avons déjà dit qu'il était matériel comme le corps, et, au service de l'âme, à titre d'agent intermédiaire entre ce principe immatériel et l'organisation. A ses actes, il sera facile d'en reconnaître la nature. L'observation et l'expérience démontrent qu'il est facile à recueillir, qu'il est *transmissible avec* ou *sans mélange* de principes étrangers, qu'il se mêle dans un *état de divisibilité infinie* au germe et à la matière des êtres, de façon à rendre possible la segmentation de la vie, enfin qu'il peut être de qualité variable, produire des êtres débiles, maladifs et chargés de ces *maladies innées*, à échéances variables, connues sous le nom de *maladies héréditaires*. A ces caractères tout le monde doit reconnaître l'influence séminale. C'est qu'en effet l'action séminale sur l'ovule et sur la femelle est le principe de tous les phénomènes organiques ultérieurs, de la forme des êtres dans leur type spécifique et dans les modifications qu'il peut subir, des métamorphoses de l'individu, de la disposition de ses organes, du jeu régulier de ses fonctions, de la plupart de ses maladies, de sa longévité, etc. Il y a une dilution complète de la semence dans toutes les parties de l'ovule, et la moindre portion en est imprégnée au point que tout ce qui en dérive ou qui en sortira plus tard représentera les qualités ou les altérations de cette semence dont elle conserve pour la vie une quantité infinitésimale.

En laissant donc de côté la question de l'âme raisonnable et des rapports de ce principe immatériel avec le corps, pour ne nous occuper que des phénomènes physiques de la vie chez l'homme, nous voyons qu'un agent spécial et distinct s'incorpore au germe humain pour en diriger la substance, et, pour faire un mécanisme avec de bons ou mauvais organes, doués de propriétés particulières, susceptibles de réagir sur l'ensemble. Cet agent est la force extrinsèque du germe. A lui de donner l'impulsion vitale, et si cette impulsion est mauvaise, cancéreuse, lymphatique, nerveuse, syphilitique, scrofuleuse, herpétique, dartreuse, épileptique, vésaniaque, etc., le nouvel être sera la reproduction plus ou moins mitigée du principe qui l'aura lancé dans le monde pour n'y passer qu'un instant, et qui l'y fait vivre valétudinaire, en reproduisant les vices de sa fatale origine. Si je veux blanchir un nègre ou noircir un blanc, je n'ai pas besoin de recourir à l'intervention de l'âme raisonnable, ni d'un principe vital abstrait que je ne connais pas. Il me suffira d'allier la race nègre à la race blanche, ou seulement de constater ce que fait naturellement l'ardeur sensuelle dans les pays où les blancs font de leurs nègres esclaves des instruments de débauche en attendant l'heure d'en faire des instruments de fortune.

Le blanc et le nègre font un 1/2 blanc 1/2 noir.

Le blanc et le mulâtre font un terceron, 3/4 blanc 1/4 noir.

Le blanc et le terceron font un quarteron, 7/8e blanc 1/8e noir.

Le blanc et le quarteron font un quinteron, 15/16es blanc 1/16e noir.

L'action séminale s'est donc chargé de résoudre le problème que j'indiquais; elle a réussi à faire disparaître le noir par la quantité de blanc qu'elle a incorporé à la substance de l'ovule dans la génération. Ce qu'on voit chez l'homme se reproduit à volonté chez certains animaux pour les caractères extérieurs ou intérieurs du corps. Si je veux rougir la chair d'une truite, je n'ai qu'à féconder artificiellement ses œufs avec le frai du saumon, et j'aurai, entre tête et queue, une truite rose complétement saumonée. C'est absolument comme pour la pâte de froment dans laquelle je mets plus ou moins de levûre si je veux faire du pain plus ou moins léger; tout dépend de la quantité de levûre, et le plus petit fragment de ce pain sera de la même nature que le pain dans son entier.

Les phénomènes sont analogues, et cela fait comprendre ce qui se passe dans la formation des diathèses et des races qu'on modifie à peu près comme on le veut.

Ainsi entre le chacal et le chien plusieurs fois accouplés, après avoir vu le produit être moitié chien, moitié chacal, on fait à volonté disparaître les caractères du chacal ou du chien dans les produits ultérieurs.

Il semble donc que l'agent vital puisse s'incorporer intimement, et par dissolution complète, dans la matière femelle pour lui donner le mouvement vital et réaliser l'être mixte où paraissent en mélange variable les qualités physiques ou morales des parents.

On pourrait croire, par un examen superficiel, que l'agent vital sorti de la semence mâle est le seul maître de la génération à venir. L'observation attentive des phénomènes de la nature prouve qu'il n'en est rien. Bien que cet agent soit le moteur, son action est modifiée par la résistance de la matière à mouvoir, c'est-à-dire par les qualités propres des germes, relativement à la forme et aux diathèses de la souche femelle. C'est un alliage organique résultant de l'alliance des forces généalogiques, alliage dans lequel se retrouvent les qualités des êtres réunis. Ainsi les germes fécondés par le même individu à des époques différentes de la vie d'une femme, tantôt valide, tantôt maladive, produisent-ils des êtres différents. C'est ce qu'on voit encore sur la descendance (1) d'un homme bien portant qui a eu des enfants de plusieurs femmes.

Ainsi dans l'état morbide, l'exsudat non absorbé d'une inflammation reste-t-il à l'état de tissu fibro-plastique, ou devient-il tuberculeux, cancéreux, chondroïde, etc., selon la diathèse de ceux où s'accomplit le phénomène?

Dans un autre ordre d'idées, nous voyons quelque chose d'analogue se réaliser, car la même levûre fait du pain différent avec la pâte de blé, d'orge, de seigle, de gluten, etc., uniquement à cause des natures différentes de la pâte employée. Chaque substance a ses ferments, et, par leur composition différente autant que par la variété de ces ferments, elles donnent lieu à des produits de fermentation variables.

En résumé, si l'agent séminal met la matière des germes en mouvement, de façon à reproduire certaines qualités du type femelle, c'est que, d'après son origine, cette matière où réside le ferment maternel, modifie l'influence mâle et résiste plus ou moins à son action, de manière à faire, selon l'expression de Stahl, le *mixte* des êtres vivants.

Par l'agent vital se transmettent au nouvel être ou aux générations suivantes des caractères et des modifications physiques que nous allons indiquer et qui révèlent les lois selon lesquelles peut agir le ferment vital. Ce sont : 1° certaines altérations du sang, d'où résultent le purpura et l'hémorrhaphilie, la goutte et la pierre, les

(1) Le dernier né d'une nombreuse famille est souvent plus délicat que les autres enfants, et quelquefois c'est le seul qui devienne phthisique, alors qu'il n'y a eu aucun germe de ce mal chez les parents.

Il semble que la mère, épuisée par de trop nombreuses grossesses, ne puisse plus, à la fin, former de germes d'aussi bonne qualité que les premiers.

Sur ce fait repose l'explication de la débilité des enfants conçus par des parents trop jeunes, trop vieux, ou de santé trop délicate.

coliques hépatiques, le rhumatisme, la syphilis et le cancer, la scrofule, les tubercules, et enfin toutes les diathèses; 2° certains modes de développement, la haute ou la petite taille et la puberté tardive ou précoce; 3° la fécondité exagérée; 4° certaines idiosyncrasies; 5° la durée de la vie; 6° certaines monstruosités, telles que les doigts surnuméraires, et certains arrêts de développement, tels que la diminution du nombre des doigts, l'albinisme, l'hypospadias, le tablier des Hottentotes, la queue des niams-niams, les altérations des organes des sens, etc.; 7° certaines maladies nerveuses, telles que l'hystérie, l'épilepsie, la folie, etc.; 8° par cette même puissance, enfin, se font l'imprégnation de l'organisme maternel et la transmission à la mère de certaines dispositions du mari, qui se reproduisent, lorsque celle-ci, devenant veuve, se trouve mariée à un autre homme et lui donne des enfants. L'agent vital du premier père, resté en partie dans l'organisation de la mère, continue d'agir en elle et se mêle souvent à la descendance de ceux qui l'ont voulu remplacer.

Des enfants d'un second mariage ressemblent quelquefois au premier mari et peuvent en avoir les difformités, les vices ou les maladies. Pareil phénomène s'observe quelquefois en cas d'adultère, ce qui a fait dire : « *Filium ex adultera excusare matrem a culpa.* » Si l'on rapproche ces faits de ceux qu'on observe chez les animaux et qu'on peut reproduire à volonté, on verra que la loi est la même pour tous. Ainsi, une jument fécondée par un cheval, après l'avoir été précédemment par un *âne* ou par un *zèbre*, donne un produit orné des longues oreilles ou des rayures de son aïeul, et il est certain que l'agent séminal du dernier père n'a fait que mettre en mouvement l'influence de celui qui l'avait précédé et qui avait laissé son empreinte dans le corps de la mère. C'est là un phénomène physique plutôt qu'un fait moral, et la théorie d'un agent vital physique fécondant deux générations successives est bien plus facile à comprendre que ne serait le miracle de l'action morale exercée sur une jument passionnée par un zèbre vigoureux ou par un âne de grande maison.

L'agent vital, qui agit le plus ordinairement sur le germe présent ou actuel qu'il modifie plus ou moins, selon les circonstances, agit encore quelquefois sur les germes futurs de l'être qu'il vient d'animer plus directement. Ainsi s'explique l'*atavisme*, c'est-à-dire l'influence séminale de l'aïeul sur ses petits-enfants. Un dartreux ou un goutteux, un strabique, un aliéné, peuvent ne rien transmettre à leur descendance directe, mais ce sont quelques-uns des petits-enfants qui seront fous, strabiques, atteints de goutte ou de maladies cutanées. Il en est de même de la ressemblance, que j'ai vue sauter d'un grand-père à la petite-fille, ou de la couleur, car des enfants blancs peuvent naître de mulâtres ou de nègres ayant eu des blancs parmi leurs aïeux (1).

Ce qu'on observe rarement chez l'homme se rencontre d'une façon bien plus fréquente chez les insectes sous

(1) L'*atavisme*, ou hérédité des formes d'un aïeul, signalé par Hippocrate, Aristote, Galien, Pline, Plutarque, Zacchias, Cardan, Maupertuis, Vaudermonde, Venette, Roussel, Girou de Buzareingues, Duchesne, Burdach, etc., sur des faits personnels, est, comme l'a dit Montaigne, « une de ces estrangetez si incompréhensibles qu'elles surpassent toute » la difficulté des miracles. » Le poil chez les animaux, la couleur des cheveux chez l'homme, les taches de naissance, la couleur noire ou blanche de la peau, la taille, la ressemblance, la polydactylie, le bec-de-lièvre, la claudication, les pieds bots, la surdité, l'héméralopie, etc., ont été constatés comme des vices traversant en puissance une génération pour ne se reproduire qu'à la génération suivante par le fait d'une influence latente de l'aïeul. Il est bien évident, quand on réfléchit à cette « estrangeté miraculeuse », qu'elle ne s'explique que de deux manières, soit par l'existence d'un agent vital matériel transmis par la

une autre forme. Ainsi, l'agent séminal du puceron mâle féconde dans le puceron femelle, et pour un an, neuf générations de quatre-vingt-dix pucerons femelles à la fois. A la première génération, il n'y a que des femelles toutes imprégnées de l'agent vital du mâle, et elles sont fécondées sans nouvel accouplement. Il en est de même à la seconde génération également composée de femelles fécondes, à la troisième, à la quatrième, etc. ; enfin à la neuvième, qui a lieu vers l'automne, tout change : il naît des mâles et des femelles. Celles-ci pondent des œufs que fécondent les mâles et qui résistent jusqu'au printemps. De ces œufs, comme l'a démontré Bonnet, naissent des pucerons femelles féconds qui recommencent dans leur année la même série des neuf générations rendues fécondes par un seul contact de l'agent vital.

Ce remarquable phénomène de l'action de l'agent vital sur des générations successives s'observe sur le papillon dit *Paquet de feuilles sèches*, qu'on peut séquestrer à sa naissance, et qui pondra des œufs tout fécondés, d'où sortiront des chenilles, des chrysalides et de semblables papillons (Bernouilli); sur le papillon dit *Phalène des sapins* (Pallas); chez les abeilles enfin, qui, par une seule fécon-

génération, demeurant à l'état latent comme une graine en repos dans la première descendance, pour se manifester à la seconde, soit par l'action de la seconde âme, c'est-à-dire d'un principe vital immatériel. Si l'on admet que l'agent séminal est la cause de la fécondation et des formes, ce qu'il est impossible de contester, il faut convenir que c'est la même puissance qui est le principe des formes et des monstruosités de la deuxième génération. Pour repousser cette conséquence, il faudrait admettre la divisibilité de la substance immatérielle du principe vital, et soutenir qu'une de ses parties fait la vie de l'être présent, tandis que l'autre, restant d'abord immobile, ne se manifesterait que dans une seconde génération, ce qui est absurde. A moins de faire cette hypothèse, on doit voir dans l'atavisme une nouvelle preuve expérimentale du rôle exercé par le ferment séminal.

dation, pondent des œufs fécondés pendant toute l'année qui suit l'accouplement.

Telles sont les *lois générales et particulières* de la vie, ou plutôt telles sont les propriétés de l'agent physique de la vie dont nous avons démontré l'influence.

Comme propriété générale, il donne à toute matière vivante les trois attributs d'*impressibilité*, d'*autocinésie* et de *promorphose*, tandis que comme propriétés spéciales, il donne aux individus la forme spécifique, la taille, la couleur, la longévité, les déformations et les monstruosités de son origine, les maladies innées, toutes les diathèses, etc.

A ces lois dont l'action permanente entretient la vie de l'homme, des animaux et des végétaux, il est impossible de ne pas reconnaître l'existence de l'*agent vital*, et quand on ne veut pas rester dans les hauteurs de l'abstraction, comme l'a fait Barthez dans ses *Éléments de la nature de l'homme*, pour y faire une métaphysique que ne justifie pas l'observation, quand on étudie la nature de l'homme sur lui-même, dans son développement et dans son organisation, on voit qu'il n'y a pas de place pour l'hypothèse, et que tout se déduit de l'expérience sagement raisonnée.

C'est dans la génération qu'il faut chercher et saisir les lois de la vie, puisque c'est de là que part l'impulsion vitale avec un agent qui s'incorpore, soit au germe, soit à la femelle, à l'état de force vive combinée à la substance du nouvel être, pour lui donner la forme qu'il devra maintenir contre les tendances destructives du dehors. De l'action séminale dépendent la fixité des espèces, la permanence des races et la variété des individus. Par elle, l'homme est petit ou grand, valétudinaire ou vigoureux, éphémère ou vivace, sanguin ou bilieux, et si les influences extérieures viennent à modifier l'organisation, c'est encore par elle que l'être amélioré pourra voir sa descendance éviter les causes de mort qui entouraient son berceau. Maintenant quelle est la nature de cet agent? Pouvons-nous le dire? A cet égard, tout n'est encore qu'incertitude. La chose importante est de savoir que là est le véritable agent physique de la vie susceptible de dégénérer, sur lequel on peut avoir action, et qu'on peut guérir pour épurer l'origine des générations nouvelles. Sa nature importe peu, car, sans la connaître, on peut agir sur l'agent lui-même, le modifier indirectement, et notre ignorance sur son mode d'action ne change rien au rôle qu'il faut lui faire jouer dans les phénomènes de la vie.

Pour moi cependant, s'il m'est permis de hasarder une opinion, je dirai qu'il faut considérer l'action séminale comme étant l'analogue de celle des ferments.

En effet, mélangée à la substance du germe placé en lieu convenable, celle-ci se met en mouvement, absorbe de l'oxygène, rejette l'acide carbonique (le fait est facile à constater sur l'œuf de la poule), s'échauffe, se divise et engendre une foule de cellules vivantes (1)

(1) Il n'y a pas de fécondation sans augmentation de température due à l'absorption de l'oxygène et à l'exhalation de l'acide carbonique. — Ainsi la fécondation des fleurs d'*Arum italicum*, d'*A. cordifolium*, d'*A. maculatum*, est accompagnée d'une élévation de température qui, d'après Lamarck, Hubert, Lennebier, peut aller jusqu'à 20 et 25 degrés au-dessus de la température ambiante. Dans la germination de l'orge, où se fait également l'absorption d'oxygène et une exhalation d'acide carbonique assez considérable pour asphyxier les brasseurs si les germiers ne sont pas bien disposés, il y a également une notable élévation de température.

C'est la même chose dans l'incubation de l'œuf fécondé des oiseaux; sous ce rapport, la fermentation, la germination et l'incubation présentent des phénomènes de calorification semblables dus à la même cause.

formant bientôt une membrane où paraîtront les rudiments du nouvel être. Combinées et diluées dans cette substance, toutes les cellules qui se sont formées et d'où sortent les organes, en conservent un atome qui les vivifie d'une façon identique et particulière, ce qui forme déjà les diathèses. Pour toujours cette imbibition aura de l'influence sur la nutrition de l'individu, et tant qu'il vivra, ce ferment, qui est dilué partout, continuera d'appeler à lui les matières organiques pour maintenir la forme des organes, comme primitivement il avait appelé ces matières pour les créer et les constituer selon le type spécifique. C'est à ce point que dans les êtres inférieurs coupés en morceaux, le ferment contenu dans chaque partie recomplète l'animal en lui donnant ce qui lui manque (1). La tête du limaçon, l'œil ou le bras de la salamandre, la queue du lézard, la moitié des planaires, les membres des polypes, etc., se reproduisent après leur ablation au moyen de l'instrument tranchant. Chez l'homme, il n'en est pas ainsi; mais l'agent vital refait les parties au fur et à mesure que

(1) Les transplantations osseuses obtenues au moyen de lambeau de périoste d'un animal porté dans un autre, les greffes animales et végétales si faciles à réaliser, la segmentation des animaux dont les fragments reproduisent un animal entier ou seulement une des parties enlevées quand elle n'est pas trop importante, prouvent bien que le principe de la vie est divisible et sa nature matérielle. Qu'on essaye donc de supposer la *divisibilité de l'âme raisonnable*, telle que Stahl et tout récemment M. Bouillier l'ont comprise, comme le principe des opérations de la vie; qu'on imagine même de justifier la production du phénomène au moyen du principe vital abstrait de Barthez, c'est-à-dire l'âme de seconde majesté de Lordat, et l'on verra bientôt à quelles absurdes conséquences on est fatalement conduit. La matérialisation de l'agent physique de la vie distinct de l'organisation, est le seul moyen d'expliquer scientifiquement la segmentation des êtres, leur reproduction et la régénération des parties coupées.

les décompose le mouvement d'absorption interstitielle, il répare les parties blessées, et c'est quand il cesse d'agir naturellement ou accidentellement, que toute fermentation venant à s'interrompre on voit arriver la mort (1).

L'agent vital incorporé à la matière vivante des germes ne met cette matière en mouvement, c'est-à-dire en fermentation, que sous l'influence de la chaleur, de l'air, quelquefois de la lumière ou d'une certaine humidité. Sans cela la vie reste en puissance pendant des mois, pendant des années ou pendant des siècles. Ainsi l'œuf fécondé des oiseaux a besoin d'être couvé à l'air; les œufs d'insectes n'éclosent qu'à une certaine température; il faut aux graines de l'eau et de la chaleur, et les graines de blé recueillies dans des momies d'Égypte vieilles de trois mille ans, ne sortent de leur torpeur que lorsqu'elles sont échauffées et humectées de façon suffisante. Tous les ferments sont de même. La levûre de bière ou *cérévisique*, la levûre malique et les autres n'entrent en action, c'est-à-dire ne se reproduisent que sous l'influence de l'air, de la lumière et de la chaleur. Hors de là ces organismes-ferments se détruisent ou gardent la vie en puissance. C'est la même loi pour tous les infusoires végétaux et animaux : aucun ne se développe s'il

(1) Un atome de matière séminale suffit pour mettre en mouvement la matière des germes, et il est bien évident qu'il ne s'agit pas ici de combinaisons chimiques semblables aux combinaisons de la matière inorganique. L'examen attentif démontre, au contraire, qu'il s'agit là d'une action de contact dans laquelle une quantité infinitésimale de ferment séminal vient s'allier au ferment contenu dans la substance femelle, produit sa décomposition et la formation de cellules vivantes dont l'évolution ultérieure forme un être qui, semblable à la fleur féconde, reproduira dans un avenir éloigné la matière séminale elle-même ou la substance des germes indispensables aux générations suivantes.

n'y a pas autour d'eux une certaine quantité de chaleur. Il y a même quelque chose de plus à dire dans cet ordre d'idées.

L'agent vital, ou si l'on veut le ferment qui favorise le développement des êtres dans une certaine température et dans une certaine humidité, peut cesser d'agir si on lui enlève l'eau et la chaleur nécessaires, et cela se peut sans que la mort arrive. Ainsi, les rotifères et les anguillules des toits, desséchés et soumis à une température de 100 degrés, peuvent revivre c'est-à-dire refermenter dès qu'on les humecte. La vie passe de l'acte à la puissance et de la puissance à l'acte avec une grande facilité. Des poissons enfermés dans des blocs de glace ont pu revivre au dégel, et la putréfaction s'arrête par le froid.

L'agent vital se conduit donc chez certains animaux et dans beaucoup d'êtres inférieurs comme un véritable ferment soumis aux mêmes conditions extérieures de développement, savoir, l'influence de l'air, de l'eau, de la lumière et de la chaleur.

Voilà pour l'action de la substance. Quant à sa composition, c'est une matière azotée, vivante, remplie de microzoaires, se reproduisant plus tard dans le nouvel être, et dont le contact avec la cellule femelle produit le mouvement, l'absorption, l'intussusception, et l'exhalation, la formation de nouvelles cellules vivantes, variées à l'infini selon les organes qu'elles sont appelées à former, et par laquelle se caractérise l'individu.

Nous n'insisterons pas davantage sur l'énoncé de cette opinion pour la première fois produite par Van Helmont et à laquelle il n'a manqué que la sanction d'expérience que nous ne connaissons que depuis peu, grâce aux travaux des chimistes modernes et principalement de Berzelius, de Dumas, de Liebig et de Pasteur. Ce sera l'objet d'un autre travail qu'on lira à la fin de cette histoire des doctrines médicales, lorsque nous montrerons la nécessité de ne faire qu'une seule doctrine des trois éléments de la nature de l'homme, *l'âme*, *l'agent vital* et *l'organisation*. Nous n'en avons parlé ici que d'une façon abrégée pour faire ressortir l'erreur dans laquelle est tombé Barthez, qui a doté l'homme de deux âmes, la seconde ayant le nom de *principe vital*, sans se douter que les objections faites à l'influence de la première dans les actes matériels de la vie, s'adressaient également à l'influence de l'autre. En fait de principe vital, il n'y en a qu'un de compréhensible et de vraiment démontré par l'observation après l'influence de l'âme raisonnable, c'est l'agent matériel qui s'incorpore à la matière des germes pour la mettre en mouvement. Celui-là au moins se voit, s'analyse, se connaît, se poursuit dans tous les phénomènes de la vie, et, si ce n'est pas l'organisation, c'est du moins l'agent chargé de la réaliser. C'est l'intermédiaire entre le principe immatériel de l'homme et la substance de son être, aussi distinct de l'un que de l'autre; véritable puissance dont la médecine n'a pas suffisamment étudié les effets (1).

Au reste ce n'est pas seulement chez l'homme, et en ce qui touche la nature de cet être privilégié, que la question a de l'importance. Quand on étudie en philosophe, plutôt qu'en médecin, les phénomènes de la vie, et qu'on observe ce qui se passe dans la multiplication de tous les êtres vivants, animaux, végétaux, zoophytes et infusoires, on voit que partout la matière vivante offre les mêmes attributs (impressibilité, autocinésie, promorphose) in-

(1) L'agent vital n'est pas la vie. C'en est la condition matérielle première, comme chez l'homme le *nœud vital* trouvé par M. Flourens en est la condition organique seconde. En effet, l'homme vit avant d'avoir ce nœud vital qu'on ne peut toucher sans amener la mort foudroyante, et c'est l'agent vital préparé par la vie d'un être antérieur qui forme ce nœud sans lequel la vie de l'homme adulte est impossible.

dépendants de toute structure apparente, et que ces attributs sont le résultat de l'agent vital incorporé à cette matière.

Qu'on multiplie les observations, et toujours on verra que l'agent séminal, dépositaire de la loi de fixité des espèces, est le seul principe physique de la formation des races et de leurs variétés ; que dans l'individu, c'est elle qui fait et conserve la forme extérieure, que, par elle, on fait des animaux pourvus des qualités de taille, de chair, de couleur, de produits qu'on désire ; qu'on multiplie les poissons et les mollusques à volonté, qu'on fait des fruits plus savoureux, enfin que dans certaines limites on modifie les lois de la nature de la façon la plus surprenante. De si importants résultats ne sauraient passer inaperçus et rester sans signification. Or l'enseignement qui résulte de cette étude des phénomènes de la vie dans les êtres vivants, c'est qu'un agent de nature matérielle, probablement de la nature des ferments, variable dans chaque espèce, est la cause de toute génération ovulaire gemmipare ou fissipare. C'est là un fait de premier ordre et qui fera désormais rentrer l'étude de la vie dans le domaine de l'observation, dégagée de toute hypothèse.

Cette manière de voir diffère profondément de celle de Barthez qui a fait du principe vital quelque chose d'immatériel, d'abstrait, de surnaturel, comme l'âme raisonnable, et pour lequel il faut invoquer le secours de la foi au moins autant que les lumières de l'expérience. Elle se rapproche davantage de la théorie de Stahl qui, en considérant l'âme comme la première cause de la vie, lui accorde pour son usage un mécanisme plus ou moins compliqué avec des organes doués de propriétés spéciales. La différence porte sur le mécanisme que nous faisons double et qui renferme : 1° l'*agent* de sa formation et de son entretien ; 2° l'*organisation elle-même*, qui avec ses besoins possède la faculté de les satisfaire.

Barthez a dédoublé l'âme pour attribuer à la seconde les facultés de la vie; ce n'est qu'une hypothèse, tandis que moi je dédouble l'organisation, en montrant quel est l'agent physique de son évolution et de ses attributs. Au lieu de vouloir saisir l'agent vital dans la forme immatérielle de l'âme raisonnable, ce qui me paraît prétendre courir dans le vide pour arrêter une ombre, je le démontre dans l'organisation, uni à elle comme l'ingénieur à sa machine, ou comme le ferment dans la pâte dont nous faisons le pain.

Voilà l'école de Paris et voilà l'école de Montpellier.

FIN.

TABLE DES MATIÈRES

LIVRE PREMIER.

DU MYSTICISME MÉDICAL ET DE LA THÉURGIE.

LIVRE II.

DU NATURISME MÉDICAL.

LIVRE III.

DES NATURISTES.

FIN DE LA TABLE DES MATIÈRES.

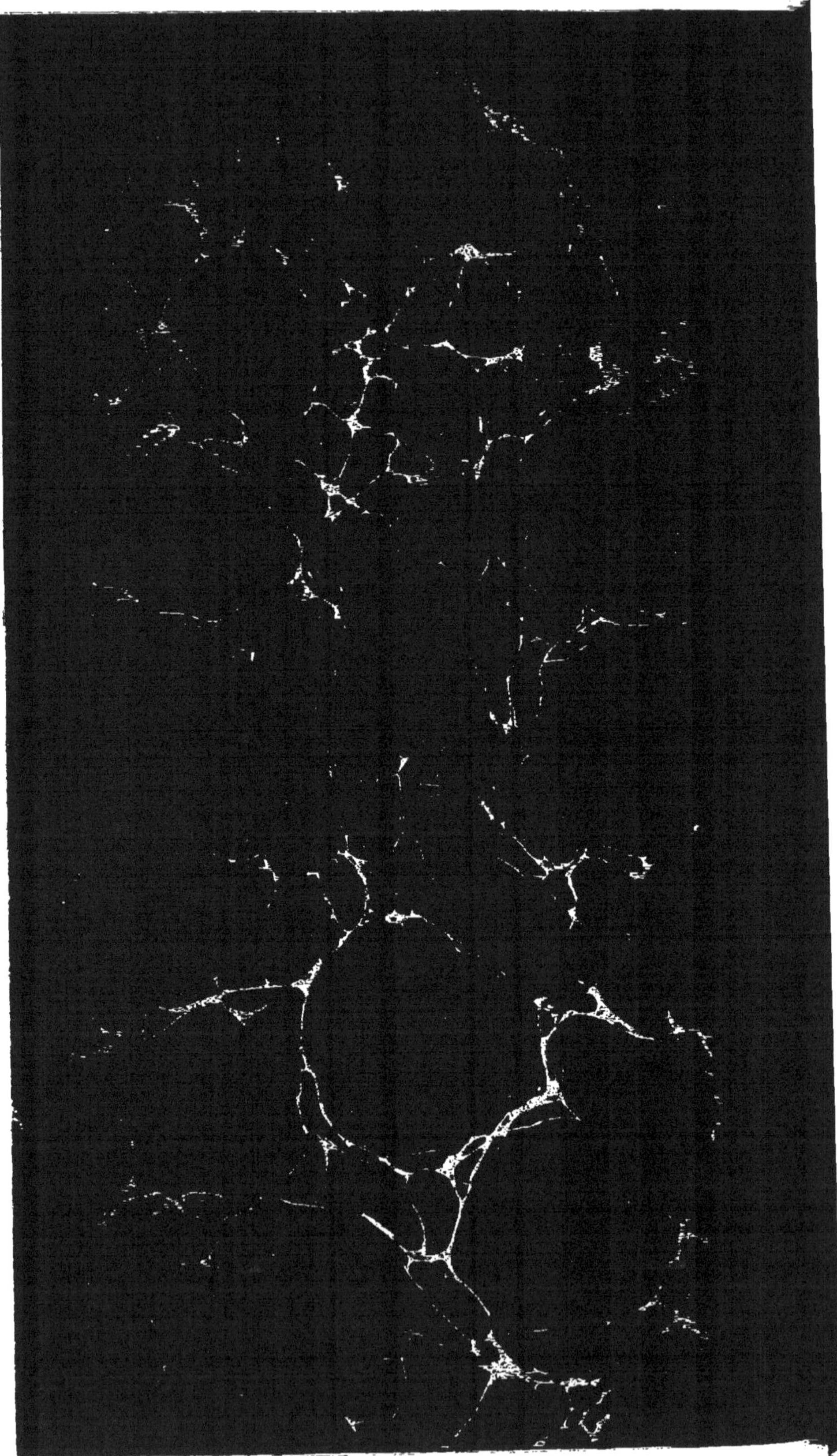

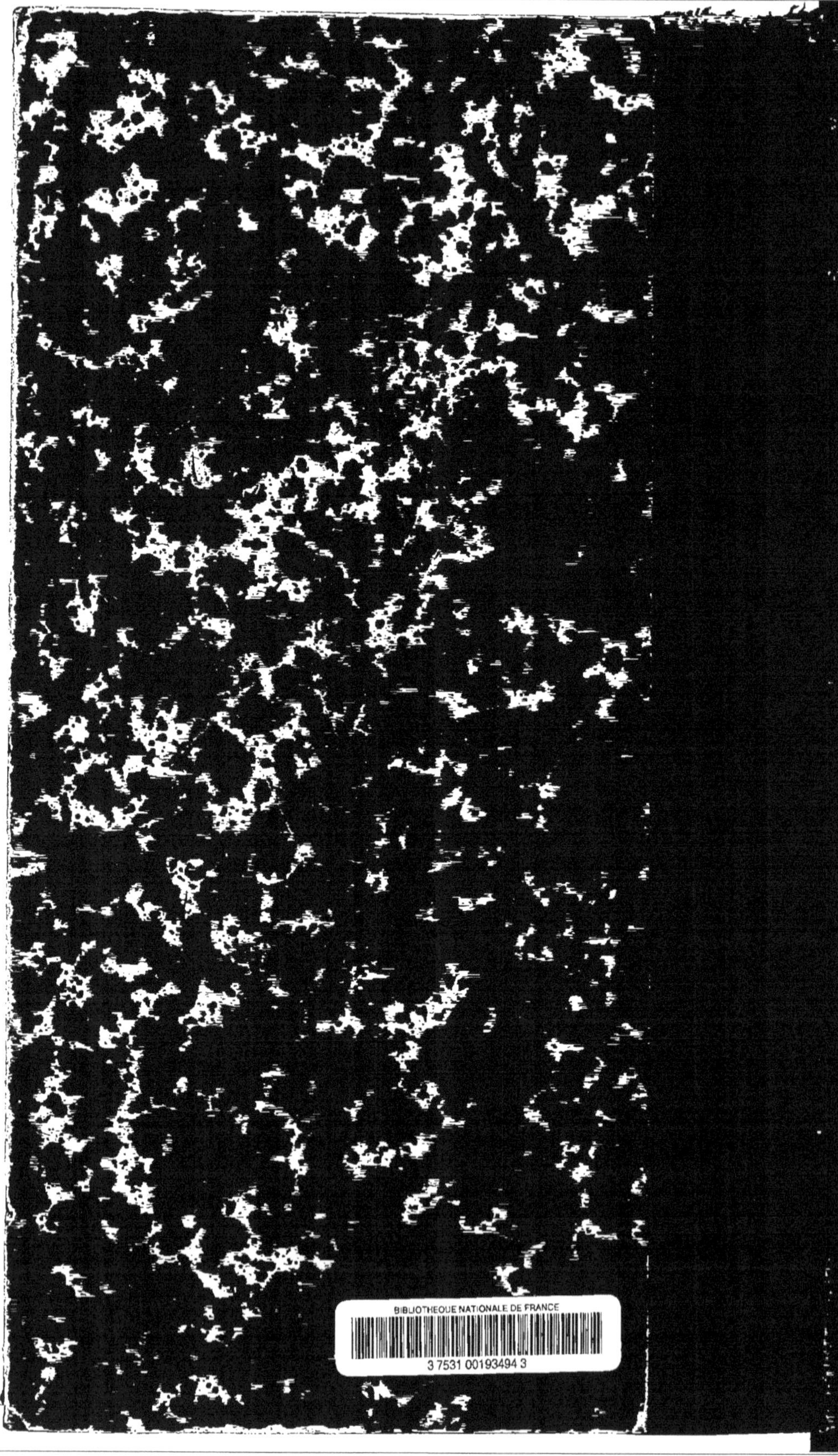
BIBLIOTHEQUE NATIONALE DE FRANCE
3 7531 00193494 3

www.ingramcontent.com/pod-product-compliance
Ingram Content Group UK Ltd.
Pitfield, Milton Keynes, MK11 3LW, UK
UKHW020150250726
13967UKWH00002B/969

9 782011 921413